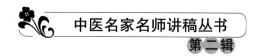

中医名家名师讲稿丛书
第二辑

邓中甲方剂学讲稿

邓中甲　著

叶俏波　刘　舟　整理

人民卫生出版社

图书在版编目（CIP）数据

邓中甲方剂学讲稿/邓中甲著.—北京：人民卫生
出版社，2011.8

（中医名家名师讲稿丛书.第二辑）

ISBN 978-7-117-14621-0

Ⅰ.①邓… Ⅱ.①邓… Ⅲ.①方剂学－研究
Ⅳ.①R289

中国版本图书馆 CIP 数据核字（2011）第 133494 号

人卫智网	**www.ipmph.com**	医学教育、学术、考试、健康，购书智慧智能综合服务平台
人卫官网	**www.pmph.com**	人卫官方资讯发布平台

中医名家名师讲稿丛书·第二辑

邓中甲方剂学讲稿

著　　者：邓中甲

出版发行：人民卫生出版社（中继线 010-59780011）

地　　址：北京市朝阳区潘家园南里 19 号

邮　　编：100021

E - mail：pmph @ pmph. com

购书热线：010-59787592　010-59787584　010-65264830

印　　刷：河北博文科技印务有限公司

经　　销：新华书店

开　　本：710×1000　1/16　印张：29　插页：2

字　　数：525 千字

版　　次：2011 年 8 月第 1 版　2024 年 12 月第 1 版第 19 次印刷

标准书号：ISBN 978-7-117-14621-0

定　　价：49.00 元

打击盗版举报电话：010-59787491　E-mail：WQ @ pmph. com

质量问题联系电话：010-59787234　E-mail：zhiliang @ pmph. com

数字融合服务电话：4001118166　E-mail：zengzhi @ pmph. com

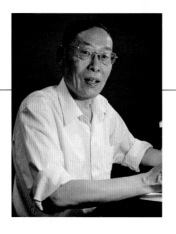

作者简介

邓中甲,男,1943年出生于江苏江阴。成都中医药大学教授、博士生导师,国家中医药管理局方剂学重点学科带头人,国家精品课程(方剂学)带头人,国家级(方剂学)教学团队带头人,四川省教学名师,四川省学术和技术带头人。曾任国家食品药品监督管理局新药评审中心新药评审专家、中华中医药学会方剂学分会副主任委员、四川省中医学会中医基础理论专业委员会名誉主任委员。享受国务院政府特殊津贴专家。被台湾长庚大学、美国国家自然疗法医学院经典中医系聘为顾问、客座教授。

主要业绩:1970年8月毕业于北京中医学院,分配至四川省泸定县医院工作。1978年入成都中医学院大专院校毕业生进修班学习,结业后,留校从事中医教学、临床和科研工作。先后任方剂学教研室主任、基础医学院院长。1996年晋升教授,2000年任方剂学博士生导师。现为方剂学学科学术带头人。近20年来,先后担任普通高等教育"十五"国家级规划教材《方剂学》主编,全国普通中医药类精编教材《方剂学》主编,海外标准化教材《方剂学》主编,中医学类专科教材第1版《方剂学》副主编,全国高等中医药院校七年制规划教材《方剂学》副主编,全国高等中医药院校对外教育规划教材《方剂学》副主编等;主持或参与出版了各类教学辅导用书、专著等共20余部,发表论文40余篇。主编的"十五"国家级规划教材《方剂学》,在指导组方的治法理论、君臣佐使的基本结构,以及作为增效减毒技能的配伍技巧等方面均有创新,于2005年获四川省教学成果二等奖,2009年获教育部"新世纪全国高等中医药优秀教材"奖。课堂讲学方面,1985年在卫生部组织的五大中医药院校教学评比中,获课堂教学第1名;2003

年被国家中医药管理局聘为网络远程教学的主讲教师；多次赴台湾长庚大学中医学系、香港中文大学、美国波特兰国家自然疗法医学院讲学，获得了海内外一致好评。除教学外，还坚持临床工作，对脾胃、肝胆系统疾病、肿瘤等疑难杂症有丰富的治疗经验。

作者简介

出版者的话

自20世纪50年代始,我国高等中医药院校相继成立,与之相适应的高等中医教育事业蓬勃发展,中医发展史也掀开了崭新的一页,一批造诣精湛、颇孚众望的中医药学专家满怀振兴中医事业的豪情登上讲坛,承担起传道、授业、解惑的历史重任。他们钻研学术,治学严谨;提携后学,不遗余力,围绕中医药各学科的建设和发展,充分展示自己的专业所长,又能结合学生的认识水平和理解能力,深入研究中医教学规律和教学手段,在数十年的教学生涯中,逐渐形成了自己独特的风格,同时,在不断的教学相长的过程中,他们学养日深,影响日广,声誉日隆,成为中医各学科的学术带头人,中医教育能有今日之盛,他们居功甚伟,而能够得到各位著名专家的教诲,也成为莘莘学子的渴望,他们当年讲课的课堂笔记,也被后学者视为圭臬,受用无穷。

随着中医事业日新月异地发展,中医教育上升到新台阶。当今的中医院校中,又涌现出一大批优秀教师。他们继承了老一辈中医学家的丰富经验,又具有现代的中医知识,成为当今中医教学的领军人物。他们的讲稿有着时代的气息和鲜明的特点,沉淀了他们多年的学术思想和研究成果。

由于地域等原因的限制,能够亲耳聆听名家、名师授课的学生毕竟是少数。为了惠及更多的中医人,我们策划了"中医名家名师讲稿丛书",分辑陆续出版,旨在使后人学有所宗。

第一辑(共 13 种):

《任应秋中医各家学说讲稿》　　《任应秋内经研习拓导讲稿》
《刘渡舟伤寒论讲稿》　　　　　《李今庸金匮要略讲稿》
《凌耀星内经讲稿》　　　　　　《印会河中医学基础讲稿》
《程士德中医学基础讲稿》　　　《王绵之方剂学讲稿》
《王洪图内经讲稿》　　　　　　《李德新中医基础理论讲稿》
《刘景源温病学讲稿》　　　　　《郝万山伤寒论讲稿》
《连建伟金匮要略方论讲稿》

第二辑(共 8 种):

《孟澍江温病学讲稿》　　　　　《颜正华中药学讲稿》
《周仲瑛内科学讲稿》　　　　　《李鼎针灸文献讲稿》

《张家礼金匮要略讲稿》　　　　《费兆馥中医诊断学讲稿》

《邓中甲方剂学讲稿》　　　　　《张之文温病学讲稿》

第三辑(共13种)：

《张伯讷中医学基础讲稿》　　　《李培生伤寒论讲稿》

《陈亦人伤寒论讲稿》　　　　　《罗元恺妇科学讲稿》

《李飞方剂学讲稿》　　　　　　《孟景春内经讲稿》

《王灿晖温病学讲稿》　　　　　《杨长森针灸学讲稿》

《刘燕池中医基础理论讲稿》　　《张廷模临床中药学讲稿》

《王庆其内经讲稿》　　　　　　《王永炎中医脑病学讲稿》

《金寿山温病学讲稿》

　　丛书突出以下特点：一是权威性。入选名家均是中医各学科的创始人或重要的奠基者，在中医界享有盛誉；同时又具有多年丰富的教学经验，讲稿也是其数十载教学生涯的积淀。入选名师均是全国中医药院校知名的优秀教师，具有丰富的教学经验，是本学科的学术带头人，有较高知名度。二是完整性。课程自始至终，均由专家们一人讲授。三是思想性。讲稿围绕教材又高于教材，专家的学术理论一以贯之，在一定程度上可视为充分反映其独特思想的专著。四是实践性。各位专家都有丰富的临床经验，理论与实践的完美结合能给读者以学以致用的动力。五是可读性。讲稿是讲课实录的再提高，最大限度地体现了专家们的授课思路和语言风格，使读者有一种亲切感。同时对于课程的重点和难点阐述深透，对读者加深理解颇有裨益。

　　在组稿过程中，我们得到了来自各方面的大力支持，许多专家虽年事已高，但均能躬身参与，稿凡数易；相关高校领导也极为重视，提供了必要的条件。在此，对老专家们的亲临指导、对整理者所付出的艰辛努力以及各校领导的大力支持，深表钦佩，并致以诚挚的谢意。

人民卫生出版社

2010 年 12 月

6

前言

　　方剂学是中医学重要的基础学科之一，在中医基础学科与临床学科间起着重要的纽带和桥梁作用，是中医理、法、方、药体系中的重要环节。其目的是通过一定数量常用方剂的讲授，培养学生分析、运用方剂以及临证组方的能力，并为今后学习中医临床课程奠定基础，为中医专业的主干课程。

　　方剂学课程中讲授的方剂是很有限的，如何在有限的课堂时间中，突出同类方剂所具有的共性，引导学生掌握组方原理和配伍技巧，这是我在初入方剂学教师队伍时常思索的问题。在多年的教学中，我一直把复方配伍规律作为方剂学教学的核心，同时融入中医思维原理的特色，目的在于让学生通过有限的方剂的学习，能够掌握同类方剂的配伍规律，加强和扩展学生对方剂的临床应用思维能力，以应对临床上复杂多变的病证。

　　这本方剂学讲稿，综合了国家中医药管理局网络远程教学（2003年）和台湾长庚大学中医系授课时（2004—2008年）的内容，经学生系统整理而成。该讲稿的特色主要在于：一、重视配伍技巧的归纳；二、突出了不同属性方剂的讲授。

　　重视配伍技巧的归纳，这是我在多年临床和教学中体会和总结出来的，这个学术观点也受到同行专家的认同及教育部、国家中医药管理局的重视而被首次写入普通高等教育"十五"国家级规划教材《方剂学》中。传统的方剂教材，着重于君臣佐使为代表的基本组方结构的分析和训练，但作为多功效的单味中药在组成复方时其功效发挥方向的控制因素的阐明，则几乎是个空白。单味中药在方剂中功效发挥方向的控制因素是多方面的，包括配伍环境、用量特点、炮制要求、煎服方法及剂型等等。配伍环境及用量特点直接涉及组方技巧问题，集中体现了中医方剂学的特色和灵魂。因此，通过引导学生掌握组方原理和配伍技巧，对提高学生临床组方遣药基本功，指导临床合理用药，具有一定价值。

　　突出不同属性方剂的讲授，是因为历代医家以小生产方式创制的方剂数量巨大，在长期临床验证、规范整理过程中客观上体现出一定的属性。基于长期教学研究和临床运用的体会，我在教学中提出了方剂属性的分类，即基础方、代表方、常用方，教给学生对不同属性的方剂采用不同的学习方法去学习、了解、掌握规律，提高学习效果。

　　本讲稿为本人从事方剂学研究的心得所在，希望能对读者有所裨益。不足及谬误之处,欢迎指正。

本书问世,得益于叶俏波博士和刘舟博士的辛勤劳动,对此深表谢意。此外,还要感谢李达博士、秦凯华博士、占帝硕士在书稿校对整理方面所做的工作。

邓中甲

2011 年 3 月于蓉城

8

总 论

各 论

10

11

13

14

15

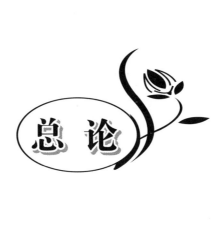

总论

《方剂学》是中医基础学科当中非常重要的一门学科,它充分体现了中医的特色。方剂在临床上使用中体现出一种整体动态的特点,也就是说,中医学的基本特点——整体观、动态观思想,在《方剂学》中反映得非常突出。因此,它体现了中医学和现代医学在学科特色方面很大差别的一个方面。现代医学以药物为基本单元,重药轻方,即使有方,也将其还原为药;中医学则有轻药重方的特点,或者说重药更重方。所以,方剂学科在中医学理法方药体系中居于非常重要的地位。

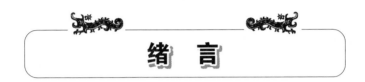

绪　言

　　绪言中我们要研究三个问题:
　　——什么是方剂,什么是方剂学;
　　——方剂学的性质,学习方剂学的目的和任务;
　　——方剂学的学习方法。
　　对于第一个问题,我们先讨论什么是方剂。有人误解为在处方笺上写上几味药,那个药物群体就是方剂。把任何一个处方和方剂等同,这是不恰当的。方剂有很严格的规定性,从文字含义来讲,“方”有规定、规矩的意思。“以规成圆,以矩成方”,没有规矩不能成方圆,所以“方”本身就有“规定性、规矩”的意思。“剂”字在文字学发展过程当中出现较晚,在战国以前都用的整齐的“齐”这个字,这两个字(“齐”与“剂”)是相通的。工具书如《康熙字典》、《辞源》,从字义上面,将“剂”解释为“排比而整齐谓之齐”、“参差而无杂谓之齐”。“排比而整齐”指事物排列当中,不管高矮或多少,都有一定的整齐度,有着一定的规矩,这叫“剂”。有时,即使是高高低低,参差不齐,但符合一定的规定性,有一定的规律也叫“剂”,“参差而无杂”,即不杂乱无章。工具书上的“剂”的含义,也有强调规定性的意思。由此可见,方剂是以药物按一定的规矩和方法组成的,药物按一定的规矩和方法组合才能成方剂。《汉书·艺文志》里第一次提到了“方”的规定性,虽然提法比较模糊,但它提到组织方剂时要考虑到药物的寒温,也就是药物的性味。同时提到针对疾病的具体情况,经过一些炮制加工调配,为“水火之剂”,达到“通闭解结,反之于平”的目的。总结来说,方剂是在辨证论治确定治法之后,选择合适的药物,酌定用量,按照组成结构的要求,妥善配伍而成的。它首先要通过辨证论治,确定治法,在治法指导下,选择药物。对药物有着一定的剂量规定性,再根据组成结构的要求(即后面要讲的君、臣、佐、使,组成的一种基本结构)配伍而成。由此可见,方剂不是简单的药物拼凑或者堆砌,并非任何一张处方都可以被称为符合要求的方剂。也就是说,方剂是有规定性的,在处方纸上随意写几个药,它并非符合方剂的要求,不能称之为配伍正确的方剂。中医药学有独特的理论体系,有自身临床运用的规律,这是它和民间医学的不同之处。民间医学和具有独立的、完整的理论体系的中医学有质的区别。民间医学用的很多处方,用几味药治病,往往只对病、对症。这种治疗也有一定的疗效,也能解决一定的问题,但是它没有中医学方药理论指导,所以这种用药还不能称为方剂,只能称为一张处方、一张方子。

什么叫方剂学?方剂学是阐明和研究治法与方剂的理论及其临床运用的一门学科。其内涵强调两个问题:第一,方剂学是研究和阐明治法与方剂的理论。中医药学历来用理法方药四个环节来概括其理论体系。理是理论,包括生理、病理,也就是以藏象学说为代表的生理学,以病因病机学说为代表的病理学。法指治法,方即方剂,药指中药。第二,从定义可以看出,方剂学不仅研究理论,还非常强调临床运用,所以方剂学要在理论和临床运用两方面探讨治法和方剂的本质,探讨它的运用规律。从学科性质的划分来说,本学科是中医学的专业基础课,是中医学主要的基础学科之一,往往也被称为主干课。从传统的中医学教学方式来讲,古代都是以师带徒的形式进行的,在师带徒的学习当中,往往先读《神农本草经》,后背《汤头歌诀》,就上临床了。从现代中医药教育方式来讲,方剂学运用的知识基础是《中医基础理论》、《中医诊断学》、《中药学》等课程的相关内容,而学习完方剂学,紧接着是临床课程如中医内科学、中医外科学、中医妇科学、中医儿科学等各科。方剂学作为桥梁,是学生从基础跨越到临床的一个过渡,所以它又是一门桥梁课。

学习方剂学的任务是什么呢?学习方剂学的任务是通过一定数量的常用方剂的讲授和学习,引导学生掌握组方原理和配伍规律,培养学生分析、运用方剂和临床组方的能力,为以后学习中医临床课程奠定基础。教材里把方剂根据不同性质分为基础方、代表方和常用方。基础方是历代方剂学发展过程当中总结的一些针对基础病机、基础证型所确立的方剂,临床较少单独使用,它反映了一些病机共性。代表方是在中医学发展的历史过程中,一些医学流派或者一些医学大家,在理论上创新的同时,相应的在临床上创制的代表这种理论的典型方剂。例如补中益气汤、当归补血汤,集中反映了李东垣"甘温除热"的治法;再如大补阴丸,集中反映了补阴学派代表人物朱丹溪"阳常有余,阴常不足"的学术思想。这类代表方的学习,就要结合创制人的学术思想特点来理解。常用方是经过很多年临床运用中被公认的、确定有效的方剂。这三类方剂，可以互相兼跨，很多的常用方本身就是代表方，有些基础方也具有代表方的特点。

每一门学科都有自己的一个相适应的学习方法，方剂学的学习方法主要有以下几个方面。

第一，紧密联系已学各科知识。《方剂学》的内容和前面所学习的《中医基础理论》、《中医诊断学》、《中药学》密切相关。学习方剂的组成和方解，如果不熟悉《中药学》的知识，就难以理解和分析；功用、主治部分也要联系到《中医诊断学》和《中医基础理论》中治则等基础知识。学习《方剂学》时，要针对有关问题，经常复习学习过的基础课程，这样也能加深对原有基础课程的理解，这是一个相辅相成、相互印证的关系。

第二，要正确处理理解和记忆的关系。在学习《方剂学》的过程当中，很多学生容易走向两个极端，一个就是死背，《汤头歌诀》背得越多越好，不管理解不理解，背下来就可以了。传统的跟师学徒就有这个特点，因为学员往往年龄还小，先背下来，以后慢慢理解。但在现代的教育当中，不能停滞于这个程度，更重要的是理解。很多方剂理解之后，结合逻辑推理可以加强记忆，这是非常重要的。除理解和记忆要结合而外，《方剂学》特别注重理论和实际联系的关系。《方剂学》是桥梁课，虽然有很多基本的理论，但其运用是直接面向临床的。所以如果没有临床实践的机会，或者是自己不重视临床实践运用，对方剂的理解是不深刻的，因此一定要理论联系实际，要在临床上学习，不仅仅是在临床的实习、见习当中学习，而且要在今后的工作当中，不断地通过实践去反复深化、反复理解。

第三，要讲究背诵的方法。近一二十年来，在背方歌这一点上产生了很多问题。我们在教学过程当中，给学生一般强调是背两类方歌。教材后面附有方歌，基本上都是按照传统的大家运用最多的方歌如《汤头歌诀》编写的。汪昂的《汤头歌诀》的方歌编写形式是目前为止运用最多的。这类方歌有方名、功用，有的还有主治，药物组成简明扼要，比较全面、实用，所以成为首选的、运用最多的方歌。背诵方歌，历史上还有另一类选择，那就是以陈修园的《长沙方歌括》、《金匮方歌括》为代表的方歌编写方式，它把药物的用量比例，或者是绝对用量，都编在里面。例如就仲景方而言，在临床上运用当中体会到这类方歌是比较有效的。很多人在学习提高的阶段，喜欢背陈修园的这类方歌。它和《汤头歌诀》这类方歌有什么区别呢？最大的特点是这类方歌没有方名，方背得多了以后，就容易相互混淆。有的方如酸枣仁汤，《长沙方歌括》是："酸枣二升先煮汤，茯知二两佐之良，芎甘各一相调剂，服后恬然入梦乡。"药量比例都有了，安神的功效也反映出来了，第一味药君药——酸枣仁，大家很容易记住方名为酸枣仁汤。但如果换一

5

个方,"泽胶猪茯滑相连,咳呕心烦渴不眠",药都在方歌里,记下了,时间久了,这是个什么方呀?就想不起来猪苓汤这个方名了。这种没有由方名引出下面的内容的方歌,对整个方的记忆上会造成影响。近二十年来,还出现了一种趣味方歌。开始是一些学生自发编的,后来有些年轻老师也参与编写,而且不少出版社出了这类趣味方歌的书。它用一种人们熟悉的人和事,或者比较有趣诙谐的一些语言、同音字来写方歌。因为要求简短,既没有方歌的名字,而且多数用谐音。这种方法只能在很短时间内用来应付考试,在复习时,临时几个方背不下来,编一句顺口溜,进考场前背一下,过了就忘掉了。例如20世纪80年代有人编了个暖肝煎的方歌,"乌龟狗肉香又香,加点茯苓和生姜",这很好记,但到最后"香又香",都是什么香呀,早就不知道了。中药有多少"香"呀?所以背这类趣味方歌我不提倡。我们在临床工作时用的方多了,逐渐地能依靠方的结构关系来记住它。但在初学《方剂学》时,正确选择背诵一定数量的方歌还是很重要的。

第四,强调预习和及时复习。预习过和不预习听课,效果完全不同。预习的时间能够减少后面复习的时间,预习好了,复习时间就少了。预习、复习,温故而知新,是《方剂学》的学习方法。

6

第一章
方剂学发展简史

在中国古代的医籍当中,方书占得最多。不同的时期内,由于社会、经济、政治条件的不同,每一个时期都有其自身的特点。我们不可能在简短的时间内,能把这么多书的特点都掌握。我们在学习中要注意两个方面:第一,要了解每一个时代的特点。以后在选择运用这些古代方书时,就会知道不同时代有哪些特点,根据时代特点来学习。第二,在这么多方书里面,选择每一个时代有代表性的方书,作为重点学习了解的内容。我们把先秦到近五十年分为七个历史时期,选出了 14 本方书,作为本科应该重点掌握的方书,应掌握其作者、时代特点、历史意义以及该书的特点等。

一、先秦时期

先秦(包括秦和秦以前,叫先秦)是方剂学产生和初步形成时期。远古的先民首先是因为药食同源的关系,发现了中药,也就发现了药物的治疗作用,在随后漫长的历史过程中,了解到药物之间相配,结合运用效果更好,逐渐在相配当中认识到药物的多种功效。这就形成了初步的方的用法,我们把它叫复方。复方产生于药之后,其发展过程是很漫长的。在古代的著作当中,描述两味药相结合的用药是比较晚的,现在只能界定于春秋战国这个时候。这个时候的《五十二病方》被认为是现存最早的方书,它把方根据所治的病划分为五十二类。因为里面没有反映出辨证论治的思想,这个方书只是相当于民间医学水平。但是在两千多年前就已经有这样的一个规模,还是很了不起的。它是现存我国历史上最早的方书。

二、两汉时期

两汉是方剂学的形成和理论基础的奠基时期,主要著作是《黄帝内经》和《伤寒杂病论》。《黄帝内经》对方剂学的形成起到了理论奠基的作用。具体反映在以下几个方面。第一,我们现在讲到统率治法的是治则,也就是治疗原则,不管是扶正祛邪或者平调阴阳,调和气血津液,因人因地因时制宜,治贵传变等等。这种适合于一切病情所需要的指导思想,称为治则。《中医基础理论》中治则部分的很多内容基本上都是《黄帝内经》建立的。第二,《黄帝内经》归纳了非常多的治法,不管是后世程钟龄归纳的八法,或者张景岳归纳的在"经方八阵"、"古方八阵"里面体现的治法,或者是"十剂"里面的一些治法,几乎在《黄帝内经》里都已经提到、总结过。所以治法理论的建立,也是《黄帝内经》对方剂学的一大贡献。第三,《黄帝内经》的"十三方",被认为是最早的方剂。《黄帝内经》"十三方",从剂型、服法以及临床使用的主治和后世医学运用的意义上看来,都有一定的价值。虽然方量不多,但反映出这个时期的用方、剂型、服法,比《五十二病方》时期是有进步的。第四,方剂配伍的基本结构方面,《黄帝内经》中开始提出"君臣佐使"的理论,提出"君臣佐使"的组织方剂基本结构的要求。在《黄帝内经》为方剂学奠定理论基础不久,汉代《伤寒杂病论》也问世了。西汉后期,阴阳五行学说被运用到医学上,中医藏象学说已完全形成,加上当时有全球性的流行病,和疾病作斗争过程当中,医家在总结了大量经验的基础上产生了《伤寒杂病论》。张仲景自己承认"勤求古训,博采众方",也是在首先学习了《灵枢》等前提下才产生了《伤寒杂病论》。《伤寒杂病论》对方剂学的贡献首先在于建立了治法。针对病机,拟定了治法,在治法指导下组织了方剂,所以说它融"理法方药"为一体,这是一大贡献。《伤寒杂病论》对方剂学的贡献还在于它记载了一大批东汉以来的名方。《伤寒杂病论》载方并不多,《伤寒论》和《金匮要略》两书的方剂总和(去掉重复的)有 323 个,绝大多数是临床长期运用行之有效的,直到现在中医界都非常推崇。同时,在这些方中,仲景制定了很多基础方,对后世方剂学的发展来说起了很大的作用。在张仲景的基础方里,还反映了很多配伍的基本结构,对后世的影响较大。如张仲景的方里有一部分白术、茯苓的配伍,到宋元时代,产生的以白术、茯苓配伍的方,仅仅是比较有名一点的医籍里面就有几百个。此外,《伤寒杂病论》中还有很多配伍的基本结构,对后世组方配伍的规律有很大的影响,因此人们才把它叫做"方书之祖"。但我们同时也要看到,方剂发展到这个阶段,是达到了一个很高点,但并不等于不用继续发展。日本人对中国古代医家最推崇的是张仲景、朱丹溪,他们甚至用仲景方药都不变、不加减,有一次中日双方学术交流时,他们说"你们把张仲景的方改来改去,加加减减,对张仲景不尊重……"他们开药往往就直接写小柴胡汤一剂、两剂。我告诉他们张仲景自己都加减方剂,很多基础方都有加减方法。盲目尊古不可取。但不管怎么说,《伤寒杂病论》奠定了辨证论治的基础,也是"方书之祖",融理法方药为一体,产生了一批对历史影响很大,到现在运用卓有成效的方剂,这是它很大的一个贡献。

三、魏晋南北朝时期

这个时期的三百多年里面,由于政权的更替比较频繁,战争比较多,社会、经济各方面都不太稳定，人们在社会比较动乱的时期更注重实用，所以这个时期出现的方书都以实用为主，理论探讨方面少一些。我们教材介绍了三部书：《肘后备急方》、《刘涓子鬼遗方》和《小品方》。《肘后备急方》，简称《肘后方》，"备急"两字，说明它里面有很多的急救方法和相应的方剂。作者是葛洪，葛洪在中医学的发展历史上有很大的贡献，他既是医学家，又是化学家，也是道教的创始人之一，现在道观里供奉的三清菩萨中有一位传说就是他。《肘后备急方》中的用药和服用方法都很简单，药物的收集方便，价格比较便宜，效果也比较确凿，所以往往用"简、便、廉、效"四个字来概括它的特点。《刘涓子鬼遗方》是我国历史上第一部外科的专科方书，书中一些方药到现在还经常用到，如书中疮疡肿毒、火烫伤的组方中，大黄用得非常娴熟。一百四十多个方里面三分之一以上都用了大黄，它对外科学后世药物运用影响是很大的。《小品方》本早就失传了，但是1990年汤万春先生从日本收集回来的残卷，加上其他一些书里如《外台秘要》等摘取出来的内容，就形成了《小品方》。这个时期以《肘后备急方》和《刘涓子鬼遗方》为代表，代表了这个时代方量不多和讲究实效的特点。就拿《肘后备急方》来讲，将一般的单方合起来才一千左右，所以方的量并不多。

四、隋唐时期

唐代国力比较昌盛，这个时期由于政权稳固，对外的发展、交往比较多，内部安定了，医药发展也快，外部交流也多。盛世修典，在这个时期，大部头方书的出现是主要特点。《千金方》和《外台秘要》基本概括了这个时期的特点。《千金方》的作者孙思邈，大家称他为药王。《千金方》其实包括了两本书：《备急千金要方》和《千金翼方》，前者有五千多个方，后者二千多个方，加起来不足八千。孙思邈把汉代以后很多的散在其他著作中的方和自己的经验方收集起来，所以这部书是历史上比较早的集大成的方书。而且全书总体辨证思想突出，孙思邈对病证结合的分类，特别在脏腑治法方面都有很大贡献。孙思邈活了103岁，从隋朝末年隋炀帝时期，活过了唐高祖、太宗、高宗时期，最后到武则天时期，这本书的出现是在唐朝的前期，当时的影响也很大，我们方剂教材里有好几首方都收自这本书里的方剂。《外台秘要》有六千多首方，它出现在中唐，时间是安史之乱前后，从家族关系来讲，作者王焘跟唐朝大诗人杜甫还是表兄弟关系，这个时期跟孙思邈又隔了一段时期，又收集了这段时期流传的方剂以及很多海外传来的方药，所以里面也出现了如乞力伽丸（即苏合香丸）等外来名称，这两部方书都代表了唐代方剂学的发展水平。

五、宋金元时期

这个时期的政府比较重视中医学的发展,理论和实践全面发展过程中出现了很多流派,如金元四大家,他们和他们的弟子包括易水学派、河间学派,从学术、理论到创制新方,总结新的治法等应该说是轰轰烈烈的。这个时期出现了方论,同时张元素在归经理论上创造了"引经报使"理论。这个时期很长一段是南北对峙,南面是宋,北面是金,但是并没有影响学术上南北的交往。金元四大家里,有南方的,有北方的,以北方为主,特别应该指出的是,宋代有好几代皇帝都很喜欢医学,不但支持,有的还自己动手参与。《圣济经》是历史上第一个提出"十剂"概念的书,它的绪言就是宋徽宗写的。因为皇帝喜欢医药,所以国家成立了"校正医书局",把以往的一些医书整理出版,《伤寒杂病论》也是在这个时期分成两本:《伤寒论》和《金匮要略》。汉代的古老医籍能保存下来,这个时期应该说是功不可没的。有三本方书是同学们要了解的。

第一部:《太平惠民和剂局方》。是由国家机构太平惠民和剂局所制定的方剂,这些方剂是在当时大量收集方子的基础上筛选出来的。譬如当时的《太平圣惠方》、《圣济总录》,都是收方一万多二万的大部头方书,通过临床的长期观察认为行之有效的,从中选出不到八百个方,即《太平惠民和剂局方》用来发布天下,这些是公认的有效方剂,类似于现在的药典,所以我们把这部书看做我国历史上第一部由政府制定的成药典。这部方书里面收载了很多基础方,譬如四物汤是宋代以前就有的,在这个时候把它确定下来,四君子汤、四物汤、平胃散、二陈汤这些有名的时方、基础方,在这部方书中占了很大比例,由于它经过临床验证,在这么大的基数里选的,而且确实行之有效,所以这些方剂流传至今依旧长盛不衰。

第二部:《伤寒明理论》。它是第一部用君臣佐使的理论分析方剂的书籍。君臣佐使的理论是在《黄帝内经》中提出来的,但是此后一千年左右的时间里并没有具体运用。而《伤寒明理论》第一次用《黄帝内经》君臣佐使的理论分析了《伤寒论》中包括麻黄汤、桂枝汤等在内的二十首方剂,所以说它开方论之先河。但我们过去也有过误解,把这本书定为第一部方论专著,其实它并不是方论专著,它主要研究《伤寒论》,而且用君臣佐使理论分析方剂作方论仅仅二十首,所以只能说它第一个作方论,用君臣佐使理论分析方剂,开方论之先河。

第三部:《小儿药证直诀》。它代表了个体医家在方剂学方面的贡献,这类专科书在宋代非常多,这类书里产生了一些行之有效的新方剂,且在理论上有所建树。但是方剂学发展简史不是中国医学史,我们不可能把所有书都列出来,所以以《小儿药证直诀》代表这个时代的一些特点。《小儿药证直诀》一般被看成是最早的儿科专科方书，其中有很多直到现在仍然行之有效、广为采用的方剂，包括我们大家都知道的六味地黄丸，一般不懂中医的都知道这个地黄丸的系列，地黄丸系列产品的起源——六味地黄丸，就是在《小儿药证直诀》里头，现在不但儿科，内科用得更多，在这本方书里有很多名方，我们教材里也选了很多，所以它在方剂学的发展方面是有一定贡献的。这个时期很多的医学大家，在治法、方剂上都有创新，刘河间的寒凉派创制了芍药汤之类的方剂，从仲景时代对痢疾的用法发展到调气活血治法的产生，对痢疾的治法是个贡献。李东垣创设了一批方剂和甘温除大热的治法，也是这一时代代表性的进步；张子和对仲景攻下方法的扩大运用，集中在他攻下派的著作《儒门事亲》当中；像朱丹溪的"六郁"思想以及他的"阳常有余阴常不足"的思想，也充分地以代表性的方剂越鞠丸、大补阴丸这些反映出来。这个时期应该讲是中医学发展历史上进步很快的时期，将来讲到具体方剂时，这个时期的方剂很多。

六、明清时期

明代侧重在方药共荣发展，药和方在发展当中互相影响，互相促进。清代则侧重在由博返约。在明代，以《本草纲目》为代表的研究本草为主的专著里面收了大量方剂，它的附方、单方加起来有一万以上。过去的《神农本草经》这一类本草专著是不收载方的，唐代陈藏器的《本草拾遗》是第一本收载方剂的本草书，到了《本草纲目》，它把方和药密切联系起来了，而且书中有很多关于如何通过配伍来控制药物功效和发挥方向的描述，它架构了方和药之间的桥梁。当然《本草纲目》毕竟还是本草为主的，但这种做法反映了方药的共荣。

我一直有个观点，认为方和药是不可截然分开的。中药功效的认识应该说是伴随着方剂，特别伴随着配伍过程认识的。如果你们看到战国时代诸子百家的书，可以看到当时人们对药物毒副作用是非常恐惧的，更谈不上对毒副作用的控制。孔子基本上是不肯吃药的，别人给他吃药他说什么呢？"丘未达，不敢尝"，意思是说我不了解它，不敢吃。在战国以前凡是药物通通都叫毒药。淮南王组织人写了本《淮南子》。该书的内容中杂家与道家占了十之六七，叫杂家书，价值很高，它里边称药物还是毒药。当时的人们很害怕毒副作用，而且错误地认为吃了药以后就肯定会有副作用，所以说"服药不瞑眩，则厥疾不瘳"，意思是吃药如果没有头昏胸闷这种反应的话病就不会好。产生这种思想，说明人们对于运用药物还是比较恐惧的。所以在战国以前很多人用针灸，用气功、导引、按摩这类治疗手段治病为主，认为这些是高尚的。药物呢？把它打入"毒药"这个行列。所以当时形成了一种习惯,皇帝生病了,太子要尝尝药,家里父亲生病了,儿子要尝尝药,历史上公子纠的国王父亲得了病,医生开了药,他没有尝,父亲一吃,死了。之后两千年左右的儒家都以他作为不忠不孝的典型来批判。很多书里面收了这段历史,说明什么呢? 当时服药产生副作用是一种普遍现象,是战国和战国以前那个时候的文献里反映出来的。

为什么到了西汉后期,人们把中药叫毒药的叫法改为叫本草呢? 这反映了历史上随着中医理论、方剂运用发展当中对毒副作用控制的成就。这种名称的改变反映出很大的进步。此后中医学的发展中,用方药为主就逐渐成了主流,中医在用方药治疗疾病,在各种治疗手段当中成为第一位,这也反过来又促进了方剂学的发展。为什么中医能够控制毒副作用呢? 主要是通过配伍,人们认识药物毒副作用有两个极端,第一个极端就是有些老百姓认为中药没有毒副作用。民众觉得中药副作用小,不像合成药物、化学药物都有副作用。中药有没有副作用呢? 还是有的,古人还是很害怕的,不能认为中药没有副作用,但是也不能完全按现代观点来误解它,搞成草木皆兵,走另外一个极端。中药这个名称,历史上经过毒药,到本草,到现在叫做中药,是指在中医理论指导下运用的天然药物,叫中药。前两年有些学者提出来是不是将来中药都改名叫天然药物,这个观点引起了很多中医界人士的反对,不能说天然药物等于中药,应该说是中医在运用天然药物的过程中使它成为中药,在这个过程中经过了漫长历史,经过临床上的反复验证,这也是在逐渐克服中药产生的长期毒副作用以后取得的成果。在这个过程当中医和药应该是共荣发展、并肩前进的。即方剂的发展促使药物功效认识的促进作用,反过来呢,对药物功效认识发展以后,又促进了遣药组方方面领域的拓宽,方药是共荣的,相辅相成的。这种思想从唐代陈藏器的《本草拾遗》里面的附方到以后的《本草纲目》里的附方均体现出来,应该说这是个进步,这是明代方药共同发展的进步。明代的《普济方》载方六万多首,是我国历史上现存载方最多的方书。明·吴崑的《医方考》收方七百多,它是历史上第一部方论专著,为什么说是专著呢? 这部书整书就讨论方论,而且是比较详细地分析方剂。进入清代以后,清代中医的临床发展很快,出现了很多临床医家,他们总结的方书和医籍里面融汇了很多他们创设或者修订的过去的方剂,这类医家的书很多。在方剂学方面出现了两个特点:第一个特点是方论书很多,但都不是很大部头,从《古今名医方论》到以后的《医宗金鉴·删补名医方论》,以及后面的《古方选注》等等,就方论这方面,部头虽不大,但分析得更具体更详细。第二个特点是由博返约。规范适合于教学这个方面清代发展很快,这个时期,出了如陈修园等一些在中医教育方面很有贡献的人。也出了一批适合于师带徒之类的教材,如《医方集解》和《汤头歌诀》等。《医方集解》是比较典型的早期方剂教材,适合初学者,它选了大量历代验之有效的好方剂,里面很少有作者汪昂自己的方,从规范的项目组成、功用主治以及简要的一些方义分析来看,基本格局已经形成。《医方集解》在方剂分类方法上还开创了一个综合分类法,这本书部头不大,但在中医教育方面影响很大。这本书的作者汪昂是明代末期人,是个秀才,一直到二十七岁前还在考举人,他二十七岁时明朝灭亡了,当时有一批知识分子不愿意给清朝工作,他也遂弃举业,家里颇有点财产,生活不发愁,他就广泛读书,一直读到快四十岁了,发现书里最有意思的是医书,这样爱上中医,二十七年后,六十七岁的汪昂写出《医方集解》,然后到七十九岁,也就是十二年后,写出了《本草备要》,都是教科书形式,他的方书很少写临床实践,也不附病案,主要是对前面医家经验的综述和概括。这本书的价值在于开创了中医教科书的一个模式,我们现在的教材,很多项目和分类方法都是以它为蓝本和模式的。

《汤头歌诀》是用来配套的,方便学生记忆和记诵。现在很多初学中医的学生也在背,学生往往是集中精力在背,但是忽略了"诵",我觉得要先诵后背,不要急着背,天天朗读,朗朗上口地读,读一段时间以后,每次都从前面的方开始往后面读,学到后面,从后面往前读,其中一大部分的方到后来就脱口而出了,这样的效果好得多。我是六十年代在北京中医学院读书的,在读书的时候一学期老师要给学生划出背多少字的任务。各教研室协调这一学期学生要背多少,几千字,或者一万字,分配给大家,人家都天天背,背得朗朗上口,要出声音,这样逐渐就自然背出来了。这是谈到《汤头歌诀》,想到的方歌问题。

就明清时期,我们刚才谈了两个特点,一个是方药共荣发展,一个是由博返约,由博返约的过程一是规范,一是有些探讨细致的问题。这个时期也是一个很重要的时期。像20世纪的前半期,很多省份办了中医药学校,把很多像《医方集解》的书作为教科书。后来教学发展也就逐渐地由小生产方式的教育方式向大生产体制制度教育方式过渡,这应该说跟清代这段时期的经验积累、早期教材的出现是有一些联系的。

七、近现代

这个时期涉及方剂学特点是,在继承整理、现代化研究方面都做了很多工作。近五十年来,随着出版业、出版手段、信息传递工具各方面的现代化发展,整理继承中医的古籍多次地出版,就给保存文献、学习继承和研究中医创造了很好的条件。大量古代方书校刊出版,还出现了很多现代的方剂工具书、现代工具书,包括我们国家带有法律指导意义的《药典》,《药典》里也收了很多方。在这些工具书当中,几十年来我很推崇《中医方剂大辞典》,它集中了很多人的精力,搞得很细,发现的错误直到现在来说非常非常少,这是南京中医药大学彭怀仁教授他们用了二十多年时间孜孜不倦搞出来的。另外教材建设方面也在不断地更新。在现代化研究当中,实验方剂学这个学科的雏形已经出现,有些学校还有实验方剂学的教材,这只能说是学科的雏形,和具有中医特点的方剂融为一体还为时尚早,但不管怎么样,毕竟是跨出了实验方剂学的第一步。实验方剂学雏形的出现在这个时期是现代方剂学当中一个突出的表现。方剂学经过了两千年左右的发展,古代历代积累的这些都是小生产式的内容,这些内容是古代综合时代的产物,要使它适合现代的大生产教育体制使用,这类整理规范过程是漫长的。但如果完全强调规范,它的很多特色就会没有了,不规范则大生产教育体制又不适应,这个矛盾解决过程将会经历一个很长的历史时期。

《方剂学》是中医基础学科当中非常重要的一门学科,它充分体现了中医的特色,方剂在临床使用中体现出一种整体动态的特点。也就是说,中医学的基本特点——整体观、动态观思想,在《方剂学》中反映得非常突出。因此,它体现了中医学和现代医学在学科特色方面很大差别的一个方面。现代医学以药物为基本单元,重药轻方,即使有方,也将其还原为药;中医学则有轻药重方的特点,或者说重药更重方。所以,方剂学科在中医学理法方药体系中是居于非常重要的地位的。

第二章
方剂的分类

这一章的内容以学员自学为主,重点作一些提示。

历史上的方剂分类方法,还在不断的总结当中。这是因为,古代的方剂分类不是有意识的,而是一种无意识逐渐形成的。所以我们作一些重点分类,主要了解我们现有教材的分类基础,是综合分类,功用(治法)分类和综合分类相结合的,这是这一章要讨论的大概情况。

方剂分类的第一类,《黄帝内经》称为"七方说",又叫做七方分类法。这种说法或提法,到如今没有过一本书是按这个七方来分类的。所谓七方是指大、小、缓、急、奇、偶、重,后来又改为大、小、缓、急、奇、偶、复,这实际上是《黄帝内经》里较早的一种方剂归类设想,也反映出当时方剂学在发展当中不是很成熟的一种提法。这个七方说,自《黄帝内经》提出后就没有被正式用过,最多因为它是《黄帝内经》的东西,有的医书会提及一下,给它一定的地位。这点同学们作为一个常识去了解。

第二类,病证分类法。这是在历史上用得较多的一种方法,如果向前推应该说《五十二病方》就是一种病证分类,当然《五十二病方》在分类方面很粗糙。《五十二病方》出来的时候,中医临床的辨证论治体系还没建立,因为辨证论治体系的建立是以东汉张仲景的《伤寒杂病论》为标志,但《五十二病方》后来影响很大。《伤寒论》也是病证分类法,大概分类如太阳病,阳明病,少阳病。它有病脉证并治(《金匮要略》),内科病也是以病脉证并治,也就是说都是以病证来分类。包括《千金方》,以及宋元时代很多医家的方书,都是依据所治病证分类。

第三类,祖方分类法。不少医家很推崇明末清初施沛的《祖剂》。《祖剂》是很典型的以《黄帝内经》、《汤液》、《伤寒论》、《金匮要略》等经典之方为首,从而推其演变,溯源穷流的一个方剂专辑,使后人借以了解古今方剂承前启后的梗概。这实际上也是学习方剂的一个很好的方法。20世纪70年代,学校安排我给彭履祥教授当助手,整理他的经验。彭老当时已经七十好几了,能背的方还非常多,问他一些问题,他开始背,一背收不住口,可以背很多出来,知识也很广泛,年轻时候背得很多,临床经验非常丰富。我后来就说彭老你能背多少方,你算过没有?他想了一阵告诉我,二十个,我说怎么会呀?有一次给他整理他用胶艾四物汤的经验,他就开始背,说用这个胶艾汤,加减什么,变什么方,在哪本书里,他临床怎么用的。我记了一个多礼拜,大约整理出 124 个。那就是他把胶艾四物汤当做基础方,加加减减出来一大堆,一个总公司下面出来不同时代的 124 个子公司。他说的他能背二十个方,是指的二十个基础方。学习祖方的思想是有好处的。所以我们这个七版教材也有特点,每个方都要求编委写清楚,这个方是反映什么学术思想的代表方,或者这个方是治疗什么证的基础方,或者是针对什么病机的常用方。这三类方性质是不同的,性质不同的方如果用千篇一律的学习方法怎么行呢? 学习参苓白术散和四君子汤,能用一个方法吗? 临床上四君子汤四味药就能把病人对付了吗? 它通过不同加减,能针对不同的脾胃气虚的证型。所以祖方分类法,对于学习深入很有好处。但作为本科开始学习,这个方法又不容易收到好效果,因为本科阶段《方剂学》作为基础课程学习,还是以治法功用归类比较妥当。第四类,功用分类,有的叫治法分类,按治法,以法统方。这个分类方法比较早应该说是"十剂"。但"十剂"这个提法我们认识也有个过程,过去二版、三版、四版到五版教材,都认为"十剂"是由北齐的医家徐之才提出的,这不精确。现代经过反复考证,方剂上用"十剂"作为方剂分类,是宋徽宗主持的《圣济经》。最早用"十剂",宣、通、补、泄、清、重、滑、涩、燥、湿,徐之才是写的"十种",这个"十种"指的是中药的功效分类。后来在这"十种"后面加个"剂"字。由"十种"到"十剂"是由药物分类到方剂分类,是由唐一直到宋金这个时代发展而来的。所以,"十剂"这种提法最早是在宋代。到后来很多方书如张景岳的《新方八略》都有按功效分类,以后到《医方集解》、《成方切用》、《成方便读》等等都是以功效分类。所以这个分类适用很广,《医方集解》里面是功效分类为主,结合病证,比如治虫、痈疡这类,它是一种综合的分类法。建立中医学院以后,各版教材基本上都是以综合分类为基础,比如到现在七版,痈疡剂把它分解在其他的这个章节里头,那是不是就不是综合分类了呢? 驱虫剂是治疗虫证,这还是一个以病证分类,它有一些并不完全以功效分类,少数以病证分类的还保留,所以还是属于综合分类的范围。

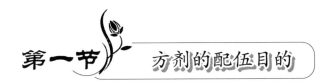

第一节 方剂的配伍目的

在遣药组方阶段有两个很关键的环节,第一是把握方剂组成的基本结构,就是君臣佐使的规律,第二是配伍技巧。

我们先讨论方剂的配伍目的。配伍这两个字,配,有组织和搭配的意思,把药物组织、搭配成一个方剂。伍,有队伍、序列的意思。作为配伍来说,是利用药物的功用各有所长,各有所短,彼此之间功效各自都有各自的特点,所以要通过合理的组织、合理的配伍,能够调整药性的偏胜,制约毒性,增强原有功能,或者改变原有功能,消除、缓解对人体的不良因素,发挥作用有相辅相成的,有相反相成的,这种综合作用,使各具特性的药物群体组合成一个有机整体,以符合辨证论治的要求。总的目的是符合针对病机,体现治法的要求。这样一种运用药物的整合过程,中医学称之为配伍。

中药大多数是多功效的,虽然单味药从现在的观点来看含有多种成分,而且制剂过程当中,比如说煎熬过程中,各类成分彼此还会发生作用,我们需要了解的是怎么控制多功效的单味中药的功效发挥方向。

药物功效发挥方向的控制因素,第一个就是配伍环境,这是很重要的。就是说药物通过配伍能控制它在功效上往某个方面去发挥。这类例子非常多,例如黄柏,配伍苍术以后它就可以治疗湿热下注的湿热痹证或者痿证等等;通过配伍知母以后,那又擅长于清虚热,降虚火,就成为滋阴降火的一种基本结构,或者说常用的一种组合。这是通过配伍环境控制功效发挥方向。比如像柴胡,我们常说它具有三大功效。既能疏散风热,又能疏肝理气,还能够升举清阳。那我们需要柴胡发散的时候往往配伍葛根,葛根也能发散,由于柴胡的发散的层次要比像麻黄、桂枝、羌活这一层次深一些,所以柴胡往往说它是解肌发散。疏肝理气,涉及肝脏,针对肝气的郁结,或者肝气气机运行不畅,用柴胡疏肝要考虑到肝脏的生理功能特性。古人强调肝为刚脏,体阴用阳,特别强调阴阳的平衡,特别要避免阴血不足造成的阳亢。肝为刚脏,体阴用阳,强调阴阳的平衡。因此用在疏肝的方里面,柴胡一般都要与柔肝养血的药物相结合,所以柴胡配芍药就形成了调肝的最基本的结构。汉代张仲景的四逆散,柴胡、白芍相配,当时用于外邪侵犯人体,在入里过程中郁遏人体阳气,使阳气不能布达四肢,造成的阳郁四逆证。到后来,宋金元以后,这种结构就转化为调肝的基本结构。因为柴胡恢复肝的疏泄,芍药针对藏血,阴阳双向调节,符合肝脏生理特点,不管是四逆散、逍遥散、柴胡疏肝散,很多方里都是体现了柴胡、芍药的并用。这个结构是调肝的基本结构,这个配伍环境下决定了柴胡的功效向疏肝方向发挥。柴胡用来升举清阳多和升麻相配,作为升麻、柴胡来讲,认识上也有一个历史过程,柴胡能止痛,这是从《五十二病方》开始就认识到的,《伤寒论》以及同时代《神农本草经》都没有提到柴胡有升举清阳的作用。而升麻,在仲景方里开始用它的升散作用。而唐代,非常重视其清热解毒的功效。到了金元时期,升麻、柴胡的结合被认为是升举的理想结构。

人体气机升降中有三组主要矛盾,第一组是心和肾,肾藏精,心藏神,心神可以控制肾精,如果心神发生问题了,也可以引起肾精的变化,"心动则神摇,神摇则精泄"。我们很重视在心肾相交当中,对心神、肾精的一种调节。精和神本是生命的基本物质,以及生命活动外在的很重要的表现和控制因素,所以把它叫做升降的根本,涉及生命的最基本物质和最基本的控制能力。

人体升降第二组矛盾是脾胃。脾胃为升降之中轴,有的叫中枢,过去叫轴,每个车上都有一根轴,这根轴是起平衡作用。脾主升清,胃主降浊,由于位居中焦,这一升降涉及全身的升降平衡,所以其他脏器的失衡往往影响到脾胃的升降失衡。这是第二组,是升降之中轴。

第三组是肝肺。肝肺是升降之外轮,外面两个轮子。肺其位居上,以降为主,虽然它宣发向上向外,肃降向下向内,自身形成对立统一,在整体中它又是以降为主,使得人体气血津液由上达下,既能通调水道,又能助心行血。肝居于下焦,下焦主疏泄,广义的疏泄包括了向上向外的升发,而向下向内的疏泄,是狭义的疏泄。疏泄、升发构成了肝脏自身气机升降的平衡。同时,在整个机体当中,肺的肃降、肝的升发又形成一个整体的平衡。在生活上大家都有这个体会,例如两个人生气吵架,大家一劝,不吵了,但气喘还在不断地进行,为什么?肝脏升发太过了,肺气降不下来,这样两个对立统一互相有个制约问题。如果肺气不能正常肃降,升发也会异常。如感冒风热,可以头痛目赤,肝升发太过,肺气不降,出现咳嗽,肺气不降而不能制约肝的升发,它就升发太过。所以我们在治疗咳嗽,很多用药里面,如桑菊饮,桑叶和菊花在里面作君药,说它们能疏散风热。《中药学》上疏散风热的药很多,为什么偏偏选这两个?这两个药归经都是既归肺经又归肝经,既能够清肺、肃肺,清肺包括疏散风热,而肃肺,即肃降肺气,能止咳,又能够清肝、平肝,所以今后学到桑菊饮和羚角钩藤汤,体会一下两个方里都用桑叶、菊花,理解这种配伍结构的意义。

有关机体气机升降,刚才说到三组,一个升降的根本,一个升降的中轴,一个升降的外轮,有点像什么?有点像一架生命之车。古人没有现代的汽车,有个圆的方向盘开着跑,古代是拉着类似架车那一类,到后来的车,基本上都是两根杠杆,两个轮子,中间一根轴把它连起来,这是车子的最基本结构。所以就是用这来比喻升降,那作为升来讲,最主要的气,一个肝气的升发,一个脾气的升清,这是最主要的两股气,升麻可以协助脾的升清,升脾阳,柴胡可以帮助肝的升发,升发肝的清阳。脾的清阳、肝的清阳同时升发,起着协同作用,当然升举能力最强了。这个认识是在方剂学的这种药物配伍运用当中,逐渐形成的。所以从柴胡这个例子来看,配伍环境决定了它功效发挥的方向。这种配伍结构,像我们讲的多功效的药物,比如桂枝,调和营卫,调和阴阳,这都是在桂枝、芍药同用的情况下。古代这些方很多,后面讲到桂枝汤,要讲到它调和营卫,也调和五脏阴阳,这种基本结构都是以桂枝、芍药作为基本结构。如果要用它来止痛呢,从仲景的当归四逆汤,到孙思邈的独活寄生汤等,很多方都是桂枝和细辛相配用来止痛,现代实验也证明二者伍用后镇痛效果增强,比单味药效果要强得多。像用桂枝温阳化气的方很多,不管是苓桂术甘汤、五苓散,都以桂枝、茯苓、白术相配伍,在这个结构上配伍不同药物,其功效、作用部位也可以变化,如加甘草就是苓桂术甘汤,作用在中焦;如果猪苓、泽泻配上去,作用点就变下焦了,还是阳虚不化,水湿潴留,但是在下焦。后世应用这类结构就很多。如果侧重用桂枝来平冲降逆,如桂枝甘草汤,因"内生之寒,温必兼补",用桂枝甘草相配。如果阳虚兼水湿上逆,水气上逆,和茯苓相配,这是常用的,而且茯苓还必须大剂量。后面要讲到这一配伍还和药物的用量特点有关。如果要用桂枝温经活血,与丹皮或者桃仁相配。从桂枝多功效的配伍方法,可以看出配伍环境确定了功效的发挥方向。当桂枝和麻黄同时出现在一个方里时,不论是麻黄汤、大青龙汤、小青龙汤等,一看这个结构那绝对是风寒较重,发散风寒,桂枝、麻黄相须能够增强发汗作用。为什么呢?发汗的机理,"阳加于阴为之汗",汗为心之液,阳气蒸发阴液成为汗液。出汗是手段,目的是祛邪,出汗要经过哪些过程?阳气温分肉,肥腠理,司汗孔开合。桂枝擅长解肌,解是松动,肌是分肉,肌肉和肌肉之间有膜,隔开散热,实际上属于三焦系统。然而到皮肤、皮毛,开腠理毛窍,麻黄擅长于开腠发汗,强行打开腠理,桂枝擅长于松动分肉,升发津液向外,所以叫解肌发汗。如果单用桂枝,单用麻黄,发汗力量都不强,《伤寒论》的这类方很多,用桂枝有七十多个方,其中用麻黄有十几个方,这两个连用时,大大增加了发汗解表作用。后来归纳这种配伍关系叫相须,实际上是一种协同作用,也就是配伍环境控制了药物功效发挥的方向。

第二个药物功效发挥方向的控制因素,是用量特点,也是我们要充分重视的。很多药物的多功效,往往既受配伍环境影响,也受用量特点影响。如要用茯苓平冲降逆,一般量都很大,《伤寒论》里茯苓用量较大的证候中都有水气上逆这个特点。就刚才我们所举的柴胡来说,柴胡用于发散,一般来讲,仲景都是用到他用量范围的较大量,就是三两以上,用来发散半表之邪。后世很多医家用柴胡,在他本人用量范围内,用柴胡散邪时量都较大。如果有时候有些医家大剂量用它不是用在散邪,那要经过炮制来控制。后面还要提到炮制因素能控制药物的功效发挥方向。用柴胡疏肝理气,一般都是中等剂量。我们现在用柴胡,用到15g侧重于发散,走半表半里,散半表之邪;用到 9g、12g 这一类中等用量,偏重于疏肝理气。现在有些用量是盲目用量,越用越大,根本不考虑不同的药量对于单味药功效发挥方向的影响。所以柴胡如果用来升举,不同的医家,如李东垣用在补中益气汤中,张景岳用在举元煎内,张锡纯用在升陷汤里,升举的药都是小量,张锡纯算是用量大的医家了,石膏这些药有很多时候是一斤一斤地用,但在他的升陷汤里,用柴胡一钱,这在他用量比例就算很小的。所以柴胡升举清阳,要用小量。所以我有时候就出题考学生,处方分析,或者判断题、病案,出个补中益气汤证,叫你开个补中益气汤加减方,我故意把柴胡用量开到 10g 以上,就看学生能否改得了这个错误。也就是说不同的用量范围决定了功效发挥的不同方向。我们常说银翘散里用银花来轻清宣透,清凉解表,虽然整个银翘散银花、连翘是用一两,它整个做成散剂以后,一次只抓出来总量的六钱,这个量很小,银花、连翘在里面的用量相对更小;银花、连翘在治疗疮疡肿毒方面,要发挥其清热解毒的功效,一般最小的用量都是五钱,很多医家一两二两的用,所以用量特点是很重要的。再如陈皮,很多方里都用,特别是像《医宗金鉴》里面喜欢添陈皮,但是它的量不多,起到行气化湿、舒展气机的作用,所以人们说它欲升则升,欲降则降,欲泄则泄,欲补则补,学生们有的时候问这究竟是什么作用? 我给他们打个比方,理气以后调整功能,增强补泄作用,补药用它可以补而不滞,泄药用它舒展气机,气行则消除病理产物顺利,气机舒畅则容易达到效果。你说它究竟是升还是降? 它有点像什么呢? 你看在建筑工地上,地上打个洞,拿钢钎直着往下打,打得下去吗? 那要往下敲一下,摇两下,又敲一下,摇两下,它就向下。如果地下钉了一根木桩,或者钢钎钉在里面,你要把它拔出来,光是直着往上拔,拔得出来吗? 拔不出来,你需要拔一下,摇两下,再拔一下,摇两下,它就出来了,我就说升降当中,陈皮就起到摇两下的作用。欲升则升,欲降则降,能够增强这个方面功效发挥,但是用量不大的,基本在方中都是作佐药这一类的。如果它要来作君药,像橘皮竹茹汤,那里面要注意用药特点,用来和胃、降逆这方面,治呕吐,用量一般都较大,现在一开都是用 20g 以上才有效果,包括竹茹这类,虽然病情很轻,都要较大剂量才行。有的学生方背了不少,在临床开出来的药很清楚,用量上不知道,那效果怎么能够好,这就是动手能力,动手能力不只是你会量量血压,会打打针、输输液,会做现代诊断检查,我们说的中医的动手能力,包括理论提高和实践当中的应用,由于原来的教学不强调这点,那谈何动手能力呢?所以用量特点是多功效单味中药在功效发挥当中控制因素里很重要的一个。我想通过举这些例子,在掌握中药基础上补充这些知识对于后面方剂结构分析有一定好处。

第三个是炮制方法。中药学里面药物都有相应的炮制,但是方剂学中,很多要忠于原书对药物的炮制方法。如治跌打损伤,很多方大黄的用量都很大,那为什么它的功效方向不是主要向泻下发挥呢?因为往往用酒制大黄,酒制后走血分,反而泻下作用减缓了,当然后面还要讲煎服法,煎服法中酒大黄又不是后下,所以这样炮制与煎服法综合控制后大黄的功效向活血化瘀发挥去了。我们刚才讲柴胡理气,这个作用以走气分为主,如果用酒制也可控制其作用趋向于血分。李东垣用柴胡用得很好,升举用量很小,在其复元活血汤中,治跌打损伤用柴胡,用量五钱,这个量对李东垣来讲是大剂量了,他这里用酒柴胡来治疗跌打损伤引起的胸胁痛不可忍,所以炮制方法也决定了功效发挥的方向。这类例子太多了,如临床上使用麻黄,生麻黄发散,炙麻黄宣肺平喘止咳方面擅长。如果风寒感冒咳嗽,既要发散,又要宣肺,而不想发散太重,就可以用麻黄绒,发散、宣肺兼顾。煎服方法前面我举过一些例子了,煎药、服药方法对功效发挥方向的影响,这里提到的发挥方向还包括对副作用的影响。如《黄帝内经》"治热以寒,温以行之;治寒以热,凉以行之",服法方面的反佐用法,这在临床上很实用。要服用温药,诸如姜桂附这一类,可以放凉一点,不要乘热喝,放凉一点喝副作用小,所以服用方法,那是医生开医嘱的时候要病人应当遵守什么,对于药物功效发挥来说,也是个很重要的因素。煎药方法,如前面讲到的银翘散,煎时间长了治疗风热外感的效果反而弱了,而倾向于清热解毒方面的作用。煎服法在古方里都很重视的。如九味羌活汤,同样的组成,同样的用量,原书里面记载张元素的用法,"若急汗,热服,以羹粥投之;若缓汗,温服,而不用汤投之"。外感风寒湿较重,要急汗,就要热服,热服就是乘热喝下去,同时还要仿照仲景方法,喝点热稀饭,喝点开水,帮助发汗。缓汗温服,是指病比较轻,即风寒湿邪比较轻,服药的时候温服,不要趁热,而且也不用汤投之,不用喝稀饭,喝热水。同一个方,服用方法不同,功效发挥的大小有影响,直接影响到疗效。当然还有一些情况,如吴茱萸,它既能疏肝,又能温肝胃之寒,还能降逆,降肝胃,主要用治肝胃之气上逆,很好的一个温肝胃、降浊逆的药,本身是可以治疗肝经浊气上逆所致的胸闷、头昏、头痛,也有和胃降逆止呕作用。但它的副作用反应的现象也是头晕、胸闷、恶心等,喝了以后,有时候过一二十分钟开始,头开始昏,胸闷,恶心就出现了,有时候病人觉得症状更厉害了,就不敢吃。20世纪80年代后期,我跟年轻老师一起到基层看病,四川有个剑阁县,这个地方盛产吴茱萸,收购药材的很多都跑到这个地方买,但他们的药房里吴茱萸很少,我看病的时候开了两天处方药房就说吴茱萸缺货,没了。我说你们这里怎么不会自己拿吴茱萸药用呢? 后来我给他们做了一个学术讲座,专门讲吴茱萸的运用。吴茱萸的用法,有特定的一些要求,是可以减轻它的毒副反应的。有三个方面,首先,喝吴茱萸不能够趁热喝,要放凉一点喝,吴茱萸是大辛大热的,治寒以热,凉以行之,喝法上的反佐;第二,用吴茱萸最好配黄连,这也是人们总结的一种配伍规律。黄连在制剂应用中可以减弱、控制吴茱萸的毒副作用,同用以后副作用会减轻,所以,现在包括吴茱萸汤、当归四逆加吴茱萸生姜汤这类方,我用吴茱萸时,写了吴茱萸后面我就跟一个药——黄连。吴茱萸不适宜太多了,黄连跟在后面,就像我开附子一样,后面都跟芍药。配伍环境能够控制药物的副作用,这是第二个要注意应用的。第三,要先关照病人,喝了这个药以后,在床上躺20～30分钟,休息一下,而且告诉他,躺的时候如果出现胸闷、头昏,这是正常的,一会儿就过去了。讲这么两句关照的话大有好处,你如果不说这个,他一喝,药物有的一些反应如果出现了,他一想,我吃这个药以后头昏、胸闷厉害了,肯定这个药出问题了,就不敢继续喝了。你要是告诉他有这种反应可能性,躺一二十分钟就过去了,那他一喝,躺了,如果有一点这个感觉,他会觉得这医生给我说得还挺准,以后他更有信心吃你的药了。所以说,讲不讲一句话的效果很不一样,因为临床用方涉及多种因素,刚才说的是与医嘱相关的,现在中医很少会注重这些了。所以说,煎法、服法,是直接影响到药物功效发挥方向的。

剂型选择也很重要,九味羌活汤,为什么叫汤? 如果读原著,多读几行字你就会发现,后面写的"九味羌活汤治杂病如神",包括了痹证,而且治痹证它说"用丸尤效",用丸剂更好。七十年代药厂生产过九味羌活丸,主治里头一条还是写的是外感风寒湿感冒,人们就说,九味羌活丸治感冒好像效果差。我记得我当时工作那个医院曾经九味羌活丸卖不掉,过期的就倒掉了。后来教《方剂学》以后逐渐才恍然大悟,九味羌活汤治疗痹证才要做丸剂,痹证和感冒是两个病,治法上一个是用药时间要长,痹证不是一付药两付药就能治好的,所以不同病要采用不同剂型。

通过对这些控制因素的分析,我们中医临床工作者要清楚,在长期的方药理论学习和临床实践运用当中应该不断地熟悉把握药物功效发挥方向的控制因素、控制方法和运用的技巧。这对于今后正确地遣药组方,灵活地运用成方,减少临床运用方药的随意性非常重要。目前,特别是年轻的中医师当中,应用方药随意性还是普遍存在的,他们往往心里想着某药具有什么功效,那么在这方里,似乎它就能这样发挥,没有掌握控制功效发挥方向的一些技巧。就我们讲的遣药组方阶段的两个环节而言,熟练的配伍技巧这个环节,总结归纳是很不够的。只有熟练掌握配伍技巧,才能真正提高临床的动手能力,保证临床疗效,这一点具有很重要的意义。

应用配伍具体作用可以分为哪些类型呢?综合起来讲,它的作用是增效减毒、增强疗效、保障疗效,尽可能减少毒副作用和不良反应。具体分为五个方面来讨论。

第一,增强药力。指通过配伍能增强单味药物的药力。我们经常用羌活发散风寒湿止痛,配防风也能发散风寒湿邪止痛。这种配伍方式,能够增强发散风寒湿邪的作用。当然,并不是单纯的为增加作用,后面涉及这种配伍还有降低副作用的意义。再如人参配黄芪、生地配麦冬等,这种配伍普遍存在增强单味药物的药力的作用。这种配伍应用比较普遍,大家也是容易理解的。

第二,产生协同作用。这个意义就相当于我们所讲的麻黄、桂枝的相须。二者联用之后,能够明显产生协同作用,发汗方面功效得到加强;如果分开用,那发汗的力量大大降低。你看那么多用麻黄的方,单用发汗力量都很小,麻桂伍用的方,发汗力量都很强。这就说明这种配伍能产生一个协同作用,1+1往往不等于2。这种协同里边还包含着协同中产生新的功效。如果协同的时候增加原有功效,就是 1+1>2。如木香、元胡相配,止痛力量很强。现代实验也证明,产生协同作用不同于一般的增加单味药物药力,而是有一种 1+1>2 的作用。另外,在这过程中有一种新功效的产生。而用单味,是不能起到这个作用的。譬如说知母、黄柏,单用黄柏,可以清热燥湿,单用知母,能清热泻火,二者联用的方剂,基本都可滋阴降火。这就说明协同之后,产生新的配伍意义,区别于两个药单独的简单相加。不能说清热燥湿,加清热泻火,就是滋阴降火,二者不是简单相加。所以,从产生协同作用这方面来讲,中药里有很多例子,而且历代医家不断地在总结完善。这种协同关系,也保障了很多的药物应用的安全性。

第三,控制多功用单味中药的功效发挥方向。这个方面刚才举的例子很多。

这是配伍当中很重要的一点,也是过去我们方剂学不太重视的,而古人运用和论述当中比较多的。

第四,扩大治疗范围。我上次讲到方剂分类,基础方都是通过不断地配伍来扩大治疗范围的。如四君子汤,治疗脾肺气虚的基础方,又是通治气虚证的基础方。因为作为气虚证来说,后天气虚主要是脾、肺气虚。为什么有的人说脾胃为后天之本,不说脾肺为后天之本呢?脾肺是后天基础物质的来源,是生化系统,由于古代人们的生活条件和现代有很多不同,人们在生活条件差别大,呼吸的空气方面差别不大,甚至于基层一般生活条件看起来差的地方,呼吸的空气方面,质量还更好些。所以现在很多在山里面的农民、樵夫这类长命百岁的还很多。相反,城里各种怪病都出来了。所以重视脾、肺通过培土生金形成后天的一种基础物质的补给系统、生化系统。所以基础气虚见证,我们一般以脾、肺气虚为基础。食少便溏,神疲气短,四肢无力,脉来虚软,这个都是基本的气虚见证。基础气虚见证,望闻问切,再加上某脏腑功能衰退,结合起来,那就是某一脏的气虚证。所以按照这个推理,气血阴阳五脏之虚证都可以推理出来,并不用死背。这种基本气虚见证用四君子汤来治。气虚之后会产生脾胃运化水湿能力减弱,水湿壅滞,阻滞气机,气滞以后就会胸脘痞闷。首先出现湿滞气机,那四君子汤加点陈皮就是异功散;如果湿滞以后,湿聚成痰,痰阻气滞,引起升降失常,出现恶心呕吐,再加半夏、燥湿化痰、和胃降逆,四君子加陈皮、半夏,即六君子汤;痰湿阻滞较重,不通则痛,可见疼痛、呕吐、胃脘胀闷严重等,增加理气化湿止痛的药,如木香、砂仁,或者香附、砂仁。最早用香附、砂仁,后来用木香、砂仁,也即香砂六君子汤。就这样一个一个环节,通过配伍接上一些链条,就产生了四君子类的系列结构。历代这样的例子很多。而且这类基础方的相互融合还可以更加广阔地扩大治疗范围,譬如四物汤是治疗基本血虚、血滞的基本结构,四君加四物,再添点姜、枣不就是八珍汤吗?就成为气血双补之剂。如果病人阳气又不足,加黄芪、肉桂就是十全大补汤。这样不断地扩大治疗范围。所以古代的很多方书,初看起来方很多,但绝大多数能够找到它原始的方,由这种基础方、基本结构发展而来的。所以在深入学习当中,通过理解配伍扩大治疗范围这种思维,能够掌握很多方剂。

第五,控制药物的毒副作用。中药古代叫毒药,发展到叫本草,这对中医学、中药学都是个伟大的进步。称本草以后,说明对药物毒副作用控制有了方法,在这方面积累了丰富经验,而且很多上升到理论。而这一变化,恰恰就发生在西汉后期。所以东汉才出了《伤寒论》这样的用药很精辟、疗效好、副作用小的方书,大大地推动了方剂学的发展。直到现在,都还有人认为中药是天然药物,不容易干扰人体正常的生理结构。这是一种总体、朦胧的看法,并不准确。因为古人对中药毒副作用的认识,毕竟是通过长期的、近千年的摸索,也付出了很大代价的,这样积累起来的从经验上升到理论,所以是药三分毒。通过配伍组合成方以后,那就要像徐灵胎讲"用药有利有弊,用方有利无弊",怎么达到有利无弊呢?这并不是说因为它是天然药就没有毒。所以现在走两个极端,说中药没毒副作用,那药膳就能随便吃,吃得肚子发胀,吃到太热,流鼻血,这就产生明显的副作用了。要不就走另一个极端,出了关木通问题,又风声鹤唳,草木皆兵。这要看用的是什么药,在中医理论指导下运用的药物才是中药,不是说天然药物等于中药。天然药物如麻黄、黄连,很多西药都在用。黄连素(小檗碱)是中药吗?麻黄素(麻黄碱)是中药吗?不是在中医基本理论指导下运用的,不能算中药。所以运用中药,要按照中医基本理论指导,要通过配伍,采取适当方法来控制、减轻、消除毒副作用。单拿某味药来用,尽管手段很先进,能提取有效部位、有效成分,从形式上看非常严格,但却不是以中医、中药的理论为指导,不是整体动态的、在辨证论治中运用的,产生问题能怪中医、能怪中药吗?这根本不是中医的运用方法。任何一个客观存在的物质,有它固有的用法,很多时候在于你怎么去使用它。例如一块布,可以拿来做衣裳,可以做被子,为人所用;而布条弄长弄成绳子,还可以用来上吊,能说那就是布的罪过吗?都知道核武器可以造成灾难,核动力也可以造福于人类,所以重要的是怎么用。其实在古代,老百姓都知道很多药物毒副作用的控制方法。过去常讨论柴胡劫肝阴,也就说人们认识到它产生了毒副作用——伤肝阴。有些人很害怕,柴胡劫肝阴,不敢轻易用。病人有肝阴不足的表现,但治疗上又需要一定的透虚热的药物。我有时候也配柴胡。古方里很多也这样配的。我发现在《红楼梦》书中,连贾府的丫头都知道柴胡用炮制方法来制约它的副作用。王熙凤小产出血,当然会导致阴血损伤,虚热。请太医来看病,开了个方,贾琏回来一看,哦,这个方里有柴胡啊,柴胡劫肝阴,这方怎么用啊?旁边丫头说:"二爷但知柴胡劫肝阴,不知用鳖血拌炒之后,就没有这个坏处了。"鳖血拌炒,你看丫头都知道制约柴胡劫肝阴副作用的方法,用鳖血能滋养阴血,劫肝阴的副作用当然小多了。张锡纯用药就有许多规矩,用柴胡就配生麦芽,能保障疗效、减轻副作用。所以配伍当中有很多技巧,可以直接在运用当中发挥作用。现代有一些现象,我跟有些外国朋友讨论,谈到防己、木通、马兜铃这些问题。他们说中药没毒副作用。我说,谁说的?古人早就说了,连孔夫子都知道药物副作用很强。之所以发展到后来人们认为它副作用小,这是很大的进步。现代医学毒副作用少吗?大概六七十年代出过一本书——《现代医学中的错误》,我们国家翻印了五千册,不多,早买不到了。我从旧书摊上翻到一本。里面记载了自化学药物、合成药物研究以来,大规模的灾难非常多,令人深思的如"反应停"事件,主要用来防治妊娠反应等。德国、法国这些欧洲国家用得最多,哪知道五年左右后,一统计,出现了 8000 个"海豹胎"。为减轻妊娠反应,服用"反应停"后引起胎儿畸形,生出的小孩没手没脚。这是一场空前的大灾难,给很多家庭带来了痛苦。这类例子太多了,不是我们这里讨论的内容。但说明了一个问题,现代医学应用当中,回过头来怎么不能想一想,吸取一下我们中医药的控制药物毒副作用方面的一些经验呢? 如果利用这类经验,可能会给现代医学、现代药学带来一些启发,这里面有闪光的东西。反过来,运用得不正确,出了一些问题,那就全盘否定中医药,那是不公平,也不合理的。

谈到毒副作用,我归纳了中医传统方药运用中控制毒副作用的几种方法,作为一个补充内容以做参考。这点没有专门教材列出来,在此泛泛提一下。

第一个方法,叫多药相配、增效减毒。这种方法,大家实际上经常在运用。但只知其然,不知其所以然,没有把它归纳出来。这种运用,实际上根本的思维特点是一种整体考虑问题。恰恰这个运用方法,和现代药学强调的药味越少越好,成分越精越好,是相反的。究竟哪个方法最正确,或者将来怎么结合,还是要好好研究的问题。而目前我们新药研究,是以成分越精越好、药味越少越好,是以这个标准来走的老路。多药相配、增效减毒,什么意思呢? 就是性味功效相近的药联用,配伍可以减轻它的毒副作用。功效相近的药物相配,在功效作用方面,可以产生一种增加药力的作用。譬如说要止痛,川芎、细辛、白芷,有分经论治的思想,并不是说阳明经痛,只用白芷;少阴、厥阴经痛,只用川芎,不是这样的,往往多药联用,侧重点上用调剂药量来分清主次。这种用法和现代药学的新药研制不一样,最好就一个药,何必三个呢? 三个不都是止痛吗? 都是发散吗?用一个就最好了。在里边找出单一成分最精确,排除了复杂联系以后的精确,反而不精确了。所以不要只想精确,很多动物实验,需要精确的温度、湿度,条件非常严格。而外界温度整个是波浪式的、弧线的,人本身生活在整体的联系和动态的联系中。实验室里把环境条件绝对精确化,有些实验在实验室里能很好重复。但是,最终研究目的是要拿到生活在整体动态中的复杂联系中的人身上,有时重现性可能就不好了。所以,最早研究药物时,我也和一些研究人员讨论过这类问题。在这种配伍上来讲,我说同性毒力"共振",什么意思呢? 沿用物理学上的名词了。那就说一个药,如果用它的单味药,要达到这功效绝对它用量要大,随着用量增大,副作用也会增大,任何药都会有副作用,那我们往往采取相似功效的药物配伍运用。有的能产生我们前面讲的协同作用;有的彼此增强药力,就是增加主药、君药的单味药物的药力。同时,往往不同的药物,它的毒副作用的方向并不完全一致。同一个药物,用量增加了以后,副作用会随着用量的增加而加大。而且并不是加一倍用量,毒副作用仅仅增加一倍,它有共振作用。这一点,七十年代做过实验。大家都知道十枣汤,用于血吸虫病腹水,这个方南方一带用得较多,效果确实不错。这个方里边的服法、配伍、用量等,是值得我们特别重视的。甘遂、芫花、大戟,中医对其功效也有区别的描述,甘遂善除经隧当中的积水,大戟善驱除五脏积水,芫花长于治疗胸膈的伏饮痰癖。他们相同的功效都是泻下逐水,应该说功效相近。但是,应该说力量最大是甘遂,它能够攻逐经隧中的积水,大戟是作用于脏腑,芫花的作用是局限于胸膈,这是功效的同中之异。单用甘遂行不行? 曾经在临床上做过验证,一组病人服药各 0.5g,药粉装胶囊,大枣煎汤送服;另外一组单用一味药 1.5g。后一组毒副作用明显大于前一组。这是为什么呢? 三药合用,功效相近,不仅可以增效,且因其副作用的发挥方向不完全一致,还可以减轻用单味药所引起的副作用。所以这叫同性毒力"共振",异性毒力"相制",反而降低了毒副作用。我认为,现代药学也可以在研究中吸取这个原理的精华。不能老是说越精越纯越好,越精越纯副作用越大,越容易干扰人体的正常生理功能。这类配伍方法可以说在临床上很多。如黄连、黄芩、黄柏,功效上三焦兼顾,能清热解毒、清热燥湿,清泻三焦的热毒,同用以后,比单用一味三倍药量,疗效好,毒副作用小。这不是我们中医独有的很好的多药相配、增效减毒的一个方法吗? 如果这类的规律总结出来,对我们指导临床的运用,是很有好处的。也是在中医学历史发展过程当中,到后来时方相对药味比经方多的原因之一。经方的要求辨证很准确,时方有时考虑面宽一点,各有特点。这一点是我们归纳的控制毒副作用十种方法上比较特殊的一种。

第二个方法,叫药量控制。历来用量有一些规律性。毒副作用跟药量有直接的关系。不同用量档次,既涉及功效发挥方向,也涉及毒副作用的控制。用量太大了,肯定会有副作用。当然现在很多用量越来越大,但是其中有不少是盲目的。我开药用量都比较小,很多医院经常请我去带学生、带研究生临床实习,都很受欢迎,病人也不少,但有时院长跟我开玩笑说,你的量太少了,药太便宜,一付感冒药一块多人民币。我说过去七十年代我就开那么几毛钱,他说你能不能开了汤药,再开几盒成药嘛,我说他该吃"汤者荡也,丸者缓也",他的病是怎么样的,我就用什么样的。所以药量,还是应该仔细把握的,要仔细斟酌。大家看蒲辅周医案、秦伯未的医话,他们是我们现代的名医,他们用量是多少? 像岳美中他们用量特点,有没有一开药就开出一大包的呢? 现在动不动 20g、30g 好像都司空见惯了。《方剂学》介绍了很多古方,要体会方中那个时代用量特点。因为从宋以后到我们现在,虽有度量衡差别,但不是很大,清代到现在也有一定的差

27

别。台湾地区用的度量衡,基本是清代的,所以他们的一钱等于 3.75g,我们现在一般一钱 3g 左右这样算,两边度量衡有差别的。但是,一钱 3.75g 与一钱等于 3g 这种误差,还不是太大的。

第三个方法,叫炮制减毒。这类就很多了。我们将在具体方里讲授,有特殊意义的,我们还会在学习当中提出来,要大家掌握。

第四个方法,君、臣、佐、使配伍结构中,佐制药的配伍和反佐药的配伍,也是针对副作用、不良反应的。这一点,后边君、臣、佐、使要讨论佐药,这是君、臣、佐、使组方结构里比较复杂和重要的一部分。在这里就不多讲。

第五个方法,煎药方法。煎药方法可以增加药效,也是控制毒副作用的一个手段。比如乌头类的药物,要先煎一定的时间,这主要还是为了控制、减缓毒副作用。

第六个方法,道地药材的强调。道地药材的使用,也是保证疗效,避免毒副作用的一种方法。现在国外有很多地方都吃中药,都来中国买药。他们也愁中医药走向世界以后,国外逐渐重视了,将来这药材少了怎么办?有时候外国人想的问题比我们想的还远。他们考虑同科属的植物能否代替,等等,这个问题在美国就很多。美洲一些医药公司就提出来能不能在他们那里种?我回答他们说:中医有个道地药材的问题,从现代这些手段研究看,还不能很好地解决这个问题。譬如说人,我从中国坐飞机到你们美国去,头两天我水土不服,除了时差的影响,还有吃你那儿的水不舒服,就会让我产生一些消化道反应。其本质是我长期生活在中国,我身体里面的微量元素的基本比例和当地的地壳基本比例是一致的。我突然大老远转了半个地球跑到你那里,你那里的微量元素的比例跟我们这里的不完全一致。这个是有科学根据的,是地质学院的教授教给我的。当时研究水土不服的时候,我有很多病人都是高级知识分子,我喜欢跟他们讨论这些问题,很多搞地质的老师,教了我很多东西。中医的药物,它长期生长在某个地区具有的特性和副作用程度,和它的微量元素这些有关。现代西医学还没有发展到微量元素医学阶段。所以想起我们原始的治疗水土不服的民间方法,大家一听都笑,我讲给美国人听,他们开始也笑,后来一想,很有道理啊。我说出远门时候,要从你的家乡,包一包你家乡的泥土,到那个地方以后,拿一点出来水里泡,泡了拿纱布过滤清水,熬了喝一点。头两三天这样喝就是一个过渡,慢慢体内的微量元素的摄入比例在当地的一个过渡过程、适应过程,减少水土不服。古人就是这样的,但现代医学的有些同志一听就笑话,中医还吃泥巴水。他们不知道里面的道理。所以作为道地药材,这种生物的微量元素长期以来和生长当地的微量元素形成一种比例,有很多共性。在别的地方就不同了,功效不一定完全

28

一样,毒副作用不一定一样。"橘生淮南则为橘,橘生淮北则为枳",古人早就认识到这一特点。用到解释我们的道地药材里边,是一个道理。既有保证功效的方面,也有控制毒副作用的方面。我印象很深的是当学生的时候去新疆,当地人问能不能搞甘草膏啊?我说一看当地的甘草,像树一样。我说我还没见过这种甘草。大家吃吃看,尝了一点,药味很浓,结果就流鼻血,太燥热了。这甘草拿来作国老,来调和诸药,它能行吗?所以道地药材是要重视的。因此,历来传统药铺都遵古炮制道地药材,不是没有道理的。

第七个方法是剂型的限定。剂型要遵照适用的剂型来选择。

最后,控制毒副作用的总前提是什么呀?就是辨证要准确。我前面说过,寒证若被辨成热证,性质都不对,那还谈得上什么疗效呢?不是对证下药,当然会产生副作用。因此,最后一个方法是辨证论治总体把握准确,那治法才能正确。这是避免毒副作用的重要前提。

第二节　方剂组成的基本结构

方剂组成的基本结构就是指的原来说的君、臣、佐、使,过去称为配伍原则。为什么改为基本结构?实际上在方剂界讨论了许多年,在1991年我们就提出来了。91年第一版专科教材,我担任副主编在写总论的时候就把它改成了基本结构形式,实际上叫基本结构,不是叫原则。因为从原则这个名词来,原则是不可变更的,基本结构是灵活的。而且,方剂组成的原则是治法。治法和组成的基本结构是不是并列的呢?不是并列的,基本结构是为治法服务的,是为了分清治法中间体现的主次,保障治法能够完整全面的体现,所以它不是原则。独参汤的一味药也是个方,它有功能主治,有用量,这样看来它是个方。针对一个病机,体现一定的治法。所以,基本结构不是和原则并列的,而是从属关系,不是并列的两个原则。配伍的基本结构反映的是组成当中主次分明、全面兼顾、扬长避短、提高疗效的一种保证。

作为君、臣、佐、使的组成基本结构的理论,最早见于《黄帝内经·至真要大论》,提出了"主病之谓君,佐君之谓臣,应臣之谓使"。历代医家也都作了很多讨论发挥,这一讨论发挥各有特点。其中金代张元素提出的"力大者为君",很简单的一句话。当然这里面没有讲分量最大的是君,这个力大,指功效最强的为君,这个不太好比较。虽有一定的道理,但准确性不够。李东垣提到"主病之为君",这是用《黄帝内经》的话,"兼见何病,则使佐使药分治之,此制方之要也"。制方

29

之要,他强调什么呢?李东垣旨在强调要以君、臣、佐、使来分清主次。他又讲:"君药分量最多,臣药次之,佐药又次之,不可以令臣过于君。君臣有序,相与宣摄,则可以御邪除病矣。"把用量最大的,绝对用量最大者作君药。看起来有道理,但很多方当中就不好分析了。照此观点,比如说旋覆代赭汤,用量最大的是生姜,如果以量大者为君,那怎样来解释旋覆花、代赭石在方中的地位呢?这种情况在很多方里都有,例如小蓟饮子中有人以生地作君药,生地虽然能够凉血,但不像小蓟既能凉血止血,又能利湿通淋,较好地针对了主证,因此,以生地为君是有争议的。更何况很多药物的常用量范围不同。有的常用量较小,若按量大者为君,永远当不了君药。最后一点,对于君臣佐使,何伯斋提出来:"药之治病,各有所主",他从主治方面出发,不是从药量方面出发。"主治者,君也;辅治者,臣也。与君药相反而相助者,佐也。引经及治病之药至病所者,使也。"虽不全面,但是简明扼要。他立足于从主治功效方面和方中针对病机的主要方面,而且提出来主治、辅治、佐使这个概念。

综合起来,如何给君臣佐使下定义呢?我觉得王绵之教授总结归纳得较好。从他规范提出来以后,基本上形成一个格局,比较公认。君臣佐使的基本结构的含义:君药,是针对主病和主证起主要治疗作用的药物。这里有个主病、主证,中医辨证论治为主,当然以主证为主。有很多疾病,很多的药,不仅针对证,还针对病。茵陈蒿汤,茵陈既针对湿热,又针对湿热黄疸这个病,大多数方中这两个方面是统一的。这两点当中,当然证是主要的。在很多情况下,主要针对证候,针对病机。这里提到一个概念,主病和主证,起主要治疗作用的药物,有主证,那就有兼证。兼证里边就有主要兼证和次要兼证。所以作为臣药来讲,它就有两个含义。第一个含义,臣是辅助君药的,加强治疗主病主证作用的药物。加强,这里指协助君药,加强治疗主症和主证作用的药物。就是说它作用的方向,功效发挥的主要方向和君药是一致的。在方中和君药功效发挥方向一致的药物里,它是占比较重要地位的。我们常举麻黄汤中桂枝和它的君药麻黄的配伍,那就是协助君药,加强对主病——外感病,风寒感冒;主证——外感风寒表实证这方面的治疗作用。这是臣药的第一个含义。臣药的第二个含义,是针对重要的兼病和兼证起主要治疗作用的药物。哪些兼证是重要的,哪些是次要的?在病和证的发生过程当中,一个是常见、较多的,一个是病人较痛苦的。根据轻重程度不同,往往分为重要的和次要的兼病和兼证。主证非常重要,主证加佐证往往是这个方辨证的要点。加上兼证,就构成了整个证候,例如麻黄汤中恶寒重,发热轻,只能构成外感风寒。恶寒、发热同时并见是表证的最基本的构成,缺一不可。恶寒重,发热轻加无汗,那就是外感风寒表实证的基本构成。缺少了无汗,不能说明它是风寒表实证。如果只恶寒，里寒证也可以出现。只发热，但热不寒，那也可以是里热证。两个同时并见，那才是个表证。恶寒重而发热轻是表寒，发热重恶寒轻而短，那是表热，这都有一个严密的结构的。临床虽然也灵活应用，但在理论研究与探讨当中，它是有规律性的。那作为外感风寒表实证最基本的，恶寒重，发热轻，无汗，这是它的主证。注意风寒外感当中常见的兼证有两个方面：一个寒性收引凝滞，造成经络、经脉不通，不通则痛。所以头痛、身痛、骨节疼痛，简称头身疼痛，是它常见的一个兼证。另外，外邪束表，肺气不宣，造成宣降失常以后的咳喘，又是常见的兼证。在主治当中，不可能把所有可能发生的兼证都描述，最常见的都是根据基本病机，很容易伴随或者继发产生的现象。外感风寒表实证最容易伴随三个方面的症状，第一个方面由于寒性收引凝滞，寒主痛的特点，出现头身疼痛，这是最常见的；第二个方面，是肺气不宣造成咳喘，这也是很常见的兼证。第三个方面，疾病是动态的，外感风寒之邪后，病邪很容易随之入里，形成表里同病，入里之后邪正相争化热，外寒内热又是常见的。这三个方面是最普遍的，兼证经常是以这三个方面为代表。落实到具体方剂，就要看它侧重在哪个方面。以麻黄汤来讲，虽然它可以发散风寒，可以宣肺平喘，但由于麻黄汤中麻桂相须，发散力量较强，针对风寒较重。虽然是基础方，它配出来的方治疗的都是风寒较重的证。如果受寒较重的，头身疼痛往往比较突出，这是麻黄汤里边重要的兼证。相比之下，咳喘是次要兼证。如三拗汤针对外感风寒，虽然是表实证，恶寒发热无汗，这个表实证的基础是有的，但是寒比较轻，把它称为风寒轻证，寒轻，寒主痛不突出了。那这个时候，肺气宣降失常，咳嗽成为主要的了，那咳嗽就成为一个重要兼证。这方的结构也就麻黄主宣，杏仁主降，宣、降成为它的一个重要的组合。所以主病、主证，同时兼证又分轻重，这涉及一个概念。麻黄汤中的桂枝，对第二条定义也很符合。针对重要的兼病和兼证起主要治疗作用的药物。也就是说，兼证当中分轻重，头身疼痛是重要兼证，它针对次要兼证较常见，病人感觉特别痛苦，这是重要兼证。而在麻黄汤里，桂枝也可以温通经脉，一可温经散寒，助麻黄发散，又可温经止痛，所以桂枝是对重要的兼证起主要治疗作用。臣药的两个含义，桂枝都符合。这是配伍当中并不多见的情况，只要符合臣药的一条定义就算臣药。麻黄汤中的桂枝正好这两方面都符合，所以很典型。

　　佐药比较复杂，佐药第一类叫佐助药。佐助药是配合君、臣药以加强治疗作用的药物。它的功效发挥方向应该说和君药，以及臣药功效发挥方向一致的。也就是协助君药、臣药治疗主病主证方向一致，但是其药力和地位稍逊一筹。佐助药还有一个含义是直接治疗次要兼证的药物。如麻黄汤里的杏仁，当然杏仁也有一定散的作用，五版教材说它主要是散风寒，但和我们现在习惯用法来说，宣降肺气，以降为主。那在麻黄汤里和麻黄相配一宣一降，解决次要的兼证咳喘的问题。这是佐助药的两个含义，就是配合君、臣药加强治疗作用，或者直接治疗次要兼证这些药物。第二类，佐制药。就是我们在前面提到的用来消除、减弱君、臣药的毒性，或者制约君、臣药的峻烈之性的药物。半夏有毒，配生姜，这种结构构成了小半夏汤，那生姜既是臣药又是佐药。臣药角度是增强它的燥湿化痰，和胃降逆的作用；佐药角度是它能制约半夏的烈性、毒性。一个药可以兼有两个地位，这一类例子非常多，以后在具体方剂学习当中会经常遇到。第三类，反佐药。往往很难理解，特别是西学中的学员，他们更难理解。第一是病重邪甚，可能拒药时，也就是用大队热药治疗寒极证候，或者用大队寒凉药治疗热极证候时，配伍与君药性味相反，而且能起相成治疗作用的药物，防止药病格拒。那前面这个大队，什么热极、寒极，把它概括成病重邪甚。病重邪甚可能拒药，拒药就是临床出现这个现象了，高热情况热极，吃的药吐出来，或者里寒很甚，寒极，吃的药最后药病格拒，拒绝接受，吐出来。这时候配用少量，这里注意，量是少的，与君药性味相反，那就和病证性质是相同了，而又能在治疗中起相成作用的药物。治疗中它起什么作用呢？防止药病格拒。主要用来防止药病格拒。从文字上看这定义，很多是不太好理解的。过去我遇到过这么一个病例，20 世纪 80 年代中期有一位美国哈佛大学的教授，年龄快八十岁了，因儿女在香港，到香港休息一段，检查发现胃癌，就在香港做了手术。隔了几个月回到成都，成都的一所大学聘他当教授，带学生。没多久，就发现手术以后转移了，住进了四川医学院附属医院，就是现在的四川大学华西医院。这类病在当时根本不会找中医来看，后来遇到个难题，这个病人无法吃药，因为他吃什么都吐，而且似醒非醒，基本上是昏迷的，还发低烧，身体很消瘦。因为年纪大了，用静脉补液的方法用的次数多了，静脉切开以后好多血管脆，不好用了。因为他的孩子有的在美国，有的在香港，全部赶到成都估计要两周，他家属提了一个要求，就是说能不能再维持生命两周？西医说可能还有两天，那怎么办？他小儿子就赶快到学校找我，说中医有什么办法？我说看一看。去了一看就是个阴盛格阳证。虽然有躁扰，但是阴寒内盛，格阳于外。当时我用了真武汤合通脉四逆汤加减化裁。他的主管医师和特护的护士长突然问我一个问题："邓老师，你这个方开得再好他吃不下去怎么办？"我说："我开了方，你们拿去熬，再派个车出去，找猪苦胆，用猪胆汁。"这个实际上是通脉四逆汤加猪胆汁汤。家属找了好久，终于找了一个猪胆回来，药熬好了，特护来找我，说邓老师，这个一次用几毫升啊？我说你拿滴管滴十滴，用胃管送下去。最后大家就等着，九点钟到那儿看的，十点半熬好药喝下去,等到快十二点了,没有吐。结果这样吃了一付,第二天又这样吃了一付。也没有吐,而且躁扰又减轻了一些。西医觉得很奇怪,说西药用水调了以后咽下去,病人就不能接受,都吐出来,怎么你这中药不吐出来呢? 我一个学生最后给他讲,这是中医的反佐方法。是病重邪甚,可能拒药时,用和君药功用相反和疾病性质相同的药物起到相成的作用。西医越听越糊涂了,说这是什么道理? 什么是性味相反? 后来我说我打个比方你们就理解了。猪胆汁本身是寒性的,病人现在寒极证候用温热药,人体就像一个房子,里边的寒就像房子里边的打着绿旗的队伍,力量很强。用药就像打着红旗的队伍,人的嘴很小,红旗队伍一进来就被里边绿旗队伍顶出去。就是中医说的格拒,不受药。那我就找少数打着绿旗子伸进来,绿旗兵以为是自己人,一开门,大队人马跟着冲进来不就解决了吗? 用药如用兵,中医这是用到兵法上的方法。这个病人喝药效果不错,两周以后,他们家人全到齐,但病人还活着,还能自己站起来上厕所,说话声音还挺响,后来又活了三个多月,致死的原因是老年性肺炎,而不是本身衰竭这个病。所以从这个病例来看,我们过去实践积累总结下来的给药方法,很多是有一定道理的。在后面具体方剂的讨论中还会涉及一些方,有反佐的配伍和反佐的服法。

使药一般含义有两个,第一个是引经,又叫引经报使。引经报使这个理论的提出应该说是张元素,他在归经理论的运用方面有很大贡献。《神农本草经》提出了药物的归经之后,真正用归经来解释,以及用归经,用引经等等,那都是张元素的创举。张元素是易水学派的代表人物,他不但创造了很多好方子,对方剂的发展方面有很大贡献,而且是很好的中医教育家。虽然像他的《医学起源》、《珍珠囊》这类著作似乎没有金元四大家那么多,但他与四大家里至少三家都颇有渊源,李东垣、张从正都是直接跟他学习,而朱丹溪是李东垣的学生罗天益的学生,是他的徒孙辈。一个老师有这么多学生成为大家,历史上是少见的。引经报使,是他首先提出来的。引经药是能引领、带领方中诸药到特定病所的药物。对这个问题,现代医学开始对它也有很多怀疑,西学中的学员很难理解这个问题,以致我们药学界的有些权威曾经说过引经没道理。为什么呢? 嘴里吃下去的药,通过血液布散全身,怎么会专门到这个地方不到别处呢? 在跟他们讨论的时候我说我倒问你们一个问题,我记得西药里的有些药专门兴奋心肌,作用于心肌,有的药专门作用于平滑肌,有的药能透过血脑屏障,有的药则不行。它怎么专门往心肌那儿跑,不到别处去呢? 他们说这是药物的选择性。我说那为什么不许中药也有选择性呢。引经报使就是带有这样一种选择性特点。当然在实际运用当中,它也有加强某一方面功效的作用。特别是在治疗外感病的疼痛方面,引经方面用得最多。引经药历代总结的很多,不同书里有不同的一些引经药,综合起来，比较公认的举例有归太阳经的羌活、藁本；阳明经的白芷、葛根；少阳经的柴胡、黄芩；太阴经的苍术；少阴经的细辛；厥阴经的川芎、青皮。作为部位来说，有些药可以载药上行，比如桔梗，叫舟楫之剂，载药上行。所以不管是胸中血府血瘀，还是要养心安神的方，往往都用它，或者需要培土生金时也往往配点桔梗载药上行。又如牛膝既能引药下行，也能够引血、引热下行，这是常用的一个分经和分部位的引经药。使药里边还有一类调和药。调和药是具有调和方中诸药作用的药物。调和也带有一定的缓和的作用，这种缓和概念和我们前面讲的说缓和毒副作用、烈性不一样。因为一个方中，往往是寒热同配，补泻药同用，用调和药具有调和不同性质的药物的作用。我们临床上用得很多的如甘草，甘草有点像个和事佬，能遇寒缓其寒，遇热缓其热，所以常起使药中调和诸药的作用。调和药是使药的一类。中医也有一些矫味的药，也有赋型剂，如蜂蜜、大枣等。应该说矫味剂、赋型剂都属于使药，属于次一等的使药的地位。

　　君药有一个含义；臣药有两个含义；佐药有三个定义：佐助药、佐制药、反佐药；使药，现在一般是分两个：调和药、引经药，如果加上矫味药、赋型药，那就四个了。这也是学习总论中的一个重点。在君、臣、佐、使的运用上，有哪些注意问题呢？这里总结了几点：第一，君药不可缺。一个方中药物不必要都有，但君药不可缺。君药具有药味少，药量大的特点，这里的药量大，是指的什么呢？是指它自身的习惯用量，不是方中的绝对用量。因为不同药的常用量范围相差很大，但你用绝对用量的话，那有些药物它本身比重就大，它是指的这个药作为君药的时候，要比它作为臣、佐、使药的时候用量要大，这是我们一般的提法。在我看来，有些情况下由于用量决定了功用发挥方向，那还要结合它自身用量是要在功效发挥哪个方向来决定，比如说银花、连翘，那它运用在辛凉解表方里，和运用在五味消毒饮、仙方活命饮这类治疗疮疡的方里面，那疮疡方在自身范围内是大量。在辛凉透表的方里面，就不是它自身常用量范围之最大量，因为它用量大了功效发挥方向就不同了。如柴胡，在疏肝理气方里它经常用做君药，但是，它用在发散的方里边，一般是大剂量的。这里指的是一般情况，要结合具体的这个药在不同的剂量段的功效发挥主要方向。第二，一个方中，作为臣药、佐药、使药不必具备，而且一个药可以兼多职。刚才我们讲过了，像桂枝在麻黄汤里边，臣药的两个含义都符合。小半夏汤里边的生姜，臣药、佐药两个含义它都符合。第三，在方剂分析的时候，对药味较多的大方，或者多个基础方组成的复方，分析的时候不需要一味药一味药分析，只需要按照组成药物的基本作用归类来分析。遇到像清瘟败毒饮一类的，本身是三个基础方加减，再一味味来分析就要数半天了，而且缺乏了它应用基础方组织这种思路。这类方也不少，可以按基础方为单位整体来分析,分清主次就可以了。

从君臣佐使这个基本结构来看,一首方剂就像是一支军队,这实际上是受古代哲学道家思想分化出来的兵家的影响,所以过去很多医家说用药如用兵。君臣佐使的这个结构相当于一支有组织的军队,像君药就相当于主帅、元帅;左右协助他的人,相当于臣药,分别协助君药打正面部队,或者打重要的侧面部队。像佐药中的佐助药,就相当于地方部队或者地方游击队这类;佐制药,就像一支军队里有从事军法工作、纪律工作的。反佐药,就像做策反工作的,也就是古代兵法上使反间计这一类。调和药遇寒缓其寒,遇热缓其热,调和诸药,就相当于做统战工作的。引经报使,相当于是军队里面的工兵了,逢山开路,遇水架桥,带路的,做向导的。所以整个方设计上就相当于一支军队,能保证这种主次分明全面兼顾,扬长避短的组织结构以充分发挥疗效。

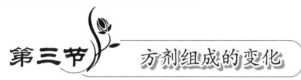

第三节 方剂组成的变化

运用方剂时,既要强调方剂的基本结构,又要强调一定的变化,这是中医学整体观动态观所决定的。第一个问题,为什么方剂运用必须变化? 用方当中的变化,有些老中医叫调手,守方和变化是对立统一的两个方面,一般来讲,年轻中医难调手,也是到一定年龄以后调手能比较灵活。医生在年轻时,方用下去以后有效,挺高兴,病人吃了两付以后病情变化了,这时该怎么用? 这就成为问题,守方容易,当然没有效又重新认真辨证论治,再来确立治法,组织方剂。我们这里讲的并不是讨论深层次的调手,改换方剂,或者病机发生较大变化了,或者恶化了,或者好转了,仅仅讨论一般性的、共性的变化。为什么方剂运用必须变化呢? 我前面曾经提到过,在国外特别是日本,只注重方证相对,只要证候一样,就用同一个方。甚至有时病人不同,都用小柴胡汤,量也不变,一味药也不变。他们就认为仲景方配伍得很好了,他们就不理解,认为中国的中医既然很推崇张仲景,《伤寒论》是方书之祖,为什么把它的方变来变去呢? 方剂运用必须变化,第一,是源于中医学的指导思想——中医的整体观。就是说在因人因地因时制宜的情况下,要照顾到复杂联系,不同的地域环境对人体影响的联系,不同的季节气候、时间对人体的影响,不同人的体质、年龄、性别等,处方中都要照顾到。不仅要考虑到病机的一些共性,落实到每个患者身上还要考虑到机体、环境的个性等,所以必须在辨证论治把握共性基础上,兼顾个性。所以张仲景的《伤寒论》,融理法方药为一体,他奠定了辨证论治的基础。但他又强调"知犯何逆,随证治之"。何谓"知犯何逆,随证治之"? 病情是动态变化的,要在整体辨证论治的基础上,随着证的变化,加减运用。所以,仲景创制了很多基础方,都有加减方法,加减方法就是一个变化。同时根据不同的情况,药物的剂量、剂型、服用方法,可能都有变化。后面我们要举的很多方剂变化例子本身就是仲景方,所以方剂运用当中必须要变化。有时,对初学中医或才毕业的同学来讲,如果证候比较典型,辨证清楚以后,往往用原方。我们方剂学讨论的,侧重点是讨论异病同治,一个方治疗多种情况,如逍遥散,内科用,妇科也用;龙胆泻肝汤,五官科用,内科也用,妇科也用,外科、皮肤科等很多科都用,异病同治。而内科学主要讨论同病异治,这个临床课的同病异治和我们方剂学的异病同治两个结合,就反映了中医学的临床的特点,病治异同。特别是中医学和现代医学比较,异病同治是一个特点,病机相同,证同治亦同,集中反映在方剂学里边,这也是历来非常重视方剂的原因之一。学中医往往就是背汤头,读方书,甚至于有时把古代的很多医籍泛称为方书,那就是非常重视这个学科体现的一个特点。刚才说到方剂的变化形式,方剂要变化,不能固定,这和现代的医学把方还原为一个固定的药是有很大的区别的,要走符合中医特色的路。用方既要学好它的一些基本理论、基本原则、基本结构,同时还要学习运用中的灵活性。这种灵活运用不仅要结合到加减变化当中,还要结合到我们前面强调的配伍技巧,这几个方面要有机结合。

像徐灵胎讲:"欲用古方,必先审病者所患之证相合",用古方,在选择的时候,方和证一定要相合,相合实际上就是说这个证反映出来的本质是病机,从病机推导出相应的治法,而治法又从这个方里能够比较准确地体现,那这个方和证就相合了。方证相合当中有病机治法这个环节在中间决定的,徐氏认为要方和证相合然后施用,否则必须加减,也就是说几乎没有一个病人的证和原书主治一模一样。有时候学生开方,他能辨出这个证来,挺高兴,方全用上去以后,我开玩笑跟他们说:"你这方好像是这病人照着书得的病,你完完整整地照这个书上的方开了,甚至用药比例都一样,那这个病人得的病太典型了,他是照着书来得的。"在临床辨证当中,年轻的学生或者老师有时难以把握的是从复杂的病情当中提取出证候,然后归纳病机,确定治法。所以在望闻问切过程当中,经常都容易对病人产生一种诱导。这样,他病历上写出来的证候不一定完完全全反映出来病人的证候,而是什么呢? 经过他主观的诱导以后,组织出来的一个证候。病人说我感冒了,在发热呢,那有些年轻人,你感冒,怕冷不怕冷呀? 他说怕冷。那怕冷多还是发热多呢? 头痛不痛呀? 我一听,我说你这在背书呢,恶寒重,发热轻,头痛,身痛,骨节疼痛。所以并不是从病人讲出来的复杂的症情当中,去归纳抽取出它的主证,而是以这种诱导式的,那就必然这样的结果,开出的方固死板,因为你把他诱导成似乎他是照书得的病。所以徐灵胎强调,多数证表现出来证候有不同的,必须加减,如果"无可加减,则另择一方",表现出来的证候里,跟所选的方里边的主治证候有不同的方面,而这不同方面,常用加减方法里不好加减,加减了又跟总病机不符,那这种情况说明你的选方不对了,应另外选方或者组方。

　　方剂变化有哪些主要形式? 我们历来把它归纳为两类,一类是药味加减的变化。这是我们在临床上确定病机,选定方剂以后运用得最多的,那这种药味加减变化指的是什么呢? 它有一定规定性,是指在主病、主证、基本病机以及君药不变的前提下,改变方中的次要药物。改变方中次要药物包括了臣药和臣药以下的药物,其目的是适应变化了的病情需要,就是说跟原来选的这张方的功能主治在主要方面是一致的,但是一些兼证方面,或者程度方面,有所变化,那单用这个方的药味不能完全适应,但是总的方向,这个主病、主证、基本病机是一致的,兼证以及证候的轻重方面发生了变化,所以为了适应变化了的病情需要,必须随证加减。随证加减的含义,就是说随着证本身,证是确定的,证本身在运动变化,那么随着这个变化。如果这个证、病变掉了,那是另组新方了,这里反映出一种证的运动性。你给他吃了两付药,这个证肯定开始变化了,要看他这个主病、主证整体变没变,没变,那他吃药之后比如好转了,或者病的程度轻了,那就要随证加减。说到这里就顺便谈一下,后面各论当中,每个方的后面,在运用部分除了辨证要点,第二项有一个常用加减,那个常用加减实际上是随证加减。有些教材写得很多,什么情况加上,写多了反而等于不写了。那应该说是在这种基本病机下,最容易发生的动态变化,如果基本病机都变了,那这种加减,那不如另组新方了。所以很多参考书写的并不全是随证加减,真正的随证加减,应当是主证、主病、基本病机和君药不变,这是个前提,改变的是次要药物。如果改变君药了,那这得叫另组新方,不是在随证加减的范围内。如麻黄汤变化为三拗汤,我们曾经说到过麻黄汤麻桂合用发汗力强,这个基础方反映的是外感风寒表实较重,所以需要麻桂相须发汗。如果说外感风寒的轻证,收引凝滞力量小,头身疼痛则不显著,从外感风寒证来讲,影响肺气闭郁,宣降失常,咳喘就成为常见的了。所以伤寒轻证,咳嗽是重要兼证,去桂枝不用,形成麻黄和杏仁为主的基本结构。麻黄、杏仁配合一方面能够散风寒,力量虽小,针对轻证是适合的。一方面一宣一降,宣降肺气,恢复肺脏气机正常的宣降,这样解决咳喘。如果在伤寒轻证,咳喘为主的前提下,病人宿体有痰,为痰湿之体,过去平时就有慢性气管炎,风寒外邪引动内在的痰湿,内外相引,阻滞气机可引起胸膈满闷、咳喘。这种情况在三拗汤解除风寒轻证,宣降肺气的基础上要考虑增加化痰理气药,要用桑白皮、苏子、陈皮、茯苓等，配在里面就是华盖散。那比较起来，麻黄汤是外感风寒基础方，三拗汤是风寒轻证，咳嗽的基础方。华盖散，外感风寒并不重，痰气互结比较突出，这是个常用方，内科、儿科常用的临床效果很好的一个方。学习基础方、常用方方法不同，基础方临床直接使用少，常用方临床直接使用，基础方要结合一部分不同加减的方剂来体会。例如三拗汤，现在临床几乎没有就只开这三个药的，但它配出来的，和它有关的方可以说很多。它针对一种基本的肺气宣降失常又兼有表证的基本病机，形成了一种基本结构。如大青龙汤也是个常用方，针对表里同病、外寒入里化热的病机。如果病机变化了，随证要加减。大青龙汤是主病、主证仍然不变，还是风寒感冒的范围，表证还在，那主证呢？恶寒发热，无汗，外感风寒表实证还在，变化了的是它的兼证。不但可以有风寒重证的头身疼痛，而且可以风寒化热。这种化热有两种可能，一是阳盛之体，外寒束表，阳气被闭郁，郁而化热；一是外邪在入里过程当中，邪正斗争化热，而表证还在，这样表里同病。这个方用在风寒感冒重证，以及有些像大叶性肺炎的初期阶段还是常用的。加了石膏、姜、枣，用石膏考虑到清热除烦，内热，心烦，不汗出，烦躁。用了石膏以后，和麻黄相配的结构要变化了，也就是说用量要变化。这个主要的药味变化，以后影响药量的变化，它和后面讲的药量变化不一样。它为了针对基本病机，保持对基本病机的作用力量，所以把麻黄三两提为六两，因为它和石膏还有个相互制约问题。麻黄在这里用六两，石膏用多少呢？如鸡子大，张仲景说如鸡子大。那这个鸡子大多重呢？在长沙马王堆汉墓博物馆我还去找了出土的鸡蛋，在罐子里装着，都发黑了，但是鸡蛋壳还好，大概看得出大小，大概相当于汉代时候用量的二到三两。那两药比例刚好是麻黄二，石膏一，使得整个方子维持了一定的辛温发散力量，兼清里热。再如桂枝汤变化为桂枝加厚朴杏子汤，桂枝汤主治外感风寒，偏重于风，麻黄汤治外感偏重于寒，所以一个叫中风，一个叫伤寒。桂枝汤治疗太阳中风，外感风寒表虚证，也是一个基础方，当然临床上单用桂枝汤也不少，但是仍然把它看做一个基础方，因为它产生变化以后的系列方剂相当多，这个变化就包括药味变化、药量变化等。这一基础方，针对营卫失和，阴阳失调的病机，所以它可以调和营卫，调和阴阳。如果说这类病人因体质因素，历来就有咳喘的特点，又加上外感风寒，出现桂枝汤证，现在尽管喘没有发作，也可以用桂枝汤，这是照顾到体质因素。如果发作微喘了，如误用下法以后造成脉促、胸满这一类，也可以用桂枝加厚朴杏子汤。为什么说有这样两种情况呢？因为历史上讨论仲景之"喘家作，桂枝汤加厚朴、杏子佳"，大家把标点符号往前挪，往后挪，就变成两种说法。喘家作，喘发作了，桂枝汤加厚朴杏子佳；喘家，作桂枝汤，加厚朴杏子佳，那就不一样了，一个是没发作喘，一个发作喘，都可以用。本来桂枝加厚朴杏子汤也比较平和,这两方面都可以照顾到,这是建立在桂枝汤证不变,主病、主证不变的情况下的加减变化。桂枝加葛根汤也是如此,在桂枝汤证兼有项背强而不舒。过去一般都引用原文了,原文桂枝汤,项背强几几,这是一种感觉,强而不舒服,项强不舒服,几几是一种小鸟的刚刚出生,羽毛还没有干,一种颤抖的样子,也就是活动不利的样子,像小鸡的脖子弯的就直不起来,加葛根有舒缓筋脉的作用。这是药味加减变化举的例子。那药味加减变化要把握的一点就是主病、主证、君药不变,这是很关键的,它限定在这个范围内。如果主病、主证、君药变化了,那就是另组新方了。所以,如单纯从药味组成来看,桂枝汤和小建中汤,只一味药之差,但不能说是药味增减变化。因为其主治变了,小建中汤针对的病机是中焦虚寒、肝脾不和,既有中焦虚寒,阳气、阴血不足,又加肝脾不和,往往治疗以脘腹疼痛为主,主病、主证变了,君药不是桂枝了,是饴糖了,那当然这个是另组新方,不能把它叫做药味增减变化,它不是随证加减。

第二类变化是药量增减变化。药量加减变化是最大多数的一种情况,是主病、主证没有变化,药物的结构、配伍关系、君臣佐使基本不变,原方确定的量,甚至于有些量的比例改变了,增大了,或者减少了,那是为了什么?主病、主证不变,病情的轻重和兼证程度不同,这种情况下那我们改变原有选用方剂的用量是常见的,所以这种药量增减变化不作主要讨论。因为我们现在中医用方时都是因人因时因地制宜地用量,极少完全按古方用量。很多所谓的量,要学生记的量,除了少数方以外大多是它用量特点,特点就包括比例呀,常用方用量范围里大剂量,中剂量,小剂量这类的特点,不是死记的几克。因为中医要因人因时因地来确定。所以我们后面各论所要求记的这个用量特点主要反映在两个方面,一个是比例,很多方中药物之间存在一个比例,而不是什么绝对用量;第二个是在历史上用方当中大家都比较强调的一些用量,比如王清任的补阳还五汤,黄芪用四两,那就是 120g 了,从清代后期那个时候的度量衡来讲,还不止 120g。那我们起用的时候可以根据证、病情、身体状况这些,从 60g 开始,或从 30g 开始递增,但你要知道它可以到这个量,但是你不能死记这个量,中风后遗症的病人,你不管他体质状况、年龄状况、性别状况,全是用 120g 行吗?那个不行。这个不是药量增减变化的重点讨论的范围。我们现在重点讨论药量增减变化的意义是什么呢?是指的药量增减变化了,会影响到功效主治。一方面是改变或者决定方中药力大小,这是我们刚才讲的,用得最普通的,另一方面,又要注意药量变化会改变配伍关系,就是指的改变这个药物在整个方中的地位,从而也改变了对方剂主病、主证的影响。教材举的小承气汤变为厚朴三物汤,小承气汤本来是针对热实互结的一种轻证,是用轻下法,从大承气汤变化而来,大黄、厚朴、枳实、大黄用四两,厚朴用二两,枳实三枚,变成厚朴三物汤以后,厚朴一下加了四倍,痞满就成为突出的,同样有大便秘结,病人痛苦反映很重要的胀满很严重,病机里面热实互结是一个原因,但气滞是证候的主要方面。所以这个引起了配伍关系的改变,厚朴三物汤,方名也变了,预示这个方的君药、主病、主证开始变化了,那药物之间的配伍关系就变化了,厚朴成为力量最大的君药了,当然一看这个结构,大家想这个厚朴三物汤不就是大承气汤去芒硝嘛,其他用量一模一样,那是不是热实互结很重啊。它和大承气应该有个很大区别是什么呢?第一个,是气滞很重,也就是说它以胀满,满而不减这个作为一个主证;第二个,从泻下力量上来看,行气力量很大,但攻下整体力量来说不如大承气汤,别看它三个药一样量,这方里没有芒硝,说明热实互结的程度没有大承气汤重;从煎服方法来讲,大承气汤熬了以后分两次服用,分两次吃,厚朴三物汤煎熬以后分三次服用,这个药力的大小是不一样的。所以小承气汤变为厚朴三物汤,药味是没有变,药量变了,君臣配伍关系开始变了,病机和主治的主要方面开始变化了,治法就不同了,连方名都变了。像这类的细微变化,在东汉仲景时代能用到这样,是了不起的。第二个例子是四逆汤变为通脉四逆汤。四逆汤是治疗心肾阳虚的基础方,如果说心肾阳虚重了,到阴盛格阳了,说明阳虚程度重,阴寒内盛,格阳于外,现在治疗需要重视两个方面,第一个是增加温阳力量,第二个是固摄外越的浮阳,通脉四逆汤配得很好,用附子一枚大者,增加了附子的用量。四逆汤里附子、干姜相配,既是脾肾阳气同温,又是走而不守,守而不走的结合,那我们现在要增加温阳之力,附子、干姜量都增加,但侧重于固摄,使阳气不外越,增加附子,它量越大越走向温散,增加干姜,干姜一两半变三两,加倍,这种增加的比例绝对比附子一枚变成大者要多,所以重在加强守而不走,这两个药相当于一个打运动战,一个打阵地战。干姜善于打阵地战,固守,使阳气不外越,所以你看张仲景选用药物在量变化的时候,是考虑到阳气外越的因素,不仅仅增加温阳力量,还要固摄。这是药量增减变化里面两个常用的例子。

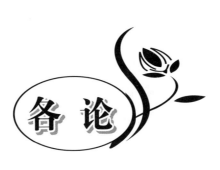

各论

第一章
解 表 剂

　　中医常常把疾病分为两类:外感、内伤。外感病有一大类的治法和代表性方剂,所以解表剂是一个大章,很重要的。解表剂分为三大类:第一类辛温解表,适合于外感风寒证;第二类辛凉解表;第三类扶正解表。分别针对外感风热、温病初起的证候,以及体虚外感。

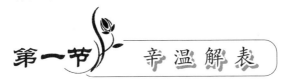

第一节　辛温解表

　　辛温解表针对外感风寒证,外感风寒证的基本表现:恶寒发热,恶寒偏重,这是共性。根据表虚、表实的情况不同,可有汗或无汗。脉一般是浮脉,舌苔一般薄白。在表证阶段,没影响到整体的气血变化,一般舌质、舌苔是不变的。这是外感风寒证的共性。外感风寒证的主要发展方向,涉及兼证出现在哪些方面。外感风寒,寒邪首先郁遏体表阳气,典型风寒证多是这样。风寒郁遏体表阳气,造成卫阳被郁遏。寒性收引凝滞,导致营阴郁滞,营为血中之精气,营阴郁滞,经脉不通,不通则痛。所以从病机发展来说,卫阳被遏,营阴郁滞之后引起的疼痛,是外感风寒常见的病机发展方向之一。第二,外感风寒,外邪束表,肺卫首当其冲,造成肺气不能宣发,以至引起肺气失于宣降,导致以轻则咳嗽、重则气喘为主要表现的肺失宣降证。第三,由于外邪要入里,入里过程邪正都能化热,形成外寒内热证。

麻 黄 汤
《伤寒论》

　　【组成】麻黄去节,三两(9g)[1]　　桂枝去皮,二两(6g)　　杏仁去皮尖,七十个(6g)　甘草炙,一两(3g)

　　【用法】上四味,以水九升,先煮麻黄,减二升,去上沫,内诸药,煮取二升半,去滓,温服八合。覆取微似汗,不须啜粥,余如桂枝法将息。(现代用法:水煎服,温覆取微汗。)

---

　　[1] 各方组成项各药括号内的剂量,均为现代一般剂量。

【功用】发汗解表,宣肺平喘。

【主治】外感风寒表实证。恶寒发热,头疼身痛,无汗而喘,舌苔薄白,脉浮紧。

学习麻黄汤典型性意义有两个:第一,古人历来把这个方叫做"伤寒正局"。"伤寒"是外感风寒,提到"伤寒"是指的风寒中间侧重于寒邪。"正局"两个字,相当于我们现在讲的典型。那就说外感风寒最典型、最具代表性的基础病机。知常才能达变,掌握了最标准的,以它为对照才能学习一系列的具体的外感风寒的治法和方剂,这是"伤寒正局"的含义。第二,它在方剂的君、臣、佐、使基本结构的体现上最标准。四个药,非常标准,是基础方剂的一种典型结构。前面总论刚学了君、臣、佐、使,到这要看看这个最标准的基本结构。

病机分析:外感风寒表实证,张仲景称之为太阳伤寒。太阳是表,伤寒以寒为主,那围绕着病机,我们进行推理,寒邪作用体表以后,会发生哪一些情况。人体有正气,正气是以营卫作为代表的。整个人体,唯气血而已,唯阴阳而已。体表的气血,称之为营卫。所以提到营卫,实际上是涉及体表的气血,而尚未涉及整体气血的变化。营卫是气血的浅层,"卫之后方言气,营之后方言血",气血也是有层次的。卫阳在寒邪作用下,因寒性收引凝滞,使得卫阳被郁遏,则卫气温煦体表能力减弱,就会恶寒。因寒邪伤及阳气的程度重,所以恶寒重。外来风寒与体表正气相争,邪正相争会有发热,但发热较轻。所以恶寒重,发热轻,是外感风寒的基本特征。卫阳之气能温分肉,肥腠理,司开合。寒性收引凝滞导致卫阳之气司开合作用障碍,腠理合而不开,本来可以通过出汗来调节体温的,司开合的功能失调后则造成无汗,这是外感风寒表实证的基本特点。邪正斗争于表,出现浮脉这个共性。这是卫气在受到寒邪作用下的一些表现,即恶寒发热无汗是主证。体表的营阴受到寒邪,营为血中之精气,营行脉中,寒性收引凝滞使得它运行不畅到不通,不通则痛,造成头身疼痛。所以风寒寒越重,疼痛越厉害。因此《黄帝内经》说"寒主痛"。由于营阴郁滞,脉易拘紧,出现紧脉,与浮脉相合就是脉浮紧。肺气不宣,是由于外邪束表,肺脏宣发阳气、阴津输布到体表的道路被阻碍,首先导致肺气失降而上逆,造成咳喘。这是外感风寒表实证典型方剂麻黄汤证的具体表现和病机分析推理过程。有时在临床上要注意,肺气上逆,往往引起胃气上逆。后面要讲到的桂枝汤证,也有肺胃不和,胃气上逆的干呕。麻黄汤证也应该有。《伤寒论》说:"太阳伤寒,或已发热,或未发热,必恶寒,体痛,呕逆,脉阴阳俱紧者,名曰伤寒。"这是伤寒对太阳病的定义。"或已发热,或未发热,必恶寒,体痛,呕逆"。呕逆,有胃气上逆。为什么有胃气上逆?胃和肺经络相连。手太阴肺经,环循胃口下络大肠。肺和大肠相表里,中间有个环循胃口,因此肺气上逆,经常引起胃气上逆。胃气上逆,也可以引起肺气上逆。这在现实生活中也很好理解。一般呕吐的病人,胃气上逆,吐完后,还在喘气,肺气仍在上逆;肺气上逆的病人,如老年性慢性支气管炎,发作的时候咳喘很厉害,什么时候结束呢?往往以干呕几声而告终,由肺气上逆,引起胃气上逆。所以,虽然麻黄汤证的病机里没写到这一点,但是作为太阳伤寒,往往可以兼有胃气不和,胃气上逆的这一特点。这就是整个的风寒表实证、麻黄汤证的一个病机分析。

方义分析:麻黄汤功用以发散风寒为主,发散风寒、宣降肺气,这是它的两大方面作用。它宣降肺气,能平喘,也能止咳。从药物组成来看,本方的基本结构带有典型性。麻黄两个作用:发散风寒,宣肺平喘。桂枝作为臣药有两个含义:一是能解肌发表。解肌发表和开腠发表不同,我们前面讲到了。开腠,强行打开毛孔;解肌,松动分肉,透邪外达。桂枝和麻黄相须,解肌和开腠协同,增强发汗解表力量。二是桂枝还能温经止痛。能畅行营阴,使疼痛之症得解。这是桂枝在方中两个作用,都符合臣药的含义。杏仁在本方中以降肺气为主。杏仁实际上也有宣散力量,只是较小,历来认为以降为主。历代医家也有这类讨论,比如说《黄氏医书八种》,黄宫绣就认为杏仁是辛温以散,散表邪为主。但是直到现在,临床应用和大多数医家看法,还是以降利肺气为主。在本方中和麻黄相配,针对次要兼证,一宣一降,宣降肺气以平喘。用甘草作为使药,主要调和药性,缓和麻桂的峻烈之性,避免汗之太过。这四味药构成了发散风寒、宣肺平喘的基础方。

辨证要点:实际上就是主证加上佐证。恶寒重,发热轻,无汗,脉浮紧,是外感风寒表实证的基本证。而辨证要点,也就是使用的基本依据。在使用注意方面,作为表虚证,阴血不足,《伤寒论》里讨论了很多,涉及亡血的这种体质,它不宜用;阳虚也不适合,因为麻桂相须,发汗力量较强,容易引起大汗亡阳,这个在后面相应的扶正解表里还要讨论这类治法;而且用麻黄汤应该遵照张仲景《伤寒论》里要求,密切观察、中病即止、不可过量,这是用解表剂的一个通则。

随证加减:指的围绕着基本病机可能侧重发展到、影响到的方面。表证较轻,不需要桂枝协助麻黄发汗,增加化痰降利、平喘止咳这类作用即可,所以去桂枝加苏子、半夏。鼻塞流涕重者,鼻为肺之外窍,常见的肺气不利,鼻塞流涕,加苍耳子、辛夷宣通鼻窍。那夹湿的情况怎么办?实际上在仲景时代,仲景已经用了像麻黄加术汤这一类,麻黄汤后面第一个附方为麻黄加术汤。现在临床用于小儿肾炎较多。外感风寒是主要病机,恶寒发热是主证,在这个基础上,肢节酸痛了,这种酸痛是夹湿。加苍术、苡仁这类。苍术发散力量强,既能燥湿,又可以解表,兼顾得很好。苍术、苡仁同用是燥湿、利湿结合,对于外感风寒夹湿,在疼痛方面为酸痛的,这是常用组合。外寒可能入里化热,表现出来很多是心烦、口

45

干,这是里热最早发生的表现。里热最早发生有几种情况:一个心烦,一个口渴,一个口苦咽干,这类是经常发生的。那这类情况,正常人也可能会出现,比如夏天炎热的时候。里热出现,从这方面,逐渐程度加重,整个涉及气分,最后到血分。所以反映出来的都是一种外邪可能入里化热的初期状况。所以加减主要强调基本证候情况下可能影响到的、最多影响到的一些方面。

【附方】教材上麻黄汤的附方有 5 首,重点讨论后面 3 首。前两首是麻黄加术汤和麻杏苡甘汤,是针对表实证兼湿的,因为现在《内科学》教材里应用中都有这两方,所以在这里不做重点讨论。结合风寒表证密切运用的常用方、基础方,以大青龙汤、华盖散、三拗汤作为重点附方。

1. 大青龙汤(《伤寒论》)　麻黄去节,六两(12g)　桂枝去皮,二两(6g)　甘草炙,二两(6g)　杏仁去皮尖,四十枚(6g)　石膏如鸡子大,碎(12g)　生姜切,三两(9g)大枣十二枚,擘(3g)　上七味,以水九升,先煮麻黄,减二升,去上沫,内诸药,煮取三升,去滓,温服一升。取微似汗,汗出多者,温粉扑之;一服汗者,停后服;若复服,汗多亡阳,遂虚,恶风,烦躁,不得眠也。功用:发汗解表,兼清里热。主治:外感风寒,里有郁热证。恶寒发热,头身疼痛,无汗,烦躁,口渴,脉浮紧。

在临床上这个常用方,应用意义比较大,其主治的病机特点是寒热俱重。大青龙汤主治外感风寒,里有郁热证。恶寒发热特点是寒热都重,恶寒重,发热也重。本身风寒是恶寒重,发热轻,但是由于它有内热,所以表邪相争所发的热以及寒邪入里所化的热,叠加在一起,造成了寒热俱重。在临床上看,这类证候的发生以青壮年居多。临床常用于大叶性肺炎早期属于表里同病,寒热俱重者。本方在北方地区运用更多一些,我七十年代有一次到东北去,体会很深。那一年春节前夕,到齐齐哈尔,广播里广播气温 $-42\,^{\circ}\mathrm{C}$,我出生在江苏。一听是 $-42\,^{\circ}\mathrm{C}$,非常害怕。下了火车,进入候车室,那里边热气腾腾的,眼镜上都蒙上一层蒸汽,擦一擦,再戴上一看,我大吃一惊,候车室里卖什么东西最多啊?卖冰棍最多,而且都是插在草把子上卖的,就像北京卖冰糖葫芦那样卖的,不是放在箱子里,因为外面 $-42\,^{\circ}\mathrm{C}$,所以那样卖冰棍,不会化的,只会越来越粗,当时我就觉得奇怪,怎么这么冷的天还在吃冰棍呢?在齐齐哈尔住到第二天,自己咽干口燥,喉咙开始痛了。外寒太甚,阳气不能透发,很快郁而化热,也想吃点冷饮了。所以在加减方当中,虽然风寒是属于寒证,寒郁化热这种证型以及配套的方剂是很多的。因此,我们说这种外感风寒引起肺气不宣的咳嗽,将这些同样列为郁而化热,列为一个常见的兼证。这类证型多见,尤其是在北方,化热烦躁口渴,当然有的时候可以兼有咽干,甚至化热以后咽痛、口苦这些症状。因此,大青龙汤里含有麻黄汤,麻黄用量加倍,再加石膏,同时里还有姜枣。对于本方中姜枣的理解,要结合在桂枝汤讨论里去理解,姜枣在表和营卫,在内调和脾胃、调和气血。姜枣这种基本组合也是从仲景时代开始运用的,突出体现在桂枝汤里,后世一直到像汪昂《医方集解》逐渐才把其规范。

2. 三拗汤(《太平惠民和剂局方》) 甘草不炙 麻黄不去根节 杏仁不去皮尖各等分(30g),上为粗末,每服五钱(15g),水一盏半,姜五片,同煎至一盏,去滓,通口服。以衣被盖覆睡,取微汗为度。功用:宣肺解表。主治:外感风寒,肺气不宣证。鼻塞声重,语音不出,咳嗽胸闷。

三拗汤是个基础方。宣肺解表,用于表证较轻,风寒轻证,以肺气不宣为主要表现。所以它反映出的是一种以肺系的症状为主的征象。鼻塞声重,语声不出,咳嗽胸闷。可以有风寒表证,恶寒,发热,无汗,但较轻。去掉桂枝,是因为没有明显的头身疼痛,风寒较轻。

3. 华盖散(《博济方》) 紫苏子炒 麻黄去根节 杏仁去皮尖 陈皮去白 桑白皮 赤茯苓去皮,各一两(30g) 甘草半两(15g) 上为末,每服二钱(6g),水一盏,煎至六分,食后温服。功用:宣肺解表,祛痰止咳。主治:素体痰多,肺感风寒证。咳嗽上气,呀呷有声,吐痰色白,胸膈痞满,鼻塞声重,恶寒发热,苔白润,脉浮紧。

华盖散是个常用方。因为去掉桂枝,所以用于风寒表寒证较轻者,反映在肺气不宣兼有痰气互结。三拗汤里仅仅说到咳嗽有痰,引起一点胸闷,痰阻气机。这里痰气互结严重了,为什么呢? 因为这类病人平素就是痰湿之体,平素就有痰湿,加上外寒引动,引起肺气不宣,痰气互结就较重了。本身有痰,平时就会阻滞气机,内外两个因素结合,就使得本证在肺气不宣、痰气互结上非常突出。表现出咳嗽上气,咳喘,咳嗽可以兼喘,呀呷有声,这是痰气互结产生咳喘时伴随的"咻啦咻啦"的声音。或语声不出,是因痰气互结,声音发生重浊,甚至发音不利。咳嗽胸闷,其程度根据痰气互结程度而不同。这个方功用里很重要一个特点是祛痰止咳。祛痰包括降气,也就是宣降肺气,这个方降气功用突出。像苏子,既能温化寒痰,又善于降肺气,降气以平喘;陈皮理气化湿,茯苓健脾渗湿,治疗生痰之源,此二药相配是治疗素有痰湿的一个基本结构。桑白皮配合苏子,既擅长于降气止咳,降肺气,同时它偏凉性润,有一定润肺作用,也可以防止本方过于温燥。所以整个方是以三拗汤为基础,治疗感冒轻证兼痰气互结;降气化痰为其特点;针对痰气互结比较重的。本方在临床上使用比较多,特别是容易反复感冒的病人,在发作时候,其感冒往往并不重,咳嗽有痰,排痰不利,痰气互结这方面较突出,用华盖散来控制。这里很重要的是临床控制了以后在平时的治疗。我们临床观察很多小儿,初起服华盖散,效果挺好。但是气候稍微一变化,内外相引,外邪引动在里的痰湿,症状又出现了,所以关键在于治本。症状控制以后,如果偏阳虚,用苓桂术甘汤,或者偏脾胃气虚的用参苓白术散,长期配丸药吃,那才能治本。

桂 枝 汤
(《伤寒论》)

【组成】桂枝去皮,三两(9g) 芍药三两(9g) 甘草炙,二两(6g) 生姜切,三两(9g) 大枣擘,十二枚(3g)

【用法】上五味,㕮咀,以水七升,微火煮取三升,适寒温,服一升。服已须臾,啜热稀粥一升余,以助药力。温覆令一时许,遍身漐漐微似有汗者益佳,不可令如水流漓,病必不除。若一服汗出病瘥,停后服,不必尽剂;若不汗,更服如前法;又不汗,后服小促其间,半日许,令三服尽。若病重者,一日一夜服,周时观之,服一剂尽,病证犹在者,更作服;若汗不出,乃服至二三剂。禁生冷、粘滑、肉面、五辛、酒酪、臭恶等物。(现代用法:水煎服,温覆取微汗。)

【功用】解肌发表,调和营卫。

【主治】外感风寒表虚证。恶风发热,汗出,头痛,鼻鸣干呕,苔白不渴,脉浮缓或浮弱者。

桂枝汤也是《伤寒论》里的方。学习桂枝汤有哪些典型性的意义呢? 为什么把桂枝汤称为仲景“群方之冠”呢? 当然从形式上来看,《伤寒论》里第一个方就是桂枝汤。从典型性意义上来看,有两个方面的意义。第一,在外感风寒证中,桂枝汤证和桂枝汤体现的治法又是一个类型,它是祛邪调正相结合治法的一种典型代表。前面麻黄汤是祛邪为主的,而桂枝汤是祛邪调正相结合的治疗外感风寒证的一个代表。当然从病机来看,也是针对外感风寒表虚这类病机的一种治法。另一个典型性意义,桂枝汤是调和营卫、调和阴阳的基础方。通过桂枝汤的学习,可以体会调和阴阳、调和营卫的一些治法和配伍的一些基本结构。因此,它既是基础方,又是代表方。

病机分析:桂枝汤主治外感风寒表虚证,也叫太阳中风。桂枝汤证,又叫卫强营弱证。这个营卫不和,卫强营弱,实际上仍然是外来风寒伤及人体体表营卫以后产生的系列表现。从六经辨证看,外来风寒在这里叫太阳中风。这个风寒相对于麻黄汤证的太阳伤寒来讲,它侧重以风邪为主,寒邪较轻;麻黄汤证是寒邪较重。《中医基础理论》里面说寒易伤阳气,寒性收引凝滞;而风邪不同,风性疏泄,风邪作用于体表的卫阳之气,会产生什么结果呢? 由于它的疏泄,可使汗孔打开,能使机体汗出。这里所指汗出有两个含义:一是,本身风性疏泄,能够出汗；第二，由于疏泄，体表卫阳之气可以有一定的散失。说到桂枝汤，阳强，卫强营弱。那卫阳的强，是强大吗？这是一个疑点，初学者不太好理解。这里所谓的卫强不是强大，而是一种浮强，向外浮散，浮亢，亢盛的亢。有何根据呢？《黄帝内经》阴阳的关系谈到"阴在内，阳之守也；阳在外，阴之使也"，"阳强不能密，阴气乃绝"。阳强那个强是不是阳强大？不是。就是一种浮散、浮亢、消耗。在风性疏泄下，卫阳之气也会浮散、浮亢，所以这里阳强指的卫阳浮强。这样卫气不能固护体表，机体自然要恶风恶寒。由于寒性较轻，本身伤阳气并不重，是由于风性疏泄使阳气浮散、浮亢的，所以人体会恶风。恶风、恶寒有何区别？"有风则恶为恶风，无风则恶为恶寒"。门窗紧闭，还怕冷、发抖，那是恶寒；关好门窗，他怕冷就缓解，就好一些，这是恶风。所以恶风比恶寒要轻。发热，是由于风为阳邪，和体表卫阳两阳相争，会有发热。但这种外感风寒偏于风的，病邪较轻，发热也并不太重，所以它的特点是恶风发热。"伤于风者，上先受之"，头部气血逆乱可以有一定程度的头痛。邪正相争，毕竟在体表，所以脉浮。卫阳浮强的病机，关键是理解卫气在风性疏泄下，这种浮越耗散，所以用桂枝。桂枝能够温通，能够助阳。

营阴泄弱如何理解？泄弱是阴泄而弱，因为出汗，汗血同源，"汗为心之液"，由于出汗，造成了营阴的外泄。出汗的原因有两方面：一是卫阳不能固护；二是因风性疏泄。这种出汗要注意它有两个趋势：一个趋势是因为汗出，营阴受损伤了；第二个趋势，营阴还在，由于体表营卫失去平衡协调，卫阳不能固护营阴，还有继续外泄之势。所以它包含了两个问题：一是由于自汗散失的营阴，有不足，营弱了；同时卫阳不能固护营阴，那营卫二者不协调，这就使营卫不和还继续存在着，营阴还有继续外泄之势，这是治疗时要考虑的，所以营阴泄弱要考虑到两个因素。由于营弱影响到脉道充盈，就表现为脉缓。

风寒证候，还会伤及肺胃，由于影响到肺气宣降，就会引起胃气的不和，所以所谓鼻鸣，反映出伤风之后有一定的气道不畅，有时鼻塞，或者有流鼻涕，发生鼻鸣声音。干呕，胃气上逆。这个病机分析，实际上是根据《伤寒论》的张仲景原文来的，"太阳中风，阳浮（卫阳浮强）而阴弱（营阴泄弱），阳浮者，热自发，阴弱者，汗自出，啬啬恶寒，淅淅恶风，翕翕发热，鼻鸣干呕者，桂枝汤主之"。这一段是完整描述了桂枝汤证的病理过程，所以这个证候名称的概括，我们把它叫做外感风寒表虚证。外感风寒表虚是病机的本质。病机是这个，加个证，那就是证候名称。外感风寒表虚证候的表现：恶风，发热，头痛，汗出，鼻鸣，干呕，脉浮缓。其中作为主证来讲，应该是恶风，发热。这里表现出恶风，发热，不是恶寒，恶风跟恶寒有点区别，是主证的证候特点。汗出是常见的，这是它的主证部分。没有汗出,也很难说明它表虚的特点。鼻鸣、干呕这些都是兼证。当然兼证可以有多样,作为基础方,列举出来的是体现出感受风寒,特别以风为主的,太阳中风里常见的肺卫不和,实际上除了营卫不和,还有肺胃不和,所以表现为这类证候。我们在每个证候分析时要分清楚证候名称、证候表现、病机名称之间的关系。病机名称叫证,就指的证候表现的一个概括;证候名称是病机加证构成的,具体叫证候了。候,就是这个证的表现了。这类提法都有区别的,现代有很多人容易混淆。

桂枝汤证的病理过程是怎样的?完整描述它的病理过程,就是外感风寒,卫阳浮强,营阴泄弱,肺胃不和。麻黄汤证整个病理过程完整叙述,是一个外感风寒,卫阳被遏,营阴郁滞,肺气不宣。这才是完整描述一个病理机制,这个病理机制概括出来叫病机。桂枝汤证病机就是外感风寒表虚,麻黄汤证是外感风寒表实。

通过上面分析,我们归纳它的病机,那就是外感风寒,营卫不和。这里用的外感风寒的定义是广义的,我们要明白它是属于外感风寒,并偏于风,而且其本质属于表虚。和麻黄汤证相比,病机上一个偏于风,一个偏于寒;一个偏于表虚,一个偏于表实,同时它有营卫不和。营卫不和,指的什么呢?指的卫阳不能固护营阴,营卫失去协调。正常情况下,卫阳和营阴的关系,就如《黄帝内经》所说的阴阳的关系,"阳在外,阴之使也",卫阳要固护营阴,"阴在内,阳之守也",可以说营阴有卫阳的物质基础的含义,两者要相互维护,形成协调平衡。现在,卫阳不能固护营阴,形成一种不协调、不平衡。

治法:要从两方面去考虑,针对病邪要解肌发表,松动分肉,透邪外出。桂枝本身有发散风寒作用,力量比麻黄要弱而和缓,它的作用是解肌发表。那对正气来讲,要调和营卫。调和营卫是指恢复卫阳和营阴的平衡协调。从功用和病机来看,那跟麻黄汤证比较,与麻黄汤证的病机以及麻黄汤功用,形成两种不同模式。麻黄汤是祛邪为主,因为它没有正气不协调的问题,而且它是基础方,从证候上看没反映出表虚的特点;而桂枝汤还要调和营卫,调和营卫本质上是调和正气。所以概括讲麻黄汤证是祛邪为主的。桂枝汤是祛邪调正相结合的。这是两个方在功用,或者说体现在治法方面,是很大的一个区别。

方义分析:桂枝汤是个很典型的方剂,桂枝汤的产生,给后世留下了宝贵的配伍的基本结构。很多配伍基本结构沿用至今,历代医家都很遵从。君药是桂枝。桂枝在这里有两个作用:一是可以散风,风寒以风为主,它可以散风,其性温也能散寒,但这里祛邪当中突出散风;第二,桂枝有助卫阳的作用。在跟仲景同时代的《神农本草经》里,桂枝和肉桂分得不是很清楚,后世都是用桂枝,桂枝也有一定的助阳作用。由于其能发散，又能走表，所以可以补充体表因风性疏泄而耗失的阳气，桂枝一个药，反映出来祛邪、助正两个方面。

芍药为臣药。芍药有两个作用：第一，益阴养血。本证由于出汗而使营阴外泄，而芍药有益阴养血的作用，能够补充已经外泄的营阴；第二，芍药酸收，能够阻止营阴继续外泄之势，并且收敛，还有止汗作用。君药、臣药相配，体现了祛邪调正的结合，体现了卫阳、营阴，治疗、补充方面同时并举的意思，是调和营卫的基本结构。既能助卫阳，又能益营阴；既能散风邪，又能敛汗出。也是邪正兼顾的基本结构。桂芍合用，既能调正散邪，又能营卫并调。后世也就成为调和阴阳常用的基本结构，外可以解肌和营卫，内可以化气和阴阳。

佐药，生姜和大枣。生姜在这里有两个作用：一是帮助君药散邪（佐药有一类是可以和君臣药方向一致的，这里帮助君药散邪，为佐助药），但散邪上比桂枝力量小；第二，兼有和胃、降逆止呕的作用，这是治疗次要兼证。大枣，可以益气补中。这一点和甘草结合，可以益胃安中，而安中的目的可滋脾生津。大枣本身能够益气，也可以养血，益气又可以滋脾生津，和芍药相配，就能补益营阴。生姜和桂枝相配，既能散邪，和胃降逆，又能帮助卫阳，增加体表的卫阳。古人把桂枝、生姜、甘草的配伍归纳为"辛甘化阳"；芍药、大枣、甘草的配伍归纳为"酸甘化阴"，这是一个标准的阴阳双向调节。甘草能调和寒热、调和阴阳，能调和诸药。甘草在这里，既是佐药又是使药，第一，能协助桂枝、生姜，辛甘化阳。补充阳气要辛散，温与补结合。甘草之甘，桂枝之温，温补结合，恰能补充阳气，辛甘化阳，助桂枝、生姜辛甘化阳以实卫，补实卫气；和芍药、大枣相配，酸甘化阴，以补充营阴。第二，它可以调和阴阳两组，调和诸药。

从桂枝汤的方义分析看，产生了很多基本组合，也是后世常用的配伍结构。而这种组合的相互关系，是协同和相互配合的，是不能用一味一味药单独解释的。

配伍特点：整个方配伍特点，解表剂有发散作用，但是发中有补，散中有收。既祛邪又调正，所以它发散祛邪，还要调正，还要固护到卫阳营阴这个正气，既发散，还要收敛止汗。发中有补，散中有收，邪正兼顾，阴阳并调，这是总的配伍特点。桂枝、芍药配伍的意义呢？应该说是非常重要的。桂枝得到芍药，散中有收，汗出有源。桂枝解表辛散，毕竟辛散是汗法，要出汗，本身营阴外泄了，营阴已经受损伤了，而发汗要有汗源，那所以配芍药；以及芍药、大枣、甘草这个组合，以芍药为主，芍药益阴养血，能够使汗出有源，邪才随汗而解。芍药得到桂枝，滋而能化。因为是感受外邪，芍药阴柔，有碍祛邪之嫌，在这里配伍桂枝这类阳药，桂枝善于温化，芍药与之相伍，能够滋而能化，补不敛邪。所以这两味药，既有分工合作的相辅相成,又有相互制约的相反相成。从其性味看,一个散、一个敛;一个温、一个寒,也有相反相成、相互制约的一面。而这种意义后来用在调整五脏阴阳方里,是很多方配伍的思路根据。这是第一个要注意的配伍组合。

这个方里,我们还要注意的就是关于生姜、大枣。生姜帮助桂枝是作用在卫气为主,大枣帮助芍药是作用在营阴为主,调和营卫。生姜、大枣,也是调和营卫的一个小结构。这两味药,一个涉及卫阳,一个涉及营阴,实际上涉及了气血。比如解表药当中,后世时方里经常加点姜、枣,解释是可以调营卫。在内来讲,由于和甘草相配的辛甘化阳、酸甘化阴,整个桂枝汤结构,后来就把姜枣认为在内可以调和脾胃、调和气血。从本质来看,生姜能够振奋脾胃功能,大枣可以补益脾胃,既能益气,又能益阴,益阴养血。所以这两味药相结合,在外调和营卫,在内调和脾胃。营卫是气血的浅层,所以又说它可以调和气血。后世很多方里都有姜枣,有的作为药引子加进去,而且这两味药本身都是食物,也是一种常用的基本结构。

这个方里的基本结构,还有一组是桂枝、甘草,《伤寒论》上有个桂枝甘草汤,有温通心阳的作用。桂枝之温,甘草之补,温补结合,温通阳气作用较强,不仅助阳,还可以通阳。芍药、甘草,是我们常用的酸甘配合,缓急止痛的基本结构。《伤寒论》里的芍药甘草汤,治疗脚挛急,吃了以后其脚即伸。能柔肝舒筋缓急,又能止痛。这又成为后世常用一种基本配伍组合。所以桂枝汤,古人很推崇,反映了很多的基本的配伍组合,而且是被后世长期沿用,也就成为后世组方,包括在很多时方里,常常借用这些基本结构。所以《伤寒论》不但奠定了整个中医学辨证论治的基础,创造了六经辨证这种模式,融理法方药为一体,而且还形成了很多基本的配伍结构、基本的配伍组合和技巧,后世一直沿用。

此外,芍药、甘草这种基本配伍组合,也是后世方里常用的。芍药经常用来止痛,要注意芍药用于止痛的方里,都是芍药、甘草相配。

用量特点:从张仲景用药的规律来讲,桂枝、芍药是等量的。桂枝、芍药等量,是调和营卫、调和阴阳的基本结构。如果量变了,在《伤寒论》里来看,芍药量变了,增大了,加倍了,叫桂枝加芍药汤,药味没变。桂枝加芍药汤主治就不同了,突出兼有肝脾不和的腹痛,表现为里证了。如果桂枝加了量,桂枝加桂汤,加桂二两,桂枝变五两了,芍药还是三两。它可以治疗奔豚,寒气上逆,利用大量桂枝平冲降逆,跟桂枝汤原方主治相差很大。所以用桂枝汤,调和营卫、调和阴阳,必须是桂芍等量。所以在桂枝汤学习当中,它的用量比例是学生应该掌握的,否则桂枝汤开得挺对,桂枝开 15g,芍药开 10g。那你说这个方是桂枝汤吗?它已经不标准了,不是桂枝汤了。《伤寒论》上叫什么呢?叫桂枝加桂汤。如果芍药量大,那治里证的成分多了,不是治表为主了,那它就成了桂枝加芍药汤。

疑点难点:那用这个方有些问题是我们要理解的,这个方主治中本身有自汗,为什么又用桂枝汤发汗?这是初学者的一个疑点。大家知道麻黄汤,主治外感风寒表实证,主治中无汗,采用汗法,寒邪随汗而解。而桂枝汤,主治证中的汗出是由于体表营卫不和。营卫不和是风邪侵犯所致,体表还是有风邪,引起了卫阳浮强,营阴泄弱,也就是卫强营弱,营卫失去协调,才引起出汗的。那我们通过汗法,还是要来恢复营卫的协调平衡。通过汗法来祛邪,风邪得去,那卫强营弱的根源不存在了。然后结合全方的配伍里边又有益阴收敛的芍药,又能调和正气了。这样通过发汗,所以遍身漐漐微似有汗者益佳。在桂枝汤后面服法、用法里面,通过出汗,然后使得体表风邪得去,体表营卫调和,病就痊愈了。这个证当中已有汗出,何以又用桂枝汤发汗?作为原因来说,两个汗的原因是不一样的。第一个汗,本身出汗,我们讲它是病汗,因病导致营卫不和,卫阳不能固护营阴而出汗。第二个,用桂枝汤发的汗,这种汗叫药汗。这个药汗是用来调和体表营卫,又能够通过这个汗散风邪,祛除风邪,随汗而解。药汗、病汗是不同的。那在临床上怎么区别它呢?药汗、病汗的提出,是四十年代曹颖甫先生在《伤寒发微》、《金匮发微》,还有《经方实验录》里提出的。他提出来从温度、部位和病人的感受上区别病汗和药汗。作为温度来说,病汗出来有凉意,一出感觉身上发凉,而且病人感觉是黏滞不舒的;从部位上来讲,病汗是局部出的汗,有的病人额头出汗,有的背上出汗,都是局部的、黏腻的。药汗不同,药汗带有温的意思,没有那种一出以后身上很冷的感觉,同时它不会有黏腻、不舒服的感觉,出了药汗,神清气爽,因为遍身漐漐微似有汗者益佳,说明药汗不是局部的,是遍身微微出汗,以此来区别病汗和药汗。否则有的同学会问,本来病人就有汗,吃了药又出汗,怎么判断啊?临床怎么用啊?吃了药,病人又来了,你问,你出汗没有?那病人说,我原来就出汗。怎么知道是病了出的汗还是吃了药以后出的汗?这一点这里可以说《经方实验录》这个分析,是对临床很有启发的。

我们谈到桂枝汤的典型意义,说它是调和营卫、调和阴阳的基本结构的代表方剂,所以徐彬曾经讲过外证得之,能解肌和营卫,内证得之,能够化气调阴阳。这点体现在哪些方面?理解了这一点,才能理解桂枝汤为群方之冠的意义。这个问题可以从两方面理解,第一,从张仲景用桂枝汤治疗此类自汗的不同应用来体会,我们说桂枝汤所治的伤寒中风,即太阳中风,是风寒中以伤风邪为主,而其主治中的自汗是外感病兼有营卫不和的自汗。张仲景应用桂枝汤治疗内科杂病中出现的发热、自汗,它是病人尚无他病,"时发热时汗出而不愈者,此营卫不和也",他说"卫气不和,先其时发汗则愈,宜桂枝汤"。仲景这段话说的是什么呢?

尚无他病,指没有其他方面的病,就是出汗和发热,时发热,时汗出,是指每天在一定时间一阵子热,又出汗,"时发热时汗出而不愈者",说明这类症状可以有好几天,形成一种规律性。他说原因是卫气不和,不能固护营阴。仲景在治疗时提到"先其时发汗则愈,宜桂枝汤",先其时的意思是,本来每天在某个时间要一阵热、出汗,那提前一个时辰,或提前两小时左右用桂枝汤。我在临床遇到过这样的病例,我们教研室有个年轻老师的舅舅得了胃肠炎,年龄六十左右,西医经过补液治疗以后,胃肠炎症状改善,逐渐好转,但住了几天医院后,结果产生了时发热时出汗而不愈的症状,每天下午四点钟前后一阵子出汗,发烧并不高,燥热,第二天症状又出现了。由于出汗量较多,西医又要给他补液,第二天下午还出汗,连续到第三天仍出现这个现象。西医院的医生说请你们老师看看好了。我去看以后,跟那位老师说:"你这亲戚倒是有点像按照书上得病了,时发热时汗出而不愈,就用桂枝汤。"总共用桂枝汤两剂,不出汗了,就出院了。这个病案所治的病没有表证,因此,桂枝汤用在这里不是治疗表证,而是调和内在的气血阴阳,也包括体表的营卫,恢复阴阳的协调平衡。但张仲景除此之外还有一条,"病常自汗出者,此为营气和,营气和者卫不谐,以卫气不共营气谐和故尔,故而复发其汗,营卫和则愈,宜桂枝汤。"这里不发热,只有自汗,既无表证,也无其他内证,就是自汗,这里的自汗是营卫不和,"复发其汗,营卫和则愈"。说明仲景用桂枝汤不一定解表,不一定有表证。从仲景用的这个方面来看,前面《伤寒》诸家从这点归纳,说桂枝汤"外证得之,解肌和营卫,内证得之,化气调阴阳"。第二,桂枝汤中桂枝、芍药的基本配伍结构体现了本方在外调和营卫,在内调和阴阳的配伍意义。例如上面我们提到的桂枝汤"外证得之,解肌和营卫,内证得之,化气调阴阳",以及我们后面要学习的建中汤,主治脾胃阴阳不和,其还是运用了桂枝和芍药的基本结构。再如炙甘草汤,主治心阴阳两虚、气血两虚,它的组方思路还是运用了桂枝汤的结构,使用的两类药仍然体现了阴阳双向调节的配伍意义。因为主治脉结代,心动悸,在这里芍药酸收,不宜使用,而用麦冬、地黄来替代芍药,但是总体结构上还是体现了阴阳双向调节的组方思路。此外,在当归四逆汤、桂枝加龙骨牡蛎汤等,均运用了桂枝汤阴阳双向调节的基本结构。所以说桂枝汤"外证得之,解肌和营卫,内证得之,化气调阴阳",是指的桂枝汤产生的平衡阴阳两方面的这种思想。调和阴阳、调和营卫这种思想广泛用于内科杂病中。以上是谈到桂枝汤"外证得之,解肌和营卫,内证得之,化气调阴阳",也是学习中要全面理解的重点。

麻黄汤和桂枝汤的比较,主要从病机特点、证候特点、功用特点、用药特点几个方面去区别。病机特点不同在于一个是外感风寒表实和一个是外感风寒表虚。麻黄汤主治的是外邪侵犯人体而致的外感风寒表实证；桂枝汤证病机一面有邪犯体表，又有邪侵犯体表引起的体表正气的失去平衡，营卫不和。证候表现上麻黄汤是恶寒发热，无汗，脉浮紧；桂枝汤是恶风发热，有汗，脉浮缓。在功用、治法方面，麻黄汤证体现的是祛邪，整个方是以祛邪为主，桂枝汤证体现祛邪调正并重，祛邪调正相结合，这是两种思路。用药方面，麻黄汤中，麻桂相须，发汗能力很强，针对主证；桂枝汤中桂芍相合，桂枝、芍药相配，体现出既散邪又调正，既发散风邪，又调和营卫，是邪正兼顾，阴阳双向调节的基本结构。同时，桂枝汤阴阳兼顾，反映出辛甘化阳，酸甘化阴的基础结构。这是麻黄汤与桂枝汤两个方的比较，应该掌握这种主要思路。

辨证要点：恶风，发热汗出，脉浮缓，这是主证。在使用当中，一般表实无汗是不用的。而且桂枝汤证的后面，《伤寒论》上提到的"生冷、粘滑、肉面、五辛、酒酪、臭恶"这类，总不外乎是一种带刺激性的，生冷伤脾胃，或者黏滞秽恶的这类不利于祛邪的食物。同时，在《伤寒论》里桂枝汤的服法中，我们一般把它认为是外感病，特别是外感风寒病的一个使用通则。我们在讲汗法的使用注意时讲过，病解了，就应止后服。这点现在也都要注意，不管病人抓了几付药，都要告诉病人要一付一付吃，然后观察，汗出病好后就不能再吃了。

随证加减：因为桂枝汤主治的还是风寒，这种寒邪相对而言并不重，以风邪为主。如果寒重该如何加减？本方主治既然有表虚，如果体质虚很明显，又该怎样加减？兼证主要反映在自汗。如果兼有咳嗽该怎样加减？在基本的桂枝汤证基础上加减，这几个方面是经常要考虑的。风寒较重，可以加防风、荆芥、豆豉这一类辛温解表药中辛而微温或者辛温而不太燥的药物。唐到宋这一段时期，开始用荆芥、防风、羌活这类跟桂枝相配伍，体现出仲景方到了唐宋，特别是宋以后唐开始，很多配伍基本结构在变化。我们讲到九味羌活汤会涉及这个问题。风寒较重为什么不加麻黄呢？桂枝汤主治证中本来就有出汗，有汗就不能用麻黄，因此用荆芥、防风、淡豆豉这类辛温发表药较为平和的药物。荆芥、淡豆豉辛而微温，有一些发散力，但不温燥，防风又是风中之润剂，作用平和。

这里要注意一个问题，前面讲到表虚自汗，单纯的桂枝汤证的表虚自汗和后面章节益气固表的玉屏风散证的表虚自汗不同。玉屏风散证主治里，应该有明显的气虚见症，气虚是基本表现，例如神疲乏力、面色萎白或萎黄、呼吸气短等脾肺气虚的一些基本表现，同时突出表现在自汗上。桂枝汤用治自汗，或者兼表证，营卫不和的出汗，或者病人尚无他病，时发热自汗出，都没有反映有基础气虚见症，这是临床区别使用的标志。如果有明显的气虚见症，就应该用玉屏风散这一类的为主来加减配伍，玉屏风散也是基础方。没有明显的气虚见症，那这类自

55

汗就应该用桂枝汤来调和营卫。因此,如果体质素虚,这里主要是指气虚,那就有一定的表虚不固。表虚不固,那我们用桂枝汤可以加黄芪。现在桂枝汤加黄芪以后,可以通过固表治疗其他一些病证,比如很多过敏性的皮肤病,常常以桂枝汤加黄芪作为基本方,利用其既能散风,又能固摄的功效。若兼有咳喘,那就加宣降肺气、化痰止咳药,如开宣的桔梗,降气的苏子,利肺止咳的杏仁等等常见的比较平和的药物。

【附方】

桂枝汤后的附方主要选用的是在主证不变的基础上的加减方,其中桂枝加葛根汤和桂枝加厚朴杏子汤是主要的,大家在学习附方时要好好体会仲景用药加味的特点。桂枝加葛根汤是治疗风寒客于太阳经腧,营卫不和的。营卫不和就是说桂枝汤证还在,兼有风寒客于太阳经腧以后,造成包括阳气、阴津不能够布散。"阳气者,静则神藏,躁则消亡,精则养神,柔则养筋。"阳气被风寒、风邪损伤,那卫阳不能"柔则养筋",造成经腧不利,津液不能布散,即仲景所说的"项背强几几",桂枝汤证仍在,项背强而不舒,这种情况下加葛根。用葛根有两个意义,一是可以升发清阳,另外可以舒筋,葛根是一个能够升津的药物,随着升发,升津液可以舒筋,舒缓经脉,升发清阳,有助于改善"项背强几几",仲景不管在葛根汤表实证和桂枝加葛根汤表虚证,只要有太阳经腧不利的都用葛根。

桂枝加厚朴杏子汤我们前面提到过,历来有两种看法,一种是桂枝汤证兼有咳喘,故加厚朴、杏子两相兼顾;另一种看法是患桂枝汤证,病人有宿疾,过去历来有咳喘病,《伤寒论》里称为喘家,这类人得了桂枝汤证以后开桂枝汤加厚朴、杏子,照顾他以往有原发病的一些因素。

九味羌活汤

（张元素方,录自《此事难知》）

【组成】羌活一两半(9g)　防风一两半(9g)　苍术一两半(9g)　细辛五分(3g)　川芎一两(6g)　香白芷一两(6g)　生地黄一两(6g)　黄芩一两(6g)　甘草一两(6g)

【用法】上㕮咀,水煎服。若急汗,热服,以羹粥投之;若缓汗,温服之,而不用汤投之。（现代用法:水煎温服。）

【功用】发汗祛湿,兼清里热。

【主治】外感风寒湿邪,内有蕴热证。恶寒发热,无汗,头痛项强,肢体酸楚疼痛,口苦微渴,舌苔白或微黄,脉浮或浮紧。

九味羌活汤被看做一首重要的、有代表性的、划时代的方剂。本方学习的典型性意义,第一,九味羌活汤是以羌防剂治疗外感湿邪的代表方。从宋、金到元这个时代逐渐形成固定下来,形成了治疗外感风寒里面的羌防剂为主流的一个治法,于是历史上就有了治疗外感风寒以麻桂剂为代表的经方派,以及以羌防剂为代表的时方派两大流派。第二,本方体现了分经论治的理论。分经论治的理论就是张元素提出来的。分经论治,引经报使,这都是张元素提出来的。现在,我们是从王好古的《此事难知》里面找到这个方的,所以到现在这个方究竟最早用在哪个书里,这件事还是个"此事难知"。王好古是张元素的学生,也是再传学生,王好古的《此事难知》里面注释清楚了九味羌活汤是张元素的方,里面还记录了一些张元素的观点,谈到了用法等等。张元素称为易老,他是易水学派的祖师爷。所以从出处来讲,目前一直是确定把它作为张元素方,但是见于他学生的学生,王好古的书《此事难知》里。

病机分析: 九味羌活汤和典型的外感风寒表实证有两个不同。第一,我们前面讲到麻黄汤证是最标准的风寒表实证,当学到其他风寒表实证就可以用麻黄汤证作为参照、比较,利用这种典型意义来掌握。九味羌活汤证的风寒性质上仍然是表实证,所以恶寒发热,无汗,也是有的,由于寒性收引凝滞,营阴郁滞不通,可以出现强痛。但所不同的,本证的风寒是夹湿的,那就和纯感风寒的麻黄汤证不同了,因为夹有湿邪,所以本证的这种疼痛带有酸楚疼痛的特点,当然也包括了临床上表现出来的沉重,沉重也是湿证的特点,可以头身沉重,或者四肢酸楚疼痛,这些都是夹湿的特点。这是病机方面本证的风寒夹湿和麻黄汤证的纯感风寒是不同的,这是第一个区别。第二,在主证分析中讲到了内有蕴热,内有蕴热就有一点像大青龙汤证,大青龙汤证里面也有蕴热。外来风寒湿邪也可以入里化热,风寒湿邪在表仍然存在,里热开始产生,这还包括表里同病,也符合风寒证为主的这类证候发展的一些方向。当然,在应用本方时,病人有内热或没内热也都可以用,调整药味药量就可以了。但本方原书主治是外感风寒湿邪,内有蕴热,内有的热反映在口苦微渴。我们讲过,口苦、口渴都是内热早期发生的一些标志,正常的人体内有些化热因素,就会口苦口渴。晚上熬夜都经常觉得口干舌燥,开始口苦。夏天,心烦口苦口渴也是常见的。但要说明的是,这里的内有蕴热还是一种兼证,主要证候还是外感风寒湿邪为主,不属于和法的寒热并用,表里同治,而仍然是以治风寒湿为主要矛盾的一个方。至于本证的舌象、脉象,也可以和麻黄汤证的典型证候比较。脉浮,在临床有时候可以有紧脉,但是很多时候不一定有紧脉,苔白和微黄是动态地反映了内热的程度,因为表证一般不影响整体气化功能,所以舌质、舌苔不变,都是薄白苔,淡红舌,前面的桂枝汤、麻黄汤都是这类舌象。如果说内热开始产生,紧接着舌苔就要变黄,苔黄越重,内热越重,所以苔白或者微黄是动态地反映邪气入里的一个程度。从九味羌活汤的主

57

治证候病机分析来看,体现了一种动态思想。

治法:要表里兼顾。主要是发散风寒湿邪,这里用发汗祛湿来归纳。有时,这种表示功效和治法的名词有一定规律性,针对风寒才用发汗,如发散风寒或者发汗解表;如果发汗量小一点,或有的层次虽然深一点,但主要用发汗来透邪,由里向外透,往往叫解肌,例如葛根、石膏的透热都是解肌,桂枝有解肌发表的作用。发汗在这里是发散风寒的意思,通过出汗发散风寒,祛湿的意思是指这个风寒是夹湿的,合起来就是发散风寒湿邪。

方义分析:九味羌活汤以羌活为君。从汉唐,到宋金时代,羌活用得越来越多。在仲景时代,东汉《神农本草经》中羌活、独活不分,药名就叫独活,异名羌活。汉代用羌活的记载找不到,张仲景的《伤寒论》、《金匮要略》一次都没有用。我们经常提到的羌防剂,就防风来讲,张仲景只用了防风5次,比起他在323个方里用了70多次桂枝,比例算是很小。仲景用防风的5个方全部在《金匮要略》。《伤寒论》是六经辨证,通过寒邪侵犯人体的浅深轻重不同层次,由寒转热,由实转虚的过程来定位。而《金匮要略》是以脏腑辨证为基础,《金匮要略》内伤杂病,有人说它是古典内科学,里面不论是薯蓣丸,还是桂枝芍药知母汤、鳖甲煎丸中的防风,都是治内证的。所以从羌活的用法来讲,唐代开始用,宋用得较多,后来与防风配伍,走向羌防剂的时代,羌活用得越来越多了,所以用它发散风寒湿邪止痛,作为君药,因此,我们学习要用客观的历史观点看。仲景时代并不是把什么中药全都用过了,都认识到了,能达到当时的水平,特别是奠定了很多基础结构,已经是很不错了。同样,用一分为二的观点来看,后世发展也不能不承认,羌防剂的出现,是对汗法的一个发展。临床上,羌活是一味很好的常用药。羌活的发散跟麻桂不同,它不但针对风寒,还针对湿邪,温散风寒能够除湿,能够散寒止痛。现在临床上很多外感疼痛,用羌活这类要多于桂枝一类,这类配伍还可以兼顾湿邪,止痛作用较突出。

本方的臣药是防风、苍术。防风是风中之润剂,这都是从宋代开始逐渐认识到的。防风归肺经,可用于表证;又归肝经、脾经,可用之散肝疏脾。作为风药治外风来说,唐到宋、金这一时期用得很多。有人认为防风走十二经,又把它叫风药之卒徒。卒徒,小卒子的卒,徒弟的徒。小卒子、徒弟都是地位比较低的,卒徒的意思是什么?又能干又听话,用此来比喻防风疗效又挺好,副作用小。风药多燥,防风是风中之润剂,又不燥,所以内证、外证都可以用。对肝可以散肝,对脾呢,既能祛表湿,也能祛内湿,又能疏脾。实际上是什么?针对湿困脾土,它能燥湿,内外之湿兼顾,在这里当然侧重点在祛风除湿,散外湿,也能够止痛。苍术也是表里兼顾的,和白术不同的是,它有发汗作用,发汗除湿,善于祛太阴寒湿,运脾燥湿力量较强,苍术是比较燥的。这两个药结合起来,协助君药,加强君药羌活的发散风寒湿邪作用,增强止痛作用,针对主病主证。

佐药用了细辛、白芷、川芎,这三味药除湿作用不是很强,能发散风寒,但在止痛作用上非常突出,所以称它们祛风散寒,宣痹止痛。这里的痹痛指风寒之邪阻滞,不通则痛引起的气血痹阻疼痛。这里的痹不仅仅指痹证,痹阻的疼痛。这三味药结合,除了散寒之外,也有行气活血的作用,体现一种治风先治血,治风、调血相结合的观点。这些理论都是到金元逐渐形成,以后应用较多的。

佐药第二组,生地和黄芩。生地擅长于清泄里热,并有生津润燥的作用,防止前面的羌活、苍术、白芷、细辛、川芎这类温燥之品耗伤津液。虽然防风也是辛温的,少燥一点,毕竟风药其性多燥。生地既能够清里热,又能够防止温燥。针对里热伤津的口渴或者口微渴,也能生津止渴,治疗这个兼证。由于一般把生地、黄芩当做佐药,如果风寒湿为主,而且在没有内热情况下,生地、黄芩也能用,这时它们的作用是用来制约那些辛温偏燥的药物,防止过于温燥。我们说黄芩清热,擅长于清上焦之热,或者肝胆湿热。所谓上焦这个病位概念,也包括这种在表里之间,入里的初期,最浅,里之表,所以小柴胡汤会把它看做清半里之热。内热发生的初期,首先很多配伍选用黄芩。较浅的热邪,但已经涉及里热,那就用黄芩,所以它能清肝胆,或者内热的初期,治疗口苦。这样生地、黄芩相配,有内热可以清泄内热,没有内热,可防止辛温燥烈的药温燥伤津。内热明显,量稍微大一点。内热没有就用小量,仅仅起佐制药的作用,而不兼佐助药的含义,这是灵活应用。所以一般主张这个方里辛温的药物较多,用一些生地、黄芩,有没有内热都有好处。

甘草是使药,甘草在其中能够调和、缓和药性,避免过于辛温燥烈容易伤津,保护胃气,而且可以调和方中寒热两组药,所以说它调和诸药。

配伍特点:配伍的第一个特点,本方既以升散药为主,又结合部分清热药,顾松园说本方的升散药得到清热药,升而不峻,也就是不会升之太过,清热药得到升散药,清内热而不苦寒。所以这两类药,一类散表,一类清里,这两类药相配,既有分工合作,又有相互制约。配伍的第二个特点,本方体现了分经论治的思想。分经论治的观点在九味羌活汤的服法中是最早明确提出来的。用本方要"视其经络前后左右之不同",也就是根据疼痛表现的不同部位,不同的经,用药要"从其多少大小轻重之不一,增损用之"。后面我们还会分析这种分经论治的思想以及在本方里具体结构的体现,可以反映出中医学发展到那个时期的一个进步。过去,如头项强痛,头身疼痛,这类相比分经论治来说还是泛指的,而在本方里就具体化。用药当中,在止痛方面,根据部位不同讲究用药的技巧,应该说是中药方剂方面的一个进步。九味羌活汤的服法和剂型选择，也是一个进步，它要求"急汗热服，以羹粥投之，若缓汗温服，而不用汤投之也"。就是说外感风寒湿邪较重，那就需急汗，急汗就用汤药趁热服，吃了以后还要喝点稀饭，热开水，即"以羹粥投之"。如果缓汗，病情不是很重，同样开这个方，可以利用调节它的服法来控制功效的发挥，那就用温一点，不要热服而是温服，吃了以后也不用"汤投之也"，不用喝稀饭、喝开水帮助出汗了。剂型，我前面谈过了，治外感风寒湿邪表证为主宜用汤剂，治内伤杂病，如痹证一类，宜用丸剂，这就是剂型不同，功效主治可以不同。原著王好古的《此事难知》里提出来的这个用法和剂型选择。这个方既可以用于外感，又可以用于痹证，毕竟是两个病，而证候侧重点有区别，反映了不同剂型，对于主病、主证功效的影响。

关于引经问题，本方里用的六经的引经，也符合我们后世一般公用的引经。本方里，太阳经：羌活；阳明经：白芷；少阳经：黄芩；太阴经：苍术；少阴经：细辛；厥阴经：川芎；而防风为"风药之卒徒，走十二经"。这是在宋、金时代的认识，后世一般都比较遵从和公认这种认识。本方的配伍特点是学习的一个重点，因为本方具有划时代的意义。

辨证要点："恶寒发热，头痛无汗"，这是外感风寒的最基本表现；"肢体酸楚疼痛"才反映出外感风寒夹湿的病机，口苦微渴是原方用于外感风寒兼有内热的一个基本表现。我们前面讲了，生地、黄芩主要针对兼有内热，没有内热的也能用，这时要减少其用量，就能起到佐制药的作用，这是现代运用当中的一般共识。使用时的注意，由于本方整体以温燥为主，所以阴虚内热、风热表证不能用。

随证加减：本方主治风寒夹湿，也可以用于痹证，又兼内热，那在加减变化时要围绕这几个方面的轻重灵活用药，所以加减的项目都围绕它的辨证要点、病机的几个方面展开。如果在治疗风寒夹湿证时，病人夹湿较轻，而苍术等较温燥，则可适当减少如苍术、细辛等的用量。如果治疗痹证，若痹证疼痛比较剧烈，要根据不同部位如上下或四肢等，增加像独活、威灵仙、姜黄等祛风寒湿或者有一点活血作用的药物，增强本方蠲痹止痛的作用。如果外感风寒湿又兼有内湿，若病人湿重胸满说明内在有湿邪阻滞气机，湿邪致病有个特点，表湿很容易引动内湿，内湿又容易招致表湿。所以在兼有内湿的情况下表现出胸闷，说明湿邪阻滞气机，应该减少或者不用滋腻的生地这类易恋湿的药物，另外可以加一些行气药，如厚朴、枳壳这类，使气行则湿化。对于兼里热，有重和不重两种情况，里热不明显，生地、黄芩减量；没有里热，可以不用，当然也可以减少用量，可以制约温燥。如果里热很重，加石膏、知母，这通常是热在气分的一种加减方法。

补充专题：如何正确对待麻桂剂和羌防剂的运用？

麻桂剂和羌防剂是产生于两个不同时代的解表法之代表结构。很多同学经常要问我麻桂剂、羌防剂的区别。为什么有些医生擅长用麻桂剂这类经方？有些自己号称经方派的老师，很喜欢用桂枝附子细辛。但是同学们在医院实习的时候，发现绝大多数老师喜欢用羌防剂，这两类方在运用当中究竟有什么差别？

麻黄汤、桂枝汤和九味羌活汤或荆防败毒散这类羌防剂来比较，我们可以说一类治风寒，一类治风寒湿。那为什么仲景时代会出现麻黄桂枝？麻桂剂现在临床也常用，为什么逐渐到宋以后羌防剂也出现了？而且还引发了当时一些流派的争鸣。所以我们经常把宋元时代看做历史上很重要的一个全面发展的时期，在各个方面都是百花齐放，百家争鸣，各个流派崛起。在医学角度上来讲又相当于春秋战国时期的百家争鸣，之后的医学发展很迅速。羌防剂、麻桂剂的产生有时代背景，在研究过程中，我体会到一点，那就是看待古代医学的进步，或归纳某个时代出现的特点，要结合当时的社会、经济、病种以及当时的诸多因素如气候等进行综合考虑。我当学生时老师也没告诉我汉朝什么气候，后来我联想到仲景的《伤寒论》的形成可能跟社会环境有一定关系，但是怎样用旁证或者直接证据来说明这一问题呢？我开始思考来解决这个问题。有次跟同学们讨论麻桂剂、羌防剂时提到这个问题，他们也都说现在老师们开解表方时，好像70%都是羌防剂，那种情况好像一个跳跃似的，一到某个时代，突然用羌防剂就多了，那到底是怎么回事？刚好我有些病人是高级知识分子，其中一个是地质学院的老师，一个是气象学院的老师，两人得知我在研究这个问题，对我帮助很大。气象学院的老师告诉我，汉代气候很冷，那是全球性的，国外的书上都有这类描述，而且有流行病发生，那时的气候性质应该说是偏寒的，很冷。由这点启发我去收集能说明汉代比较冷的证据，收集流行病的证据，两位老师搞地质、搞气象学，经常关注到一些古代文献，关注到很多现象。他们说汉朝当兵的打仗都穿黑衣服，后来很多朝代都不穿黑衣服，因为黑衣衫吸收热量。根据汉代的兵穿黑衣服的情况，能判断那个时期很冷。还有就从《伤寒杂病论》来讲，提到伤寒十居其七。地质学院的老师说，从植物分布来看那个时代都是很冷的，这些证据都在说明当时的气候寒冷。世界医学史告诉我们东汉那场流行病非常厉害，家家有僵尸之痛，死亡人口很多，其中伤寒十居其七。张仲景《伤寒论》原序很多同学都读过了。医古文里有曹植的《说疫》，曹植是曹操的小儿子，也是东汉末年人，也谈到了这场灾难性的流行病。而这场流行病是怎么产生的？当时只知道东罗马帝国跟我们汉代是基本同时代的世界上广大的国家。那时候罗马的发达程度不亚于我们，罗马城和周围地区达到 200 万人口以上。当时产生了一场全球性流行病，来源于罗马，再由西方传到印度，由印度传到中国，这是西方医学史里写的。从现代考证来看那场全球性流行病属于鼠疫、伤寒、霍乱。而那场流行病，使得东罗马帝国亡了国，政权丢失。人口大量减少，很长时间经济一蹶不振。我们东汉时期当时人口达到五千万，从秦王朝结束到西汉的文帝、景帝和窦太后，都崇尚黄老之学，休养生息，给老百姓比较轻的赋税与比较缓和的政策，国家发展很快，所以才到了东汉，到西汉偏后期一点了，汉武帝时期，国力强盛，人口发展，疆土也扩展了，才开始有了穷兵黩武的资本，需要加强统一，所以排斥黄老，独重儒术，用董仲舒。后来东汉时期的那场流行病使中国人口从五千万降到两千万，减少了百分之六十，但是政权还保持着。那场流行病对罗马的影响是使其政权丢失，当时的东罗马帝国整个地方就荒芜了，政治核心也转移了；而中国就由于有当时在世界上相对比较发达的医学，其政权并未消失。张仲景能够总结出《伤寒杂病论》，也和同时代大家与疾病斗争中总结出来的经验有关。

中国历史上记载，唐朝的气候开始变得温暖而湿润，那个时候的黄河流域不像现在的黄土高原。那时候，山西出人参，绿绿葱葱的，不像现在很多地方七沟八壑一面坡。在唐代，传说长安本是牡丹乡，所以唐代的黄河流域已经是温暖、湿润的。从公元 265 年到公元 600 年左右，经过四百年的时间，到唐代的时候气候开始变暖和湿润了。到孙思邈时代，孙思邈说南人"秘仲景方不传"，他都很少看到仲景方，说明有一段时间仲景方用得较少，后来《千金翼方》才补充很多出来。宋代，社会经济发展了，当然在唐到宋又有一段时间，公元 900 多年开始，又过了三百多年左右，人口、经济各方面发展，虽然经常南北对峙，北宋，大家知道杨家将，南宋岳飞传，这些都反映了这个社会的不安定，但整体的来说医学发展比较快，而当时从唐以后的气候变化决定了临床用方，对风寒这类要考虑到夹湿的问题，而寒相对轻一点。这就促使了羌防剂的发展，逐渐羌防剂开始用得多了。我们要认识到这一个过程，而不能够撇开历史，平面地看待医学史。不能只去记什么时候有什么方书，而要想想为什么出现这个？从整个医学来讲，宋、元时期，很多病的治疗方法都较为丰富。原来治痢疾，主要以清热解毒凉血为主，如葛根芩连汤、白头翁汤都是这一治法，比较单一。北宋以后，刘河间就提出了"活血则便脓自愈，调气则后重自除"的看法，与调气活血方法结合以后，对于全面解决痢疾的问题确实是个很大进步。当然这并不能否定白头翁汤作为痢疾基础方的贡献，并不能否定葛根芩连汤这类治疗热泄热痢的基础方的贡献，但与后世发展的组方与治法的进步结合起来，其临床疗效就大大提高了。所以经方派、时方派如果各为政也就是抱残守缺，只考虑自己，互相攻击是不对的。历来经方派、时方派形成一种对垒,有些伤寒派医家觉得时方有很多还挺好用,但他又不能数典忘祖,怎么办呢? 有人从理论上,从用药上尽量去找汇通折中,结果弄得两面不讨好,两派都不承认他。陶华作为汇通派的代表,他的《伤寒六书》里面的方还是很不错的,但最后经方派、时方派都不承认他的理论。我认为羌防剂、麻桂剂各自有自己很适应的证候,比如外感风寒,风寒较重,麻桂剂当然好。而且经方的优势实际上在哪里呢? 很多经方是基础方,体现了基本配伍组合和配伍技巧,形成了很多规范的东西,后世也用得很多。特别是《伤寒论》与《金匮要略》里面大量的基础方流传出来,衍生成后世的很多时方。辩证地看,经方派与时方派各有各的贡献,肯定哪个方面并不等于否定另一个方面,现代容易有一种非此即彼的思想,这是不对的。现代哲学强调一分为二,而东方哲学强调合二为一,两个应该结合起来。所以不要说强调了这个就否定那个,非此即彼,科学上的东西不能够非此即彼,整个人类时代不断地从综合时代向分析时代,向新的综合时代,又向新的分析时代,这样的演变永远不会完结。这是对羌防剂、麻桂剂的一个看法,供各位同学参考。

香 苏 散
(《太平惠民和剂局方》)

【组成】香附子炒香,去毛　紫苏叶各四两(120g)　甘草炙,一两(30g)　陈皮不去白,二两(60g)

【用法】上为粗末。每服三钱(9g),水一盏,煎七分,去滓,热服,不拘时候,日三服;若作细末,只服二钱(6g),入盐点服。(现代用法:做汤剂,水煎服,用量按原方比例酌减。)

【功用】疏散风寒,理气和中。

【主治】外感风寒,气郁不舒证。恶寒身热,头痛无汗,胸脘痞闷,不思饮食,舌苔薄白,脉浮。

香苏散是理气解表的一个基础方。

病机分析:其主治证仍然是外感风寒,既然有外感风寒表实证,也就是有麻黄汤证最基本的表现,恶寒发热,头痛无汗,所以我说学了麻黄汤证以后,它可以作为典型参照比较学习。本方主治证是兼有气滞,气郁不舒,气机阻滞。有些病人体质基础本来就有气滞,在这个基础上,再感受风寒。气机阻滞,往往以肝、脾、肺系统为主,胸脘痞闷,不思饮食,从原书主治里反映的主要是涉及脾胃系统。苔薄白,反映以表证为主,没有强调气化当中其他病理产物的积累。

治法:香苏散除了能疏散风寒,还可理气和中,和中指的主要是脾胃。

方义分析：苏叶是本方里主要的药物，作君药，有两个作用，既能散风寒，又能理气，能体现本方理气解表的功效。苏叶这味药是比较全面的，能走气分，又能走血分，不同用量还有不同的作用，用量偏大发散为主；中等用量，一般用到如 6～9g，苏叶就有疏理气机的作用；小剂量，一般用 4～6g，很多治内伤病方子里如果配伍小剂的苏叶能够解郁，并带有一点疏通气血的作用。因此，表里证都可以配用苏叶，所以它是一个比较好的发散药，也比较平和。香附是理气药，行气开郁，可以疏肝行气，和陈皮配伍可作用于中焦，用陈皮理气化湿，是考虑到中焦气机郁滞，津液不布，有时候气滞时要考虑到化湿，祛湿来讲也要看部位。祛湿的治法很复杂，那要考虑到三焦，治湿的提法上有很多，有的说"治湿不利小便，非其治也"，有的很强调芳化，有的强调肺为水之上源，开宣肺气，有的通过燥湿来运脾。治三焦有各自的特点，上焦宜开宣；治中焦，或苦燥即苦温燥湿、苦寒燥湿，分别针对寒湿或者湿热，或芳化即芳香化湿；下焦淡渗。治湿要三焦分消。这里就是考虑到气滞以后结合芳化，形成理气化湿并举，用甘草作为使药，又兼作佐药，因为它有补气和中作用，同时调和药性，防止行气太过而耗气。整个方很简单，四味药组成，用药又很平和。它体现了辛温解表的药物和行气相结合的治法，行气针对气机不舒，由于气滞可以产生水湿不化，所以除湿祛痰药又要和行气药相结合。

配伍特点：香附、苏叶的配伍是重点，香附能理气或行气活血，常用于治妇科疾病或者气滞疼痛等，其作用范围很广，李时珍说它能"上行胸膈，外达肌肤"，香附对于解表药有促进作用，所以它和紫苏、葱白相配能解散邪气。苏叶用来发散风寒，前人总结香附与之相配，能够协同增强苏叶的发散之力。所以本方里这两味相配的意义，前人已经总结过了，实践当中这类配伍结构也在应用，我们不应该把这类经验或者理论总结丢掉。

辨证要点：主要是在外感风寒表实证的基础上，还有胸脘痞闷等气机阻滞的特点。

随证加减：既然是外有风寒，内有气滞，那风寒重了怎么办，气滞重了，只用香附这也不够。而气滞就要造成湿阻，湿阻重又怎么办？湿聚成痰怎么办？所以这里围绕着这个基本证型可能发生的几个方面变化，举了一些加减例子。像用时方治这类风寒，选择的加味药尽可能平和，所以常用生姜、葱白、荆芥这类，发散风寒就够了，如果风寒很重，那还可以加用发散力量强的药物。气郁较重，若出现胀满，甚至于疼痛这类气机阻滞较重的症状，还可适当增加行气解郁的药，可选用厚朴、柴胡、大腹皮等，另外也要结合不同部位来用，例如大腹皮往往走下；柴胡治半表半里，走两侧；厚朴往往善行胸脘，特别胸脘腹的气滞。湿浊重的,就要结合苦燥芳化,加用藿香、厚朴、半夏;湿聚成痰,咳嗽有痰,那就要结合宣降肺气,止咳化痰的药物。

小 青 龙 汤

（《伤寒论》）

【组成】麻黄去节,三两（9g）　芍药三两（9g）　细辛三两（6g）　干姜三两（6g）　甘草炙,三两（6g）　桂枝去皮,三两（9g）　半夏洗,半升（9g）　五味子半升（6g）

【用法】上八味,以水一斗,先煮麻黄,减二升,去上沫,内诸药,煮取三升,去滓,温服一升。（现代用法:水煎,温服。）

【功用】解表散寒,温肺化饮。

【主治】外寒里饮证。恶寒,发热,头身疼痛,无汗,喘咳,痰涎清稀而量多,胸痞,或干呕,或痰饮喘咳,不得平卧,或身体疼重,头面四肢浮肿,舌苔白滑,脉浮。

小青龙汤和大青龙汤都是在《伤寒论》里称为青龙的。《伤寒论》里对方剂的命名,一般有这样几种形式:一是以君药命名的最多,如麻黄汤、桂枝汤等,这类方的命名很多都是以药物来命名的,用方中主要的药物或者认为非常重要的药物来命名;二是以证候的特点或者证候里的主证来命名的,譬如四逆散,它用证候的主要症状来命名;三是按照方剂的功用、治法或治法功用与主证结合来命名,例如通脉四逆汤,既包括方的功效又有主要临床表现。现在讲到的小青龙汤与前面讲到的大青龙汤,以及后面要讨论到的白虎汤、真武汤,这类方采用的又是一类命名方法。这个命名方法我们现在看到似乎比较生疏,但如果看汉书,里边就反映出来汉代当时各个方面都是以阴阳五行为纲的。所以受此影响,从张仲景《伤寒杂病论》整体来看,仍然以三阴三阳为纲,以木、火、土、金、水五行为纬。当然五行得结合五脏系统,那以脏腑辨证为主,适合于内科杂病。因此后来到宋代林亿等整理古籍时,把《伤寒杂病论》分为两本,《伤寒论》所论述的三阴三阳病是外寒侵犯人体,由表入里、由实转虚的一个过程。阴阳各三纲,形成六经辨证;《金匮要略》以病分类,在病下面以脏腑辨证,实际上也奠定了脏腑辨证的基础。青龙在《黄帝内经》以后,五脏五行相配的青龙再配的东方,东方主春天。青,在《黄帝内经》之前,春秋战国,那时候天上的五行学说的地上之五行,方位是东南西北中,相应的天上有五颗星,中国古代最早就说到天上有五颗星。那就是辰星、镇星、岁星、太白星、荧惑星,这五个星的名字《黄帝内经》上有。但自从到了西汉的后期,东、西汉交界的这段时间开始,基本上全部转过来了,西汉的前期仍然是按照《黄帝内经》上以及在春秋战国期间天上五颗星的描述和地下木火土

65

金水的相对应。那到了东、西汉之间,由于方位结合五行以后,包括建筑、天文学方面,都要用五颗星来代表五行学说。辰星在东方,早上像启明星一样升起,那就把它定为青龙,西方的星定为白虎,中央的星是黄龙,北方的星是玄武。后来到了清代,康熙皇帝叫玄烨,为了避讳,把玄武改为真武。南方的星叫朱雀。所以,北京的故宫或者南京的明孝陵,南京虽然是明国开国的首都,但北京是明清两代的主要帝王都城,它们宫殿的四平八稳,建筑物东南西北中上面都能反映出这五颗星是以五类动物,结合方位,结合五种颜色,这样来概括五行木火土金水的。据此推断,《伤寒论杂病》里应当有朱雀汤和黄龙汤。那个时候保存书比较困难,都是在竹简上刻字成书,但是经过了东汉末年的战乱,西晋王叔和整理《伤寒杂病论》的时候看到的已经是不全的了,以后又到了宋代再整理,这个期间人们也多发现缺少黄龙汤和朱雀汤,那就不是缺少两个方的问题了,而是缺乏纲领性的东西了。这些都是很重要的方,怎么会没有了呢? 有些人也想到过增补,譬如说,出了个朱雀汤,后来《千金方》、《外台秘要》里反映出来的。那朱雀汤性味上应当是苦寒的,朱雀属南方,应当是苦寒的,类似于黄连解毒这一类。对应中央的是黄龙汤,黄龙汤应当性质比较平和,类似于四君子一类的。我说这个意思是,很多古籍是经过了很长的历史时期,由于过去保存文献的手段不如现代,所以就有可能造成古籍不全和残简等情况。所以我觉得现存的《伤寒论》里缺了很多东西。当然从这点也看出小青龙这类方,包括后面的白虎、真武,这类都是经方里居于很重要地位的方剂了。那小青龙汤为什么又称为"小"呢? 大青龙汤为什么叫"大"呢? 龙在古代都是跟水有关。过去的县城里边都有龙王庙,一般来说两种情况老百姓要去求它,一是天不下雨,干旱。现在科技发达了,可以人工降雨了,古代就要求龙王降雨了。还有一种情况就是发大水了,发大水了也要去求龙王。说明什么呢? 都跟水分布有关。因此,所谓大青龙汤之所以称为大,形容它相对麻黄汤来说,发汗力量大。《伤寒论》里边用麻黄用到六两,又与麻、桂合用,发汗力量很大,所以说大青龙如龙之兴云泼雨。小青龙汤是用来治疗寒饮内停,外有风寒表实证,能祛除寒饮。所以说它如龙卷波涛之中,水泛能除,祛除水泛,这是一种比喻。

病机分析:《伤寒论》上主要讲解小青龙汤病机和它证候的条文,谈到"伤寒表不解,心下有水气,发热而咳,或渴,或利,或噎,或小便不利,少腹满,或喘者,小青龙汤主之"。从病机来看,伤寒表不解,心下有水气,有外寒内饮的病机在内,又有典型的外感风寒表实证在外,是表里合病。它仍然属于外感风寒表实,此恶寒发热,当然是恶寒重,发热轻,还有头身疼痛,无汗,脉浮紧,这构成表实的基本表现。再加上内有寒饮,这类病人实际上很多平素就有寒饮。而寒饮发作的表现,如咳喘,痰多,清稀,胸膈满闷。咳喘痰多清稀这种痰饮属于寒饮,寒饮内停,发作时阻滞气机,引起肺气上逆,咳喘。阻滞气机还可以表现为胸膈满闷。肺气上逆引动胃气上逆,这类病人经常咳喘发作同时伴有干呕,这是胃气上逆的表现。相比麻黄汤证来讲,麻黄汤证纯属表证,它是一种基础的病机,所以是个基础的方剂。那小青龙汤证内有寒饮,所以苔是白滑的。这是我们分解开内外的两部分证候和它们的病机,但是两者在临床上是密切联系的。所以我们说这两者,外邪往往引动内饮,内饮可以招致外邪。这是什么意思呢?同样是外感风寒证,同样发作的时候,有内饮的人的症状是剧烈的疼,这是外邪可以引动内饮。内饮招致外邪呢?同样的人群,有内饮的每当气候一变,很容易招致外邪,出现外感风寒,其可能性要比没内饮的人多得多。这是上述所说的外邪能够引动内饮,内饮可以招致外邪。而内外相饮,内外相互作用,内外相饮,饮动不居,就是说由于机体本身有寒饮,外来风寒相加,外邪引动内饮,内饮要招致外邪,这样相互的影响,当外寒侵袭引动的时候,原来素有的寒饮就可能泛滥。饮动不居就产生多方面表现的可能性。所以张仲景说,伤寒表不解,心下有水气,发热而咳。发热代表了体表的恶寒发热表证的一方面,而咳代表咳喘痰多清稀内饮这一方面,表里同病。仲景还写了一大串或然证,"或渴,或利,或噎,或小便不利,少腹满,或喘者",本方病机为表里同病,而且内外相引以后,饮动不居泛滥,泛滥体表,水湿可以泛溢到体表,身体疼痛沉重,四肢头面浮肿,所以小青龙汤可以治疗如《金匮要略》中溢饮一类。至于原文当中《伤寒论》"或然"出现的一些加减方法都是饮动不居,水饮泛滥所造成的。而这类水饮泛滥的一个很重要条件,就是这种内有的寒饮,在外寒的引动下发生。小青龙汤的病机分析,要注意内外两部分:外寒、内饮。结合临床时,要注意内外的关系。但真正在临床上给多数病人治内饮的时候,要考虑防御外邪,而且他本身应当有个稳定期和发作期的不同。所以这个方主要用于内有寒饮,外邪引动的发作期。那发作期控制了表证没有了,还用这个方吗?那就不行了,但是治疗没有结束,这类病的控制期常要用到像苓甘五味姜辛汤这类温化寒饮的方剂。

方义分析:既然病机是外寒里饮,那治法就要表里同治。发汗解表,散寒,是麻黄汤体现的治法和功效;内证则须温肺化饮。温肺,当然是结合温脾肺了。外寒方面的治法,治外寒这组用麻黄、桂枝和芍药。所以有的人说这有点像麻黄汤的主要结构,麻桂相须。又有点像桂枝汤的一个基本结构,桂枝芍药同用。有些同学会说,为什么说这个方是麻黄汤为主的一类方剂,怎么不说是桂枝汤为主的方剂呢?这里关键就是从它的主要证候——恶寒发热无汗来看,那就是外感风寒表实的证候,所以麻、桂相须在其中看做君药。这时候芍药不是和桂枝来进行阴阳双向调节,芍药酸收,能益阴养血,可以制约麻、桂,防止发汗太过。

在里饮方面,姜、辛、味的组合,是本方里体现出来的很重要的一个基本结构,也是临床上常用的基本组合。干姜归脾、肺经,它温中为主,还能温肺。干姜和本方的佐使药甘草相结合,即为《伤寒论》上的甘草干姜汤,就是用来温肺化饮的,而且体现了温补结合。针对脾肺之寒,内生之寒,温必兼补,干姜、甘草温和补相结合,体现温化的特点。细辛有两个作用,既可以帮助君药麻、桂散寒,同时还可以温散水饮。五味子能收敛肺气,这是考虑到这类病人内有寒饮,平素的咳喘经常容易发生,而且这类寒饮往往是脾肺阳气不足才产生。所以本方一方面为了解表,用麻、桂。一方面因咳喘,避免肺气耗散太过,用五味子敛肺。它属于佐药范围。但也有方义分析不是一味一味药地分析,因为已经把姜、辛、味这种一温、一散、一敛的结构看做一个治疗寒饮的基本结构。将来后面温化寒痰里要讲的苓甘五味姜辛汤,它里边也用姜、辛、味,包括苓甘五味姜辛夏汤,都是建立在姜辛味的基础上。所以可以把它看做一组。治外的麻桂这组是主体的。有表证当先解表,麻桂作为君药部分,姜辛味是臣药部分,也可以这样看。

半夏作为佐药。在这里一方面能够燥湿化痰。燥湿化痰就帮助、增强了姜辛味温化寒饮的力量。一方面它能和胃降逆止呕,针对了肺胃之气上逆。

甘草既是佐药又是使药,作为佐药,治疗寒饮的方里,配伍甘草,体现一种温补结合的基本结构,它能够益气养胃,同时可以调和药性,调和表里两组药。

配伍特点:本方配伍体现了表里同治,外散风寒,内化寒饮的结构,这个结构是比较严谨的。这个方里体现出来的基本配伍结构,像麻黄桂枝、桂枝芍药这些在前面的方里讨论过了,这里主要讲姜、辛、味。干姜、甘草相配是基础结构。仲景方里有甘草干姜汤。那小青龙汤的配伍特点是散中有收,开中有合。散中有收,是唯恐散之太过,汗之太过。从病人体质来讲,和麻黄汤证不同。出现这种寒饮,说明正气已亏。所以它发散当中要有芍药这类酸敛,避免散之太过。作为治疗寒饮来讲,一温一散,温化寒饮要开,但是又怕肺气耗散太过,所以开中有合,要有五味子。这是小青龙汤配伍中不管是在表的散,在内的化,都是考虑到的,使祛邪不伤正,全面兼顾。至于温化寒饮的常用组合——姜辛味,用于表证较轻,水饮较重者。如果内饮、表证较轻,不需要桂枝和麻黄合用了,因为需要温化寒饮力量小一点,祛水力量大一点,射干麻黄汤里改用生姜,也是姜辛味的一种组合特点。

辨证要点:恶寒发热无汗,是最起码的外感风寒表实证的表现。咳喘痰多而稀,反映了寒饮的特点。结合舌象、脉象,这就是运用小青龙汤的一个辨证要点。痰热类型的,以及阴虚干咳无痰,本方是不适宜的,因为本方总体比较温燥。

随证加减：既然表里同病,那就有表寒的轻重问题。表寒轻,不必要发汗力那么强,麻黄改为炙麻黄,或者改成麻绒。当然更不用麻桂同用,那样发散作用太强了。由于内有寒饮,加外寒束表,内在的寒饮化热,临床也常见。所以仲景方里也有小青龙加石膏汤,标志为在白滑苔上面有一层黄色,总体是白的,上面开始有黄,有些滑。这个跟痰热不同,寒饮郁而产生热,这种热产生,寒饮可以化热,外寒入里逐渐也可以化热。但总体仍然是表寒、里寒的,那还是寒证。根据热的程度,如果开始有点排痰不利了,苔转黄,用黄芩、瓜蒌这一类。外寒入里化热,发热开始明显了,那就要加石膏。另外,有寒饮的典型状况是咳喘痰多清稀。如果痰饮阻滞气机严重,出现胸膈满闷,当然要降气了,要增加降气化痰力量。用麻黄和射干相配,是仲景治疗痰气互结很常用的组合。现在很多医家包括像近代的施今墨等很多都是用麻黄和射干相配,以治痰气互结。射干是降气的,与麻黄相配,一宣一降,同时针对痰气互结,化痰散结,降气效果很好。当然这里举了几个药物:射干、冬花做代表。如果外寒引起了肺气不利,也常用苍耳子散。讲到这里呢,给大家介绍一个临床运用的例子。台湾有一个挺大的医院的一个中医主任,他治疗外感咳嗽发作,经常开"小辛香"。"小辛"就是小青龙汤加辛夷散,因为台湾是用中药颗粒剂,病人冲着就可以吃。配好的比例就是小青龙汤几克、辛夷散几克。症状控制了以后用什么呢? 他就用"香",也就是香砂六君子汤一类,调理脾胃,培土生金。后来大家就喊他外号小辛香。这个例子中的随证加减思路跟我们教材很符合。刚才讲到小青龙汤还可以用于溢饮,内有寒饮,外邪引动水湿泛滥,那可以兼水肿。根据水肿的程度,可加如猪苓、茯苓这类药,张仲景也常用本方来治疗溢饮。

【附方】

射干麻黄汤(《金匮要略》) 射干三两(9g) 麻黄四两(9g) 生姜四两(6g) 细辛三两(6g) 紫菀三两(6g) 款冬花三两(6g) 大枣七枚(3枚) 半夏大者洗,半升(9g) 五味子半升(3g) 上九味,以水一斗二升,先煮麻黄两沸,去上沫,内诸药,煮取三升,分温三服。功用:宣肺祛痰,下气止咳。主治:痰饮郁结,气逆喘咳。咳而上气,喉中有水鸡声者。

射干麻黄汤从病机上来讲,也有外感风寒,也有外寒引动内饮这种特点。外寒较轻,是以咳嗽、咳喘为主的,有没有外寒呢? 有的,但以寒饮内停为主。这里的痰气互结,是由于痰饮郁结,使肺气宣降不利,气逆咳喘,咳而上气是一种气喘。痰气互结导致喉中有水鸡声。水鸡是青蛙,用青蛙的叫声来形容喉咙里呼噜呼噜地响。整个方是以宣肺祛痰降气为主,针对痰气互结的病机。表证较轻,就去桂枝,相应的发散力较小,就不用芍药制约了。干姜换生姜,散的力量更强一点。有寒饮寒痰需要化痰，紫菀、冬花是温化寒痰、寒饮的常用药物。射干可以降气，射干、麻黄相配，针对痰气互结较重的病机特点。去掉桂枝以后，生姜还有一定的散外邪作用，同时也能够散水气。所以射干麻黄汤总的来讲，用于外寒较轻，内有痰饮，有痰气互结的特点，因此，表现出来的排痰就困难一些。而小青龙汤有一个很重要特点：易咳，痰容易咳出来，痰多清稀。过去怎么区别寒饮寒痰？在临床上是有诊断学研究的。一般来讲，痰多量多清稀，咯出来的痰，在病房里叫病人放杯子里，几个小时以后它都化成水泡泡一样，那是饮；而痰的话则不容易化开，几小时后，饮和痰就分得清楚了。

止 嗽 散
《医学心悟》

【组成】桔梗炒　荆芥　紫菀蒸　百部蒸　白前蒸，各二斤（各1kg）　甘草炒，十二两(375g)　陈皮水洗，去白，一斤(500g)

【用法】上为末。每服三钱(9g)，食后，临卧开水调下；初感风寒，生姜汤调下。（现代用法：共为末，每服6～9g，温开水或姜汤送下。亦可做汤剂，水煎服，用量按原方比例酌减。）

【功用】宣利肺气，疏风止咳。

【主治】风邪犯肺证。咳嗽咽痒，咯痰不爽，或微有恶风发热，舌苔薄白，脉浮缓。

学习止嗽散的意义有两点：第一，止嗽散名气挺大，是用于外感咳嗽常用的一个基础方，也是常用方。用它加减可以治疗各种各样的外感咳嗽。所以程钟龄说能治疗"诸般咳嗽"。第二，止嗽散反映了肺脏的生理特点和用药特点。

病机分析：本方的主治证候，究竟有没有外邪？程钟龄在他的《医学心悟》咳嗽门、伤寒门里分别都用这个方，有的差荆芥一味药。这是一种动态的辨证和使用过程，这个方原来用的情况是用于风寒证，风邪是偏于风寒的，但是寒不重。过了一段时间了，外邪大部已去了，但表邪未尽。有两种情况造成了这种表邪未尽，一个是解表不彻，一个是不药而愈。解表不彻是指的当用辛温解表力量较强，针对表实证的方，而临床所选用的方或者用的药发散力不够，解表不彻底。不药而愈呢，在生活中也很常见。外感风寒了，但患者较年轻，在某种条件下，没有及时治疗，正气抗邪，挺两天，不吃药也好了。不吃药好了，好了是指的表证表邪在减，这是最常见的。但这个情况来说，外来表邪是因为有正气，可以祛除，但是肺气不宣没得到改善。所以剩下表现还有点微有恶风发热。咳嗽咽痒，咯痰不爽是指的肺气不宣还在。肺气不宣以后津液凝聚，有一些痰，咯痰不利，痰量并不多,一般是这个情况。苔薄白,脉浮缓,这仍然是属于表证。在后期解表不彻,不药而愈,以肺气不宣为主的,没有影响整体气化,所以舌脉变化不大。这里所说的风是针对症状里边的咽痒咳嗽,痒属于风,从这个角度而言的。同时,又感受了风邪,虽经解表或者解表不彻,外来的风邪未尽,但已经不多了。但总体上它和表证引起有关,而且本身这个方从完全的证候来讲兼有一定的表证。所以还是把它放在解表剂里,从整个用药来讲略偏一点温性,所以放在辛温解表剂里。

本方原来用散剂,程钟龄是个理论家,很重视中医理论,他总结的方剂里的八法,病机学习当中的八纲,都是十分重要的。他又是个临床家,《医学心悟》部头虽然不大,却有很多好方,他很喜欢研究一些共性规律,从理论上和从他创制的很多方里,都体现出他研究共性规律的特点。这个方就很典型,他生活的时代是清代前半期,局部地区有一些兵荒马乱,老百姓流离失所。患外感而不能得到及时治疗的情况很多。他观察到很多人外感之后可能不药而愈,拖一拖就好了,但咳嗽延续很长时间。他就研究共性,制定止嗽散。他广为普送止嗽散,做好事,送给病人吃。他用药当中尽可能照顾肺脏的共性,药物经过精细的选择,所以很具普遍性。他提到治诸般咳嗽,这里主要还是指外感中的各种咳嗽。

方义分析:这个方的君臣药历来有争议。五版教材把桔梗、白前作君药,百部、紫菀作臣药。六版教材把百部、紫菀作君药,桔梗、白前作臣药。这是立足点不同,实际上这几味药都很温润和平。这里以桔梗、白前作君药,主要考虑的是病机属肺气不宣,那从宣降肺气角度来讲的。桔梗、白前从药物的性质,寒凉属性来讲,是偏平性的。桔梗开宣肺气,也能有一定化痰作用,白前降肺气。两味相配一升一降,对肺气来说一宣一降,能够化痰止咳,也是常用的配伍结构。百部、紫菀这两个药适应面很广。两者都可以用于新旧咳嗽,病程较短的外感咳嗽常配伍使用;内伤咳嗽病程较长的,这两个药也常使用。百部性平,紫菀偏温,它既能入气分,又能入血分,温而不燥,和冬花有一点差别。所以不管是寒热咳嗽,配伍得当这两个都能使用,温而不燥,所以说它和平。温而不燥,润而不腻,新久咳嗽皆宜,止咳化痰常用到。所以君药、臣药相配成为方中一个主体,这四味药有很多共性。

佐药,荆芥,辛而微温,有些中药书里说到它偏平性,但总体上公认辛而微温,它是辛温解表药当中最平和的,能起到一些疏风解表的作用。用陈皮理气化痰,考虑到肺气不宣以后,多少会产生痰。陈皮理气而能化湿,有助于化痰,防止痰阻气机更不利于肺气的宣降,这是佐药。

甘草功兼佐使之用。它既可以和桔梗利咽止咳,即《伤寒论》上的桔梗甘草汤,是我们清利咽喉常用的一种基本组合,甘草也能调和诸药。

配伍特点:这个方的用药特点是温润和平。温而不燥,润而不腻,散寒不助热,它有一点散寒作用,解表不伤正。所以主要是温而不燥,润而不腻。用程氏自己的话来说,它是温润和平,不寒不热。即无攻击过当之虞,大有启门驱贼之势。也就是祛邪方面来说,稍微疏散风邪,祛邪方面力量并不大,不会攻击过当;大有启门驱贼之势,并不是说散表邪力量很强,而是说针对这种表证之后留下的这种长时间的咽痒咳嗽,它的效果很好,大有恢复肺气宣降的意思。这是《医学心悟》里程钟龄自己对这个方的评价。这段话后来很多医家也都引用,认为治疗肺脏病变,特别是外邪引起的肺脏病变,要注意这类用药。所以温润和平不寒不热就成为针对肺脏的生理特点用药的一种标准。从本方也充分体现出了针对肺脏生理特点,肺为娇脏,用药要温润和平,不寒不热。肺为什么称为娇脏呢?这里主要指肺易伤难愈。为什么易伤?为什么难愈?"易伤",过去一般认为肺为华盖,其位最高,有两方面因素最容易伤损它。第一方面,外感疾病肺卫首当其冲,一大批表证、外感病首先伤的就是肺。第二方面,肺为华盖,其位最高。其他诸脏发生病变,不管寒热,都容易熏蒸华盖,累及肺脏。从寒证来说,以脾和肾为主,脾胃有寒证,很快引起脾肺的寒证,从母病及子的角度很多见,所以治疗往往是脾肺同治。肾为水脏,阳气不足,一有寒象往往造成水液不化,而水寒射肺是常见的。热证里不管实热虚热,热盛熏蒸肺脏都很多见。所以,古人总结出这一点。此外,肺脏得病自身很难找出路,张景岳形容"肺为华盖,其位最高,虚如风草,下无透窍"。用这个来形容肺脏,也说明它易伤难愈。五脏中每一脏都有它的性质特点,根据性质特点可以推导出它的发病特点。肺卫作为人体之屏障,故肺多表证,也是易伤啊。"难愈"是指肺脏不耐寒热,有寒热熏蒸华盖就继发病变多。肺在五行上属金,俗语说"水冷则金寒,火刑则金灼",大家想一想,一个金属的调羹和一个陶瓷的调羹,加热到同样温度丢在冷水里降温,金属的冷得最快,对寒很明显。金属调羹、陶瓷调羹同时用来加热的话,谁最先烫手?还是金属的,对热也最敏感,所以不耐寒热。因此选用药物要温润和平,不寒不热。止嗽散的学习,既要学这个方,同时要掌握肺脏的治法特点和用药特点,对将来学习其他治肺脏的方剂时,也有一定的指导意义。

辨证要点:在运用当中,要点是咽痒、咳嗽,可以有微恶风发热,里证不明显,所以苔还是薄白的。但是这种咳嗽,一般痰并不多,痰多就要加味了。痰不多的咳嗽还要和肺热咳嗽、阴虚咳嗽区别。

随证加减:因为它治诸般咳嗽,可以根据具体性质的差异来加减。如果表证重,光用荆芥不够了,选用比较平和的解表药增加散表作用。常用的像防风为风中润剂;苏叶既能透表,走气分又走血分,又很平和;生姜散表力量平和,而且还能和胃。如果痰虽不多,但是咳痰难咯的,一般来说要考虑到增加化痰力量,而且要防止痰郁化热,加半夏、茯苓、桑白皮,桑白皮可以清肺、降肺气。肺燥咳嗽,指干咳,或者痰很少,难以咳出,那就要增加润肺化痰方面的药物。这是常见的几类加味方法。但要注意的是肺热重的,这个方是不适宜的。肺热重应该另外选方。用这个方加很多清肺热的药,其实就不是这个方了。

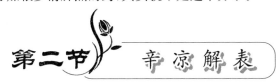

第二节 辛凉解表

辛凉解表针对的病机为外感风热或者风温初起。这种病邪跟外来寒邪不同。由于风寒、风热病邪差距很大,所以首先要掌握这种温热病邪侵犯人体的特点,才能指导具体方剂的学习。总的说来,温热病邪侵袭人体的特点有五:

一、发病急、传变快

这强调了温热病邪侵袭人体后症状的动态性。比如银翘散和麻杏石甘汤中的症状描述中有"有汗或无汗,口渴或不渴"。这是因为风寒病邪相对来说传变比较慢,而外感温热病邪则发病急、传变快。风热初起时外邪束表,所以无汗。但温热病邪传变很快,热邪入里,迫津外泄,旋即可以出现出汗的症状。或开始并不口干,但随着热邪伤津,又出现了口渴的症状。这充分体现了中医病机动态变化的特点。

二、易搏结气血,蕴结成毒

最早期出现的热毒兼证常见的如咽喉的红肿疼痛。前面讲清法的时候曾经讲到过热毒的概念,局部的红肿疼痛是反映出温热病邪已经开始搏结气血,如果腐败血肉,还可以出现脓血。所以辛凉解表方剂中用药虽然以辛凉透表为主,但多配有清热解毒之品。

三、多从口鼻而入

外邪侵犯人体有两个途径,一是皮毛,一是口鼻。喉为肺之门户,鼻为肺之外窍,气道到咽喉,构成了纵向的肺系。从口鼻而入即指从呼吸道而入,容易出现咳嗽、咽痛等肺系症状。与风寒病邪相比,其传染性明显。临床上常见的流行性感冒多数为温病初起或者风热证,用药应以辛凉为主。但温热病邪也可以从

73

皮毛而入,侵袭肺卫。只是相对风寒病邪而言,从口鼻而入者更多见。不能机械地说温热病邪只从口鼻而入,风寒病邪只从皮毛而入。

四、易伤津耗气

温病学派强调治疗中需保卫气、存津液;伤寒学派则强调温阳气、化津液。风寒病邪伤阳气,阳气不足则津液不化,所以《伤寒论》中的治法多为温阳气、化津液,强调对水液代谢的温化、输布及运行。温热病邪伤津液很快,伤津紧接着就耗气,所以温病学派的治法为保卫气、存津液。

五、多兼夹秽浊之气

这反映了它的传染性特点。很多带传染性的疾病都多兼夹秽浊之气。秽浊容易蒙蔽心窍,可以出现神志方面的病变。轻则心烦躁扰,重则窍闭神昏。

银 翘 散
《温病条辨》

【组成】连翘一两(30g)　银花一两(30g)　苦桔梗六钱(18g)　薄荷六钱(18g)　竹叶四钱(12g)　生甘草五钱(15g)　荆芥穗四钱(12g)　淡豆豉五钱(15g)　牛蒡子六钱(18g)

【用法】上为散。每服六钱(18g),鲜芦根汤煎,香气大出,即取服,勿过煮。肺药取轻清,过煮则味厚入中焦矣。病重者,约二时一服,日三服,夜一服;轻者,三时一服,日二服,夜一服;病不解者,作再服。(现代用法:做汤剂,水煎服,用量按原方比例酌减。)

【功用】辛凉透表,清热解毒。

【主治】温病初起。发热,微恶风寒,无汗或有汗不畅,头痛口渴,咳嗽咽痛,舌尖红,苔薄白或薄黄,脉浮数。

银翘散出自《温病条辨》,是吴鞠通在归纳总结叶天士在《临证指南医案》中的用药的特点和技巧而创设的方剂。

病机分析:邪郁肺卫证强调外邪侵犯体表,邪正相争在体表为主。但并非不涉及肺系。但银翘散与桑菊饮或者其他辛凉解表方相比,其侧重在发热,发热是邪正斗争在体表皮毛的表现。温热病邪侵犯体表,和体表的卫气相作用,初起阶段必然有邪郁肌表,有一个无汗的阶段。由于风和热均为阳邪,邪正相争必然发热重、恶寒轻而短。从理论上讲,恶寒发热同时并见才是表证。风热和人体体表阳气两阳相争,那发热必然重。为什么说恶寒轻而短呢?初起在无汗阶段,邪正相争于表,正气不能温煦体表,可以微有恶寒。由于温热病邪传变快,很快就入里了,随着表邪的入里,恶寒就可以没有了。所以《温病条辨》上讲到银翘散主治的时候说"太阴风温……但热而不恶寒者,辛凉平剂银翘散主之"。热邪入里,迫津外泄,就会有汗了。而这时的汗,往往是有汗不畅,为什么呢?因为体表毕竟还有表邪束表,所以汗出不畅。脉浮数,浮脉主表,数脉主热。总的说来,发热重、恶寒轻而短、脉浮数是判断风热犯卫在表的基本见症。无汗或者有汗不畅,反映了温热病邪在由表开始入里的动态性。热邪蕴结成毒可引起咽痛,所以本方也能治扁桃体炎等咽喉疾病。咳嗽、口渴,是次要兼症,比起发热、咽痛等症状来说次要一些。温邪犯卫早期可以口不渴,有一分入里,就有一份伤津,邪热伤津可出现口渴。舌象、脉象也反映出动态性。里热出现则舌边尖红;舌苔薄白或薄黄反映的是里热明显不明显,苔薄白为里热不明显,里热明显,就开始有薄黄苔出现。我们在学习这个方的时候,一定要注意动态性。在使用当中,不是整个方背下来就能用好,而是要根据动态的病机灵活运用。

治法:首先要辛凉透表,以发散为主。但是由于出现蕴结成毒的咽痛,蕴结成毒以后病邪传变很快,所以叶天士提到"温邪上受,首先犯肺,逆传心包",在治法上要和清热解毒相结合。

方义分析:君药是银花、连翘。两者在《中药学》中被归入清热解毒药,又称"疮家之圣药"。对于两者在银翘散中君药的地位,历来争论很多。我当学生的时候,老师们看法也不同。当年我学习的教材中,银花、连翘是君药,但秦伯未先生认为荆芥穗、淡豆豉是君药。他认为既然是表证,就应当以解表发散力量强的荆芥穗和淡豆豉为君。但多数人仍认为银花、连翘是君药。理由有三:第一,银花、连翘是花叶类的,可轻清宣透,有一定宣透表邪的作用。第二,两者擅长清热解毒。能兼顾温热病邪发病急、传变快、易蕴结成毒的特点。能起到"先安未受邪之地"的作用。第三,银花、连翘有芳香辟秽作用。照顾到温热病邪容易兼夹秽浊的特点。综上所述,银花、连翘能全面兼顾,其发散力量小的短处,可以用臣药来增强,所以还是应该作为君药。如果以荆芥、淡豆豉作君药,和君药的定义就不相符合。君药是针对主病、主证起主要治疗作用的药物。主证是风热表证,荆芥穗、淡豆豉辛而微温,从性味上来说不妥。

臣药有两组。第一组:荆芥穗、淡豆豉疏风散邪。荆芥穗和淡豆豉辛温发散非常平和,但比起辛凉解表药来说,最平和的辛温发散药的发散力量也比任何辛凉解表药强。淡豆豉有两种,一种偏于辛而微温,一种是偏于辛凉的。辛而微温的是用麻黄水加工的,偏于辛凉的是用桑叶水加工的。《温病条辨》上明确说淡豆豉是用麻黄水加工的,所以是辛而微温。在整个辛凉解表方里配少量辛而微温的药,来增强君药银花、连翘的发散作用,它的温性在整个以辛凉苦寒为主的方里被制约了,但其发散的功用给保留下来了,这就叫去性取用。第二组:薄荷、牛蒡子,一方面能助君药散邪,又能清热利咽,增强银花、连翘的解毒作用,还能清利头目。

佐药有三味药:芦根、竹叶和桔梗。芦根清热生津,照顾到温热病邪容易伤津的特点。竹叶清心利水,可以清利入里的邪热,使热毒从小便排出,而且有保护心神的作用,照顾到邪热容易伤及心神的特点。桔梗宣肺止咳,和生甘草相配,还能利咽喉。温病学派很强调给热邪以出路,如外散内清,清热解毒,清心利水等。这三味佐药,从多种途径考虑给邪以出路,考虑得非常全面。甘草在这里既能调和药性,又合桔梗解毒利咽喉,为佐使之用。

配伍特点:第一,辛凉解表方中配伍少量的辛而微温之品,指荆芥穗、淡豆豉增强君药的辛凉发散,体现了去性取用的方法。第二,整方是以辛凉透表为主,但配了清热解毒的药物。辛凉透表与清热解毒相配伍,体现出整方清疏兼顾,以疏为主。疏是疏表,解表;清是清里,包括清热解毒。本方表里兼顾,照顾了温热病邪发病急,传变快,容易蕴结成毒的特点。但是要注意,全方还是以疏为主,即以辛凉解表为主。

辨证要点:从开始感受风热病邪或者风温初起,可以有微恶寒,但以发热为主。初起发热重,恶寒轻,传变入内可但热不恶寒,是动态的。重要的常见兼症是咽痛。口渴与否和程度轻重,是温热病邪入里的深浅的反映。脉浮数,是使用本方的基本依据。

煎服法:该方不宜久煎。要求"香气大出,即取服,勿过煮。肺药取轻清,过煮则味厚而入中焦也。""肺药取轻清",体现了吴鞠通"上焦如羽,非轻不举"的治疗思想,"过煮则味厚入中焦","中焦"指气分,"味厚"指苦寒。即辛凉的成分,也就是芳香辟秽的成分,过煮则挥发了,就只剩下苦寒的成分,功效就偏于清气分、清里了。因此,银翘散的煎服法是保证疗效的重要的前提。剂型选择上也应该注意,该方用的是煮散剂,为散以后煎服,煎煮的时间很短。做成丸剂以后,丸者缓也,会影响疗效。证情较重者,汤者荡也,应该用汤剂。煮散剂带有汤剂的特点,药力布散快,发挥作用吸收快。此外,银花、连翘是多功效的药物,用量大主要用于清热解毒,用量偏小则重在疏散风热。银翘散中银花、连翘各一两,用量较大,但是使用总量用得不多。全部药材做成粗散剂后,每次才用六钱,18g。也就说明本方有一定清热解毒作用,但力量不太大。薄荷也是多功效的中药,有轻清宣透,发散表邪,清利头目的作用。同时薄荷也能清热解毒,用量大侧重于清热解毒,少量则偏于疏肝,如和解剂逍遥散中就加薄荷少许,既疏肝又清肝,能防止肝郁化热。

随证加减:加减应围绕着温热病邪侵犯人体的特点来进行。温热病邪发病急,传变快,容易蕴结成毒,伤津快,兼夹秽浊,既伤及肺卫又伤及肺系。这几个方面是常用的加减的方向。如伤津,加天花粉;热毒重,加马勃、玄参清热解毒,还能利咽喉;热伤血络者,说明发病急,传变快,影响到血分了。“伤血络”指的是伤血的浅层,所以称之为血络。这时就要加白茅根、侧柏叶或者炒栀子这类有清热凉血、止血作用的药物。如果里热重,辛而微温的荆芥穗和淡豆豉的用量应减少,甚至不用。如果引起咳嗽可以加杏仁以降肺止咳;兼夹秽浊,蒙闭心窍者,由于秽浊多兼湿,用藿香芳香化湿;郁金能化湿开窍,保护心神。用郁金还能使寒凉药凉而不郁。

桑 菊 饮
《温病条辨》

【组成】 桑叶二钱五分(7.5g)　菊花一钱(3g)　杏仁二钱(6g)　连翘一钱五分(5g)　薄荷八分(2.5g)　苦桔梗二钱(6g)　生甘草八分(2.5g)　苇根二钱(6g)

【用法】 水二杯,煮取一杯,日二服。(现代用法:水煎温服。)

【功用】 疏风清热,宣肺止咳。

【主治】 风温初起,表热轻证。但咳,身热不甚,口微渴,脉浮数。

辛凉解表剂一般都是以银翘散和桑菊饮作为代表治法的两个方面。银翘散是肺卫病变,发热重,邪正相争于体表为主。桑菊饮是肺系病变,发热轻,以咳嗽为主。

病机分析:桑菊饮证体现了风热犯肺的轻证,从程度上首先是轻证,这是第一个特点;第二个特点,病邪直接伤损到肺,风热犯肺,是肺系病变。所以,桑菊饮主治中肺卫症状不突出,因为病邪比较轻,但是影响到肺系,肺系相当于现在所说的呼吸道。因此,总的病机归纳是风热犯肺。这个病机包括两部分:一是表热轻证,风热侵犯体表,是比较轻的。二是因为邪热较为轻浅,但从口鼻而入,伤及肺络,“络”是轻浅的意思,风热犯肺轻证,伤肺络。所以它的主治,围绕这几个方面展开了,风热侵袭较轻,体表邪正斗争不重,加上风热本身轻,发热就不重,身热不甚。因为它性质毕竟是风热,脉还是偏浮数。由于侧重在邪伤肺络,所以肺气不宣的咳嗽是它的主症。《温病条辨》里讲到桑菊饮的主治,说“太阴风温,但咳,身不甚热,微渴,辛凉轻剂桑菊饮主之”。但咳,只是咳,把咳当做一个主症。身不甚热,发热较轻,也就是恶寒比较轻浅。由于风热的特点,所以恶寒更不明显,微微有点发热。以咳嗽为主症,肺气不宣。有程度不同的口渴,一般热邪不重,口微渴,甚至于最初期可以不渴。因为温热病邪较轻就算有邪入里,伤津程度也不重。脉一般还是浮数。所以从主治证候的病机分析来看,风温初起,是轻证,所以表证不重。从侵犯部位来讲,以肺络为主,就是现在我们所说的肺系,呼吸道,所以出现肺气不宣以咳嗽为主,发热不重。这是银翘散和桑菊饮在病机和主治方面的区别。这两个方,一为辛凉平剂,一为辛凉轻剂,指两方功效的辛凉程度,指针对的温热病邪的程度。

方义分析: 从用药来讲,本方的君药,桑叶、菊花,前面我们讲配伍技巧的时候曾经提到过,虽然我们教材提到桑叶、菊花归肺经,桑叶、菊花既归肺经又归肝经,既能清肺肃肺,又能清肝平肝。这也就是平肝的方里,如今后要讲到的羚角钩藤汤,主治肝经热盛动风,那就要清热凉肝息风,也配桑叶、菊花作为辅助药。桑菊饮主治风热犯肺引起的肺气上逆咳喘,治疗上要清肺,肃降肺气。我们前面讲到肝、肺是气机升降之外轮,相反相成,相辅相成。在升降上有分工,同时相互制约保持正常的肃降或者升发。所以,这两味药用在这里,既能清肺肃肺,又能清肝平肝。在这里,清肝平肝能够帮助肺气正常肃降。外感风热以后病人都会有头痛目赤的感觉,这是肝经风热或者肝升发太过的表现,肝升发太过则肺气不降。在选择清肺肃肺药的时候,正好这两药又有清肝平肝的作用,一举两得。这样使得肝升发不至太过,肺气很容易降下来。

杏仁和桔梗是我们常用的一宣一降,宣降肺气、止咳的常用组合。桑菊饮中基本的配伍技巧里,这两组是体会理解的一个重点。因为在很多方里,基本配伍组合的理解,能为将来在临床上组织新方,加减化裁等等奠定一些基础,可以减少随意性,提高疗效。

本方佐药共三味,连翘、薄荷、芦根。在这里连翘用量较少,少量连翘考虑什么?温热病邪容易入里,蕴结成毒,尽管主治里还没出现热毒证,但是要考虑"先安未受邪之地"。少量的薄荷也能清热解毒,同时配合桑叶、菊花能清利头目,增加透表作用。因为整个方作用趋向于散,辛凉透表作用力量不大,因为是针对风热轻证。用芦根生津止渴,清热生津,主治里有微渴,防止发病急,传变快,伤津快。而从桑菊饮证来讲,它继续发展入里也可以形成大热,所以加味方法里也可以加石膏、知母。由卫分进入气分,气分热盛,所以用芦根本身可以清热生津,这三味都是佐药。

甘草作使药调和药性。同时和桔梗相配,还能清利咽喉,有佐药的作用。这个方的宣散作用比较平和,宣降肺气力量较大,针对咳嗽。

配伍特点: 本方用轻清宣散之品,如桑叶、菊花、薄荷,这些都是花叶类的,轻清宣散,所以能够散风热,同时清利头目。散风热,清利头目,治疗风热轻证。另外方里突出结构就是苦辛宣降之品。桔梗苦平,同时又能开宣。杏仁苦降,也是苦平的,苦辛宣降之品,理气肃肺、止咳嗽,上清头目又止咳嗽。这是本方主要用药配伍方面的特点。

这个方有个疑点,辛凉解表药很多,为什么选桑叶、菊花?刚才我们讨论了一些。今后在讲到治风剂平息内风的羚角钩藤汤时,可能这个体会就更多一些。

类方比较:银翘散与桑菊饮两个比较,就可以掌握这两方不同之处。它们都是辛凉解表剂,组成当中桔梗、连翘、芦根、薄荷、甘草五个药是相同的。那就是说桑菊饮组成当中从桔梗开始往后五个都是一样的,所以桑菊饮八味药,只有桑叶、菊花、杏仁是银翘散里没有的。五味药相同,都能辛凉解表。不同点,银翘散的解表辛凉透表力量强,它有荆芥、淡豆豉去性取用,增强整方的发散作用,同时它的清里作用,清热解毒作用相对较大,所以把它称为"辛凉平剂";桑菊饮解表清里之力比较小,但肃肺止咳之力强,肃降肺气,止咳力量大,称为"辛凉轻剂"。

辨证要点:咳嗽,发热不甚,微咳,脉浮数。风寒咳嗽不适宜。此外,方中药物以轻清宣透为主,不宜久煎。

在这里要提醒大家,风寒咳嗽不宜使用银翘散、桑菊饮这一类辛凉透表剂,在我们新药研究生产当中,占的比例很大。如果辛凉、辛温辨证不清的时候,在风寒中用了这类方,可能散除一点表邪,但不会彻底,反而寒凉闭郁肺气,肺气更加不宣。咳嗽长期不愈,再带来一个后果,容易损伤表阳,将来更加容易反复感冒。

随证加减:气分热盛用石膏、知母;咳嗽比较频繁加黄芩。由肺热造成咳嗽频繁,并不一定表现在发热高上面,往往反映在苔黄、心烦上面,加黄芩清肺热。两类药在清泄肺热还有些不同,黄芩清泄肺热往往郁热较多;石膏、知母善清阳明经热,散漫的热较多。选药也有针对性的。刚才谈到桑菊饮主治里面没有说到痰多,因为病机是以肺气不宣为主,热邪煎灼津液凝聚为痰,热痰还并不明显,因为是表证阶段了。如果说咳痰黄稠了,说明肺热灼津为痰,形成热痰了,要加瓜蒌、黄芩、桑白皮、贝母这一类清化热痰的药物。桑菊饮证热伤肺络进一步伤及血络,有出血症状的可以加凉血止血药物,结合凉血止血也是常用的加减方法。如果口微渴变成口渴严重了,那说明入里伤津重了,加天花粉。热毒咽痛银翘散证里热多,如果桑菊饮证中风热较重,蕴结成毒出现了,当然也可以加玄参、板蓝根这一类清热解毒、利咽喉。

麻黄杏仁甘草石膏汤

《伤寒论》

【组成】麻黄去节,四两(9g)　杏仁去皮尖,五十个(9g)　甘草炙,二两(6g)　石膏

碎,绵裹,半斤(18g)

【用法】上四味,以水七升,煮麻黄,减二升,去上沫,内诸药,煮取二升,去滓。温服一升。(现代用法:水煎温服。)

【功用】辛凉疏表,清肺平喘。

【主治】外感风邪,邪热壅肺证。身热不解,咳逆气急,甚则鼻扇,口渴,有汗或无汗,舌苔薄白或黄,脉浮而数者。

本方简称麻杏石甘汤。

病机分析:从主治的病机来看,麻杏石甘汤治疗外感风邪,邪热壅肺证。但是古今运用上有一定的差别,现在我们使用时,邪热壅肺是主要的,所以主症中肺热咳喘是主要的了。该方原载《伤寒论》,主要用于外伤寒邪,由表入里即由太阳到阳明这一过程中,邪正斗争化热,导致邪热壅肺。温病学派也用麻杏石甘汤,温病的原因,温热病邪侵犯,由卫分到气分也是由表入里,也可以郁而化热,形成邪热壅肺。但这个时候表邪未尽,就是说在这样的阶段邪热壅肺已经形成了,但是病邪没有完全入里。表邪还有,所以叫未尽,应该说表邪不重,但运用这个方要针对表邪,有没有?有多少?还是要灵活运用的。所以,麻杏石甘汤虽然出在《伤寒论》,但实际上伤寒学派、温病学派都使用。不管是寒邪或温邪侵犯人体,最后由表入里,殊途同归,都可以导致邪热壅肺。当然,起源于寒邪或温邪以及感受程度和后来的病情影响、变化速度可以有一定的区别,但是从这种基本病机的形成来看,都是殊途同归,即郁而化热,造成以内热为主了,兼有表证。形成邪热壅肺,表邪未尽这样一个特点。表邪未尽则可以有浮脉,总体上以里热为主,故其脉数,所以整体上以浮数脉为多见。邪热壅肺是这个方证主要的临床表现,身热不解,发热明显,甚至有的发热较重。咳逆气急咳喘,咳喘严重的甚则鼻扇,就是鼻翼扇动。热邪伤津则口渴。所以表里同病突出在里热,突出在肺热。当然由于可以有表邪未尽,邪热壅肺形成的程度不同,所以这里有个动态症状,而反映出由表入里不同的阶段的不同标志。有汗阶段是入里了,无汗则在表还明显,或者是表寒还很显著。有汗,汗越多入里程度就越重,说明热邪迫津外泄了。苔薄白或者黄苔,也反映了邪在表和入里的程度,这种是动态症状。

治法:因为针对表里同治,整个方的用药是辛散、寒凉清里相结合。辛凉透表,意义是麻黄辛散,石膏寒凉,相结合就是辛凉。同时从病机看是表里同病,还是外寒内热,尽管以内热为主。所以还是辛和凉的结合,故把该方归在辛凉解表剂里面。不同的教材、参考书分类方法也不一样。有些按五脏分类,如我们成都中医药大学20世纪80年代使用的自编教材就把它归入清肺热的方,那就以清里为主了,指这个病机就是邪热壅肺,那是强调了肺热的方面。现在的教材基本上都把本方放在辛凉解表里面。但是，要明白不管有表证还是没表证，本方都能用。不是说一定要有伤寒由表入里或温热病邪由卫分到气分的过程，才能使用本方。从功用来讲，这个方辛凉疏表，清肺平喘，应该说清肺平喘是主要的。

方义分析：麻杏石甘四个药，我们主要是要掌握它们相互之间的组合关系，反映出了对后世很有指导意义的基本组合和基本配伍的技巧。君药，不同教材提法不同，原来五版教材麻黄为君，六版麻黄和石膏联合为君。我考虑麻黄和石膏联合为君比较恰当。这个方的近代运用当中，主要是清肺平喘，石膏是很重要的，用量也最大，所以多用于肺热咳喘为主病主症。所以这两个药联合，麻黄之辛，石膏之寒，有表邪，可以透表，又可以清肺热，宣肺气。麻黄在这里疏散表邪有散的力量，同时宣肺平喘。石膏清热生津，解肌透邪。石膏有散热、透热作用，解肌透热，同时清肺热，和甘草相配又能生津。杏仁降逆肺气，平喘咳。甘草既能益气和中，保护胃气不受大剂量的石膏影响，避免其寒凉伤胃，又能够调和寒热，调和宣降，调和诸药。

配伍特点：这个方里虽然只有四个药，但基础配伍的关系很多。首先是石膏、麻黄相配，原方石膏、麻黄用量比例2:1，既相辅相成，又相制相成。相辅相成指它们的分工，一个宣肺散表；一个清热，或者说解肌透热。麻黄能宣肺，有表邪还能透表，这是相辅相成。相制相成呢？麻黄得石膏使全方不至于过分温散，不会散之太过；得石膏也可以不助热；石膏得麻黄不会过分凉遏气机，这是它们的相制相成。这种配伍在前面的我们讲到的大青龙汤里已经出现过麻黄二、石膏一这种配伍，大青龙汤里是清宣以散表，治疗风寒表实为主。本方里麻黄一、石膏二，所以清宣当中，以清为主。

麻黄、杏仁相配，在很多方里都能见到，基础方代表是三拗汤，一宣一降也反映一个基本组合。石膏、杏仁相配何时常用呢？一清一肃，一清一降，清肃肺气，热证的咳喘，肺热咳喘常用。石膏和甘草相配，古人说它甘寒生津，古代对石膏的功用，认为它能够清热生津，那石膏作为一个矿物药，如何化生津液呢？这实际上是一种间接生津的作用。人体津液的化生是在胃，饮入于胃，胃为水谷之海。胃中，肺胃有热，伤津很快。石膏清胃热可以保护津液，保护胃化生津液这个功能，所以这是一种间接生津。历来就把这个作用从临床反映出来的结果归纳到石膏头上，说它既能清热，又能生津。所以怎么理解石膏生津呢？石膏和甘草同用，能够既养胃气，又能帮助胃恢复功能化生津液。这些都是后世常用的一种基本组合。

类方比较：麻杏石甘汤和麻黄汤共同的药物相当于一个三拗汤，但我们能不能说麻杏石甘汤是三拗汤这个基础方加味的？或者麻杏石甘汤是麻黄汤的随证加减方？不能这样讲。因为作为两个方的主证来说，侧重点变化了，君药变化了。麻杏石甘汤是麻黄、石膏联合为君，跟麻黄单独为君不一样。从临床使用的一个基本根据来讲，麻黄汤是以比较典型的外感风寒表实证为使用基本依据的，而且它的系列方剂，不管大青龙汤、三拗汤、华盖散这一系列的，都是以基础的外感风寒表实证为根据，其他方面侧重不同，随证加减组成一个方子。而麻杏石甘汤在临床使用的基本依据，应该以发热咳喘为主的，即使没有表证也可以用的，它不是以外感风寒表实为使用基本依据的。所以，这两个方的比较，就不能把它看做一个方和另一个方的随证加减方一样，尽管就一味药之差，它是一种另组新方。而且麻黄在这两方里的作用侧重点也不同，在麻黄汤里麻黄是以发散风寒为它的主要功效发挥方向的，在麻杏石甘汤里和石膏联用之后，用量是一比二，石膏二，麻黄一，所以整方来看，清肺胃之热，特别肺热，这是它的突出功效，同时麻黄在石膏的制约下以宣肺为主，而不是以发散为主，麻黄使用功效发挥方向的侧重点也是不同的，这是两个方从主治证候、整方功效和用药这个特点上的区别。

辨证要点：主要的使用基本依据是发热咳喘，苔薄黄，脉数。注意苔薄黄，不是强调黄而厚或者黄腻，反映了以咳喘为主，痰的因素不是使用这个方的基本根据。一般来讲如果痰多，咳喘痰多，黄痰，甚至于难以咳出，像这个方清化痰热作用非常小，即使有石膏和杏仁同用，一清一肃，但清化痰热还必须要配其他的药，或者另择新方了。

在使用当中针对有汗或无汗，调整方中的药量，有汗无汗都可以用。历史上对这点讨论当中也争议过，张仲景说麻杏石甘汤的主治，他说"汗出而喘，无大热者"。柯韵伯也是个伤寒大家，他说这个是印书印错了，应该是"不汗出而喘，大热者"，当然这也是他一个看法。所以究竟有汗没汗，历来讨论争论也挺多，应该说无汗阶段是表证还明显的阶段，外邪在入里化热，形成痰热壅肺过程当中表现还比较明显存在，这个时候，寒邪束表可以无汗，随着入里，内热迫津外泄，造成有汗，随着发热的升高，汗还可以较多。由于多少有点外邪，在迫津外泄的过程当中也有虽然汗出，但汗出不畅的特点。有汗、无汗，根据肺热的程度多少，可以调整麻黄石膏的用量比例，同时现代使用时，多数情况下，不是以有没有表证作为依据，而是以发热咳喘是作为主要依据。我们方剂学既要讲到原方当时的运用情况，也更要反映后世直到现在普遍运用的情况。

在使用当中，从整体证候来说如果风寒比较突出，热象不明显，因为石膏量大，这个方不适合用。另一个方面如果痰热明显，甚至痰热多的，这个方也不适合。

随证加减:麻杏石甘汤应该看做基础方,反映出来一种基本的治法,一宣一清一降,虽然四个药体现了很多基础的组合,但在运用当中很多时候是要进行加味的。如果肺热较重,以发热为主要表现,同时咳喘重的,加大石膏用量;如果肺热重,咳喘比较厉害,咳喘厉害的如舌红,苔黄,脉数,那么桑皮、黄芩、知母这一类的可以使用,直接清肺脏之热,石膏是清肺卫之热,但它侧重于清经热,解散经热。石膏这味药辛甘大寒,单纯的清热力量很强,它是重剂。但要注意本方的透散,不是透散表邪的。桑菊饮这种辛凉轻剂和银翘散辛凉平剂,辛凉辛散都是指的表邪,主要指的表邪。石膏辛甘大寒这个辛,说它能解肌透热,透的是什么?透的是热,而这热可能是外邪入里化的热,形成上满肢热,经热,所以有人认为从这个角度看,石膏辛的直接作用含义和桑菊饮、银翘散里面的辛的含义不一样。麻杏石甘汤中石膏和麻黄相配,麻黄的辛,在石膏制约下,带有一定的透表邪作用,辛散体现在宣肺上,所以又有人说这个方相当于一个辛凉重剂。

应该知道整方来说还是辛凉为主的,仅仅是外寒证明显一点,降低一点麻黄用量,不可能方里麻黄用量超过石膏,如果麻黄用量超过石膏,那病机就不是属于肺热壅盛,外寒入里化热了。那就应该另外选方了。咳喘兼有痰多,痰阻滞气机,加葶苈子泄肺,加枇杷叶也能够降肺气,还有一定润肺作用。痰稠阻滞气机造成胸闷,那就用一些可以宽胸理气又能清化痰热的药。

【附方】

越婢汤(《金匮要略》) 麻黄六两(18g) 石膏半斤(24g) 生姜三两(9g) 甘草二两(6g) 大枣十五枚(5枚) 上五味,以水六升,先煮麻黄,去上沫,内诸药,煮取三升,分温三服。功用:发汗利水。主治:风水夹热证。恶风,一身悉肿,脉浮不渴,续自汗出,无大热者。

越婢汤从主治来说,和麻杏石甘汤相差还挺大。麻杏石甘汤治疗肺热咳喘,越婢汤治疗风水。风水发生或者发作都和外邪有一定关系,越婢汤主治风水夹热,从病机来说和肺气失于宣降有关。风水证是肺气失于宣降,水道不通,泛滥体表而形成的。而麻杏石甘汤主治肺失于肃降而上逆的肺热咳喘证,在这里边我们要体会这两个方麻黄石膏用量。麻黄石膏用量,越婢汤和麻杏石甘汤不同。越婢汤麻黄石膏用量比例3:4;麻杏石甘汤中,麻黄只有石膏量二分之一;大青龙汤往往麻黄是石膏的两倍,所以这三种不同比例配伍,比较完整地反映出来麻黄主要作用的方向,学习这个附方的意义主要在此。在大青龙汤里,麻黄的主要方面仍然是散邪,发散风寒之邪,治疗风寒表实证。在麻杏石甘汤里宣肺平喘,但整个方是以清热为主。在越婢汤里麻黄仍然有宣肺作用,应该说宣肺力量比麻杏石甘汤大,因为本方要宣肺,要畅通水道,宣降相因,宣肺以后畅通水道,同时兼有一定的疏散外来风邪作用,全方虽然偏温,但利用它宣肺力量大,能够畅通水道,治疗水肿,治疗风水证。由于风水夹热,整个证偏热,所以往往石膏相配,石膏量偏大。请大家从麻黄石膏相配的用量比例来体会它们在大青龙汤、麻杏石甘汤、越婢汤中的不同作用。

柴葛解肌汤

(《伤寒六书》)

【组成】柴胡(6g) 干葛(9g) 甘草(3g) 黄芩(6g) 羌活(3g) 白芷(3g) 芍药(6g) 桔梗(3g)(原书未著用量)

【用法】水二盅,加生姜三片,大枣二枚,槌法加石膏末一钱(3g),煎之热服。(现代用法:加生姜3片,大枣2枚,石膏12g,水煎温服。)

【功用】解肌清热。

【主治】外感风寒,郁而化热证。恶寒渐轻,身热增盛,无汗头痛,目疼鼻干,心烦不眠,咽干耳聋,眼眶痛,舌苔薄黄,脉浮微洪。

这个方有两次在教材大纲里曾经把它定为三类方,实际上大家都觉得它至少应该是二类方,但这个方不好讲,因为要把原书主治,原书理论要结合进去,主治和制定这个方的理论根据不太好讲。本方出自《伤寒六书》,其作者陶华,即陶节庵,我们说他喜欢用经方时方汇通,所以学习本方的一个意义是:本方体现了经方派和时方派的汇通尝试。像九味羌活汤或者以后的败毒散这些,那纯粹就是时方,不完全框在古代经方就像《伤寒论》、《金匮要略》这些的思想范围内。陶氏每次制方都要沾一点经方的相关理论,但用了时方的具体治法,我觉得这应该是一个进步。作为个人创制的方子,在我们教材里,历版教材收到他的方,还是不少的,那说明他创造了很多行之有效的方。如治疗流行性感冒,大家往往很容易就想到这个方,效果很好,是临床一个很常用的方。

病机分析:这个方病机是什么?原书讲治阳明表证。这个阳明表证怎样理解呢?柴葛解肌汤是治疗三阳合病,或者从太阳病初犯阳明这个阶段一种常用方。从原义来讲,这类病,在太阳病从表证阶段已经开始入里了,入里以后可能涉及少阳,可能涉及阳明,由太阳传少阳,或者太阳传阳明,或者形成一种三阳合病,三阳证都有,三阳合病当中阳明占有很重要地位,病邪既然进了阳明,阳明在仲景的六经辨证架构里面考虑,到阳明邪正斗争剧烈就是说外邪入里,整体的气血抗邪,邪正斗争剧烈,阳证、热证,两个基本类型,一个是经证,一个是腑证,《伤寒论》里是这样的观念。那这种三阳合病或者初犯阳明这种阶段怎么表述呢?陶氏就补充说这个阶段,不管是三阳合病,或者太阳到阳明了,都是初起,刚进阳明,阳明证有了,但并不像白虎汤证的阳明经热那么重,是一种过渡,所以他把它称之为在阳明证当中的表证,以区别于阳明经证。阳明表证这个理论出现以后呢,后世没有人引用过,也没有人承认这个。所以直到现在也只有他一个人说了。他也给自己创的治法取了不少名字,比如他在治法方面收集的文章那个篇章叫《杀车槌法》,这也是一个兴起的新的提法。组成里面有"杀车槌法加石膏一钱",有的简称叫"槌法",这是他的一个篇章名称。

了解本方主治证的病机特点以后,我们来分析本方的主治证候。主证:外感风寒,郁而化热。首先肯定的初起是风寒,由于它已经开始入里化热了,所以要结合寒凉清热。本方里有黄芩和石膏这类清泄里热的药,和外面的透散的羌活、白芷这类相结合,体现辛散的结构了。那外寒逐渐入里,他描述了一个动态的过程,陶氏说恶寒渐轻,身热增盛,无汗头痛。恶寒虽然在渐轻,发热在升,增盛,但仍然属风寒外感开始的,所以这部分描述的主要是邪在太阳的特点,邪在太阳正在动态往里逐渐化热这个过程,热开始在入里,见到少阳、阳明证了,目疼鼻干、心烦不眠、眼眶痛,这些都反映出阳明的经热,结合身热增盛,热越来越高,那相对寒越来越轻了,出现了郁而化热,也就是阳明之热的一些代表性症状。像咽干耳聋、心烦等反映出少阳常见症状。所以,有的说三阳合病,有的认为是太阳、阳明合病,是描述一种伤寒的寒邪入里化热,里热在形成的一个动态过程,那临床上涉及了几组药,针对不同的阶段,不同的方面侧重来调整使用。所以,这个方经过灵活运用,应该说用于外感风寒起始的病,针对在发展化热过程当中热象逐渐明显,是个常用方。比如流行性感冒,化热很快,热象很显著,用它作为基础进行灵活加减的话,效果很好。

治法:整个方是一种辛凉的结构,因为随着热的入里,整个方是表里兼顾了,辛凉解肌,解肌透邪。为什么要说解肌呢?因为伤寒之邪入里化热已经涉及半表半里,涉及阳明比较轻浅,所以叫阳明表证,还没有形成整个入里化热成为大热的阳明经证。全方辛凉为主,纯清里热的药,还是次要的。当然我们在临床运用时,如果里热盛,那石膏、黄芩之类的量可以增大点。

方义分析:陶氏对药物的选择很讲究归经,比如用于阳明的,用于少阳的,用于太阳的,他根据这个归纳来使用这些药组。柴葛解肌汤里君药为柴胡、葛根,有共同特点,又有不同的针对性,葛根擅长于清阳明比较浅表的热,它的辛散能解肌,层次比开腠深一点;透,指向外透。那柴胡也是向外透郁热的,能透邪。两者结合,柴胡善散半表之邪,葛根解肌透阳明之热,热入里到一定程度就会伤津,葛根还可以生津、输津。陶氏说此方主治阳明表证,从初期阳明证出现的阳明浅层这个病位上两药是为核心,然后再兼顾少阳、太阳。

85

白芷、羌活,从归经来看,白芷擅长于止眼眶眉棱骨痛,那这是归阳明,能够散表,能够止痛。羌活善于辛散,发表太阳之邪。那就是说太阳伤寒表证在入里过程中外证风寒还明显,恶寒渐轻,恶寒程度还是比较突出。

黄芩、石膏这两味清内热的药各有特点,黄芩擅长于清半里之热,半里之热最早出现胆热,黄芩用来清肝胆,治口苦,说明其侧重在少阳。清泄里热的石膏治属阳明,善长清解或者解肌透热,透阳明经热。这组臣药的运用是很灵活的。陶氏用石膏、黄芩量都很小,原方没有石膏,在《伤寒六书·杀车槌法》篇里的柴葛解肌汤加石膏一钱,这也说明了陶氏制方时的灵活性,到阳明经热真正高起来,随着石膏量就增大了。那这三组,共六个药分别考虑了太阳、阳明、少阳,清泄是次要的,向外透散是主要的。伤寒之邪由太阳进入阳明过程中,陶氏制方的思想是随着发热增高尽早地把它透泄出来。如果说真入里化热,本方兼顾面还比较全面,可以增加黄芩、石膏用量,增加了清里热作用,所以,既有辛凉解肌透邪,又有清里热,这是原方主要的宗旨。

后面的佐药考虑了各个方面,因为在里热形成过程当中会出现咽喉不利的症状,桔梗宣肺气,配甘草还可清利咽喉。芍药、大枣可以敛阴养血,避免入里之热伤耗阴血,是考虑到这类化热过程中病变产生较快,易伤耗阴血。用生姜既能协助散邪,和大枣相配又可以调和脾胃,调和气血。甘草是以调和药性为主的,又兼配桔梗以后可以清热利咽,和生姜、大枣可以安中调和脾胃,它以使药为主,也兼点佐药作用。

本方架构上整体像时方,指导思想用的是六经辨证,太阳、阳明、少阳这个理论来阐述他的用药,《伤寒六书》其他方都有这个特点,理论基础都用《伤寒论》里的,甚至用后世的时方药来换掉《伤寒论》中某些方全部的君药,但他说理论基础不变,还是体现了经方原来的治法和病机。

配伍特点:第一,温清并用,侧重于辛凉清热,全方寒热并用,有羌活、白芷这类偏温性的药,也有像石膏、黄芩、葛根这些偏凉性的,但整体上全方侧重于辛凉清热,所以放在辛凉解表剂里。第二,表里同治侧重于疏泄透散,以透邪为主,虽然表里同治,还是向外把病邪从表透出为主。

辨证要点:发热重,恶寒轻,有一种寒邪入里化热的过程。头痛,眼眶痛,鼻干,脉浮微洪,实际上在临床上,是有眼眶痛,鼻干,耳聋这类可能,主要从它动态入里化热这个过程来把握,脉浮微洪就是热在增高,逐渐向阳明经热去,而在前期,表证还比较明显。我自己体会,原书制定的几个主治它不一定都机械出现,像咽干耳聋、眼眶痛等等,实际上是一些代表性症状,是用这些症状来标志、反映邪涉及的经络。

用这个方应该注意,阳明表证,初涉阳明,阳明经热普遍还没形成。所以如果说初期开始入里不明显,还是表证占了很主要地位,或者相对表里同病,表证是处于决定地位的,那应该用辛温解表为主。如果内热明显了,有阳明腑实证也不适合使用。另外在用药上它有涉及太阳的药,涉及阳明的药,涉及少阳的药,要根据三阳病情的侧重灵活调整用量,看它以哪方面为主,灵活调整。

随证加减:像表寒明显,陶氏自己书里提到,寒重,表寒明显,这方还要加用麻黄,夏秋不宜用麻黄,用苏叶。里热重,阳明经热重,则加重石膏用量。里热重了就要伤津,可加天花粉生津。里热重,还有可能产生咽痛这些突出的热毒症状,那可以加银花、连翘。

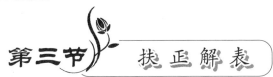

第三节　扶正解表

扶正解表是治疗外感病中的一类大法,我们教材上收了四个正方,益气解表两个,助阳解表一个,滋阴解表一个,附方还有一个养血解表。根据大纲以及运用的频率来看,主要讲败毒散、参苏饮和麻黄附子细辛汤。在学习麻黄附子细辛汤基础上再学再造散,再造散就是以麻黄附子细辛汤作为一个原型来设计的。

扶正解表总的来说,适应证是表证见正气虚弱的,分类是根据气血阴阳体质不足的种类分为四类,益气解表、助阳解表、滋阴解表、养血解表,我们重点讨论益气解表和助阳解表。

败　毒　散
《太平惠民和剂局方》

【组成】柴胡去苗　前胡去苗,洗　川芎　枳壳去瓤,麸炒　羌活去苗　独活去苗　茯苓去皮　桔梗　人参去芦　甘草各三十两(900g)

【用法】上为粗末。每服二钱(6g),水一盏,加生姜、薄荷各少许,同煎七分,去滓,不拘时服,寒多则热服,热多则温服。(现代用法:做汤剂煎服,用量按原方比例酌减。)

【功用】散寒祛湿,益气解表。

【主治】气虚外感风寒湿邪证。憎寒壮热,头项强痛,肢体酸痛,无汗,鼻塞声重,咳嗽有痰,胸膈痞满,舌淡苔白,脉浮而按之无力。

过去认为这方出处是《小儿药证直诀》,现在根据《方剂大辞典》的考订,认为其出处是《太平惠民和剂局方》。它主要治疗气虚之人外感风寒湿邪。

87

病机分析:历来学生学习这个方的第一个疑问,就是看这个主治很难反映出气虚在哪里,顶多就脉按之无力,浮脉主表证,按起来没有力,其他方面看不出有明显的气虚表现。外感风寒湿邪是这个方主治里的主体部分,憎寒壮热,头项强痛,肢体酸疼,无汗,这组基本上都是典型的外感风寒夹湿而且属于表实证的表现。那这种还是外感风寒表实证,麻黄汤证的基础加上夹湿,那就类似于九味羌活汤证的外感风寒湿邪部分。除此之外,从体质因素讲,这类病人多少有一定的正气不足,但是一般来说没有典型气虚证。鼻塞声重这一类,外感夹湿可以形成,咳嗽有痰往往表湿引动内湿,也可以发生。胸膈痞满是因为肺气不宣,痰阻滞气机一定程度产生胸膈痞满等,这都不属于主证,仍然是外感风寒湿邪为主。它气虚的反映,主要是这个方的运用,本方多用于小儿、老人、病后、产后这类人外感风寒湿邪。就是从体质因素上,久病之后的一种体质因素;或者老人、小儿本身就虚,老人多容易气虚,功能衰退,小儿属于元气未充,脏腑娇嫩,所以用发散药的同时要兼顾正气,而且正气驱邪力量不足。气虚反映在哪里?气虚主要反映在体质因素上,证候表现上不明显,这就和后面的参苏饮区分开。参苏饮是有基础的气虚表现。正是由于基础的气虚表现,所以其气虚为脾肺气虚,脾气虚运化乏力,水谷不能运化为气血津液,水反为湿,谷反为滞,就可以痰多,产生一些病理产物。而本方仅仅咳嗽有痰,不强调病理产物。

治法:从病机分析来看,反映出来的是以外感风寒湿邪表证为主的,所以方中散寒祛湿是主体部分,发散风寒湿,这和九味羌活汤类似。由于有一定的正气不足,有一定的病理产物产生,配合益气,总体治法叫益气解表,但侧重在发散风寒湿。

方义分析:君药是羌活、独活同用,羌独活同用能祛除一身风寒湿邪,而且能增强止痛力量,协同发挥作用。因为唐以前羌、独活品种是不分的,经常是混用的,羌活和独活品种的分开,这也是运用上的一种进步。

川芎和柴胡这两味药的运用很有特点,由于正气不足,邪容易入里,有一点正气不足而需要发散的情况下,多选用柴胡,它能透半表之邪,川芎可以增强止痛作用,又有活血的功效,体现了"治风先治血",散风和活血同用,川芎本身就能够止痛散邪,这也是后世在祛风药治痹痛方中间常用川芎的原因,柴胡、川芎的运用,对这个方在后世用于逆流挽舟法治疗痢疾初起有表证,这两个药的意义是很大的。同样去发散风寒湿邪,那怎么不用九味羌活汤呢?这是考虑了人体正气可能有所不足情况下体内病理产物的产生,后面要讲的参苏饮都是和当时的时代以及考虑到这些因素有关了。参苏饮里边体现得也是很清楚,两个方有很多的药是共同的,很多基本组合都是那个时候形成的。而从宋代形成以后,那后世对这一配伍组合都比较公认了。所以川芎、柴胡配在解表止痛这类方剂里，它的意义既能发散的层次深一些，又能治风和调血相结合。

佐药有三组，第一组是桔梗、枳壳，也是这个时代开始用，后世用得很多。桔梗开宣，枳壳降气，两者结合，一升一降，可以畅通从胸部到脘腹气机，往往用桔梗枳壳配伍结构时，气机阻滞多数是在胸脘，这两个药一升一降，畅通气机。不管是津液凝聚需要化痰还是血液瘀滞需要化瘀，都可以用桔梗枳壳，在后面要学习的方中这个配伍还会多次出现。

第二组是前胡、茯苓，也是常用的一种组合，前胡辛散有一点发散作用，而又有一定降气作用，可降气化痰，止咳嗽；和茯苓相配，考虑到脾虚失运会有痰，茯苓健脾渗湿，治生痰之源。

佐药第三组是人参，人参的配伍意义是方义分析的重点。喻昌对人参在其中的用法，把助正祛邪和补益元气区分开来，因为我们讲到"汗法"与"补法"时候曾经提到过，补法有相当于补元气、补虚，补法可以用来助正祛邪，这个提出来和有外邪不用补法并不矛盾，人参量少，所以喻嘉言（喻昌）强调用人参三五七分，助正气鼓邪外出，不是在补益元气。历来对本方里人参作用的讨论很多，有人说人参既能益气，也能益阴，能助正气又可以资汗源，能够益阴，使得发散药汗出有源。现在我们教材归纳，这类人有气虚的体质特点，容易重感，认为人参可以助正气鼓邪外出，同时防御外邪重感。

佐使药甘草助人参益气，同时调和药性。生姜、薄荷，也是历来解表方里常用的一种基本结构，有的把它看做药引子。在这类方里用量较小，主要用来疏散表邪，用薄荷这类偏凉的药物，可以制约避免辛温发散太过。从这个方的结构来看，实际上是气血津液兼顾的，在解表的同时，调整内在的气血津液。

由于有这个基础，后世常用于痢疾初起有表证。从明代就有使用，一直到晚清，清代后期像吴鞠通这些医家，很称赞它，说用这个方治痢疾，"屡验屡效，百发百中"。《时病论》的作者雷少逸，也善于用本方治疗痢疾初起有表证。喻嘉言就把这个方（治疗痢疾初起有表证），起了个名字叫逆流挽舟法。后来大家也都公认了专有名称。逆流挽舟法后来就专门指败毒散治痢疾初起而有表证了。道理何在呢？喻嘉言利用这个方来治外邪陷里成为痢疾，通过疏散表邪，表气疏通，里滞亦除，其痢自愈。他简单地用这个比喻什么呢？他认为这类痢疾是由外邪，同时人体有一点气虚，正虚内陷，外邪内陷，和积滞相合，形成的这种痢疾，表证还在，这是一种解释方法。从现在临床看，胃肠道的感染通常就是有表证也有痢疾。所以有寒热表证，又有腹痛、里急后重，还可以有脓血了。他用了个比喻，说就像四川长江三峡那过去拉纤的，如果顺流而下不用拉纤，逆流挽舟是比喻逆流向上,就需要拉纤。这种痢疾既然是表邪内陷形成的,通过散风、寒、湿,使得内陷之邪返表而出,故其比喻为"逆流挽舟"。

如果内陷之邪单用发散行不行呢?关键是本方里还有调畅气血津液的。这个方为什么能有逆流挽舟体现这个治法、能够治疗痢疾初起呢?那由于它能调整气血津液。实际上在宋、金时代治疗痢疾很强调调气和血,调气和血往往针对很具体的病机。仲景时代治疗痢疾考虑湿热、热毒为主,从仲景所在的汉代,到晋代,一直到南北朝、唐这个时期,治疗痢疾基本上是考虑热毒深入血分或者湿热结滞这类居多。所以,最早产生于晋代的黄连解毒汤,也可以清热燥湿,用于痢疾。仲景时代的白头翁汤、葛根芩连汤,也用来治疗热毒痢疾。但是痢疾引起的腹痛、里急后重、便脓血是痢疾的共同特点,不管湿热痢或者疫毒痢,都会有不同程度的腹痛、里急后重、便脓血。就便脓血来说,往往赤白的多少反映的病机不同。但这类病机形成以后,其内在的气滞血瘀、气血失调,邪湿当然涉及津液的转输,这个方面是从病因再形成症状的发生中间的病机过程。针对这种病理过程,刘河间提出来,"行血则便脓自愈,调气则后重自除",是在痢疾治疗上一个创举。相应地创制了芍药汤,在清热剂里要讨论。

这里既然涉及痢疾,那看组成里边,川芎有活血作用,能活血调血;柴胡、枳壳,一升一降,结合了桔梗,畅通气机,枳壳虽然不如枳实下气导滞那么突出,那也有一定的导滞、排出病理产物的作用;用茯苓、前胡调整津液,健脾运化津液,因此,本方能气血津液兼顾,在一定程度上调整人体气血津液。痢疾初起有表证,羌活、独活这类能透邪,川芎、柴胡本身也能透邪。所以它实际上是个表里同治的方。后世从宋元以后到明清,很多人用本方治疗痢疾,开始都发现治痢疾一定要把握是痢疾初起,整体化热,热象不重,觉得这个方挺好。实践经验有了以后,要把这类解释方法上升到理论,而并没有用它治内的调畅气血津液这种理论,而是喻嘉言总结了逆流挽舟法,大家觉得这个比喻也挺合适。我觉得这方里边对气血津液的调畅,一升一降,畅通整体气机,又能够活血除湿,针对痢疾发生过程当中,不管感受的湿热病邪、寒湿病邪,或者是热毒病邪。在初起热象不明显时,体内气血津液出现壅滞,兼有表证,用这个方都能改善。这是逆流挽舟法用药的一个特点。并不在于实际的外邪内陷,用解表法能够把痢疾直接透掉。那透邪的方很多,为什么就选这个方呢?这个方确实有治内的药,又能调和气血。当然现代用于痢疾初起有表证,可不可以?也可以。但是当中加强调气和血,又要结合现代治痢之本、清热燥湿这类,要适当结合。

人参的配伍意义,主要归纳为两个方面,第一,可以助正气鼓邪外出,防邪复入;第二,全方虽有发散作用,但用人参不会耗伤真元,不会伤正气。整个配伍特点,结合了人参,但人参不是用来大补元气,而是使全方补而不滞邪,散而不伤正,邪正兼顾,所以本方成为了益气解表常用的一个代表方剂。

辨证要点:实际上就是外感风寒湿邪,属于表实证,加上体质因素,主要反映在脉象上。如果是感受了风热或者是阴虚,是不能使用的。

还说明一下,由于在《小儿药证直诀》里写到败毒散,写了"一名人参败毒散",所以它又有一个名字叫人参败毒散,过去我也看到了好几本书,写败毒散后面加减还有败毒散加人参,即人参败毒散。这就错了,败毒散本身就叫人参败毒散。

随证加减:加减就围绕着邪的问题、正虚的问题,以及外感风寒是夹湿的这一特点来展开。正虚不明显,要用这方。外感风寒湿邪较重,这种情况下,常用附方荆防败毒散,那是去掉人参的。气虚明显,只给人参不够,加重人参用量,再加黄芪,增强益气作用。如果不是风寒夹湿,是风寒,伴气虚明显,后面参苏饮是首选的。风寒夹湿较重,往往反映为酸楚疼痛比较突出,那针对这个方面要加一些祛风除湿,治疗痹痛这类药。如果湿聚成痰,痰量较多,要增加化痰力量。咳嗽较严重,要增加宣降肺气药。痢疾初起的时候,调气和血止痛,还应该加重芍药以缓急止痛,或加木香增加行气止痛力量。

【附方】

荆防败毒散(《摄生众妙方》) 羌活 柴胡 前胡 独活 枳壳 茯苓 荆芥 防风 桔梗 川芎各一钱五分(4.5g) 甘草五分(1.5g) 用水一盏半,煎至八分,温服。功用:发汗解表,消疮止痛。主治:疮肿初起。红肿疼痛,恶寒发热,无汗不渴,舌苔薄白,脉浮数。

荆防败毒散,原来用于疮疡初起。疮疡初起,整体和局部有这种寒热表证,有发冷发热。所以用败毒散去掉人参、生姜、薄荷,加上荆芥、防风,里边就有调整气血津液的药,能疏通气血津液,可以起到散结作用。疮疡初起,外邪引起气血津液的运行障碍,有失于疏通这种病理特点。而用这个方,一般来说,热毒之象不明显。热毒明显可以和银花、连翘结合起来清热解毒。用荆防败毒散为基础,要有一定寒热表证。有的人没有整体的恶寒发热,但疮疡局部往往有发热发冷,这个方也能用。这是荆防败毒散在《摄生众妙方》原书里的主治。现代临床用于正气不虚的外感风寒湿邪感冒,观察疗效大多数较好。

参 苏 饮
(《太平惠民和剂局方》)

【组成】人参 紫苏叶 干葛洗 半夏汤洗七次,姜汁制炒 前胡去苗 茯苓去

皮,各三分(6g) 枳壳去瓤,麸炒 桔梗去芦 木香 陈皮去白 甘草炙,各半两(各4g)

【用法】上㕮咀。每服四钱(12g),水一盏半,姜七片,枣一个,煎六分,去滓,微热服。不拘时候。(现代用法:加生姜7片,大枣1枚,水煎温服。)

【功用】益气解表,理气化痰。

【主治】气虚外感风寒,内有痰湿证。恶寒发热,无汗,头痛,鼻塞,咳嗽痰白,胸脘满闷,倦怠无力,气短懒言,舌苔白,脉弱。

参苏饮我们学习讨论可以和败毒散结合起来,对比起来学习。这方也出在《太平惠民和剂局方》。

病机分析:从病邪来讲,是外感风寒,而不是外感风寒湿邪,这是和败毒散主治不同的第一个方面。从外邪来讲,反映出来的恶寒发热,无汗,头痛,这是比较典型的外感风寒表实证。第二,参苏饮证有比较明显的气虚表现,所以主治里边以倦怠乏力,气短懒言,脉弱,来反映它的基础的气虚见证,类似于四君子汤证,有时还可见食少便溏等。而这些症状都是实实在在的,而不是仅仅从病人的体质因素去推导,这是参苏饮在正虚方面和败毒散又一个差别。然后从两者内外的病证比例来看。败毒散以表证为主,气虚和相应的类证,比如咳嗽有痰这一类证,是相对比较次要的,是比较轻的;参苏饮的外感是因为风寒,不是夹湿,外来风寒明显,而内在由于气虚以后,脾不运湿,湿聚成痰,痰阻气机,这方面还是突出的,所以参苏饮证有寒痰的表现,咳嗽痰白,偏于寒痰的特点。痰阻气机可以胸脘满闷,那就是说气虚以及由气虚以后,脾不运化产生的类证是具体的,不是从体质因素上反映的。所以参苏饮的主治和败毒散主治,从主治、病机归纳上,有很明显的差别,不管表证、里证,都有明显差别,而且表证、里证比例上,参苏饮里证不是很轻的,而是很明显的,表里同病当中两方面差不多,都很重要,不像败毒散,很多败毒散加减方,里证可以忽略不计,所以经常加减里去人参,这是运用侧重不同的方面。

这两个证中有很多相似的方面,例如脉都是或者无力,或者弱;都有表证,感受风寒可有恶寒发热,头痛,无汗等症状,但败毒散头身酸楚疼痛是夹有湿邪;里证两个证都可以有,比如咳嗽有痰,但相对参苏饮往往痰多一些,寒痰比较明显。

方义分析:参苏饮里君药是苏叶。苏叶在发散药当中,是比较平和的,其性味辛温,能发散风寒,兼有理气的作用。

葛根和人参这两味药看做臣药,这里要体会像柴胡、葛根这些药,怎么用在发散药当中啊?用其发表,一般都在什么证当中?在这里使用葛根,是考虑到它能解肌发表,它发表比最浅表的皮毛往往要深一层,阳明主肌肉,所以说它解肌发表。为什么这个时候要用纵深一层的药呢?因为有气虚,凡是有一些气虚特点,发散都要用既有散表的,又要用相当于防止表邪深入一层的情况,可以解肌往外透。人参在这里上升到臣药了,既能助正祛邪,同时也能纠正体内的气虚,这个方里,人参、茯苓、甘草,类似于四君子汤,只是没有用白术。参苏饮的人参有没有防邪复入作用呢?应该说,人参益气补虚本身也会有这个作用,而且从败毒散以后,人们就比较重视防止重感。针对这种情况,治疗气虚外感,柯韵伯总结认为"不患无以驱之,而患无以御之"。他说不怕没有驱邪的,驱邪很容易,而最怕没有防御的,"不畏风之不去,而畏风之复来"。也就是说,并不怕风邪不去,最怕它又回来,又回来反复流连,那表越来越虚,以后不好收拾。他说怎么和正呢?为什么呢?"玄府不闭故也"。表虚之人,玄府、体表、腠理毛窍,不能固闭,表气虚了,不能防御,所以针对体征这就产生了很多方,用少量的人参助正驱邪,同时防御外邪。

该方实际上也出在《太平惠民和剂局方》,用半夏、陈皮、茯苓和后面的甘草,燥湿化痰、和胃降逆,所以在这里,半夏、陈皮、茯苓、甘草,也可以看出一个治痰、化痰、和胃的一个基本结构。将来要讨论到祛痰剂二陈汤,要详细讨论半夏、陈皮这个常用基本结构。

茯苓、前胡,也是后人常用的基本结构,是除湿化痰和健脾渗湿结合,标本兼顾的一种结构。桔梗、枳壳的配伍又出现了,又是畅通气机,凡是有胸膈满闷,有痰或者瘀阻滞,这是常用的结构。这个方比较特殊之处是用了木香,行气力量较大,增加了整个方行气的作用。因为它主要考虑内在是什么?有津液凝聚。咳嗽,痰白,增加行气力量,这样有利于津液的布散,这个方是气津兼顾的,所以用一些木香,当然临床上气滞、督闷这类不突出,当然也可以减量或者不用。

甘草、生姜和大枣作为佐使药,甘草既能助人参益气,也能调和诸药;生姜、大枣在这里能够调和脾胃,也能调和体表的气血营卫。看起来这个方里面不少药,和败毒散是相似的,有不少的结构与基本组合都相似,但是主治证候相差比较大,从外邪的风寒湿和风寒的差别,内在气虚见证的差别,以及湿聚成痰以后,病理产物多少的差别,区别是比较明显的。

配伍特点:第一,本方攻补兼施,散补并行,发散表邪和补气,这样散不伤正,补不敛邪;第二,津气并调,行气有助于消痰,化痰湿输布津液,有助于气机疏通,所以说是行津、布津和行气相辅相成。

类方比较:败毒散和参苏饮比较,从外邪、表里同病、表里侧重不同。参苏饮表里俱重,表里相当,败毒散是表证为主,作为里证的是体质因素反映的这类气虚。而且从病邪性质来说,败毒散是针对风寒湿,参苏饮针对风寒,表现不同。参苏饮气虚较重,所以内在病理产物气滞痰阻较突出,所以它要津气并调。

参苏饮主治证候和小青龙汤有没有相类似的呢？两者都是外感风寒。小青龙汤证的外感风寒重一些，从用的药看得出来，是麻桂同用的。作为里证是寒饮，寒饮比寒痰的量更多，它强调痰多清稀，参苏饮强调的是寒痰，咳嗽痰白，可以阻滞气机。肺气上逆的小青龙汤咳喘，发作同时往往喘也很突出。参苏饮咳嗽发作频繁会不会喘？参苏饮以咳为主。所以仔细分析这两个方，从证候来讲临床还是不难区别的。从功用看，因参苏饮主治有明显的气虚表现，又有明显风寒表证，因此要益气解表，扶正祛邪同时并举。由于气虚，脾不运化，产生痰湿，阻滞气机，化痰理气并举，力量都不小，对这个方来讲，所以里证用药也很多，而且很多药是和败毒散里用的相似，比它力量大就是了。

辨证要点：恶寒发热，无汗头痛，咳嗽痰白，胸脘满闷。那前面的八个字是外感风寒表实，后面八个字是气机阻滞，痰湿凝聚。后面还有以倦怠乏力，脉弱为代表的基础气虚表现。

随证加减：本方还是属于羌防剂的方，宋元时代以后，羌防剂占得很多，那羌防剂时代的加减，恶寒重，一般都是荆芥、防风、葛根这类发散药；头痛结合分证论治里多用川芎、白芷、藁本这一类；如果气滞不那么重，可以减少木香；如果气滞兼胸闷，方里边有陈皮，也可以加大陈皮的用量。

麻黄细辛附子汤

《伤寒论》

【组成】麻黄去节，二两(6g)　附子炮，去皮，一枚，破八片(9g)　细辛二两(3g)

【用法】上三味，以水一斗，先煮麻黄，减二升，去上沫，内诸药，煮取三升，去滓。温服一升，日三服。（现代用法：水煎温服。）

【功用】助阳解表。

【主治】

1. 素体阳虚，外感风寒证。发热，恶寒甚剧，虽厚衣重被，其寒不解，神疲欲寐，脉沉微。

2. 暴哑。突发声音嘶哑，甚至失音不语，或咽喉疼痛，恶寒，发热，神疲欲寐，舌淡苔白，脉沉无力。

麻黄附子细辛汤是《伤寒论》的方。

病机分析：病机为表里同病，表里俱寒。表寒就是外感风寒；里寒是阳气不足。阳气不足具体来讲，涉及肾阳虚。所以有的书说可治寒伤肺肾的暴哑，而本方不但治疗暴哑，也可以治疗暴盲，运用非常宽。原书主治里边是阳虚外感风寒，表里俱寒，《伤寒论》上说"少阴病，始得之，反发热，脉沉者，麻黄附子细辛汤主之"。少阴病,心肾阳虚,心反映出是"阳气者,精则养神",阳气温养心神,肾反映出热力来源,所以肾阳虚,本身就有畏寒恶寒的特点。外来感受风寒,那少阴病就心肾阳虚,本身特点是恶寒的,所以张仲景说"少阴病,反发热",恶寒怎么反而发热呢? 恶寒发热同时并见,说明是表证。表证脉应当浮的,"反发热"后面,"脉沉者",脉又沉则反证了阳气很虚,不能鼓动血脉。所以简单几句描述了什么呢? 描述了表里俱寒,阳虚感受风寒一个特点,外感风寒应该有恶寒发热,但这类病人本身少阴病心肾阳虚,肾阳虚以后的内生之寒,四肢逆冷,厥逆,不像脾胃阳虚那种四肢不温程度那样轻了。所以发热较轻,恶寒很重,虽重衣厚被,虽然盖的很多,穿衣服很多,其寒不减。脉呢,出现沉微。所以这个病机有表里俱寒、素体阳虚、外感风寒这样一个特点。

教材上提到的主治第二条,暴哑。暴哑,突发声音嘶哑,实际上都是感受外寒以后发生的。要说明的是突然音哑有很多原因可以造成,在临床看,这类突发音哑往往不是说完全不能发声,也可以是发声非常重浊。本身长期阳气不足,不能温化,咽喉部分像慢性咽炎这些往往有痰气互结,又感受强烈外寒以后,寒伤心肾,寒性收引凝滞,就造成了肺窍闭阻。寒既能够直中伤肾,大寒犯肾,又可以闭阻肺窍,加重这种体质的畏寒和肺窍闭阻,出现突然的音哑。那这个时候,他应该有一组表证,感受外寒,所以麻黄附子细辛汤很重要的是有感寒史,内有阳虚基础,恶寒发热同时并见。神疲欲寐,有时候可以叫神衰欲寐,结合起来,可以恶寒很重,虽重衣厚被不减,阳虚程度较重。加上脉沉无力。这类特点,就是既有阳虚,又有外寒直中的特点。

暴盲,突然看不见,也是大寒犯肾,肾的精气不能上承,本来肾精肝血向上,濡养滋养眼睛,看东西,视力最主要靠黑的瞳仁,本身阳虚之体感受外寒,受寒之后,肾精不能上升,那浊阴之气上逆,肾浊上泛,造成突然失明。在临床上,这类病人也不是完全看不到,多是突然感冒以后,眼睛模糊了。用麻黄附子细辛汤治暴哑、暴盲,病案也很多。

病案举例:这里举一个暴盲病案。20 世纪 70 年代,我到成都中医学院还不久,学校有位眼科专家陈达夫教授就很善用麻黄附子细辛汤。我们方剂教研室的老主任陈潮祖教授有个伯父在宜宾,是个中学老师,他一个人住单身宿舍,工作很热心,有次辅导学生到深夜,那天下着大雪,他从雪地里走回宿舍,回去以后,他因为觉得麻烦,就没烧热水洗脚,他打点冷水,脚在里边搓两下,赶快擦干就早点休息了,第二天感冒了,一两天以后眼睛看东西模糊了,他在当地就诊没有效果,后来来省城成都,陈潮祖老师介绍他找陈达夫教授看,陈教授听了这个病史,诊完脉,他说"大寒犯肾"。问他怎么犯肾呢? 他说病人本身在外面雪地里感受外寒了，又在冰冷水里边洗脚，脚底那涌泉穴怎么不受寒呢？大寒直接犯肾。这样肾精不能上承，肾浊上泛，就造成了黑色的瞳仁没有肾精，双眼无神。黑睛瞳仁是肾精贯注，无神不是肾精是肾浊，并不是肾精缺了，是肾浊上占其位，所以我们补肾精同时，要泄肾浊，使肾精复归其位才能恢复了，所以经常在补肾精当中要配泽泻、车前子这一类药，才能泄肾浊，促使肾精复归其位。当时用麻黄附子细辛汤用了一个多礼拜，视力就恢复了正常。本方用于表里俱寒，内有阳虚，外感风寒，可以治疗寒伤肺肾的暴哑，可以治疗大寒犯肾，肾精不能上注引起的暴盲，这类病案不少，大家以后可以慢慢体会。

方义分析：方里有麻黄、附子、细辛，君药历来有争议，我还是主张麻黄、附子联合作君，细辛就作臣药，那就是一个臣药为两个君药服务了。病机是属于外感风寒，外来之寒，温必兼散，用麻黄发散风寒。附子来温肾助阳；细辛既能助麻黄发散，又能助附子温肾，细辛能启发肾气，启发肾气和温阳的概念还有些不同，启发肾气指的有温肾作用，同时鼓舞肾阳上达。肾阳作为在人体一身阳气的一个发源，五脏六腑之阳非此不能发。从五脏阳气直到体表的表阳，都和肾阳是一个发源。所以过去说卫阳之气，究竟来自于哪里？都有不同说法。说卫出下焦，这个好理解，全身热力来源在于下焦的肾阳，所以肾阳又叫元阳。肺主宣发，使阳气阴津输布到体表，细辛在这里能够助附子启发肾气，助麻黄发散表寒。麻黄、附子联合是本方的基本结构，解除表里俱寒。外有风寒，内有肾阳不足，表里同病，所以表里同治。

刚才说主治的第二条，治疗暴哑，实际上是把表里同治这种治法转过来，变成上下同治。把《伤寒论》中这表里同治之方，易为上下同治之剂。因为暴哑是大寒犯肾，又闭肺窍，麻黄可以开宣肺气，有助于畅通肺窍。附子温肾祛内寒，可以解决大寒犯肾。细辛两相兼顾，其发散助麻黄通窍，启发肾气，助附子祛内寒，又成为一个上下同治的方。用这个方也能治水肿，麻黄附子细辛汤治疗水肿，那也是上下同治。肺肾同病，寒邪引起肺气不宣，水道不通而水湿泛滥。肾阳不足，不能温阳化气，水湿潴留。可以用麻黄来开宣肺气，畅通水道，用附子来温肾阳，助阳化气。细辛既助麻黄开宣，又能温散水气，又助附子温肾阳，启发肾气。所以这一方能治多病，这个方是临床很常用的。

辨证要点：恶寒重，发热轻，这是表里俱寒。神疲欲寐，脉沉。这里的神疲欲寐，和典型的四逆汤证的神衰欲寐程度不同。一般来说，用这个方的时候，心肾两虚还相比四逆汤证轻一点。当然如果少阴心肾阳虚比较突出，即使感有一些表寒，表里俱寒，那还是要照顾到温里，避免阳气浮越。如果心肾阳虚重了，标志是四肢厥逆，下利清谷，脉象不仅沉，还脉微欲绝，那这个时候要回阳救逆，先温其里,后攻其表。遇到像阳气要浮越要脱,也先要回阳救逆。如果再辛散的话,会加重这种阳虚欲脱,阴盛格阳的这种可能性。

随证加减:阳虚又见气虚的,加人参、黄芪,这个是多见的情况。《伤寒论》时代气候很冷,非常强调温阳气,化津液。而宋以后益气的运用更多。所以后来的包括后面要讲的再造散这类,都是不仅要用附子,要加参芪。为什么呢?既然内在阳虚,"内生之寒,温必兼补",要温补结合。心肾阳虚是很重要的一个方面,这里要温补结合,所以多加黄芪、人参。这类证兼咳嗽,肺气不宣,可以结合化痰降逆,加半夏、杏仁一类。如果湿阻经络,既有阳虚,感受外寒又夹湿,反映出外来风寒湿,一般来说,就有痹证引发,要注意除湿止痛。

【附方】

再造散(《伤寒六书》卷三) 黄芪(6g) 人参(3g) 桂枝(3g) 甘草(1.5g) 熟附子(3g) 细辛(2g) 羌活(3g) 防风(3g) 川芎(3g) 煨生姜(3g) 水二盅,加大枣二个,煎一盅。槌法再加炒白芍一撮,煎三沸,温服。功用:助阳益气,解表散寒。主治:阳气虚弱,外感风寒证。恶寒发热,热轻寒重,无汗肢冷,倦怠嗜卧,面色苍白,语声低微,舌淡苔白,脉沉无力或浮大无力。

再造散又是《伤寒六书》上的方,这个方是助阳解表的,严格地讲,是解表发散风寒,助阳益气解表。从它的主治证候来讲,恶寒发热基础上热轻寒重,说明它既有外来风寒,又有内在的阳虚,寒很重。无汗肢冷,阳虚不能温养四肢。肢体倦怠,面色苍白,语声低微,脉沉无力,这都是比较典型的气虚证,阳虚气虚同时并见,又加外来的表寒。治疗就要助阳和益气相结合,创制再造散的,就是前面讲的柴葛解肌汤那位陶华,他还是尊重经方的配伍规律,用麻黄附子细辛汤的设计作为他的基本思路。他觉得阳虚气虚,用麻黄怕发散太过。阳气虚弱之人,发散容易汗多亡阳。所以他用桂枝汤代替麻黄,桂枝汤散寒力量很微弱,散寒力不够怎么办呢? 在里边加羌活、防风,他就把羌活、防风和桂枝汤合在一起代替麻黄。既保持一定的发散风寒作用,又能够用发汗剂不至于发散太过。因本身阳虚,怕亡阳。这个方在温阳的基础上用附子,加人参、黄芪。羌活、防风加桂枝汤代替麻黄,不仅仅是照顾风寒夹湿,羌活、防风加桂枝汤药性比较平和,同时能够止痛。用附子,能温阳,又结合人参、黄芪来补气,温阳益气结合。细辛仍然用来既帮助发散,又可以帮助启发肾气,这样就构成了再造散。同学们在学习时,不必要一味味药地背,而是要理解陶氏用麻黄附子细辛汤作为一个基本架构,然后用时方很多药来代替、改良它这个思路。所以,本方是时方盛行的时代用来治疗阳虚外感的一个代表方,一般认为,助阳解表的时方是以再造散来作为代表,经方以麻黄附子细辛汤来作为代表。实际上再造散方还是从经方思路变化出来的。

97

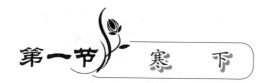

第二章 泻下剂

第一节 寒下

寒下主要适用于里热积滞实证。主要代表方是大承气汤。

大承气汤

（《伤寒论》）

【组成】大黄酒洗，四两(12g)　厚朴去皮，炙，半斤(24g)　枳实炙，五枚(12g)　芒硝三合(9g)

【用法】上四味，以水一斗，先煮二物，取五升，去滓，内大黄，更煮取二升，去滓，内芒硝，更上微火一二沸，分温再服。得下，余勿服。（现代用法：水煎，先煎厚朴、枳实，后下大黄，芒硝溶服。）

【功用】峻下热结。

【主治】

1. 阳明腑实证。大便不通，频转矢气，脘腹痞满，腹痛拒按，按之则硬，甚或潮热谵语，手足濈然汗出，舌苔黄燥起刺，或焦黑燥裂，脉沉实。

2. 热结旁流证。下利清水，色纯青，其气臭秽，脐腹疼痛，按之坚硬有块，口舌干燥，脉滑实。

3. 里热实证之热厥、痉病或发狂等。

大承气汤的方名是什么意思呢？承气，即承顺胃气下行。

病机分析：

1. 阳明腑实证　阳明指胃肠，胃肠属于腑，热实互结于胃肠。具体来说，热实互结在胃肠是阳明腑实证。从临床表现来看，前人经常用"痞、满、燥、实"四个症来概括，这也是它的证治要点。大承气汤证的主治很多，阳明腑实证，热结旁流证，发狂、痉病这些可以见到阳明腑实证者。上述的主治都有热实互结于胃肠这个基础，这里的胃肠主要是指现在的肠道了。"阳明之为病，胃家实是也"，这是《伤寒论》阳明病的一个纲领。胃家包括胃肠，中医学中胃的含义有广义、狭义之分。有时候具体说到胃,胃主受纳,胃气上逆,这指的就是"饮入于胃",受纳腐熟水谷的胃,这就是很具体的了。有时候以胃概脾,有时是以脾概胃,我们说肝心脾肺肾五脏系统中的脾包括了脾胃。饮食消化功能很正常,说这个人胃气挺强,这个胃就包括脾。有最广义的胃,中医学经常也用,并不是仅仅指消化功能,而是指的一种生机活力。一看这个人面色红润,明润含蓄,脉来从容和缓,即有胃气。《黄帝内经》说"有胃气则生,无胃气则死……白如豕膏者生……白如枯骨者死",白如枯骨就是没胃气,像豕膏就是说还有光泽,明润,这个就是有胃气。这个胃气是指的生机活力,包括望诊、脉诊,胃气都是生机活力的反映。那这跟具体脾胃的受纳运化、消化功能是没有直接联系。

《伤寒论》概括阳明病,用"胃家"概括了胃肠。有些西学中的学生,西医主治医师们认为中医很奇怪,他说《伤寒论》说的胃中有燥屎五六枚,大便怎么跑胃里去了呢?我说这个胃是包括肠,胃家实的胃,不是西医做的溃疡病手术的那个胃。病位上说热实互结胃肠,实际上阳明腑实以肠为主。

证候表现里热实互结以"痞、满、燥、实"这四个字作为证候的特点。所谓的痞是自觉症,满是他觉症,中医把这种痞、满、胀这些分得很清。痞是自觉胸脘闷塞不舒,说"心下痞,按之濡"。"按之濡"就是没有抵抗感,完全是一种自觉症状。病人主述讲出来。满是脘腹胀满,按之有抵抗感,那就是他觉症状。比较起来,医生诊断的时候他就有一种抵抗感,不是纯属自觉症状,这两个有区分的。"满"过去分得更细,左右弓撑作"胀",上下弓撑作"满"。有抵抗感,感觉左右很厉害,往往较胀,上下胀为满,现在没有这样强调了。反正都是有抵抗感的他觉症状。"燥"指的燥伤津液,燥伤津液首先就反映在肠中有燥屎,热实互结,使热和饮食糟粕互结,灼伤津液,使得糟粕成为燥屎干结不下,主要形容其燥,津伤,舌苔有黄燥,也是严重的。黄燥,焦黑都是津伤的程度。热越重越津伤,体现出热邪和津伤的程度。"痞、满、燥、实"的"实",主要反应有两个,一是大便秘结不通,一是腹痛拒按,脉实有力是主证。主证说明它正气不虚,如果正气虚了,单纯用泻下是不行的,要攻补兼施。

2. 热结旁流证　表面上看起来,**热结旁流证**是下利清水,色纯青,其气臭秽,但是关键的鉴别症状是脐腹疼痛,按之坚硬有块,而且往往脉实有力。当然这指的它没有伤津耗气,没有到邪实正虚这种程度。热结旁流证是燥屎热实互结胃肠,《伤寒论》中认为,这个热还是外来的,从太阳到阳明。如果胃肠没有燥屎,是以阳明经热为主。表现有燥屎,就可以造成热实互结了。随着燥屎形成,那热邪逼迫津液从热实互结的燥屎旁边流下。这个时候,下利清水,色纯青,这种伤阴更快,很快可以出现新的病变,或者经脉失养,或者动风,或者热邪内陷心包,甚至可以出现窍闭神昏。所以说热结旁流证是很重的,一般来说,到这个阶段,叫损伤气阴,本质上还是热实互结。至于下利清水,这是表面现象。用大承气汤治疗热结旁流证,泻下热结之后就消除了热邪逼迫津液下泄的原因。热实互结去掉了,那是一种"通因通用"的典型。所以热结旁流证,热结是本质,旁流是假象。以大承气汤治疗热结旁流属于通因通用的治法。

3. **热厥** 热厥证是由于热实互结在内,清阳不能布散四肢。脾胃是人体升降之枢,脾主四肢,清阳实四肢,如果热实互结阻滞气机,阳气不能布达四肢,就出现真热假寒,里边热实互结很重,但是四肢特别是远端手足发冷,这是真热假寒证。治疗方法仍然攻下热实互结,气机通畅,阳气布散,热厥可以恢复,这种方法属于寒因寒用。

4. **痉病** 痉病是由于热盛伤津,筋脉失养,特别是热结旁流这些伤耗津液快的,很容易引起筋脉失养,四肢抽搐。

5. **发狂** 发狂是指胃肠实热上扰心神,这也是阳明腑实证发展常见的。大承气汤作为用来治疗急腹证,特别是肠梗阻一类的基础方,在20世纪60年代研究比较多。到1972年,天津南开医院、贵州中医院等搞中西医结合治疗急腹证,包括以大承气汤为基础的如复方大承气汤这一类,得了国家当时的大奖。过去遇到肠梗阻就要动手术,现在国外还是一样,像单纯性肠梗阻,有些麻痹性肠梗阻是肠梗阻当中占比例很大的,用中西医结合的方法,可以避免做手术。

治法:这个方从功用来看,属于泻下热结中间的峻下方。峻下也就是说,泻下力量较强。

方义分析:大黄泻实,芒硝软坚,枳实消痞,厚朴除满。这四个药正好针对"痞、满、燥、实"这四个方面。大黄苦寒通降,实热互结主要靠它荡涤泻下。芒硝咸寒,润燥软坚,增强大黄的泻下作用。厚朴,下气除满,行气下气,消除胀满。枳实也是行气药,行气消痞。

用法:这个方用法很讲究。大黄后下,芒硝溶服,厚朴、枳实要先熬。要保证它的功效力量强,大黄需后下,像《伤寒来苏集》总结:"生者气锐而先行,熟者气钝而缓行。"就是说,越熟的越走在后面,当然以这四个药,大黄后下,芒硝溶化服,所以走在最前面是哪个呢?是芒硝。因为它煮都不煮,仅跟着是大黄,最后是厚朴、枳实。关于这种服法,我的理解是它跟兵法说的打仗一样。主要是要攻下实热互结,还有燥屎。芒硝像个先锋官一样,润燥软坚散结,把燥屎先化开,然后大黄是君药,是元帅,一鼓作气推下来。那推倒下来以后呢,热实互结通了,厚朴、枳实能够助大黄推荡,同时能够行气消痞除满,消除症状,打扫战场,用药就像用兵一样。虽然只有四个药,发挥作用的层次通过服法的不同体现出来。

辨证要点:"痞、满、燥、实"四症俱全。它是峻下的,也是寒下的一种代表。用它来攻下属于峻下,所以一般体虚要慎用,或者攻补兼施。用这个方中病即止,通了就要停用,哪怕没有完全攻掉,只要大便通了,就要停用,后面即使还需要攻下,都应该用缓下一类的。"泻下之余,定无完气",泻下对于正气损伤也是明显的,所以要照顾正气。

【附方】

1. 小承气汤(《伤寒论》) 大黄酒洗,四两(12g) 厚朴去皮,炙,二两(6g) 枳实炙,三枚大者(9g) 以水四升,煮取一升二合,去滓,分温二服。初服当更衣,不尔者,尽饮之。若更衣者,勿服之。功用:轻下热结。主治:阳明腑实轻证。谵语,潮热,大便秘结,胸腹痞满,舌苔老黄,脉滑而疾;或痢疾初起,腹中胀痛,里急后重者。

小承气汤也是《伤寒论》的方。它的主治证候,我们根据大承气汤主证来对比。大承气汤是痞、满、燥、实四症俱全,即使它可以用于热结旁流证,或者热厥、痉病、发狂,这些都是属于在热实互结基础上发生的,热实互结在大承气汤证里面,相对是重证,所以要峻下热结。小承气汤证是轻下热结,《伤寒论》里形容小承气汤证,说它有一个特征是初头硬,后必溏。大便秘结,大便不好解,开始是硬的,后面会软的,这和大承气汤证中燥屎的特点不同,说明它燥结不甚,痞、满、燥、实四症当中燥症不剧,而是热实互结轻证。热实互结阻滞气机,痞满是有的,当然也不是很重。所以病机和大承气汤比,它具有痞、满、实而不燥,临床燥屎没结,燥、实不重,所以虽有大便秘结现象,往往是初头硬,后必溏。如果说用于痢疾初起,或腹中胀痛,里急后重。痢疾一般是湿热壅滞肠道,搏结气血而成,它有湿热气滞,用小承气汤能够攻下气滞,它虽然轻下,但能攻下气滞。热毒搏结气血,大黄也能够起到通因通用,清热解毒的作用。所以,小承气汤可用于痢疾初起,腹中胀痛,里急后重,因为里面有调气活血的成分,体现通因通用的思想。这里也就是异病同治在主治方面的体现。小承气汤和大承气汤比较,大黄量是没变,厚朴量减少了,只剩1/4,枳实也减少了,而且大黄又不后下,那这个方泻下作用就缓和得多,称之为轻下热结。后世有很多方剂利用小承气汤作为基础方,经过配伍也经常用于兼有热实互结的证候,所以这个方既是大承气汤衍生出来的加减方,又成为治疗热实互结不甚的基础方。

2. 调胃承气汤(《伤寒论》) 大黄去皮,清酒洗,四两(12g) 甘草炙,二两(6g) 芒硝半升(9g) 以水三升,煮二物至一升,去滓,内芒硝,更上微火一二沸,温顿服之,以调胃气。功用:缓下热结。主治:阳明病胃肠燥热证。大便不通,口渴心烦,蒸蒸发热,或腹中胀满,或为谵语,舌苔正黄,脉滑数;以及胃肠热盛而致发斑吐衄、口齿咽喉肿痛等。

调胃承气汤也是《伤寒论》上承气系列里面一个很有名的方,这个方组成是大承气汤去掉厚朴、枳实,加上甘草。从煎服法来看,大黄和甘草同煎,甘草能够缓和药性,遇寒可以缓其寒,遇热可以缓其热,和大黄同煎大大地缓和了大黄的清热泻下作用,芒硝溶化服,整个方体现了缓下的思想。调胃承气汤名称叫调胃,调胃就是和胃的意思,通过清热通下和胃,一个是使胃气下行,恢复下行,一个能够通过畅通腑气,使上部之热下行,所以这个方常用来起到釜底抽薪的作用,也是常用做缓下热结的基础方。后世运用这个基础方来配伍,往往有两种情况,一种情况是有大便燥结,但是阻滞气机不明显,所以从痞、满、燥、实四症来讲,气滞造成的痞、满不明显,这种情况的清热泻下用调胃承气汤。还有一类用调胃承气汤是上部有热,在胃脘以上,胸膈甚至包括头面咽喉,上焦有热用这个方可以起到以泻代清、釜底抽薪的作用,所以后世在这个方面用得反而多些。比如像有血热上冲吐血、衄血等等,用这个方釜底抽薪,还能引热下行,体现了通过治下来治上的方法。从主治来讲,它主治阳明病胃肠燥热证,没有谈到有没有大便不通,可以用于大便不通,没有大便不通也能用,比如上部口渴心烦,而且阵阵发热,像这种就反映了上部热甚;胃肠有热,热性升散,造成了如发斑、吐衄、咽肿这类的病,就用调胃承气汤来引热下行,釜底抽薪。当然作为有阳明腑实证中的轻证,热实互结阻滞气机不明显的,腹中可以有一些胀痛,但不是痞、满、胀、痛很重,也可以用这个方缓下热结。

大承气汤、小承气汤、调胃承气汤这三个方,一个峻下,一个轻下,一个缓下,针对性各有不同,以痞、满、燥、实四症俱全的大承气汤证作为参照,可以比较体会这三个方的不同。

3. 复方大承气汤(《中西医结合治疗急腹症》) 厚朴(15~20g) 炒莱菔子(15~30g) 枳壳(15g) 桃仁(9g) 赤芍(15g) 大黄后下(9~15g) 芒硝冲服(9~15g) 水煎服。最好用胃管注入,经2~3个小时后,可再用本方灌肠,以加强攻下之力,有助于梗阻之解除。功用:通里攻下,行气活血。主治:单纯性肠梗阻,属于阳明腑实而气胀较明显者。

复方大承气汤是中西医结合治疗急腹症期间的成果。大承气汤泻下阳明腑实,是确有成效的,但是针对像单纯性麻痹性肠梗阻这一类疾病,如果延误时间长一点,热湿互结可以阻滞气机,气滞导致血瘀,这也是很多肠梗阻形成坏死的重要原因,复方大承气汤在大承气汤基础上加了活血行气的力量。桃仁、赤芍是活血化瘀药当中疗效确凿且药性比较平和的,莱菔子,既能行气,又能畅通腑气,侧重在降气,同时莱菔子还可以消气导滞,这个方在20世纪六七十年代用得很多。

病案举例: 寒下法现在相对来说,在中医医院、基层医院很多还在用,但是那些重症、危重症用大承气急下存阴这类相对少了,因为遇到这类证,中医院都马上中西医结合,以西医为主治疗,但实际上寒下这套方法我觉得还是很不错的。我记得在北京读书实习期间,带习的西医老师带我们到北京延庆山里面。当时交通不便,车都通进不去,走路进山都要走三四个小时。有一次遇到肠梗阻病人,怎么办呢?要运出去吧,很困难,运到公路翻山起码好几个小时,当时病人情况也怕路上出问题,所以我们西医老师也无能为力。后来我们三个中医学生跟西医老师商量,说我们用中药试一试,我记得只用了一毛一分钱,就把肠梗阻治好了。当时还没有复方大承气汤,我们就是以大承气汤为主,结合一些黄龙汤的结构,作用很明显,印象很深刻。

大黄牡丹汤

(《金匮要略》)

【组成】大黄四两(12g)　牡丹一两(3g)　桃仁五十个(9g)　冬瓜仁半升(30g)芒硝三合(9g)

【用法】以水六升,煮取一升,去滓,内芒硝,再煎沸,顿服之。(现代用法:水煎服。)

【功用】泻热破瘀,散结消肿。

【主治】肠痈初起,湿热瘀滞证。右少腹疼痛拒按,按之其痛如淋,甚则局部肿痞,或右足屈而不伸,伸则痛剧,小便自调,或时时发热,自汗恶寒,舌苔薄腻而黄,脉滑数。

大黄牡丹汤是治疗肠痈的常用方,后来中西医结合治急腹症用这个方作为基础方,产生了三个治疗阑尾炎的常用方。这三个方在内科治肠痈里面很常用,在附方里,大家可以自学。

病机分析: 大黄牡丹汤是治肠痈的基础方,这个方治阑尾炎很好的,当然肠痈比阑尾炎范围宽,但这个方侧重于治疗阑尾炎的效果大家是肯定的。中医学认为肠痈形成的原因,首先第一个,喜怒无常,也就是情志上的一些刺激,可以影响肝气,肝气疏泄失常,一个影响到脾胃的运化,另一个影响到血行的通畅。第二,饮食不洁。与消化、饮食有关,饮食不洁可以产生湿证。第三,寒温不调,气候变化不适应。历来对肠痈成因归纳这三个,后世逐渐又补充了,认为饭后急走,或者摔跤、坠下,损伤肠络,也可以导致肠道气血瘀滞,与一定程度的外伤有关。这是历来对肠痈形成原因的认识。

过去都说这个方用于肠痈初起,尤其是肠痈初起脓还未成,但实际上脓已成、未成都在用,关键是使用时灵活加减。它的病机主要跟湿热有关,由于各种原因导致湿热阻滞在肠道,搏结气血,腐败血肉,造成局部开始肿痞,痞就是闷塞不舒。肿胀,疼痛非常剧烈,不通则痛。湿热在肠道搏结气血,蕴结成痈,痈疡发于肠道,称为内痈,初期蕴结成右少腹疼痛拒按。为什么呢?中医过去都认识到肠痈发生好发于阑门那一带,所以称为右少腹腹痛拒按。可以按到,有肿、胀这个特点。小便自调在主治当中是一种鉴别诊断,右少腹疼痛拒按,疼痛也很剧烈,像淋证一样,但是小便自调,说明不是淋证,而是涉及血分,涉及气血的瘀滞,这是一种鉴别诊断。由于气血瘀滞,瘀结成痈。成痈开始就相当于体表有红肿热痛,以后腐败血热化脓,那痈就完全成熟了。在肠痈已成的过程当中,造成气血以及营卫的不和,所以可以阵阵地发热,也可以阵阵地发冷。这个一阵产生发冷发热反映出内的肠痈已成。这种发冷发热可以是整体的,也可以是局部的。整体由于湿热郁蒸所造成,舌苔可以是黄腻的,黄腻反映湿热,湿热的程度越重,苔就越厚。脉来滑数,说明里面有湿邪,湿热郁结,搏结气血,形成热毒,或者没有化脓,形成肿块在肠道,或者腐败血肉,肠痈已成,已经就化脓了。

从主治证候来讲,疾病性质是实证为主,湿热搏结气血,形成热毒,热毒搏结气血,气滞血瘀湿阻的现象都有,实际上形成的这个脓是痰、瘀的相结合,津液郁滞和血液瘀滞。

治法:这个证候在治疗当中考虑要泻热,湿热已经形成热毒,要泻热破瘀;在没有成脓之前,在瘀肿的阶段就要散结消肿,所以原方用于肠痈初起,甚至于《金匮要略》还讲到脓已成不可用也,但后来很多医家都认为成脓都还可以用,已成、未成都可以用,当然最好用在肠痈初起。

方义分析:湿热在肠道都会有一定的气滞,湿邪导致气血郁滞,这是实证,大黄、芒硝能攻下,泻下通腑,大黄又能有一定的化瘀作用,但主要的还是泻热通腑。丹皮、桃仁既能活血化瘀以助消肿,桃仁还有一定通腑力量,同时丹皮还能凉血,凉血有解毒作用。从君、臣、佐、使来看,一般都以大黄、丹皮为君药。选凉血解毒散瘀的丹皮和泻下通腑的大黄相结合作为君药,芒硝增强大黄的通腑、泻下作用,桃仁增强丹皮的化瘀消肿作用。这形成了一个基本架构。佐药是冬瓜子,原书里就写"瓜子",后世主张用冬瓜子的占多数人,也有主张用甜瓜子的,有的还说用丝瓜子,也有些人认为,湿重初起用冬瓜子更好,如果瘀滞比较重,气血瘀滞比较重,就用丝瓜子。现在主张这几类瓜子都可以。冬瓜子祛湿力量较好,有助于排脓,同时祛湿力量好也有助于消肿,以它用得多。

辨证要点:右下腹疼痛拒按,那大家都知道中医说肠痈好发于阑门这个部位。苔黄腻,脉滑数反映出属于热证实证,湿热搏结气血。在使用当中,肠痈破溃以后,攻坚散结力量不能太大,所以这个方破溃以后不是很适合。老人、孕妇产后、体虚这类要慎用。

随证加减:如果出现发热,舌红,脉滑数有力这种热毒重的征象,这个方清热解毒不够,要和清热解毒的银花、蒲公英这些药结合,增加清热解毒的力量。所以后来在三个治疗阑尾炎方里都配上金银花,金银花清热解毒,增加全方的清热解毒作用。如果疼痛很剧烈,要增加行气活血止痛的力量,加元胡、青皮、川楝子、香附这类行气止痛的药品,有助于散邪。如果说脓已成,那要增强溃坚排脓之力,苡仁、冬瓜子这些药量就要大一点,还要增加其他的祛湿药,适当结合活血药。

第二节 温 下

温下法针对了里寒积滞,里寒积滞还是以实证为主,当然其中有虚实夹杂的,比如温脾汤。但作为下法针对的还是以积滞,实证为主。这是谈到里寒积滞,里寒是怎样形成的呢?我们前面说里寒证形成有外来直中的,有寒从中生的。所以,里寒积滞实证在临床上要首先区分,寒是外来的,还是内在阳气不足产生的。"外来之寒温必兼散,内生之寒温必兼补",因此,治疗内寒要温补结合。从功用上看,根据教学大纲,课堂讲授两个方,一个是大黄附子汤,一个是温脾汤。温脾汤是温补结合的,大黄附子汤是温散结合的。相比来讲,大黄附子汤是针对里寒积滞的实证;温脾汤是针对虚实夹杂证,它们代表了温下法的两个方面。

大黄附子汤

(《金匮要略》)

【组成】大黄三两(9g)　附子炮,三枚(12g)　细辛二两(3g)

【用法】以水五升,煮取二升,分温三服。若强人煮取二升半,分温三服。服后如人行四五里,进一服。(现代用法:水煎服。)

【功用】温里散寒,通便止痛。

【主治】寒积里实证。腹痛便秘,胁下偏痛,发热,手足厥冷,舌苔白腻,脉弦紧。

大黄附子汤也是《金匮要略》上的方,我们主要掌握它的证候形成特点和用药的特点。

病机分析:对寒积里实证的认识历来有几个疑点。首先,寒从哪里来的? 以往的有些提法比较模糊,既提阳气不足,又提寒邪入里。寒邪入里也有外寒的意思,阳气不足有内寒产生的意思。如果是以虚寒证为基础的,寒性收引凝滞导致寒实或者冷积,郁滞当然以肠道为主,那这就不是一个单纯的寒积里实,治疗上就应该温补结合。而大黄附子汤所治的寒邪积滞于肠道,主要是寒邪入里,治法上体现的是散寒。从古到今很多方书提到它都是温散,其正气基本不虚,没有配补益药。所以应该说这个方主治寒积里实,是实证为主。那外来直中之寒邪,伤不伤阳呢? 应该说不同程度会伤损阳气,但在这里不是主要的,不是很突出的。

从主治证候分析来说,病位是寒邪积滞于肠道,寒性收引凝滞,导致腹痛。而且寒邪收引腑气不通,可见腹痛、便秘等。要注意的是,对寒滞厥阴,胁下偏痛,历来有两种看法,一种是有些医家认为是指胁下厥阴经所经过的地方被寒邪直中,厥阴经有寒,所以胁下偏痛;但是,有相当多一部分医家,认为病位主要还是在肠道,所以胁下偏痛应该是胁腹满痛。这是寒邪凝滞造成,由于腹痛影响到胁。他们说胁下偏痛的“偏”字写错了,应该改为胁下“满”痛。至于发热,历来也有两种看法,有一类认为发热不是有手足厥冷吗? 既有发热,又有逆冷,是外来寒邪侵犯造成的。所以用细辛一类发散。但是多数认为是体内阳气被寒邪郁遏,郁而发热。苔白腻,脉弦紧,都是寒实证的表现。外来寒邪直中可以由气候因素引起,也可以由饮食因素引起,如饮食生冷这些因素等。我的看法是大黄附子汤证的腑气不通,寒象突出,寒性收引凝滞,腹痛、便秘这一派偏于寒象,虚证不明显。大多数是寒邪直中,造成了伤及胃肠为主。也包括我们前面所讲的像肠痈类的,偏寒证的,正气不虚的,大黄附子汤证也常出现。也包括像用于肠梗阻之类的,这类大便不通的偏于寒证的,正气不虚的这类,这个方也可以作为基础方。另外正气比较壮实的人,过食生冷导致胃肠寒积,也属于这一类寒积里实证。

治法:里寒要温里,也要和温散结合,同时通便止痛。

方义分析:大黄、附子联合作君,体现了温里祛寒和泻下通腑相结合,所以这里附子、大黄相配,一般来讲附子量大于大黄,使全方体现出以温为主,温下结合的基本结构。大黄在这里也是一种去性取用的方法。从仲景用了这个基本结构,到后来的《千金方》上的三个温脾汤,和后世温下方法都模仿这样的一个结构。细辛在这里既能够助附子祛寒,能祛里寒,也能散表寒。所以体现出整个方温里散寒的特点。

用药特点:大黄附子汤里由于和大黄同用,需去性取用,所以一般要求附子量大于大黄,那样附子就用到三枚,是仲景方里附子用量最大的。但在麻黄附子细辛汤里,因为三个药都是温性的,所以附子用量就不会太大。这个方的用药特点,一个是用量,一个是去性取用。

辨证要点:腹痛便秘,手足逆冷。这种手足逆冷历来的解释就是阳气被郁以后不能布达四肢,和阳虚寒从中生的手足逆冷不同。

随证加减:不管是过食生冷引起还是外寒直中引起,都是寒实证候。腹痛重反映出寒邪重,里寒重,加肉桂、桂、附联合祛里寒的力量更强。如果有体虚情况,加党参、当归温补结合。如果寒积阻滞气机,出现胀痛,加厚朴、木香行气除满止痛。如果积滞比较轻,那就反映出疼痛不明显或者较轻,胀满也不显著或者体质较虚,可以减少大黄的量来缓和其攻下力量或者用制大黄。

温 脾 汤
(《备急千金要方》)

【组成】大黄五两(15g)　当归　干姜各三两(各9g)　附子　人参　芒硝　甘草各二两(各6g)

【用法】上七味,㕮咀,以水七升,煮取三升,分服,一日三次。(现代用法:水煎服。)

【功用】攻下冷积,温补脾阳。

【主治】寒积里实证。腹痛便秘,脐下绞结,绕脐不止,手足不温,苔白不渴,脉沉弦而迟。

温脾汤主治阳虚寒积证,有的说它治阳虚冷积,便秘。

病机分析:寒积是属于实的方面,其体质基础是阳虚,阳气不足,所以温脾汤的寒,很重要是以寒从中生为主的。即使临床上温脾汤证的诱发也有可能跟饮食的不注意有关,但是这个寒的来源,主要的还是由于阳虚造成。

阳虚不能温通,寒积阻滞在肠道,造成腹痛便秘,脐下绞痛绕脐不止。温脾汤证的腹痛,由于有实邪,所以比起单纯的如中焦虚寒,脾肾阳虚的腹痛,绵绵作痛,喜温喜按,那是不同的。因为有实邪,这里的腹痛要比理中汤、理中丸那一类腹痛要重一些,但是一般也不是很剧烈。脾阳不足表现会伴随有一组中焦虚寒症候,如手足清冷或者手足不温,苔白不渴,脉沉或者脉迟。但是中焦虚寒证比较典型是四肢不温,四肢清冷,吐利腹痛。这里由于有阳虚,寒从中生不能温通,寒性凝滞,导致了腹痛,便秘。所以温脾汤证主要反映的是基础的中焦虚寒证加上腹痛、便秘。当然这一类情况一般还是都喜温的。

治法:针对这种中焦虚寒为主造成的冷积便秘,冷积要攻下,中焦虚寒要温补脾阳,内生之寒要温补结合。

方义分析:本方基本上是个温阳的方,是在仲景四逆汤这一类方的基础上发

107

展组合起来的。现在我们选的这个方是《千金方》上的,含有芒硝、当归。《千金方》还有一个温脾汤,去掉芒硝、当归。过去教材有时候选那个。这张方攻下力量强一点,因为它不仅有大黄,还配合了芒硝。整个方从组成来看,大黄、附子相配仍然是大黄附子汤的结构。从臣药来看,用芒硝来增强大黄的攻下力量,用干姜来增强附子的温里祛寒力量。姜、附同用,温里祛寒力量很强。大黄、芒硝联用,泻下积滞作用也强。所以这个方比起原来五版选用的温脾汤,攻下冷积力量要强一些。人参、当归体现出对里寒证,寒从中生的温补结合的基本治法。所以本方温补结合的治法和前面的大黄附子汤的温散结合的治法,针对了寒邪来路不同,也针对了寒实和兼有虚寒的区别。温脾汤证的里寒形成有虚寒的特点,由于虚寒导致冷积内停,要温补和攻下相结合。方里的使药是甘草,甘草既帮助人参补气,和附子、干姜构成温补结构,又能调和药性,调和寒热两类药。

配伍特点:体现了温通、泻下、补益三法兼备。寓温补于攻下之中,也就是说温里祛寒和泻下相结合。大黄虽然是苦寒的,但和附子、干姜联用,去性取用,整个方温阳以祛寒,攻下不伤正。

类方比较:大黄附子汤和温脾汤的区别,从治法方面看,大黄附子汤是温下和温散的结合;温脾汤是温下和温补的结合。从病机方面看,大黄附子汤证是寒积里实,纯粹实证为主,即使寒邪伤阳,程度也不重;温脾汤证,里寒的形成主要还是中焦虚寒造成,引起了寒积冷积在胃肠,所以其治法是温补和温下结合。在主治证候表现上,这两个方的主治都可以有腹痛、便秘。不同之处在于,大黄附子汤反映实证,所以脉往往弦紧,阳郁会产生发热,阳气不达,可以手足逆冷。而温脾汤证有一组明显的中焦虚寒的基本表现,包括舌脉和四肢不温,四肢清冷,以及往往有喜温的特点。治法都是温下,都用大黄、附子相配,但一个是温散结合,一个是温补结合。两个方反映了寒积证的两种类型。

辨证要点:腹痛,便秘,手足不温,苔白,脉弦。实际上温脾汤证一般的腹痛程度比大黄附子汤证是要轻一些。脉象强调弦,不是强调紧。现在有些胃癌病人到后期经常容易出现大便秘结,看起来像燥屎,这种情况不能单纯寒下,要温通。如果单纯用寒下,往往反而会造成失禁,过去我们看过,单用大黄或番泻叶泡水服用,开始大便困难,一下子变成失禁,小便反而不利了。回过头来用像理中汤和补中益气汤结合起来再来调整。所以温下、寒下不能乱用。

随证加减:冷积重,阻滞气机,加上厚朴、木香;腹中冷痛、喜温可以加肉桂、吴茱萸,有些人主张大黄附子汤或者温脾汤都可以加吴茱萸,因为吴茱萸能够温肝胃,特别是大黄附子汤,有的医家方论里说它涉及胁下、涉及厥阴,这类大便不通可以伴随肝胃之气上逆,主张配吴茱萸。

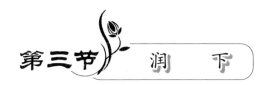

第三节　润　下

润下主治肠燥津亏,大便秘结证。肠燥津亏,大便秘结证,有这样几种基本类型:一类肠燥是由一定的燥热造成的,燥热伤津。但是这种燥热又和热实互结不同,热实互结以后,阻滞在肠道,那应该使用寒下法,力量较大的去推荡,但有一定燥热并不重,造成肠道自身津亏,腑气不通、不畅。那主要矛盾是燥热和津伤,津伤是主要的。这里就要用润肠和清燥热结合,这是一类;还有一类自身产生津液不足,精血亏虚。有些产后阴血不足,随着精血不足肠道失润而造成,这是一种自身津液化生不足;还有一类是津液不能正常敷布,也可以造成肠道失润。所以,实际上造成肠道失润原因是多种,我们教材上那些方也是适合不同情况,我们经常用的如麻子仁丸、五仁丸、郁李仁丸或者如济川煎等,均是针对肠道失润的不同角度。

麻子仁丸(脾约丸)

(《伤寒论》)

【组成】麻子仁二升(500g)　芍药半斤(250g)　枳实炙,半斤(250g)　大黄去皮,一斤(500g)　厚朴炙,去皮一尺(250g)　杏仁去皮尖,熬,别作脂一升(250g)

【用法】上六味,蜜和丸,如梧桐子大,饮服十丸,日三服,渐加,以知为度。(现代用法:上药为末,炼蜜为丸,每次9g,每日1~2次,温开水送服。亦可按原方用量比例酌减,改汤剂煎服。)

【功用】润肠泄热,行气通便。

【主治】胃肠燥热,脾约便秘证。大便干结,小便频数。

学习麻子仁丸,有这么一个疑点,麻子仁丸的主治,叫脾约便秘。说其主症是"小便数,大便硬,其脾为约",所以历来简称"脾约证"。那怎么会大便硬?那就是指有干结,便秘不通或者不畅的特点。小便数,不管是次数多还是量多,这好像在现实生活里很难看到。大便硬结,小便还多,不太好理解。

病机分析:张仲景说"小便数,大便硬,其脾为约"。所谓脾约,成无己说"约束津液不得四布,但输膀胱,致小便数而大便硬,故曰其脾为约"。成无己解释,约,是约束津液不得四布。脾主为胃行其津液,这个胃包括"胃家"胃肠,津液"饮入于胃"的胃。由于精气"上输于脾,脾气散精,上归于肺",然后"通调水道,下输膀胱,水津四布,五经并行",水液到了胃以后,其吸收、输布全身的过程当中,跟脾的运化布散有关,跟肺的"通调水道"以及下焦阳气蒸腾气化这一系列的综合作用有关。这里认为本证是一种脾约束津液不能正常布散,那正常布散应该向肠道,向膀胱。若偏渗膀胱小便就多,肠道失去润泽大便就硬,是这样的解释。这个方临床观察治疗的报道相当多,很多医院把它作为痔疮手术后的常规用药。从很多例数的观察里面看,在大便秘的同时小便数的统计不是很多。所以有学生问,这个方的主治是大便硬,小便数同时出现,可能性有多少? 怎么理解这个问题呢? 它实际上是一种胃肠道燥热的时候,大便干结,小便短少。小便发黄,量少,那这是普通的。胃肠燥热伤津,伤津不只是伤肠道,整体的津液会受影响。但如果胃肠的燥热较轻,虽然导致有一定便秘,但这个时候燥热没有影响整体津液的气化,那也就是说有一类大便秘结,小便改变不大,没有明显的很少或者短赤之类的情况。相对来说,大便硬,小便数,实际上大便干燥,不通、不畅,但小便变化不大。那就不一定要用多大的力量去清泄胃肠燥热,而是以润肠通便为主,这是我的体会,就是胃肠燥热较轻,没有影响整体津液的损耗,也就没影响膀胱气化。

治法:那作为润肠来讲,同时有燥热要泄热,肠道腑气不通要行气。所以其治法是润肠泄热,行气通便。

方义分析:以麻子仁作为君药,润肠通便。杏仁、芍药、麻子仁和白蜜都有润肠作用。因为有燥热,润肠同时,用白芍益阴养血,除了润肠,还能够补充阴血不足。如果有燥热积滞,可以有腹痛等症,用白芍又可缓急止痛。杏仁主要是降肺气,通腑气,所以杏仁在这里的运用,配合枳实、厚朴,体现肺和大肠相表里。佐药,大黄、枳实、厚朴,实际上是一个小承气汤。整个方用量很小,如梧桐子大十丸。小承气汤在这里以丸药的形式,服用量又很小,在整方配伍中间是配合润下,稍微具有清泄胃肠燥热的作用,所以整个方润下结合,润肠为主。

配伍特点:它配有小承气汤,但是和润下相结合,下不伤正,润不滋腻,是一种润和下结合的方法。

使用方法:麻子仁丸,现在有用汤药,传统是用丸药的。用丸剂与汤剂其功效发挥方向是不同的。丸药,丸者缓也,以润肠为主;用汤药,本方其中有小承气汤,毕竟有清下的作用,所以用汤药方向往往就向清下热结,清下燥热去了,以下为主了。用丸药以润为主,用汤药以清下为主,这个是要注意的。这个方有时候就开成汤药,泻下作用比较突出;用丸药以润下作用为主。本方的用法上还要注意,即使用丸药,张仲景还强调,如梧桐子大十丸。如梧桐子大其实很小,梧桐子大十丸,开始吃十丸,可能大便不见得很通,那就可以增加,怎么增加呢? 渐加,要密切观察,观察着增加。增加到什么程度呢? 以知为度,这里的"知"是"知道"

之意。哪是谁知道呢？当然是肠道知道了,也就是说有反应了,达到能够润下的作用了,为度,就行了。一般保持这个量,用两三天,不能久服。久服就由润到下了。当然,如果用汤药,那更是下了。

辨证要点:大便秘结,小便频数。临床运用实际上以肠燥为主,整体津液的匮乏不明显。没有影响整体津液气化,所以至少膀胱气化的影响不明显,这作为一个运用的标准。如果燥热较重,也可以用汤剂。这个方里是润下结合,不是纯属润肠,毕竟润肠要结合泻下燥热,所以年纪太大,津亏血少,精血不足的,还是以纯润肠为主。孕妇应该慎用。

随证加减:这个方现在多用于痔疮或者肛肠科的手术后,发生便秘,通便时用,有些作为一种手术常规用药。当然痔疮还有血行瘀滞的问题,所以加当归、桃仁畅通血行,和这个方结合使用更好。出血常与地榆、槐花结合。如果说肠道燥热伤津重了,这个方可以增加养阴清热的药,也可以调整用量或者改成汤剂。

济 川 煎
(《景岳全书》)

【组成】当归三至五钱(9～15g)　牛膝二钱(6g)　肉苁蓉酒洗去咸,二至三钱(6～9g)　泽泻一钱半(4.5g)　升麻五分至七分或一钱(1.5～3g)　枳壳一钱(3g)

【用法】水一盅半,煎七分,食前服。(现代用法:做汤剂,水煎服。)

【功用】温肾益精,润肠通便。

【主治】肾阳虚衰,阴津不足证。大便秘结,小便清长,腰膝酸软,头目眩晕,舌淡苔白,脉沉迟。

济川煎主治肾虚便秘。从本质来讲,应该说肾精不足,肾阳也不足。

病机分析:肾精不足,精血不能互相转化。精不足,其中偏重于阳不足。肾主藏精,肾精内育元阴元阳。所以会有一组肾精不足,不能生髓养骨充脑等最基本的肾虚见症。实际上肾的概念,由肾精藏精化气,肾精里面内寓元阴元阳,我们有时候初学中医容易把它看成肾精、肾气、肾阴、肾阳四个单元,这是不对的。肾本身就像个太极图,在古代老子道德经时代,那就用天地的一个架构看待肾。肾是人生命起源,天地中间这个道,是基本物质的总规律。到了宋代才开始有太极图,用它来动态地反映道家的思想。太极图,一个圆的,肾藏精那个精就是中间含有两部分,内寓元阴元阳。《黄帝内经》说精化为气,肾精化生肾气。怎么化的呢？肾阳蒸化肾阴,化生肾气。那肾精化气中间肾阳蒸化肾阴就产生四个概念。肾无实证,肾多虚证,由于实证归到膀胱去了。那肾精不足,肾气不足,肾阴虚,肾阳虚,不管哪个虚,有一组精亏症状是共同的。肾阳不足也好,肾阴不足也好,肾阴肾阳内寓肾精之中,都会影响到肾精的亏损。那也就必然会影响到肾气的亏损。

肾精不足的表现,有腰膝酸软,头昏目眩。精不足侧重在阳的不足,阳不足不能蒸腾气化,气化无力,水液不布。肾司二便,开合失司,这样就造成小便清长而频数,大便秘结。水液布散加开合两方面,由于肾精不足终至肾阳不足,就可以造成小便清长或频数,那大便可以秘结。那这类便秘实际上是津液不能布散,失去润泽所致,那跟前面说麻子仁丸之类燥热伤损津液不同。所以舌象、脉象有一组肾虚证的基础表现。体质虚弱的或者老年人,这一类便秘居多。所以在济川煎的主治证候当中,会有共有的一组肾精不足的表现,同时偏于有肾阳不足,气化无力,津液不布的特点。大便困难,小便清长甚至于小便频数,遗尿这些都可能产生。

治法:在治疗方面,要温肾益精,一定程度补肾精,温肾阳,结合润肠通便。但总的来说还是以润为主。

方义分析:君药是肉苁蓉,肉苁蓉温肾阳,又有补肾精作用。这个药现在也经常作为保健药品,多方面开发应用,不仅国内,国外也在研究这个药。肉苁蓉质地比较润,所以除了温肾益精之外,还有润肠通便作用,故用其为君。

当归和牛膝作为臣药,当归既能养血,也能润肠,牛膝能够补肝肾,壮腰膝,针对腰膝酸软,腿脚无力,对肾虚精亏造成的这类肾虚腰痛有针对性作用,而且本身也有引药下行的意义。

佐药里枳壳是降气的,降脾胃之气,升麻能够升清阳,升脾胃清阳,主要作用于中焦的脾胃,一升一降,有助于气机升降,这两味联用主要是升降气机,气机通畅能够协助润肠药发挥作用。泽泻有利水渗湿作用,和其他利水渗湿药所不同。首先,历来认为泽泻能够泄肾浊。肾虚精亏,往往产生肾浊,所以配泽泻在里边,有泄肾浊的作用。第二,泽泻配升麻是从济川煎以后到现代用得较多的配伍组合,最近出的很多研究配伍的书里,总结了现代、近代一些医家都喜欢用泽泻、升麻相配来通大便。泽泻泄肾浊,利水渗湿,可使气机下行,升麻能升清,这一升一降,人们临床观察用于治疗大便不畅,升降气机,调整津液,对于润肠,对于治疗大便不畅有一定作用。而且人们观察到泽泻配升麻擅长于治便秘,泽泻配柴胡还能治泄泻,同一个泽泻,分别配这些可以产生不同的作用。

配伍特点:第一个是标本兼顾,温肾益精是治本的,润肠通便治其标,标本兼顾。第二,补中有泻,降中有升,强调补泻结合,升降结合,所以"寓通于补之中,寄降于升之内"。

辨证要点:大便秘结,但是有一组肾虚的共同表现,往往以腰膝酸软,或腰痛脚软,来反映出肾精不足,不能生髓养骨,这是肾虚的共同见证。便秘如果由邪热引起,或阴虚有内热所致,本方是不适宜的,因为全方还是偏温了。

随证加减:如果有一定的邪郁化热,加黄芩;气虚加用人参;肾虚甚,加熟地,熟地也能润,那补肾填精力量更强;肾虚严重的,枳壳的量要注意,导滞降气不能太过。

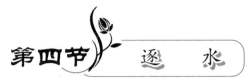

第四节 逐 水

逐水是针对水饮壅盛,在这里用逐水攻下为主,应该说用于水湿壅滞的实证。一般我们把它叫逐水,一般用于阳水,阴阳的阳,阳水实证。以十枣汤作为典型的代表。

十 枣 汤

(《伤寒论》)

【组成】芫花熬　甘遂　大戟各等分

【用法】三味等分,各别捣为散。以水一升半,先煮大枣肥者十枚,取八合去滓,内药末。强人服一钱匕,羸人服半钱,温服之,平旦服。若下后病不除者,明日更服,加半钱,得快下利后,糜粥自养。(现代用法:上3味等分为末,或装入胶囊,每服0.5~1g,每日1次,以大枣10枚煎汤送服,清晨空腹服。得快下利后,糜粥自养。)

【功用】攻逐水饮。

【主治】

1. 悬饮。咳唾胸胁引痛,心下痞硬胀满,干呕短气,头痛目眩,或胸背掣痛不得息,舌苔滑,脉沉弦。

2. 水肿。一身悉肿,尤以身半以下为重,腹胀喘满,二便不利。

十枣汤主治悬饮、腹水。

病机分析:悬饮是《金匮要略》中四饮之一,腹水过去叫做阳水实证,阳水实证就体质来说,相对还比较壮实。作为悬饮来讲,病位是胸胁,主要反映出水饮停蓄在胸胁,阻滞肺气,宣降失常,肺气不利,所以咳唾胸胁引痛、短气都是水饮停蓄以后阻滞气机,肺气不利的表现。水饮之邪属于浊阴之邪,清阳出上窍,浊阴出下窍,水饮停蓄,浊阴之气就要上逆,浊阴之气上逆,上干清阳,导致头痛目眩,清阳不升,头部气血逆乱,就可以有头痛目眩的症状。悬饮的部位包括胸胁,胸胁停饮，饮邪犯胃，胃气上逆，可出现干呕，饮停心下，心下痞硬，这里心下主要指的是胃，水饮停蓄胸胁可以影响胃脘，胸胁咳唾引痛，短气，引起胃气上逆的干呕，以及向上的头痛目眩，饮邪上干清阳。通过水气上逆发生的一系列推理可以把握这相关的症状，这是悬饮常见的。悬饮的水饮停蓄是以胸胁为中心，影响到相应的部位，都和饮邪上逆有关。

　　阳水实证是指的腹水，饮停在脘腹，气机不利、阻滞可以腹胀。腹水都会有腹胀的特点。水饮泛滥，可以导致水肿。虽然是偏重于实证，它这个肿胀往往从下开始，可以影响全身，但以下半身为主。20 世纪 70 年代南方一代治疗血吸虫病腹水，十枣汤用得很多。

　　治法：由于水邪比较壅盛，宜采取攻下方法。特别是胸水、腹水，没有广泛泛滥的表现，就要用攻下法。有人认为胃肠道有停水那好理解，胸胁停饮怎么会从胃肠道出去呢？这实际上是一种间接逐水法。攻下逐水的方法是通过胃肠道排出大量水分，然后就增高了血液的浓度，现代实验发现，血液能从水液停留之处又吸收转输多余的水分，这是一种间接泻下法。

　　方义分析：这个方叫十枣汤，大枣是佐药，取这名字有两个含义，一个因为大枣是佐药，不能换成甘草，所以干脆就叫十枣汤，不要忘了这十个肥大枣；第二，通过现代临床观察，实验研究，这个方中不能没有大枣，20 世纪 70 年代治血吸虫病腹水时都比较过了，用白开水或其他液体送服甘遂、芫花、大戟这个散剂，对胃肠黏膜刺激很明显，用大枣煎汤要缓和得多，十枚大枣，还要大的，肥大枣煎汤送服，现代观察是可以大大减轻上述三味药的刺激，也就是减轻其副作用。

　　一般来说甘遂作君药，大戟、芫花作臣药，三味一般是等分。大枣是佐药。从分工上来讲，甘遂善于泄经隧的积水，苦寒泻下逐水范围较宽，祛除水湿力量较强。经隧既反映了经脉分部部位之广，层次较深，其力量就无处不到，力量较大，所以历来认为甘遂在这里泻下逐水作用范围宽，力量大。大戟治疗五水，五水是指的是五脏之积水，脏腑积水范围就比经隧窄一些。芫花是这三味药当中偏温的，能涤痰，开痰结的力量较强，其作用部位是胸膈，偏于中上部，可以祛除胸膈的伏饮痰癖，伏饮说明层次比较深，痰癖，病程比较长，所以芫花作用是祛除胸膈的伏饮痰癖。伏饮痰癖本身也是水湿壅滞，所以泻下逐水是类似的。三味药相配，又用大枣煎汤服用可以一定程度制约毒副作用。用大枣煎汤，量较大，保护胃黏膜。临床这个药吃下去，胃开始会有烧灼感，如果不用大枣送服，疼痛非常突出。芫花是温性，甘遂、大戟是寒性，寒温相配，不至于苦寒太过，也是全方调和药性，控制药性偏盛的一种方法。我们前面讲到三个药各等分，泻下逐水功效相近药物同配，毒力发挥方向不完全一致，可以相互制约，也是控制毒副作用的一种方法。

人们把这三个药都装胶囊,用枣汤送服,这是 20 世纪 70 年代使用十枣汤治疗血吸虫腹水中西医结合的一套方法。

服用方法:这个方具体服用方法和服用的剂量是很重要的。三个药做散剂,大枣煎汤送服,现在用胶囊好一些,一般主张清晨空腹服,小量开始,每天只吃一次。过去一般每味药 0.5g,加起来 1.5g,初起服可以每味药 0.3g,加起来 0.9g,跟病人要讲清楚服药后反应的特点,如果不说清楚,病人吃了不舒服他就不吃了。装胶囊枣汤送服,一般 20 分钟以后,从胃脘开始有烧灼感觉,甚至有一点疼痛,痛感向下,然后肠道有声响,哗哗响,以后就产生泻下,一天泻 5～9 次以内,都属于正常,药力发挥作用可以,不到 5 次,泻下不够,但超过 9 次病人还在泻,就说明用量大了,那就要采取其他措施防止泻之太过。泻下过程当中要一直用 X 光观察液平面的下降程度,不可能一次就攻掉了。攻下以后,通过 5～9 次的泻下,液平面下降至少 1/3 以上才算理想,等恢复正气了,又可以缓两天再来攻。如果液平面下降不到 1/3,第二天适当再服。如果攻下达到要求了,就要停一停,不能天天攻,如果服后泻下水量不够,次日加量,可以最多加到总量 1.5g 为适度,服药以后得快利后停服,要吃点稀饭养胃。要注意的是本方老年体弱者慎用,孕妇是不能用的。

辨证要点:主要掌握胸水、腹水的主要特征。咳唾胸胁引痛,水肿腹胀,当然这种二便不利,脉沉弦,说明正气还较强。十枣汤是泻下逐水的代表方,从这个方可以看出,仲景时代对这类药物的使用、观察都已经很细致了,说明当时治疗这类病的水平还是不低的。

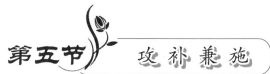

第五节 攻补兼施

这类方用于邪实正虚,又有热实互结一类的大便秘结。腑气不通,由于应下失下,或者治不如法,造成了正气亏虚或者气血不足,或者气阴两伤,这个时候就要采取扶正和攻下相结合的方法。

黄 龙 汤
(《伤寒六书》)

【组成】 大黄(9g) 芒硝(12g) 枳实(6g) 厚朴(3g) 当归(9g) 人参(6g) 甘草(3g) (原书未著用量)

【用法】水二盅,姜三片,枣子二枚,煎之后,再入桔梗煎一沸,热服为度。(现代用法:上药加桔梗3g,生姜3片,大枣2枚,水煎,芒硝溶服。)

【功用】攻下通便,补气养血。

【主治】阳明腑实,气血不足证。自利清水,色纯青,或大便秘结,脘腹胀满,腹痛拒按,身热口渴,神疲少气,谵语,甚则循衣摸床,撮空理线,神昏肢厥,舌苔焦黄或焦黑,脉虚。

黄龙汤这类方被认为是不得已才用之,认为攻之不可,补之不可,勉为其难,而用黄龙汤,就有点像俗话说的"死马当活马医"了。

黄龙汤又是《伤寒六书》上的方,陶节庵又用大承气汤和时方用药特点结合了,他就讲这类病"邪实"还在,但是由于没有及时攻下,延误时机,应下失下,造成邪实正虚,不可收拾。要攻下,正气已虚,气血不足,难以承受。如只用补法,实邪在里边,会闭门留寇。所以攻之不可,补之不可,勉为其难,而用黄龙汤。那现在中医在临床上遇到黄龙汤证的可能性很小,因为在医院里面,一般气血两虚或者气阴两伤还没到这个程度,补液的方法早就用上了,但我们要了解中医还有这样一种治法。

病机分析:一个是阳明腑实,一个是气血不足。本来是个阳明腑实证,因为当下失下,延误时间,就造成热结旁流证,实热邪迫津液,从热结旁边流下,自利清水,色纯青,脘腹胀满,腹痛拒按。阳明腑实证出现热结旁流,用寒下是通因通用。但问题是由于应下失下,热结重了,造成气血不足,伤及气血。所以像身热口渴,神疲少气,这都是因气血津液在热实互结作用下受损伤。谵语,循衣摸床,撮空理线,以及神昏肢厥,是气血不足,影响到心神,或者神昏窍闭;气血津液不足,血不养筋,肢厥,惊厥这类就发生了;舌苔焦黄,焦黑,脉虚,反映气血津液损伤程度重。

治法:补气养血,泻下通便相结合,攻补兼施。

方义分析:这个方配伍结构上比较标准,虽然现在临床用得不是很多,但是体现了这种治法。它利用完整的大承气汤作为方中一个主体,实际上还是含有峻下热结的特点。人参、当归益气养血,针对了气血不足,作为臣药。大承气汤里有厚朴、枳实这类行气降气的药,和桔梗相配,桔梗、枳实也有一升一降作用,桔梗作佐药,开宣肺气,肺和大肠相表里,有助于畅通腑气,也就有帮助通腑的作用。生姜、大枣可以调和气血,甘草既帮助人参益气,又可以调和诸药,缓和峻下,在攻下的同时防止伤正。这个方结构就是一个大承气汤,加用人参、当归益气养血,桔梗开宣肺气,以畅通腑气,甘草协助人参,甘草主要兼使药,生姜、大枣看做药引,是调和气血,调和脾胃。这个方可堪称经方大承气汤作为基础的加味方剂。

配伍特点：祛邪不伤正，扶正不恋邪，热实互结本来是不适合用人参、当归这类药的，现在不得已而为之，扶正药和泻下药配伍就不会使热实互结的病邪留滞。

辨证要点：主要是热结旁流证，热结旁流证伤及气血，特别是耗气伤阴很快。

【附方】

新加黄龙汤（《温病条辨》）　细生地五钱(15g)　生甘草二钱(6g)　人参另煎，一钱五分(4.5g)　生大黄三钱(9g)　芒硝一钱(3g)　玄参五钱(15g)　麦冬连心，五钱(15g)　当归一钱五分(4.5g)　海参洗，二条(2条)　姜汁六匙(6匙)　以水八杯，煮取三杯。先用一杯，冲参汁五分，姜汁二匙，顿服之。如腹中有响声，或转矢气者，为欲便也，候一、二时不便，再如前法服一杯；候二十四刻不便，再服第三杯。如服一杯，即得便，止后服。酌服益胃汤一剂。余参或可加入。功用：泄热通便，滋阴益气。主治：热结里实，气阴不足证。大便秘结，腹中胀满而硬，神倦少气，口干咽燥，唇裂舌焦，苔焦黄或焦黑燥裂。

新加黄龙汤是温病学派利用黄龙汤改制、改订的一个方，考虑到热实互结，伤阴耗气，气阴两伤很快，所以这个方是侧重在泻下热结和益气养阴兼顾的，特别养阴力量非常强。

本方实际上是用调胃承气汤作基础方，即大黄、芒硝、甘草，又加上养阴清热的增液汤，生地、玄参、麦冬，虽然也有人参、当归，这个和黄龙汤类似，但是它侧重在养阴方面，滋阴养液，滋阴清热。生地、玄参、麦冬，这是增液汤，配海参，这四个药在一起有很强的养阴力量。海参这个药，新鲜的时候体积很大，很滋润，晒干了就一点点，所以吴鞠通说它"其液数倍于其身"，认为它非常滋润，养阴力量很强，也是药食两用。用调胃承气的大黄、芒硝配上养阴清热的增液汤加海参。人参、当归作为佐药益气养血。姜汁在这里有两个作用，一是可以振奋胃气，第二有反佐意义。这类阳明腑实证当下失下以后气阴两伤，往往伴有胃气上逆症状，用药容易药病格拒，用偏温的姜汁少量，在全方起到防止药病格拒作用，是反佐用法，当然姜汁自身也有和胃降逆作用。甘草是使药，既能养胃气，安定中焦，又可以增强益气作用，也有佐药的意义。

新加黄龙汤不仅能清热通便，并能滋阴补气，滋阴力量非常强，这是它的特点，这也和温病学派的学术思想有关。温病很强调保胃气、存津液，和伤寒的强调温阳气、化津液角度有不同。新加黄龙汤强调气阴两伤，黄龙汤强调气血不足，这是新加黄龙汤和黄龙汤的不同之处。

第三章

和 解 剂

　　和解剂是体现了八法中的"和法"的一类方剂，八法中"和法"包括了和解与调和两类治法。我们这章方剂的分类分为三部分，和解少阳、调和肝脾和调和肠胃。从"和法"分类方剂可以说是都没有统一过，所以现在这种分类，从分类角度应该说是最狭义的"和法"。从《医方集解》这本清代的作为教材用的古籍来看，记载的和解范围非常宽，从"表里同治"扩展到包括像藿香正气散这很多都是属于表里同治，都包括在"和法"里边。"平其亢厉"的包括像归脾汤，心脾同治这类的也都在"和法"里边。所以，当时的"和法"的概念，特别像《医方集解》、《成方切用》、《成方便读》等书各自的收载不完全统一。当然很多都遵循了《医方集解》的基础，但是都有自己一个出入。这半个世纪来的教材"和法"方面也有出入，可能编者自己所看的角度方面不同。因此，到目前为止，"和法"还属于学术探讨的范围。我们讲"和法"时曾经讲到过，不管病位也好，病性也好，脏腑关系也好，它的本质都是相互密切联系的对立双方同病。用戴天章的话来讲，"寒热并用之谓和"，那是从对立的寒热属性来讲；"表里同治之谓和"，这是从病位来讲；"补泻合剂之谓和"，从治法角度来讲；虚实互见，平其亢厉泛指的脏腑、气血这些彼此形成一种恶性循环，治法上必须是双管齐下。而这类同病，对立病机的两个方面，又难以找出一个主要矛盾，因为它们彼此相互影响，恶性循环。很重要的一点就是没有一个集中的主要矛盾。如果有那就属于以表证为主兼里证，或者某脏为主兼他脏。这是主要的区分方法。

第一节　和解少阳

　　少阳是病位，是六经病机和六经治法体系里面用来作为定位的名词。少阳的特征是半表半里，那作为少阳在人体的生理体系，涉及手少阳三焦、足少阳胆。手少阳三焦系统是属于半表半里的一种概念，我们要简单提一下三焦的概念。在历史上，对三焦认识的演变，经过了很长的时期，到现在经常在中医的教材里边谈到三焦都没下定论，只是把各种说法附上。《黄帝内经》提到三焦清清楚楚的有部位，有结构的样子，把它和其他脏器一样述说，它谈到上焦、中焦、下焦，描述从哪到哪,是个什么形状。《黄帝内经》提了以后,像《难经》,也是汉代的。汉代对三焦就提到了有名而无形,从有名无形概念一出来,那使得人们对三焦的认识,逐渐趋向于部位认识。也就是说有名没有实指,形把它理解作形质。所以后来都认为上中下三焦是三个部位属象脏器功能的概括,上焦心肺,中焦脾胃,下焦肝肾,都是这种看法。那就有名,有三焦之名;无形,没有实在的形质,那就是部位概念。历史上有很大一批医家探讨它的形质。如李东垣认识三焦他是把它看做有形质的,但是又不敢反对《难经》所谈的有名无形,所以他最终想了一个办法,他讲了一句话,很有意思,他说《难经》所谈有名无形是指的有名无状。他这个人很聪明啊,他把这个形分为形质和形状两个概念,形质是指的物质有没有这个东西,形状是这个物质构成的具体的状态。有形质可以是没有一定形状的,你看那水是有形质的,它装在什么里面是什么形状。所以他提出有名无状以后,很多医家开始在探讨它的实质,张景岳认为三焦为分布于胸腹腔的一个大腑,且其与五脏无表里配合关系,而且他也提到了形状。他说三焦是脏腑之外,躯壳之内,包罗诸脏,一腔之大腑,即囊括五脏六腑的皮口袋,既然有这个口袋,那口袋就是组织。到清代后期唐容川,他说三焦是一种油膜,即油膜说。他说油膜最大的、最根本的那就是膜原,原者,平也、大也。实际上他所指的就是现代的肠系膜一类的,在人体的膜组织里面肠系膜占的形质来说相当多。简明扼要地讲,人们对三焦的认识实际上越来越趋向于一种人体膜组织。三焦通行阳气和阴津,使人体的气血津液正常运行。三焦是原气之别使,三焦又是水道,"水道出焉"。也即是津液的渗透,阳气的运行是通过三焦,那膜系统恰好符合这个特点。而且三焦又出于半表半里这个位置。那这点对半表半里这个位置,古人的描述不是直接用半表半里这个话,有的时候是借用一个比喻,我们读古书时有时候遇到过。如谈到小柴胡汤,描述它病机的时候,有一段话,"血弱气尽,腠理开,邪气因入,与正气相搏,结于胁下"。过去描述胁下是少阳经脉经过之处,就是说病邪侵犯在胁下。那作为半表半里的概念,不能仅仅看做胁下,古人用胁下来比喻它的半表半里特殊的病位特点。背为阳,腹为阴,背为表,腹为里,胁下既连着表,又连着里,既不在表,又不在里,是半表半里。用胁下来标志一种部位的特点,指半表半里。作为经络分布来讲,半表半里涉及少阳这类经络的运行很多是在背腹之间,表里之间,这是一种相对病位概念。在定位上不完全是寻找实际的、实体的定位,而是一种抽象的半表半里概念。人体的膜系统,实际上所有体内脏腑器官都有膜系统,这个膜的特点是什么呢?既在皮毛腠理之内,不在表;又在脏腑器官包裹其外。对脏腑组织器官来讲,它属于表;对人体体表皮毛来讲,它属于里。既不在表,又不在里,是半表半里。的确是有名无状,没有一定形状,包裹于哪个器官之外就是哪个器官的形状。而且现代医学很发达了，但是对于微量元素、水液的渗透分布，到目前人体这种膜系统，都还是未来第三代医学重点要探讨的。中医对三焦的论述，不管从生理到病理，都是比较复杂的，认识的过程都是这两千年来比较晚的。首先要了解三焦的概念，我们不一定就说它就是膜组织，但也要注意它的确具有这些特点。那胆和三焦作为相表里的脏腑，它们也有这个特点，胆本身也有膜系统。而且在内热产生中，胆热是最早的，稍有内热开始是口苦、咽干、目眩，循少阳经脉胆火上炎。正常的气候变化下人们在生理范围内可以出现这种反应。所以，少阳系统是半表半里，要了解一点它的部位特点，以及该系统变化以后发生的气机郁滞的变化和水湿运化功能的变化。为什么后来的湿病辨证很多用三焦辨证？其治用三焦分消呢？这都和三焦系统的功能特点、部位特点有关系。我们这里讲和解少阳，一般从邪在半表半里，这个抽象的概念，以《伤寒论》病邪由太阳到少阳，由表到半表半里，这个特定病位作为根据的，以小柴胡汤作为代表方剂。

少阳病的病位有半表半里特点，其病势一般由太阳传少阳，之所以太阳能够传少阳，说明已经有正气受损，外来皮毛太阳这个屏障挡不住，有受损。所以病邪才能够向里传，到达半表半里。但是还没有引起整体的气血受损，只能说是程度较轻浅的有正气受损，所以外邪开始内传，这是从病势特点来看。病变特点涉及半表半里，是一种邪正相争的阶段，等一下我们分析到小柴胡汤主治就看出来。同时作为三焦，少阳三焦和胆相表里，所以邪犯三焦半里之热就产生，随之会产生胆热。既有经脉相通又有气郁化热，有一定的胆火、胆热上犯的特点，相应就产生胆胃不和。因为生理上，肝、胆、脾、胃的联系是非常密切的，肝的疏泄、胆汁的分泌，帮助脾胃的运化。由于三焦涉及水道，所以往往会引起津液的壅滞，外邪侵犯涉及半表半里，可以引起一定津液的壅滞。这就是为什么我们说，服了小柴胡汤和解少阳，可以上焦得通，津液得下，胃气因和，胆胃恢复协调，那是因为少阳之气疏通，水道通畅。这是少阳病共同的一些病位，病势，病变一些特点。

和解少阳用药特点，首先其病位在半表半里，那就要解表清里兼顾，运用透邪层次较深的，能够透半表之邪的柴胡、青蒿这类药，以透邪外达。清半里之热要选择黄芩、青蒿这类既能透热，又能清热的药，黄芩擅长于清半里之热。热郁而致内热重，引起胆火上炎要清泄，也是属于清泄胆热的范围。气机阻滞由少阳经气不利可以引起肝胆气机的不利，所以又要疏畅气机，津液壅滞要转输，这是一般要考虑用药的几个方面。

小 柴 胡 汤

《《伤寒论》》

【组成】柴胡半斤(24g)　黄芩三两(9g)　人参三两(9g)　甘草三两,炙(9g)　半夏半升,洗(9g)　生姜三两,切(9g)　大枣十二枚,擘(4枚)

【用法】上七味,以水一斗二升,煮取六升,去滓,再煎,取三升,温服一升,日三服。(现代用法:水煎服。)

【功用】和解少阳。

【主治】

1. 伤寒少阳证。往来寒热,胸胁苦满,默默不欲饮食,心烦喜呕,口苦,咽干,目眩,舌苔薄白,脉弦者。

2. 热入血室证。妇人中风,经水适断,寒热发作有时;以及疟疾、黄疸等病而见少阳证者。

小柴胡汤既是常用方,又是和解少阳的代表方,是比较标准的和法的代表方。

病机分析:小柴胡汤的病机从主治来讲,有四个症是最重要的,往来寒热、胸胁苦满、默默不欲饮食、心烦喜呕,这几个症充分体现出邪在少阳,胆胃不和的特点。所以小柴胡汤证的病机归纳,往往讲两条,一是邪犯少阳,一是胆胃不和。《伤寒论》中讲到小柴胡汤病机时候提到,血弱气尽腠理开,这主要指的已经有一定正气损伤了。腠理,体表表气不足不能御邪,邪气因入,因者顺也,那病邪趁势,趁血弱气尽,趁势入里了。与正气相搏,邪正相争就有胁下,我刚才说了邪正相争于半表半里这个部位。在这特定部位正邪纷争是造成寒热往来这种特殊热型的一个基础。因为在这个地方,正气内有损伤,不能够像体表一样的持续抗邪,邪正相争就发热;正气退缩,那就邪正脱离接触,不发热,不能温煦体表,反而畏寒。因此造成发热、畏寒往来交作,就是往来寒热。所以这段话就是描述邪正相争在半表半里阶段的特殊热型。由于手足少阳经气相通,那当半表半里有热影响到胆时,就可能发生胆热犯胃,胆胃不和,胆胃之气上逆。内热发生可引起心烦,喜呕是胆胃之气上逆,喜呕、口苦,胆热循经上炎,可以咽干目眩。作为肝胆疏泄之气,经气不利,疏泄受影响,可以出现神情默默,抑郁不舒,不欲饮食。

小柴胡汤主治还有妇人伤寒,热入血室,痢疾黄疸,内伤杂病见少阳证者,当然前提是见少阳证。有这种邪犯少阳的特点,或者胆胃不和的相应症状。这也是小柴胡汤在灵活运用时候,可以使用的证候。

妇人伤寒热入血室,血室是指什么?当然不同的人有不同的看法。成无己

121

说的是冲脉,冲为血海,故他认为血室是冲脉;张景岳认为血室是胞宫。现在一般认为血室是指胞宫。热入血室这类证候,多种情况可以发生,但最多见的是产后或月经来潮的时候。小柴胡汤治疗热入血室,特别是热入血室引起的一些精神症状,包括一些类似癔症一类的,以本方为主,能起到比较好的效果,历来病案也很多。

病案举例:这个病例是我带研究生实习的时候到一个基层医院里遇到的。那是一个 19 岁的女孩子,家属架着她进来的,当时看病位置上已经有人排在前面坐着,她突然一挣扎就去卡前面的一个老年人的脖子,大家就赶快把她拉开。当时就问她这个病多久了,她妈妈回答说生病了 20 天,初起原来是感冒、发高烧,治疗一周多都不退,在乡村的卫生院看,一周高热反复不退,不得已才到县人民医院。县人民医院要求她住院,后来烧退下来了,烧退下来以后,慢慢神志开始逐渐不清楚。大便也不通,要吃通下的果导这一类的西药才行,精神时清醒时不清醒,手脚开始强直。当地的西医觉得这个病,各种检查中也查不出什么,就介绍她们来找中医看一看。我就开始问她妈妈,初起感冒的时候,除了发烧,其他还有什么症状,问的当中,突然脑子中有灵感,我问她妈妈是不是她这个感冒开始的时候正是她月经来潮的时候。她妈妈回答说就是她月经来潮的时候,当然问到这一句的时候不用解释,在场的其他中医马上异口同声说:"热入血室"。当然热入血室诊断清楚了,那用药要根据她那时又有一定的肠道的燥热,也就是有大便秘结的症状,并涉及心神、神志,是一定程度涉及血分了,所以结合治疗下焦瘀血的方,就是理血剂要讨论的桃核承气汤。用桃核承气汤、小柴胡汤合方,治疗一周左右就出院了。热入血室证临床还是多见的,用小柴胡汤治疗的报道也是很多的。

治法:从小柴胡汤的病机来讲,是邪犯少阳,胆胃不和,针对病机产生治法,要和解少阳,调和胆胃。

方义分析:柴胡作为君药,在这里既可以散半表之邪,又能疏理少阳气机和肝胆气机。当然在本方里,柴胡是以散半表之邪为主。柴胡要发散必须量大,所以本方里用柴胡的量,在仲景用柴胡当中是很大的,用了半斤,是黄芩的一倍有余,黄芩用量是三两。黄芩属于臣药,擅长于清半里之热,所谓半里,是指内热最早发生的部位,相当于内热的浅层。说黄芩清上焦、肝胆之热,上中下三焦有一个浅深问题,上焦较浅。黄芩清半里之热,又能清泄胆火,针对胆火上犯,胆热犯胃。柴胡、黄芩后来就构成了和解表里,半表半里同治的一种基本结构了。后面的蒿芩清胆汤这些后世所制之方都是模仿这种结构。根据病机侧重不同,调整一些药味来主治的。从思想、思路上,还是和解表里的一种结构。

佐药中,生姜、半夏可以看做一组。生姜、半夏同用,即仲景《伤寒论》中小半夏汤,不但和胃降逆,还可以散水化痰,小半夏汤是用来治疗痰饮呕吐的。所以在小柴胡汤里,生姜、半夏能够散水燥湿结合,半夏还能转输津液,疏通津液,实际上有疏通水道,促进津液运行,避免三焦水道气机阻滞,津液停聚的作用。所以说,服了小柴胡汤能够上焦得通,津液得下,水道通畅。这是生姜、半夏在和胃降逆、疏通水道。人参和大枣又可以看做一组,和使药的甘草相配有益气扶正的作用,是考虑到血弱气尽腠理开,病邪之所以能够到半表半里,都有一定的正气损伤,用它可以助正祛邪,同时防止半表半里之邪内传。

配伍特点:小柴胡汤是体现"和法"很典型的方,既调和胆胃、平其亢厉,可以针对部位,又是寒热并用,补泻合剂的。甘草既助人参益气又可以调和表里寒热两类药。本方里面反映出一些基本的配伍结构,如柴胡配伍黄芩,生姜配伍半夏,这些基本的配伍结构对后世的影响很大。通过本方方义分析看出,本方总体上以祛邪为主,兼顾正气。以人参为代表的扶正药,主要还是助正祛邪,针对正气亏损并不很重,所以不是大补元气。以少阳半表半里为主,兼可以和胃气,生姜、半夏有和胃作用,所以胆胃同治。

辨证要点:《伤寒论》说小柴胡证,"但见一证便是,不必悉具"。有人甚至认为小柴胡汤涉及的主治证候当中像口苦、咽干、目眩这些就一个症状就行,这就太泛化了。实际上仲景所说的"但见一证便是",能够基本说明小柴胡证,有柴胡证"但见一证便是,不必悉具"。就是说能够反映出在半表半里的,比如说寒热往来以及胆胃不和,当然也包括了经气不舒、胸胁苦满、默默不欲饮食、心烦喜呕,这种初期内热、胆热产生,造成胆胃之气上逆,胆热犯胃,胆胃不和的症状。这几个主要的症状侧重发生在哪一个方面,都可以用这个方做基础方。往来寒热、胸胁苦满、默默不欲饮食、心烦喜呕是辨证要点。

用量特点:柴胡要重用,柴胡要大于人参、甘草,很多认为一倍以上,当然这不仅只根据张仲景的配伍,这也是很多医家的临床体会。

随证加减:加减也是围绕着半表半里的热的状况,以及肝胆脾胃不和展开,也考虑到三焦水道方面的一些病理特点。临床上涉及三焦水道,那就涉及津液停聚。心烦口渴明显,说明里热偏重,还伴有伤津,因此,温燥的半夏不适合,要去掉。肝脾不和多见腹痛,加芍药,芍药是张仲景调和肝脾,柔肝止痛常用的药物。但是如果说三焦系统或者胁下有气滞又加水湿停留,那造成了胁下痞硬,那要软坚散结,甘草要去掉,加牡蛎软坚散结,仲景也是经常这样用的。水气凌心加茯苓,在仲景《伤寒论》《金匮要略》里用得很多。如果表邪还在,那就要加桂枝。咳嗽,一般是咳嗽兼一点痰,那去掉甘温之品、补益之品,那就加干姜、五味子这类,温化和防止肺气的耗散。因为柴胡用量较大,容易伤损肝系统阴血,所以阴虚血少者一般不适用。

大 柴 胡 汤
(《金匮要略》)

【组成】柴胡半斤(15g)　黄芩三两(9g)　芍药三两(9g)　半夏半升,洗(9g)　生姜五两,切(15g)　枳实四枚,炙(9g)　大枣十二枚,擘(4枚)　大黄二两(6g)

【用法】上八味,以水一斗二升,煮取六升,去滓,再煮,温服一升,日三服。(现代用法:水煎2次,去滓,再煎,分2次温服。)

【功用】和解少阳,内泻热结。

【主治】少阳阳明合病。往来寒热,胸胁苦满,呕不止,郁郁微烦,心下痞硬,或心下满痛,大便不解或协热下利,舌苔黄,脉弦数有力。

大柴胡汤是个典型的常用方,涉及可以临床用的病种很多。从主治证候来看,它是阳明腑实证和邪聚少阳证,也就是承气汤证和小柴胡证的结合。

病机分析:从主治来讲,就是小柴胡汤证加小承气汤证。那从小柴胡汤证来讲,往来寒热,胸胁苦满,心烦喜呕,默默不欲饮食。到这里开始有变化,为什么?由于小柴胡汤证本身有胆胃不和,胆热犯胃,胃气上逆,就有心烦喜呕。这里的呕不止是由于又加上阳明腑实,有一定程度的热实互结。所以本证的胃气上逆比小柴胡证要重,就出现了呕不止。郁郁微烦,在小柴胡证里边,心烦,胆热上犯可以扰乱心神,所以可见心烦喜呕,有心烦。大柴胡汤里是郁郁微烦,郁郁是指一种持续的状态。郁郁微烦,这种心烦要比小柴胡证心烦重。微是一个语气停顿词,持续的那种烦。郁郁微烦并不是不太烦,并不是比小柴胡证心烦轻,这是古人用字特点。心下、胸胁,包括胃脘不是仅仅苦满胀闷,而是心下有满痛,为什么胃脘气机阻滞更重了? 因为有热实互结,有阳明证。大便不解,那是热实互结在内。协热下利,热邪逼迫津液下泄。里热重,所以就舌黄,脉弦数有力。

大柴胡证,简单地说是既有小柴胡证这种邪犯少阳特点,又有热实互结在胃肠。当然不是像大承气汤证那样重,但由这个造成里热较重,胃气上逆较重。所以这是在半表半里证结合热实互结以后,侧重于半里,里热较重,有的叫少阳阳明合病。像往来寒热、胸胁胀满、呕不止、持续心烦,是少阳证结合了有里热实证以后,里热加重、实邪明显,有产生在少阳证基础上的变化。心下满痛、便秘,是胃肠方面热实互结的表现;苔黄、脉弦数,基本上是偏重于里热。

治法:大柴胡汤证是少阳证加上阳明腑实轻证,应该说是少阳初入阳明,少阳证还在的这种阶段。那作为治法来讲,和解少阳。既然少阳还有往来寒热,就要采取和解少阳,内泻热结的方法,那就用小承气汤、小柴胡汤结合了。

方义分析:小柴胡汤本来是和解少阳的,但是有热实互结在胃肠,人参、甘草不宜使用,所以去掉了。小承气汤针对热实互结轻证,在这里不用厚朴,用枳实、大黄相配,这样在轻下的基础上,泻下更加和缓一些,尤其又加了芍药,加芍药可以缓急止腹痛,芍药和枳实相配,是仲景用来治疗调和气血止腹痛的,后世也常用来作为调和气血止腹痛的基本组合。这样调整以后的方,既有柴胡、黄芩能够和解少阳,同时半夏、生姜又能和胃降逆,以治"呕不止"。全方偏凉,以治疗里热为主。所以既是少阳阳明合病同治,又考虑到胆胃不和基础上,胃肠有腑实。

从具体方义分析来讲,大黄、枳实是作为内泻热结的基本结构,那这个结构还是体现一种轻下。柴胡、黄芩是和解少阳基本结构;生姜、半夏是和胃降逆的一种基本结构;芍药能益阴缓急,热邪要伤阴、伤津,而且热实互结本身这个证就有腹痛,所以用其益阴缓急止痛;姜枣配合,调和脾胃、调和气血。本方也反映了很多后世常用的基本结构,所以我们说经方里仲景给后世确实提供了很多常用的基本结构,作了很大贡献。

辨证要点:那是在少阳阳明合病,各提取出一部分代表性的症状。当然我们现在临床实际使用,可以各有侧重。现在临床使用大柴胡汤很多,如胆道疾患、急腹症等用得比较多了。但都是偏重于里热,热实为主。运用当中有寒热往来可以用,没有寒热往来也在使用。

大柴胡汤常用于治疗胆道疾患,胆道疾患有一个特点,胆道多热证,容易化热、容易上炎、容易犯胃。但是肝胆疾患,气郁,气机阻滞是常见的,胆道疾患、胆阻,包括结石、胆汁的郁滞不畅,特别湿热熏蒸,泛滥,黄疸这类,都和胆阻、胆道不利有关。所以经常用清利胆热,疏肝理气,胆道疾患要用清疏通利这类基本治法。这个方在清、疏、通方面是常用的,所以用于胆道疾患用得较多,疗效很确实。方中的大黄,能够遂六腑"以通为用"的生理特性,同时擅长利胆退黄,也是治疗黄疸常用的。柴胡也有疏肝利胆作用,黄芩清泄胆热,而胆道疾患,特别是胆阻不通,疼痛比较剧烈,发生胆绞痛较多,芍药在本方里,用到一定量它可以起到很好的缓急止痛的作用。

病案举例:大柴胡汤对胆道的一类疾患应该说是疗效确凿。我有次带研究生实习,碰到有一例胆囊炎急性发作,痛得非常厉害,西医说要住院,而病人不愿意,他是个干部,担架抬来的,痛得直叫,当时就开大柴胡汤,当时跟他说,能住院观察更好。他怕做手术,不愿意在医院,我给他开的大柴胡汤。第二天早上,我们刚上班,他就自己走来了,精神很好,一见面就问:"老师,我还吃药吗?"一问,他也不痛了,疼痛缓解的速度非常快。这里关键在于芍药的用量,有时可以用到60g,再加麦芽疏肝养胃,或加10g郁金,一般缓解疼痛的速度都很快。

这个方在临床上还有一些特点,有时临床应用已经离开少阳证,或者就只是胆胃不和,"六腑以通为用",这个方泻下力量并不大,并与芍药同用,比较好控制,有些胃肠道的消化系统的慢性疾病,包括一些恶变的病证,分泌产生很多病理产物。这个方用于慢性病,帮助排出病理产物,缓解症状,减少痛苦,延长寿命相当好。有些癌症晚期的病人,痛得很厉害,这个方用量调整好了,能起到一定减少痛苦,延长寿命的作用。例如有个胰腺癌病人,一个六十岁的老年人,年龄偏大,住在省院做手术,打开腹腔,病变范围很广了,没法手术了,只好关腹。当时身体情况比较差,省医院说她只有回家养。当时主要症状是疼痛非常剧烈,都是每天注射吗啡,按医院规定量每天四次,她才能缓解。那怎么样用中医的方法呢?第一步先止痛,用大柴胡汤攻下,发现她排出乱七八糟的黑黏液、脓血这些,有时候针对具体情况调配一些理气药,以理气除湿,结果疼痛逐渐减轻,到半年以后,吗啡全部停止了。基本方除了用香砂六君子汤,每次都要吃大柴胡汤,都要排出很多东西,所以我对中医排出病理产物的优势,以及"六腑以通为用",体会挺深。后来这个病人活了总共加起来一年零三个月左右,后来可以坐在那看电视,吃软食,稀饭、肉末这些,后来还是因为吃东西,过年时口味吃得重,她觉得比较好了,多吃了一点,一下子发作,恶化了,以后就不行了。

这个方除了能止痛,还能缓急减除痉挛。有一次,意外碰到了一个病人,这种病从来没见过,一个农民来看病,他别的什么病没有,就是呃逆,而这个呃逆什么时候发作?别的人碰到他,哪怕在他手上的肌肉按一下,他就嗝一下。我一摸脉,他就在打嗝,所以我就觉得奇怪,这个病从来没见过。病人说这是老毛病了,到处治不好。没什么其他毛病,是无证可辨。他又不属于引起肺胃之气冲逆,又没有别的偏寒、偏热、偏虚的症状。后来再想,他这是痉挛,治法方面要缓急止痛。就从芍药甘草汤那个角度去考虑了,后来想到大柴胡汤,而且他确实在两胁这里按,呃逆发作几率最高,那就考虑到少阳肝胆,用大柴胡汤,大黄用得少,就3g,吃了肚子有一点拉,不重,吃了一个多月时间,呃逆基本上缓解了。这种病都是很奇怪,说不清楚,但是说明这里芍药量提高以后,缓急止痛、缓解痉挛的效果是很好的。

蒿芩清胆汤

《重订通俗伤寒论》

【组成】青蒿脑钱半至二钱(4.5~6g)　淡竹茹三钱(9g)　仙半夏钱半(4.5g)

赤茯苓三钱(9g)　青子芩钱半至三钱(4.5～9g)　生枳壳钱半(4.5g)　陈广皮钱半(4.5g)　碧玉散(滑石、甘草、青黛)包,三钱(9g)

【用法】原方未著用法。(现代用法:水煎服。)

【功用】清胆利湿,和胃化痰。

【主治】少阳湿热证。寒热如疟,寒轻热重,口苦膈闷,吐酸苦水,或呕黄涎而黏,甚则干呕呃逆,胸胁胀疼,小便黄少,舌红苔白腻,间现杂色,脉数而右滑左弦者。

这个方出自《重订通俗伤寒论》,作者俞根初对伤寒的研究创造很多,擅长于使用伤寒的思想,本方是针对南方一带湿热痰浊这类疾病的。湿热这类温病,的确跟地域环境有关系。

病机分析:治疗的证候是少阳湿热痰浊证,有的称少阳湿热痰热证。湿热痰热,本属同类,当然从形成具体机制有不同。蒿芩清胆汤,邪实在少阳,少阳半表半里,但是它有个特征,第一个偏里热;第二,兼有湿热痰热的特点,这是和小柴胡汤证标准的邪踞少阳不同的,这是它的两个特点。

从临床表现来看,以小柴胡汤作为参照,蒿芩清胆汤的主治证候特点,它所不同处主要就体现在刚才说的两个特点,一个偏里热,一个兼湿热痰热。小柴胡汤证邪在半表半里可以有往来寒热;蒿芩清胆汤证,病邪侧重于半里,寒热如疟的意思,还是往来寒热,但是寒轻热重,半里之热偏重。胸胁苦满,在小柴胡汤证来讲,是少阳经气不利;那在蒿芩清胆汤证来讲,胀痛、胸闷是由于兼有湿浊、痰浊,湿浊、痰浊阻滞气机就更严重。像少阳证,胆热上犯,可以有咽干、目眩、心烦。这几个方面表现在蒿芩清胆汤证,可以有口苦,胆热上犯,同时胆胃之气上逆,由于湿热痰浊兼夹,所以吐酸苦水,或者呕吐口水黄涎。所以,胃气上逆一般来说也比较严重,因为有里热重,再加上湿热痰浊阻滞,本来经气不利可以有胆胃之气上逆,现在偏于有实邪,胃气上逆了更重。从舌象、脉象来看,小柴胡汤证是苔薄白,脉弦;蒿芩清胆汤证,由于有湿热,偏里热,舌红苔白腻,过去有些教材谈到黄白相间,黄白相间说明是湿热程度的不同,兼有湿热的特点,脉滑,体现有痰湿,热重可以有滑数。所以这个证,基本是小柴胡汤证的邪踞少阳基本思路,加上偏里热,兼湿热痰热的特点。

治法:主治的病机特点既然是少阳湿热、痰热,而偏里热,主要是胆热造成胆胃不和,所以本方的治法要清胆和胃,同时解除湿热、痰热,利湿化痰。

方义分析:这个方是个复方,它利用了几个基础方,可以说是三个基础方的合方。首先,利用小柴胡汤中的柴胡、黄芩这个基本结构,把它换成青蒿、黄芩。柴胡和青蒿有共同之处,都能透邪达外,青蒿透散力量不如柴胡,但青蒿透热力强,清热力量更强,它既能作用于肌表,又能够清肝胆系统的邪热,加上青蒿又有芳香特点,针对湿热痰热芳香化浊,对湿热、痰热更有针对性。半夏、陈皮、茯苓、竹茹、枳实和甘草相配。这里枳实改枳壳,行气降气作用更好。这实际上一个温胆汤的基本结构,用来清化痰热。滑石、甘草是六一散,加青黛是碧玉散,它是清利湿热的一个常用方,清利湿热。所以这样三个部分构成和解少阳兼清湿热痰热。全方的特点,清里为主,同时和解少阳和清化湿热痰热相结合。

类方比较:小柴胡汤和蒿芩清胆汤主治功效的比较,小柴胡汤体现了邪踞少阳,胆胃不和;蒿芩清胆汤体现了少阳湿热痰浊证,其胆热偏重,兼有湿热痰热。功用来看小柴胡汤是和解少阳、调和胆胃;蒿芩清胆汤,调和胆胃,同时利湿化痰,这是它们不同的方面。

辨证要点:一个是有半表半里证特点,寒热往来,寒轻热重;一个是湿热痰浊阻滞气机的表现,胸胁胀疼,胆胃不和又吐酸苦水,舌红苔黄腻,脉滑数。这也是常用于治疗湿热的很重要的一个方。

病案举例:蒿芩清胆汤,治疗肠伤寒报道很多,肠伤寒那个热有时不好退,一定要从湿热角度考虑,所以报道当中蒿芩清胆汤、甘露消毒丹用得很多的。有次在病房看一个肠伤寒病人,上午流汗,高热 39℃,到下午热更高,下午流的汗最有特征,像油珠一样,颜面看起来也比较垢浊,典型的一种湿热状况。当地的医生多用银翘散、白虎汤,因为一看发烧很高,以为是阳明经热,所以都这样用,这样单纯的清热冰伏,不化湿兼合利湿,则湿浊没有出路,退了热,郁而又化热,形成反复不好,高热,一个多礼拜,一直退不下,反复不好。当时用蒿芩清胆汤合甘露消毒丹加减,两付药下去,效果很明显,高热就退下来了。

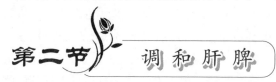

第二节 调和肝脾

这里要围绕肝脾两脏生理上的协同,病理上的相互影响和关系。两者在病理状况下,经常互相影响,造成恶性循环。正常情况下,肝木疏泄,帮助脾胃运化,脾土化生水谷之气,气血津液生化之源,土要荣木,要养肝,肝藏之血来源于脾胃化生水谷精气而生成的气血,这是一种正常的协同作用。反过来,如果说木不疏土,导致脾胃运化功能减弱,化生气血不足,那就造成下一步的土不荣木,那土不荣木,肝所藏阴血不足,那有两个趋向:一个趋向,物质基础不足,疏泄功能就会减退,肝气就会郁结;还有一个结果,阴血不足影响阴阳失去平衡,肝旺要克伐脾胃。如肝失疏泄、肝气郁结,进一步不能帮助脾胃运化。所以这两者是相互影响的,从两脏密切的生理关系以及形成恶性循环的病理关系来看,说明这两脏对人体保持生化系统、调节系统的平衡上是非常重要的。

四 逆 散

《伤寒论》

【组成】甘草炙　枳实破,水渍,炙干　柴胡　芍药各十分(各6g)

【用法】上四味,捣筛,白饮和服方寸匕,日三服。(现代用法:水煎服。)

【功用】透邪解郁,疏肝理脾。

【主治】

1. 阳郁厥逆证。手足不温,或腹痛,或泄利下重,脉弦。

2. 肝脾不和证。胁肋胀闷,脘腹疼痛,脉弦等。

这里要声明一下,四逆散主要治疗阳郁四逆,从《伤寒论》的角度,寒邪侵犯人体,郁遏阳气不得输布,阳气郁结,引起了不能布散而四肢逆冷,阳郁四逆。后世用四逆散治疗由于肝脾气郁,造成的脘腹胁肋诸痛,是司其法而不易其方,是灵活运用。

病机分析:主治证候有两个方面。从现代运用的实际情况,肝脾不和、肝脾气郁是四逆散的运用针对的最基本病机。《伤寒论》的四逆散,强调外邪入里闭郁了阳气,气机不畅,阳气不能输布到四肢,造成四逆。但是它要区别于心肾阳虚,或者中焦虚寒这种阳气不达四肢的四逆。中焦虚寒手足不温,手足清冷,甚至于严重的脚逆冷,但厥逆一般是心肾阳虚,肾阳虚衰,那都要用温中药,或者温肾药,要用温阳药,这方里没有。所以四逆后来解释阳郁四逆,四逆的范围很小,就是远端,但是指头还是微温的,有的又说摸久了,指头也透出热气,这是阳气郁厥。方里的柴胡可以透邪外达,解除阳郁四逆造成的原因。阳气不被郁了,那气机通畅,清阳能够实四肢,四逆就解除了。

《伤寒论》上写的四逆散主治,"少阴病,四逆,其人或咳,或悸,或小便不利,或腹中痛,或泄利下重者,四逆散主之"。实际上指的阳气郁厥以后,气机阻滞能引起五脏病变,能引起各种各样病变,泛指气机被郁。不管是肝脾气机郁结,或者外邪入里,郁遏阳气。总之,形成那种气机郁滞。那如果五脏气机郁滞了,都会影响功能,所以在每一脏就选一个证来作代表。或咳,气机郁滞,肺气宣降失常,可以出现咳嗽;或悸,悸指心悸,心悸那是遇到气机阻滞,胸部阳气被郁,不能够正常舒展;或小便不利,涉及肾;腹中痛,涉及肝;泄利下重,涉及脾。一看,五脏都涉及了。实际上讲的一种基本病机——气机郁滞。在临床上也很少就拿这四个药去治疗某一个具体的病。

129

主治第二个,肝脾气郁证。肝脾气机郁滞,那就是肝脾所主的部位胁肋、脘腹胀闷疼痛为主,由于是气机郁滞,所以也是反映出弦脉,四逆散是一种治疗肝脾气郁的基础方。针对肝脾不和的病机,临床上主要反映出肝脾不和,恶性循环的特点。

治法:这方有两个主治,功用也是从两个方面归纳的。透邪解郁,是指透邪解除阳气被郁。疏肝理脾是指的针对肝脾气郁的病机要疏理肝脾气机。

方义分析:君药是柴胡。柴胡透邪解郁,外邪入里郁遏阳气,它能逐渐透邪外达,同时有疏肝解郁作用。芍药可以敛阴养血柔肝,其性酸收,敛阴养血柔肝。和柴胡结合,就成为调肝的常用组合。四逆散里的柴胡、芍药这个结构,在仲景时代并不是作为调肝的基本结构。是认为外邪入里,郁遏阳气,芍药偏寒,有清泄郁热作用,同时又能制约柴胡的辛散,耗伤阴血之弊。到了后世,特别是宋以后,柴胡、芍药实际上成为了调肝的基本结构。调肝是针对肝为刚脏,体阴用阳。肝主疏泄,体现用阳的方面。肝主藏血,体现了体阴的方面。柴胡协助疏泄,芍药敛阴养血,柴、芍并用,就是调肝的阴阳,调整疏泄藏血的平衡。后世大量的调肝方出现柴、芍这两个配伍的基本结构的频率是很高的,《方剂大辞典》里配有柴胡、芍药的方大多数用于调肝,所以柴、芍成为调肝的常用基本结合。柴胡芍药相配,联合起来既长于调肝,又能避免柴胡伤阴耗血的副作用。本方中的枳实,能够理气解郁,主要是用于通降脾气,枳实本身还可以导滞。在《伤寒论》时代,枳实、枳壳是没有分的,所以不需要导滞的时候,这里很多方改为枳壳,作用以调气为主的,都用枳壳。枳实有导滞作用,又偏寒,在理气的基础上,有一定清热作用,有散结作用。而枳实和柴胡相配,后来就成为一升一降,也是调理肝脾气机的常用组合。柴胡疏肝主升,作用在肝,枳实理脾主降,所以肝脾同治。肝脾气机同时调理,同时又一升一降,能畅通内在的一身气机。柴胡、枳实相配是常用的调气的一个组合。枳实和芍药也是一个常用组合。枳实是以调气为主的,有时通过行气导滞,可以解决气血郁滞,特别是气滞的疼痛,尤其是腹痛。芍药可以调血,作用于血分。芍药既有敛阴养血作用,也有一定的活血作用。加上它擅长于缓急止痛,所以芍药和枳实相配,又成为调畅气血,治腹痛的常用组合。甘草调和药性,同时有一定的补脾补气的作用。当然在这里,甘草配芍药,能够增加芍药的止痛作用。

辨证要点:主要是胁肋、脘腹疼痛;阳郁四逆,手足不温,是气郁,气滞造成为主。

【附方】

柴胡疏肝散(《证治准绳》引《医学统旨》方) 柴胡 陈皮醋炒 各二钱(各6g)

川芎　香附　枳壳麸炒　芍药各一钱半(各4.5g)　甘草炙,五分(1.5g)　水二盅,煎八分,食前服。功用:疏肝行气,活血止痛。主治:肝气郁滞证。胁肋疼痛,胸闷喜太息,情志抑郁易怒,或嗳气,脘腹胀满,脉弦。

柴胡疏肝散从组成来说,把枳实换成枳壳,加了香附、川芎,后世又加陈皮。陈皮既平和,作用面也挺宽,既能理气,也能化湿。气滞以后多少会有湿滞,柴胡疏肝散能疏肝行气,兼有活血止痛。因为有川芎、香附,都能入血分,止痛,在治疗肝脾气郁基础上,增强了活血止痛的作用。更体现了气血兼顾,突出在止痛作用上。主治以肝气郁滞为主,引起肝郁气滞胁肋疼痛,当然也涉及肝脾,可以有肝脾不和,但是以疏肝活血止痛为主。所以反映出来一组肝气郁滞为主,兼有肝脾、肝胃不和证。现在临床应用它,主要是用来行气止痛,这也是一个挺有名的方。

逍　遥　散
(《太平惠民和剂局方》)

【组成】甘草微炙赤,半两(15g)　当归去苗,锉,微炒　茯苓去皮,白者　白芍药　白术　柴胡去苗,各一两(各30g)

【用法】上为粗末,每服二钱(6g),水一大盏,烧生姜一块切破,薄荷少许,同煎至七分,去渣热服,不拘时候。(现代用法:共为散,每服6～9g,煨姜、薄荷少许,共煎汤温服,日三次。亦可做汤剂,水煎服,用量按原方比例酌减。亦有丸剂,每服6～9g,日服2次。)

【功用】疏肝解郁,养血健脾。

【主治】肝郁血虚脾弱证。两胁作痛,头痛目眩,口燥咽干,神疲食少,或往来寒热,或月经不调,乳房胀痛,脉弦而虚者。

逍遥散体现了"和法"里"平其亢厉",体现了针对肝郁脾虚这类相互影响,恶性循环的病机。它是一个名方,这个方现在在临床的使用率也是非常高的。

方名释义:逍遥散出自《太平惠民和剂局方》,虽然肝脾不和的病机与四逆散不同,严格讲是虚实夹杂证,而且虚的成分还挺多,应是肝脾同病,肝郁脾虚,肝气郁滞。血虚就是脾虚之后,运化产生气血不足了。"逍遥"这两个字可以推导它的功效特点,王子接的《绛雪园古方选注》里边,他引用了一段话,他说:"《说文》上面为消摇","逍遥"和"消摇"相通,那说明《说文解字》以前,汉以前都是相通的。《庄子·逍遥游》里就讲了逍和遥的含义:"阳动冰消,虽耗不竭其本,舟行水摇,虽动不伤其内。"什么意思呢? 阳动冰消,太阳出来了,冰雪消融了,冰雪虽然消耗,被太阳一晒,消耗没有了,水和水气这根本还存在,虽耗不竭其本。舟行

131

水摇,船在河里走,水拍打着船往前进。虽然船被水在拍打,船动了,但不会伤到船内,所以虽动不伤其内。所以后人说:"譬之如医,消散其气郁,摇动其血郁,皆无伤乎正气也。"这个方的疏肝、理气、健脾,都是针对气血,但是也照顾到正气,不会伤正,很平和。所以看出来这个方在调节功能方面是非常好的,用其调和肝脾。所以古人用这两个字"逍遥"来作比喻,来说明这个方的一些特点。

病机分析: 病机是肝郁血虚脾弱。这个血虚跟脾有关,脾运化障碍。而脾的运化,又和肝的疏泄有关,肝的疏泄,又要决定于肝脏的生理特点,阴阳平衡体阴用阳。血虚之后,也会影响到疏泄功能,阴阳互根,藏血不足则疏泄无力。反过来,疏泄可以虚性亢奋,出现肝旺。肝气郁结,则气机不利,出现胁痛。肝郁之后,清阳不升,可以造成头痛目眩。或者肝郁化热,也能出现头痛目眩,所以逍遥散里用少量薄荷,防止肝郁化热。同时肝经循行要经过胸,涉及乳房,肝郁气滞也会出现乳房胀痛了。作为月经机制,《黄帝内经》上讲,月经产生机制里有"天癸至,太冲脉盛,月事以时下",天癸至涉及太冲脉盛,而肝为血海,冲脉也为血海。冲脉行于十二经脉之中,起到调节血量的作用。而血量由何脏来调节呢?是肝,肝的疏泄与藏血对立统一,白天,冲脉相当于大马路,白天车都跑出来了,晚上人卧血归于肝,通过冲脉到肝脏贮藏,调节血量。所以月经不调很多要考虑肝的问题。肝主疏泄,贮调周身之血液。肝这个脏器调节系统,功能归纳就是两个:疏泄、藏血。疏泄一身之气机,通过疏泄气机,人体气、血、津液、神以及肾精,都在疏泄范围之内。如果肝气郁滞,相应这一方面都会产生问题。这也是为什么逍遥散应用范围宽的原因。脾虚表现为神疲食少,神疲包括脾气不足以后基础的一些气虚见症,用脾气虚的神疲食少来概括,包括脉虚。所以说逍遥散证脉象都有脉虚,或者虚弦,或左弦右虚。

治法: 疏肝健脾与养血相结合。

方义分析: 从肝郁脾虚来看,肝郁是在一个比较重要的环节上,肝气郁滞加重脾虚。整个方中疏肝是主要的,柴胡作为君药在这里疏肝理气。芍药和柴胡配能调肝与益阴养血,当归既能够养血,又有活血作用,所以从活血作用方面来讲,配合柴胡,有疏通气血作用。

佐药中有三味都能作用于脾胃。白术是健脾的,茯苓也是健脾的,都能除湿。生姜用煨生姜,而不是干姜,用来煨一下,增加一点阳热,煨一下等于帮助脾的运化,增加太阴湿土得温则运,增加运化作用。这三味药,在作用于脾胃的同时,都有除湿、散水作用。应该看到,本方不仅调节气血,也可以疏通气血津液,调肝脾同时兼顾气血津液。白术、茯苓、生姜在调整水液方面,应该说是三焦兼顾的。生姜散水,侧重于上;白术燥湿,以中焦为主;茯苓渗湿,利小便,水湿从下

132

而走。从治湿的大法来讲,上焦开宣,中焦芳化苦燥,下焦淡渗,总的原则是三焦分消,出路越多越好。

佐药还有薄荷,薄荷有疏肝作用,小剂量能疏肝;薄荷还能清热,清热加疏肝,归经也能归肝、肺经,可以解除因肝气郁结所化之热,肝郁容易化热,既能疏肝,又能清肝。用少量有助于疏肝,因为毕竟不是肝郁化火,是防止肝郁化热,少量就可以了。

甘草作为使药,和白术、茯苓相配,增强健脾、补脾作用,又能调和诸药。所以本方在构成上,体现了肝脾同治,气血津液都兼顾。

配伍特点:对肝来讲,补肝体,助肝用,体用并调。肝脾同治,也是气血津液兼顾,照顾非常全面,而且药量不大,药性平和,适合久服,是一种调理性的方剂。

辨证要点:胁痛,或者月经不调,及脾不健运的神疲食少。

本方是中医妇科的常用方剂,可以治疗月经不调、痛经、乳房胀痛、更年期综合征等,更年期综合征用这个方要结合补肾。

在逍遥散的使用当中,体现出很多病是要考虑肝、肾的。肝的疏泄,肾的闭藏,形成一个很重要的对立统一关系。为什么这个方能调经? 其实这要从妇科的月经机制开始来理解,中医有没有讲过月经怎么产生? 那讲得比较抽象。都认为经血来源跟脾胃化生有关。同时肾精转化肝血,月经机制跟冲任有关,而冲任跟肝肾有关。实际上,月经机制和肝肾两脏的功能的协调对立统一关系非常大。《素问·上古天真论》里讲到的月经产生,天癸至,太冲脉盛,月事以时下。天癸至的前提是肾气平均,肾气盛。肾气盛反映了肾精充足,精化为气。出生以后到一定年龄,先天肾精受后天涵养,五脏六腑之精皆下归于肾。涵养发育到了一定阶段,产生天癸这种物质,天癸至。那又要有太冲脉盛这个条件,太冲脉盛反映出什么? 冲脉,肝的疏泄,肝藏血,冲脉又为血海。作为肾来说,气机运动基本形式是闭藏。下焦肝肾,肾主闭藏,肝主疏泄。疏泄、闭藏形成对立统一。月经机制为什么能有这种按期而来,适度而止的特点? 就像自动控制,女性年轻时候到一定的年龄,十几岁按期而来。《黄帝内经》说到后面,七七地道不通,肾气衰,肾精不足,同时肝疏泄也不行了。那就是说到肾精转化为肝血,肝藏血充足,阴阳协调。随着藏血充足,疏泄功能增强。到一定年龄,疏泄水平高于闭藏,月事以时下,疏泄疏通,疏泄成气血津液。随着经血的外泄,疏泄功能降低。为什么说肝主疏泄,疏泄这个因素对月经排出有作用呢? 经血不凝,具有这种疏通的特征,跟一般血液不同。那随着经血的外泄,肝的疏泄功能逐渐减少。而相比肾的闭藏来讲,闭藏大于疏泄,月经停止。所以每个周期里的按期而来,适度而止,以及生命全程中的按期来,适度而止,月经即止,跟肝肾的闭藏、疏泄对立统一动态有关。所以我们治疗肝肾不调，不外乎作用于疏泄与闭藏这两个环节，或者两者兼顾。肾不闭藏了，有的人月经过多，提前；如果肝旺呢，那也可以造成肝的疏泄大于闭藏，那血热跟着出现。反过来，又有一类，譬如闭藏太过，有寒，寒性收引凝滞，造成月经滞后、月经量少，甚至闭经、痛经等等，那是冲任虚寒一类的。或者疏泄不及，气滞血瘀等等也可以导致。月经异常方面偏重于疏泄不及，那相对的闭藏太过，所以调经不外乎这一方面。逍遥散立足于调肝，调节疏泄，同时由于健脾养血，也能补充阴血的不足，就成为调经的一个常用方剂。特别是我们有很多临床的慢性杂病当中，利用这个理论，疏泄、闭藏的关系，可以治疗和解释很多病证，还可用治男子不育或男子阳痿等，这个方应用方面很广。

病案举例：习惯性流产（中医叫滑胎），治疗时也可以用疏肝的方法。我接触最早的这种病例，是在 20 世纪 70 年代，一个农村妇女，体质还比较好，头一年流产了一胎，西医保胎没有保下来。她找我看时已经是第二胎，又开始流血了。以前也找当地的中医老师看过，治疗还是从固摄到补虚这样治。都用泰山磐石散、归脾汤这一类。我第一次处方还是以归脾汤为基础。当地医院的两个中医老师说这些方他们去年都用过了。星期天，我们大家到街上去买东西，正好经过这个妇女家门口。她先生是个木匠，经过时她丈夫叫我们进去喝水，这位妇女已经吃了一付药，正躺在床上，思想上比较紧张。我们顺便说再看看脉，想再了解她的症状。一诊脉，我发现她体质没有很多虚象。这个妇女本身是独生子女。家庭出身的成分不好，所以长期心理上有一些压抑，加上婆媳关系不好，家庭关系也比较紧张，再遇到流产，当然家庭关系更差了。从了解的情况来看，我想可能要从另外的角度考虑。大家有种习惯思维，遇到这种一而再的滑胎（现代医学到第三次叫习惯性流产），一般都从虚，从脾肾去考虑。在回医院的路上，我就在想这个事，考虑到像她这种肾的闭藏不足，不能养胎，造成胎动、胎漏，那有没有可能肝的疏泄太过呢？肝的疏泄太过，可能造成相对肾的闭藏不足。到医院想了这些，当时就向她丈夫打了个电话，叫他第二天医院来一趟。我仔细斟酌考虑开了个丹栀逍遥散。开这个方的时候，当时药房的两位老师说人家都流产了，你还用丹皮，还用逍遥散来疏泄，我说我的量控制得比较小。本身逍遥散的用量特点柴胡是小量，不宜量大的。柴胡、薄荷这类都是量比较小的，一般用中等剂量偏下。而且关照她丈夫，叫她吃这个药一开始少量少量的吃，一定要好好躺着，观察一下，如果出血增加多了，那马上停服，再到医院来。结果用了丹栀逍遥散以后，漏下量不但没增加，以后慢慢地反而停止了。这一例，胎保下来了，后来生了个小男孩，家里人很高兴。可惜小孩一岁多得了肺炎，抢救不及时，死了。那女的哭得很伤心。我们大家都觉得很可惜。我说那样吧，你们再生吧！她就怕又遇到滑胎。所以又给她开了益气养血加疏肝健脾的逍遥散这一类的汤药,怀孕很顺利,后来生了两个女儿,一个儿子。这个病例就是用疏肝为主的方法,疏肝、清肝,针对肝的疏泄太过,疏泄大于闭藏,使其疏泄水平降低,而使相对的闭藏水平提高,这样来治疗流产。

后来又遇到习惯性流产的病例。那是成都钢管厂的一个女工,每次都是到三个月左右,开始有流血,到五六个月就保不下来了。前两次都这样,所以第三次怀孕,我还是根据这个思路,用益气养血,加逍遥散。后来还是保不住。我就跟病人家属说,那你就好好休养,身体养好了,以后再吃药,再想办法。休息了一段时间他们又来了,问平时吃什么药?我想起那个做清宫手术的医生跟我说,这个女病人每次到那个月份做出来,一看,已经死胎了,而并不是流产造成死胎。可能是发育到一定时候死胎造成流产,你再怎么治也不好办。所以要阻止成为死胎的过程。我就跟男的说:"你不要经常埋怨她,说不定还是你的问题呢?"那男的很不服气,他认为既然怀孕了,就没有他的责任了。我说也可能是你的问题。当时我说那你去查一查,结果一查,精子活动能力差、生机活力差。那生机活力差是什么问题?肝脏的问题。肝主升发。肝是个调节系统,最终它要疏泄。在 20 世纪 80 年代初的时候,我跟着彭履祥老师,看过他治疗不育、不孕,用逍遥散配蜈蚣这类通络药治疗。每次化验的时候,譬如说精子数量减少,活动能力减弱。一般用这个方,一个月就观察一次,一个月化验的时候就变化了;长的两三个月,大都会有好转。所以我就让这夫妻俩都吃药,女的用逍遥散配益气养血的方,男的用逍遥散配蜈蚣,定期观察精子活动能力。就这样治疗了一年多,后来终于生了一个小孩。

还有一次遇到一例阳痿病人,干部子弟,是驾驶学校培养出来的火车司机。这个火车司机来看病的时候,28 岁,结婚三年没有小孩,自己说性功能比较弱,经常在吃温肾壮阳的药。像龟龄集经常吃,家里经济条件比较好,每个月他要开车换车头,在成都可以休息一天,所以每月到中医学院来看一次。一开始我也还是温肾壮阳,开给他一些丸药,也配点汤药。吃了几个月,从性能力这些方面来说,他总觉得变化差不多。后来一次跨行业开会,正好遇到一位电气工程师,他谈到他们那些工作地方的人,这类阳痿病比较多。我就跟他聊起来了,问为什么呢?他说原因是高压,七万伏高压下对人体的影响,具体影响他不清楚。了解到这点我就想,应该是涉及什么问题呢?还是肝这个调节系统的问题。影响内分泌,很多内分泌功能相对中医来讲,跟肝有关。整个五脏里边肝是人体的调节系统,疏泄肾之气机,疏调周身之血液。所以,肝的疏泄是气、血、津、精、神,整个都在这范围内,包括肾精。肾精有个数量问题,肾藏精,它有生机活力问题,肝的疏

135

泄,反映一种生机活力。所以我就用逍遥散加上蜈蚣打成药末、冲服,吃两周,休息一周,两个疗程以后,效果很好。

【附方】

1. 加味逍遥散(《内科摘要》) 当归 芍药 茯苓 白术炒 柴胡各一钱(各6g) 牡丹皮 山栀炒 甘草炙,各五分(各3g) 水煎服。功用:养血健脾,疏肝清热。主治:肝郁血虚,内有郁热证。潮热晡热,烦躁易怒,或自汗盗汗,或头痛目涩,或颊赤口干,或月经不调,少腹胀痛,或小便涩痛,舌红苔薄黄,脉弦虚数。

加味逍遥散是很常用的一个方。实际上只要有肝郁的情况,都可能会有不同程度化火、化热。所以加味逍遥散是涉及血分清肝凉血这些方法的,丹皮、栀子结合起来以后,治疗肝郁化火是比较突出的,这是一个疏肝清热、调经的常用方。

2. 黑逍遥散(《医略六书·女科指要》) 逍遥散加生地或熟地。功用:疏肝健脾,养血调经。主治:肝脾血虚证。临经腹痛,脉弦虚。

是肝郁、脾虚、血虚当中侧重在血虚症状突出,特别月经不调当中,出现以血虚虚象为主的,用逍遥散加生地或者熟地,有些逍遥散生地、熟地联用,就叫黑逍遥散。黑逍遥散比逍遥散增强了养血作用,这也是临床常用的。所以像月经过多,每次也可以隐隐作疼,也可以不痛,这个周期过了以后,作为调理身体可以用黑逍遥散类方。

痛 泻 要 方
(《丹溪心法》)

【组成】白术炒,三两(90g) 白芍药炒,二两(60g) 陈皮炒,一两五钱(45g) 防风一两(30g)

【用法】上细切,分作八服,水煎或丸服。(现代用法:做汤剂,水煎服,用量按原方比例酌减。)

【功用】补脾柔肝,祛湿止泻。

【主治】脾虚肝旺之痛泻。肠鸣腹痛,大便泄泻,泻必腹痛,泻后痛缓,舌苔薄白,脉两关不调,左弦而右缓者。

痛泻要方是《丹溪心法》的方。所以过去出处写《景岳全书》刘草窗方,《景岳全书》里写到它是治痛泻的要方。刘草窗是什么人呢? 这个人实际上不是医生,他是江苏一带的文人,是个诗人,也爱好收集点方。当张景岳知道了这个方,那他就说刘草窗的方。现代根据《方剂大辞典》的考证,《丹溪心法》中就有了本方,名字是后来起的,也就是说痛泻要方的方名是《景岳全书》起的。

病机分析:本方的主治证候的病机,是属于肝旺脾虚。我们刚才说逍遥散是肝郁脾虚。这种肝旺脾虚会造成一种恶性循环。从根本讲还是肝脾不和,肝旺可以克化脾胃,造成肝脾不和。脾虚不能补养肝,更加造成肝旺。所以肝旺可以克化脾胃,加重脾虚。而脾虚不能化生气血津液。血不养肝,肝的阴阳失衡,那肝就更旺。所以肝旺脾虚往往造成一个连带的一种恶性循环。肝旺乘脾表现为腹痛。脾虚不运化水湿,造成泄泻。所以这是土虚木乘,这种痛和泻,痛则治肝,泻则治脾。那肝脾同病就产生腹痛、泄泻。泻必腹痛。泻后有一段时间痛可缓减。所以主要特征是痛泻,它的病机,是肝旺脾虚,也是一种肝脾不和,是虚实夹杂的。肝木之旺,腹痛体现"实"的方面。脾虚不运,才出现湿泻,这是体现了"虚"的方面。这个必须补脾柔肝,补脾增加脾的运化功能。柔肝是使肝不旺,这样祛湿止泻。

方义分析:白术是君药,用来健脾祛湿。芍药是臣药,白术与芍药相配,也是调整肝脾功能的基本结构。在健脾燥湿基础上,柔肝调和肝脾,避免肝脾不和、肝木克伐脾土。陈皮可以理气化湿。本方里边,特殊的就是防风。防风的运用,可以把它看做佐药。我们现在当然说它散外风为主。实际上在宋以前,用防风治疗内证较多。防风在张仲景时代,《金匮要略》里用了五个地方。像桂枝芍药知母汤里边,都是用于痹证。痹证并不等于表证,对吧?就是说风邪侵犯到骨节、经络这些方面。而在其他像薯蓣丸里边,鳖甲煎丸里边,张仲景用防风,都是治内证。所以到后来,从唐开始有用于外风。到宋开始,这个用得多了。所以它也就归到解表药当中去了。它实际上外证、内证都能治。说它散肝疏脾,风药疏风,不但可散表,还有疏肝作用。风气通于肝,有疏肝作用。肝气条达了,帮助脾胃运化。它又能除湿,既能散表湿,又能燥内湿。防风,散肝疏脾,疏脾就指的恢复脾胃功能。脾恶湿,最怕湿,疏脾,脾气升展了,运化水湿功能能够恢复。所以说防风是散肝疏脾。所以在这里,这味药,既能够增加白术的燥湿作用,又能够和芍药相配,疏肝、调肝。这是防风在痛泻要方中的使用,是一种比较特殊的用法。

辨证要点:是痛和泻。肠鸣腹痛,大便泄泻,泻必腹痛,泻后痛缓,但是脉象左弦、右缓,左肝右脾,这脉象是肝脾不和,肝旺脾虚的意思。

随证加减:本方里加炒升麻是人们常加的。升脾清阳以助止泻。如果脾湿郁而化热,那当然可以加黄连燥湿。木香,有理气止痛作用,如果腹痛较重,可以行气止痛。

第三节 调和肠胃

调和肠胃剂适用于肠胃不和的寒热错杂,虚实夹杂,升降失常,治疗肠胃不和证。有的认为调和寒热。但是从平其亢厉这个角度,以半夏泻心汤为代表的泻心类的方,以调和胃肠为主的,从功用,从脏腑,比较突出的是以调和胃肠为主,如果以寒热并用,调和寒热,方太多了。所以在调和肝脾之后以调和肠胃来作为一个分类,是比较好的。当然本方是寒热并用,但重点主要是胃肠。

半夏泻心汤
(《伤寒论》)

【组成】半夏半升,洗(12g)　黄芩　干姜　人参各三两(各9g)　黄连一两(3g)　大枣十二枚,擘(4枚)　甘草三两,炙(9g)

【用法】上七味,以水一斗,煮取六升,去渣,再煮,取三升,温服一升,日三服。(现代用法:水煎服。)

【功用】寒热平调,消痞散结。

【主治】寒热互结之痞证。心下痞,但满而不痛,或呕吐,肠鸣下利,舌苔腻而微黄。

半夏泻心汤也是《伤寒论》的一个名方。核心是胃肠升降失常。

病机分析:原书主治和我们现在的运用中,从病机的理解上有一点差别。《伤寒论》原书强调半夏泻心汤证是误治以后产生的,由于误下,伤及中焦的阳气,这样才产生寒。外邪入里化热,产生热,造成寒热互结。现在临床上认为只要是属于寒热互结于中焦,形成升降失常为核心的,就可以作为基础方来治,哪怕没有正气虚弱的一面,不一定是由表邪入里化热,也不一定是误下伤中生寒。

《伤寒论》认为,邪由表到半表半里,在少阳这个阶段有胸胁苦满,误认为有实邪而用攻下。攻下就产生了两种结果,一个结果是邪热,外邪乘虚,由误下引邪入里,会由少阳开始入里,入里过程当中,邪正相争要化热,所以邪热内陷。另外误下伤及中阳,阳气受损伤,产生虚和寒,所以寒和热这两组,上热下寒,胃热肠寒,绞结中焦,互结中焦,阻滞气机,导致了心下痞,中焦气机阻滞引起升降失常,呕吐,泄泻。由于邪郁有一定化热,所以苔黄,可以舌苔黄而腻,总的是反映在寒热病邪互结胃肠道。实际上应该说在临床上往往寒和虚为本,热为标。所以造成一种胃肠功能的紊乱。

治法：对这种寒热互结在中焦，就必须寒热并用，平调寒热，同时消痞散结。消痞散结指的寒热互结中焦，气机阻滞。要解决痞结就只有把寒热分消，本方比较典型，用辛开苦降的方法。后世经常运用这种辛开苦降的方法，来解除气机的闭郁。

方义分析：本方里面，用黄芩、黄连是寒凉清热，清入里郁而化热，清泻胃热。用半夏和干姜，半夏辛苦而温，干姜辛热。既能够温散寒邪，针对误下以后的下寒，胃肠偏重于肠，同时半夏还有和胃降逆作用。这样寒热两类要结合运用，既能够平调寒热，又能够辛散辛开和苦降结合，解除寒热互结造成气机阻滞的痞结。所以说是平调寒热，消痞开结。平调寒热，针对了寒热并用。消痞开结针对了辛开苦降。本方方证有脾胃虚弱。虽然临床不一定是由误下造成的，但用本方的基础有一点脾胃虚弱。所以有人参、大枣、甘草，用来益气补中。从伤寒医家的观点来看，没有虚弱，邪不可能乘虚内陷。而虚也是由于误下造成。但是人参这一类在方里仍然是佐药。也就是说当务之急是平调寒热，辛开苦降。人参这一些仅仅是纠正由于误下造成的正气不足。因为有正气不足，邪才乘虚内陷。

配伍特点：寒热并用，辛开苦降，补泻兼施。也符合和法的基本特点。所以总体上在用药上辛开苦降是并用的；在寒热方面，黄芩、黄连、半夏、干姜，基本上是并行的，不偏哪方面。虽然以虚和寒为本，但是在升降失常方面，本方对于胃气的上逆和脾气的下陷，同时都能解决问题。所以在临床上胃肠疾病，尤其胃肠神经官能症等涉及升降失常的疾病，常用本方作为基本方调理。

辨证要点：心下痞，升降失常，这是基础。苔腻，微黄，看起来是泄泻，热象不明显。很难鉴别它是寒还是热。这种情况很多用本方来处理。所以往往是看到有一点热象，减人参、甘草，也可以减用量。实际上热象明显，可以加味，现在用得也很多。和《伤寒论》上使用的那种标准的寒热互结有一定差别。

随证加减：胃肠道是运化水谷的地方，大肠主津，气机阻滞免不了有水湿产生。所以在临床证候当中，兼有湿热特点的，比如苔黄腻；比如吐利的时候；泻的时候泻而不爽，这是湿热蕴阻中焦的特点。在升降方面，由于湿阻滞气机更重，痞，甚至于胀闷不舒更重的，这种情况在方里要加清热祛湿，燥湿的药。有些可以结合利湿的方法；有湿热，用这个方为基础，就要增加一些清热化湿，甚至和利湿结合起来更好，比如用扁豆、苡仁来化湿，利湿；气滞重，明显有食积的，刚才说有形实邪，饮食积滞，这类不是痞闷自觉症状，往往有他觉症状，胀满严重，由这种伤食，而且饮食积滞比较明显的，有实邪的特点，苔厚腻，这类不适合使用本方。至于生姜泻心汤、甘草泻心汤，是反映了当时作为仲景时代治疗脾胃升降失常，半夏泻心汤的一种加减方法。把它称为三泻心汤。

139

【附方】

1. 生姜泻心汤(《伤寒论》) 生姜四两,切(12g) 甘草三两,炙(9g) 人参三两(9g) 干姜一两(3g) 黄芩三两(9g) 半夏半升,洗(9g) 黄连一两(3g) 大枣十二枚(4枚) 上八味,以水一斗,煮取六升,去渣,再煮,取三升,温服一升,日三服。功用:和胃消痞,宣散水气。主治:水热互结痞证。心下痞硬,干噫食臭,腹中雷鸣下利者。

生姜泻心汤是指的半夏泻心汤基础上,侧重于水湿较重,虽然有干噫食臭,但饮食积滞不明显,突出的是水热互结。也就是说邪内陷入里化热,同时和水相结,水热互结,造成雷鸣下利。就是说这个证偏重于水泻,所以加生姜散水。根据我们现在特点,生姜泻心汤也可以加上渗湿止泻的,这些药结合起来。减干姜,本来是三两,现在只用一两。生姜加一两,变四两。体现了量和药味在变化当中,考虑得比较精细。当然后世时方发展过程当中产生了很多可以针对水热互结或者渗湿止泻的方法,在临床使用中可以结合起来。

2. 甘草泻心汤(《伤寒论》) 甘草四两(12g) 黄芩 人参 干姜各三两(各9g) 黄连一两(3g)炙 大枣十二枚(4枚) 半夏半升(9g) 上七味,以水一斗,煮取六升,去滓,再煎,温服一升,日三服。功用;和胃补中,降逆消痞。主治:胃气虚弱痞证。下利日数十行,谷不化,腹中雷鸣,心下痞硬而满,干呕,心烦不得安。

甘草泻心汤实际上是半夏泻心汤加甘草由三两到四两,加了一两。从功用来讲,加强了和胃补中,和胃补气的作用。我们现在开方来说,甘草加一两相当于一钱,不这样精细考虑了。相比之下,仲景经方运用,考虑得很精细。但是主要体会胃气虚的程度重,脾胃气虚反映在泄泻较重,同时带有痞症,因此要加强益气作用,加强补气作用。

3. 黄连汤(《伤寒论》) 黄连 甘草炙 干姜 桂枝各三两(各9g) 人参二两(6g) 半夏半升,洗(9g) 大枣擘,十二枚(4枚) 上七味,以水一斗,煮取六升,去滓,温服一升,日三服,夜二服。功用:寒热并调,和胃降逆。主治:上热下寒证。胸脘痞闷,烦热,气逆欲呕,腹中痛,或肠鸣泄泻,舌苔白滑,脉弦者。

至于黄连汤,主要是增加黄连,加桂枝,反映了寒热互结的程度加重,所以呕吐比较突出。邪郁化热重,胃气不和加重,呕吐突出。而且从泄泻来讲,由于有腹痛,加桂枝,增加温阳作用。寒热互结,寒热俱重,有这个特点。所以在变化方面加黄连,另外增加桂枝。加了黄连量之后黄芩减少,因为黄连侧重于清中焦。黄连既可以清心,又可以清胃,清中焦。

第四章
清 热 剂

同学们在学习清法的时候已知有经热、郁热、热毒、热结以及虚热等不同的类型。清热剂中清气分热、清营血热，实际上都是根据卫气营血这种病机和治法体系来分的。清气分热针对经热的特点，这种热是散漫的，有明显发热升高的特点。清热解毒是针对热毒的一些特点，包括外科疮疡肿毒方面热毒的治法和一些原则。清脏腑热是针对邪在不同脏腑，根据脏腑治法、脏腑病机体系出现的热证。这里很多体现了脏腑局部的热，有郁热特点。教材的清虚热不全面，典型的应该说清虚热是一种阴不足而阳亢的虚热，但热病后期引起的虚热也包括在内。重点方是用的青蒿鳖甲汤，现在热病后期虚热也用，阴虚内热也用。

一般来说清热剂使用在表证已解，热已入里，同时里热如果形成了没有结实。热实如果互结，有相应的治法。所以在这里指的清热剂运用原则，表证已解，热已入里，里热成了，没有结实。如果表邪未解，热已经入里，那就用表里双解。这是一般的运用原则。

使用注意：在讲到清法的时候，曾经提到过，辨别热证，要考虑热的虚实，热的真假，热证有虚热、实热的问题。热势有轻重的问题。同时使用清热剂要知道反佐的药物和服法。

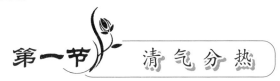

第一节　清气分热

气分，总体上是阳热亢盛引起的临床病变，气分热，它的特点首先是高热。高热，迫津液外泄，汗大出，脉洪大。热邪伤津除了出汗伤津之外，阴液损伤产生明显口渴，作为治法来讲，辛寒清热是考虑气分是由卫分来的，邪刚由卫分到气分，还可以向外透解，这往往叫解肌透热。辛散寒凉叫辛寒，清解。常用的药物是石膏，该药辛甘大寒，和竹叶都能够清透气分之热。银花、连翘辛凉宣透表邪，同时由于银花、连翘可以清泻里热，又有辛凉特点，也有透热的特点。热邪在气分最容易伤津液，所以知母、麦冬这类是常用的清热生津的药物。

白　虎　汤

《伤寒论》

【组成】 石膏一斤,碎(50g)　知母六两(18g)　甘草二两,炙(6g)　粳米六合(9g)

【用法】 上四味,以水一斗,煮,米熟汤成,去滓,温服一升,日三服。

【功用】 清热生津。

【主治】 阳明气分热盛证。壮热面赤,烦渴引饮,汗出恶热,脉洪大有力。

白虎汤是个基础方。伤寒学派把它视为阳明经热的代表性方剂。温病学派把它用做治疗气分实热的一个基础方剂。

病机分析: 历来把四大症作为白虎汤证的使用的基本依据。四大症:大热、大汗、大渴、脉洪大。这里大渴应该作大烦渴理解。大热、大汗、大烦渴、脉洪大。反映了热邪进入气分,阳明。阳明主肌肉,里热很旺盛,所以有高热。这种经热是散漫之热,热邪逼迫津液外泄,大汗造成津伤,大渴饮冷。里热产生,热扰心神,心烦突出,所以有大烦渴。脉洪大,里热,热势尚甚,鼓动气血,造成脉洪大。

治法: 清热生津,清阳明气分之热,同时要促使化生津液,以补充因气分大热造成的津伤。

方义分析: 用生石膏来清热,解肌透热,清热达外。石膏辛甘大寒,清热的同时能够除烦,石膏和甘草相配清除气分大热,清除胃热。胃为水谷之海,饮入于胃是化生津液的一个来源。胃热得清,津液能够保存,能够化生。所以从这个意义上讲,对石膏生津的看法历来是间接生津。

知母作为臣药,既能清热,也能滋阴。但知母偏于苦寒,所以有些胃气不和的,脾胃素来有病的,知母不适合使用,有时候把它换掉。在这里知母协助石膏清气分大热。知母有滋阴作用。

粳米、甘草可以联合起来作佐使药。粳米熬成米汤,可以益胃生津。甘草还能调和诸药。粳米、甘草既能够益胃生津,保护脾胃,防止石膏、知母寒凉伤胃,又能够调和药性。这就形成了清气分大热的一张基础方。而且这种结构也就作为临床配伍用药常用的组合。石膏、知母相配,粳米、甘草相配,后世很多方里都用这些结构。

辨证要点: 以四大症作为辨证的要点。

随证加减: 四大症还在的情况下,高热容易伤津,造成筋脉失养,肝风内动,要加一些平肝息风药,可以以本方为主加一些羚羊角、水牛角这一类药息风镇惊;如果热邪进入气分,而患者本身胃肠有积滞,容易造成热实互结。这时要结合使用承气类方,这和病人本身身体的体质以及内在其他条件有关;如伤津严重的,大渴引饮,汗很多,当然要增加生津止渴的药物和相应的治法。

使用注意:用白虎汤要注意在表证未解,还没有汗,当然从主治和使用基本依据来说不符合,这是不能以本方为主的,要解表为主,兼清泻里热。另外脉不是浮大,浮细或者脉沉,这里说明正气亏虚较重。血虚发热,这里所讲实际上是当归补血汤证。症同白虎,血虚阳浮这类特点,要临床鉴别的。不可误用。真寒假热的阴盛格阳,假热,当然也不能用。这是本方历来强调使用当中要注意的几个方面。

【附方】

1. 白虎加人参汤(《伤寒论》)   知母六两(18g)   石膏一斤,碎,绵裹(50g)   甘草二两,炙(6g)   粳米六合(9g)   人参三两(10g)   上五味,以水一斗,米熟,汤成去滓,温服一升,日三服。功用:清热、益气、生津。主治:气分热盛,气阴两伤证。汗、吐、下后,里热炽盛,而见四大症者;白虎汤证见有背微恶寒,或饮不解渴,或脉浮大而芤,以及暑热病见有身大热属气津两伤者。

白虎加人参汤,加人参的目的是增加益气作用,人参也能养阴。在清热生津基础上加强补气,形成气阴双补。一般是气分热盛一定时间造成气阴两伤,或者汗、吐、下以后里热还是旺盛的,气阴已经伤了,这反映出来的既有白虎汤证,又有津伤以后,口渴严重,饮不解渴。背微恶寒,有一定的气虚。从脉来讲浮大而芤,这是汗出多以后津伤的表现。在暑热的阶段,暑热病证当中经常出现气阴两伤,比如讲神疲,乏力,汗多,气短,脉来虚软,如暑天多见。用白虎汤,清气分大热,清暑热的同时,加一些人参。人参既能补气,又能益阴。使全方变成清气分大热,兼补气阴的结构。

2. 白虎加苍术汤(《类证活人书》)   知母六两(18g)   甘草二两,炙(6g)   石膏一斤(50g)   苍术   粳米各三两(各9g)   如麻豆大,每服五钱,水一盏半,煎至八九分,去滓,取六分清汁,温服。功用:清热祛湿。主治:湿温病。身热胸痞,汗多,舌红苔白腻等。以及风湿热痹,身大热,关节肿痛等。

白虎加苍术汤针对湿温病,清热祛湿,加苍术以燥湿,这种结构也用得很多。针对具体特点,发热一般在临床上用苍术的话,胸闷、苔腻这是两个很重要特点。胸闷、苔腻,而且我们在临床用苍术时观察发现,这类病人一般出的汗比较黏。前面曾经谈到如蒿芩清胆汤用来治肠伤寒这一类,汗很黏,流动性较差,有的就挂在那里。这种夹湿以后汗出不畅,就需要加苍术燥湿。白虎加苍术汤是常用来治疗气分有热夹湿的,或者湿温病热较高,热在气分的阶段,也是常用的方。发热如果夹湿,热一般不会太高。但也遇到过这类湿温类型的,肠伤寒发烧

143

39℃以上,甚至40℃。舌红,苔白腻,这是反映的湿热的特点。风湿热痹也常用白虎加苍术汤,而且这类夹湿往往跟气候有关。

20世纪50年代,河北石家庄地区发生乙脑流行,蒲辅周老先生给大家开了银翘白虎汤作为防治方,效果很好。第二年又出现了这个疫情,大家还用这个方,效果就差一些。蒲老又去看了看,他一个是根据临床症状,一个是根据五运六气的推算,那一年太阴湿土,加了一味药苍术,效果又很好了。

白虎加苍术汤治疗湿温病是很好的。风湿有偏风、偏寒,风痹、寒痹、湿痹、热痹。风湿热痹,突出表现为关节红肿疼痛,这类也常用白虎加苍术汤作为基础方。

竹叶石膏汤
《伤寒论》

【组成】竹叶二把(6g)　石膏一斤(50g)　半夏半升,洗(9g)　麦门冬一升,去心(20g)　人参二两(6g)　甘草二两,炙(6g)　粳米半升(10g)

【用法】上七味,以水一斗,煮取六升,去滓,内粳米,煮米熟,汤成去米,温服一升,日三服。

【功用】清热生津,益气和胃。

【主治】伤寒、温病、暑病余热未清,气津两伤证。身热多汗,心胸烦闷,气逆欲呕,口干喜饮,或虚烦不寐,舌红苔少,脉虚数。

竹叶石膏汤是个常用方,是根据白虎汤加减变化而来的,是针对了白虎汤证的气分大热,伤津耗气同时引起胃气不和的证候而设。

病机分析:从竹叶石膏汤的证候分析来看,它一般用于暑病,或者温热病,或者伤寒入里、入阳明以后至阳明经热,这类病到后期,气分之热还在,已经达到气阴两伤。病机分析中间有三个方面特点:第一,余热未清,气分之热的后期,属于发热,用"身热多汗"反映了比大热可能低一点,当然本方在临床上运用,如果是高热也能用,关键掌握石膏的用量。同时,多汗可以伤津,心胸烦闷时,热扰心神。第二,有明显的气阴两伤,短气神疲,这种神志疲乏、短气属于气虚的表现,伤津多汗,伤津以后形成口干喜饮。第三,竹叶石膏汤证很重要的特点是胃气不和,表现为气逆欲呕,有胃气上逆的现象。舌红少苔,脉虚数,是热病后期气阴不足的佐证。

治法:从治法来讲,针对上面病机三个方面,用清热生津,益气和胃。在清气分热的同时,考虑到气和津液受到损伤,同时兼顾胃气上逆。

方义分析:本方是在白虎汤基础上去掉知母,去掉知母的含义是考虑到胃气不和,胃气上逆。知母也能清热除烦,但偏于苦寒,容易伤胃,所以去掉知母以后,加竹叶来协助透热,同时清心除烦。用人参、麦冬来益气养阴生津,可以气阴兼顾。

本方里加了半夏,半夏作为佐药,有和胃降逆的作用,半夏在仲景方里经常和麦冬相配伍,还可以相互制约,半夏偏于温性,和麦冬相配,制约了半夏的燥性,这种温燥的特点被制约了,而它降逆之用存,就是说和胃降逆的作用还保持。半夏、麦冬同用还可以制约麦冬滋腻之性,比如说气机阻滞、胸闷这种情况,既要麦冬养阴生津,但是又担心因滋腻而阻滞气机,半夏就有制约的作用。

粳米、甘草既能养胃气,甘草又能调和诸药,养胃气、生津液,既是佐药,又是使药,从这个方来讲,后世对于仲景方里面用基础方化裁以后变成常用方竹叶石膏汤,治疗气分大热,到这种气分热盛的后期,气阴两伤证,胃气不和,很推崇这种化裁。

配伍特点:几乎所有教材都引用了《医宗金鉴》上的话,"以大寒之剂,易为清补之方"来概括本方的配伍特点,清补结合是本方的配伍特点,也是针对了这类气分热盛证多数容易伤气伤津的需要。所以本方的配伍特点,清热和益气养阴并用,邪正兼顾。本方清而不寒,补而不滞,方义分析里我们讨论了,整个清热药中间有少量的温燥药,清而不寒,用麦冬这类偏于养阴生津之品和半夏相配,补而不滞,所以说"以大寒之剂,易为清补之方"。

辨证要点:辨证要点有一组气阴不足的现象,在气分大热、发热基础上气短神疲,多汗,烦渴喜饮,这是正气不足、气阴两伤的特点,而气逆欲呕、胃气上逆反映出它的兼证,加上舌象、脉象佐证,就是辨证要点。

随证加减:如果津伤严重,胃阴不足,甚至胃火上炎。只有麦冬还不够,加天花粉、石斛一类。如果说胃火炽盛,胃热不只是反映伤阴方面,胃热胃火较重时候出现消谷善饥,用天花粉这类养阴的同时还加黄连、知母直接清泄胃热。

使用注意:本方用了一些润的药,有痰湿不适合,但这类发热如果是阳虚型则更不适合了。

第二节 清营凉血

清营凉血方包括清营分为主和凉血为主的两类,各有一个代表性方剂。一方面邪热传营,温热病邪由气分进入营分,这个时候以清营汤作为代表;热入血分以后,血分往往涉及:第一,心主血,热扰心神比较突出,第二,热入血分,热迫血妄行,出血是个重点,以犀角地黄汤作为代表。

清 营 汤

（《温病条辨》）

【组成】水牛角（30g）　生地黄五钱（15g）　元参三钱（9g）　竹叶心一钱（3g）
麦冬三钱（9g）　丹参二钱（6g）　黄连一钱五分（5g）　银花三钱（9g）　连翘二钱，连心用（6g）

【用法】上药，水八杯，煮取三杯，日三服。（现代用法：做汤剂，水牛角镑片先煎，后下余药。）

【功用】清营解毒，透热养阴。

【主治】热入营分证。身热夜甚，神烦少寐，时有谵语，目常喜开或喜闭，口渴或不渴，斑疹隐隐，脉细数，舌绛而干。

病机分析: 病机分析要抓住邪热初入营分。由气分传入营分，按照温病学派卫气营血辨证体系、治法体系的理论，到气分是清气为主。清热生津，这是基本治法，到营分，入营尤可透热转气，所以既要清营分的热，又要使病邪从初入营分透出气分而解，这是治法上一个很重要的特点。

初入营分的基本热型，身热夜甚。身热夜甚是发热到晚上加重，人体卫阳之气开始入里，卫气日行于阳二十五度，夜行于阴二十五度，所以卫气属于阳，营血属于阴，邪热初入营分就开始进入阴分了。到晚上，人体的卫阳之气入里，由于病邪已经在阴分，到晚上两阳相争，温热病邪和人体的卫阳两阳相争，发热就明显。到白天，卫阳之气出表，邪正脱离接触，相对发热较低。到晚上身热夜甚。作为阴分有热，往往身热夜甚是它很突出的特点。卫气怎么由表入里呢？其很重要的一个标志是眼睛睁开不睁开。不管是不是晚上，眼睛闭上，卫气入里，眼睛睁开，卫气出表，可以防御外邪，维护体表体温。所以当你睡了，哪怕是白天睡觉都要盖被子，因为眼睛一闭，卫气入阴分，入里，作为维护体表体温能力就下降了，所以有些小孩子抱在怀里，白天你看他要睡，拍拍他，不要他睡，睡了以后容易感冒，道理就是要使他卫阳之气在表，不要入里。所以卫阳晚上入里，正好这个时候温热病邪也进入阴分，两阳相争就剧烈了，是这个道理。口不渴是由于在气分阶段，气分大热伤津，所以口渴饮冷，到营分，营分属于阴分，营分之热熏蒸营阴上潮，反而口干而不渴，有的时候口干不喝水，这是初入营分热型的特点。热扰心神导致神烦少寐，时有谵语，这是指的营气通于心，心主血属营，营分之热扰乱心神可以导致神志症状的出现，涉及心神病变。时有谵语，并不是神昏谵语，也就是说心神病变还比较轻，谵语时有发生，这是跟初入营分的特点有关。营分是血分的浅层，热邪作用于血分浅层，可以有早期的动血现象，斑疹隐隐，但是这和典型的发斑发疹,热入血分有发斑发疹不同。清营汤的主治里面经常写到,口渴或不渴,热在营分典型的情况是口干不欲饮,不渴,但如果说它的尾巴还在气分,温热病邪初入营分,气分还没完全脱离,初入营分,横跨气、营两个阶段,这个时候,根据气分热的程度,可以有一定的口渴,口渴越多,气分余热越多,有这个特点。营分有热伤阴,所以舌质绛而干,脉来细数。至于目常喜开或喜闭,这是由于温热病邪初入营分,是阴和阳交界的地方,热邪阻滞气机,卫阳之气出入不利,阴阳在阳分到阴分或者阴分出阳分这个过程受气机阻滞,人的正常阳气出入不利,眼睛睁开,卫阳之气向外,该要闭眼的时候就喜开而不闭,进不去,出入不利。如果闭上,就不睁开,就是阳气在阴分,出来不利。

治法:清营汤功用清营解毒,透热养阴。

方义分析:全方是以清营分热毒为主,透热转气结合。用水牛角,过去用犀角,犀角清营分热,清热力量非常大,水牛角一般要用量较大,这种配伍,水牛角镑片先煎,一般一两二两地用,如果是犀角就只要很少,小儿用一厘的效果都很好。"文革"期间我在甘孜藏族自治州医疗队工作的时候,捡到一个很好的犀角,可以当装饰品的,不知是谁把它当垃圾扔在垃圾堆里了,估计是因为当地动乱的原因,哪家人无意中把它扔掉了。所以我倒有幸用了八年。每次用这种水磨的方法,或者用很细的锉,用细锉来锉,先称重量,锉完以后再称重量,减掉,就是用的量。一般开几厘,病人家属都要锉很久,一两个小时。但效果是非常好,小儿用退热非常快,而且发觉用犀角防止抽搐、惊厥这类效果都非常好,用量非常小。犀角自身有一种清香,这类药带有芳香特点,能够防止窍闭,本身有开窍作用,热邪往往兼夹秽浊,犀角能防止秽浊蒙蔽,也就是说防止神昏,小儿在发高热的状况下很容易蒙蔽心窍,或者很容易动风,所以这类药用上去保护心神是很好的。如果用水牛角的量要大,镑片先煎,时间长一些,它擅长于清热、解毒、凉血,作为君药。

生地、麦冬、玄参这是增液汤,有养阴清热的作用,其中玄参可以滋阴,清热解毒。麦冬、生地是常配的清热养阴药,这一组考虑到温热病邪进入营分,热伤营阴,所以它有清热养阴的作用。增液汤是基础方。

银花、连翘、竹叶都有透邪达外的特点,竹叶还能够清心除烦,但这三味药,包括黄连一般来讲都是用于气分的,由于温热病邪初入营分,还有未进营分、残留气分之邪,所以要透热转气,最主要体现了叶天士讲的"入营尤可透热转气"的思想。黄连增强本方解毒作用,因为这时候的营分热已经形成热毒的特点,比如开始波及早期的血分,后面尾巴在气分,前面涉及血分,斑疹隐隐。而且可以心烦,时有谵语,有一定的神昏,涉及热毒的形成,所以用黄连有增强解毒清心的作用。

配伍中丹参是比较特殊的,丹参功同四物,既能养血又能活血,丹参养血可以使得在生地、麦冬养阴的前提下阴血兼顾,增加补益阴血的作用。丹参的活血的作用,可以兼顾全方比较寒凉,用一点活血的丹参使整个方剂凉而不瘀,凉血不至于产生瘀滞,特别在斑疹隐隐情况下反映出热引起了动血的早期,来谨防动血之后留瘀。一来帮助补益阴血的不足,二来考虑到使全方凉而不瘀,丹参有这样的意义。

配伍特点:一是体现了透热转气,既清营分热毒,又要注意透热转气并用;一是用丹参使全方凉而不瘀,这是配伍上的两个特点。

辨证要点:在运用当中,这个证是比较动态的,治疗温热病邪的很多方都要注意它的动态性,它是温热病邪初入营分,所以辨证要点就是前面主治里主要的一些方面,身热夜甚,神烦少寐,斑疹隐隐,加上佐证。原书里提到"苔白滑者,不可与也",是指的如果夹湿,不宜使用,因为清营汤里边用了比较滋腻的增液汤,生地、麦冬、玄参这一类,如果是苔白滑反映出有湿温病的特点,一般不适合使用。清营汤用于温热病,温热病有温热、湿热两大类。

随证加减:如果营阴受伤较重,舌干,黄连苦燥,不适合,可以不用。如果不仅仅是时有谵语,而是进入神昏,热陷心包,要结合开窍,经常配用安宫牛黄丸这一类。如果热盛动风,营分有热又结合动风,可以结合紫雪丹,或者方中直接配羚羊角、钩藤这类以清热凉肝息风。如果气分热还明显,气分热盛的话,临床表现上口干,口渴明显,而且发热,白天发热也较高,气分热盛,银花、连翘、黄连、竹叶可以重用。热很高,甚至于还有汗出,气分热多,初入营分的热很少,这个时候石膏、知母这类增加,清热解毒的这类药物也可以增强。本来本方是治疗初入营分,气分留得不多,是个尾巴,如果气分为主,营分症状比如斑疹隐隐,时有谵语,舌开始红绛,苔少这类开始出现了,但是以气分热为主,就清气分为主,兼顾营分。如果营分为主,气分少一点,就以清营解毒为主,这是常用的随证加减的方法,根据动态灵活运用。

犀角地黄汤
《外台秘要》

【组成】犀角一两(现以水牛角30g代替)　生地黄八两(24g)　芍药三两(12g)
牡丹皮二两(9g)

【用法】原方上药四味,㕮咀,以水九升,煮取三升,分三服。(现代用法:做汤剂,水煎服,水牛角镑片先煎,余药后下。)

【功用】清热解毒,凉血散瘀。

【主治】

1. **热入血分证。**身热谵语,斑色紫黑,舌绛起刺,脉细数,或善忘如狂,漱水不欲咽,大便色黑易解等。

2. **热伤血络证。**吐血、衄血、便血、尿血等,舌红绛,脉数。

犀角地黄汤是基础方。

病机分析:从主治证候特点来讲,有三个方面体现,现在教材把它归类也分为三方面;第一是反映神志方面的,心主血,心藏神,热邪作用于血分产生两个方面的变化,一个迫血妄行造成各种出血,其次就是血分有热,神志方面会产生影响,这是犀角地黄汤的主治当中主要的方面。

第二,热邪使血液浓缩,热邪煎灼,血液浓缩,因热可以致瘀,造成一些瘀血现象,所以血分热盛的时候,热扰心神产生身热、神昏、谵语这一类的表现,这是血分热盛可以引起的常见的临床表现。当然,比如谵语或者神昏这类轻浅阶段,像心烦这些在血分热盛也能出现。热伤血络,热邪迫血妄行,产生吐血、衄血、便血、尿血等各种出血,发斑发疹,斑色一般紫黑,这是各种类型出血。当然从出血这点来讲,因热导致的出血,上下都可以出现,这种由于温热病邪到血分导致这种典型的血热出血,上部、外部、肌肤发斑、发疹这类,上部吐血、衄血这一类较多;相对地下部较少,下部以湿热熏蒸、伤损血络出血为多,包括我们以后要学习的小蓟饮子、槐花散这类,都跟湿热有关。

证候特点第三个是蓄血瘀热。这里强调蓄血是一种泛称,在某些组织脏器里面血液瘀滞不畅,叫蓄血,完全不通,叫瘀血,有一定区别,但这个不是蓄血证,蓄血证也是血瘀热结在下焦,以后讲理血剂的桃核承气汤,要讲到蓄血证这个提法,只要提蓄血证就叫桃核承气汤证,这是它的一个专利,相当于专门所指。蓄血是泛指,所以这里提的蓄血,热和血结,热和血结表现为善忘如狂,漱水不欲咽,大便色黑易解。反映出血热互结、血行不畅,甚至于形成瘀血。这是热病过程当中瘀和热扰乱心神所致。这是血分热盛证候的分析,常见的三个方面。

治法:犀角地黄汤是清血分的热毒,特别是要凉血止血,但凉血止血,又要防止留瘀,所以功用是清热解毒,凉血散瘀。

方义分析:仍然是以水牛角作为君药,传统过去用犀角,现在都是水牛角,还是用于清解血分热毒,而且水牛角本身能够活血,有活血作用,清热凉血不会留瘀。生地能够清热养阴,考虑到热到血分必然伤阴,阴液的损伤。

佐药丹皮、赤芍是方义分析中的重点,丹皮、赤芍都偏寒性,能够清热凉血,是增强水牛角、生地的凉血作用,相当于佐助药,丹皮、赤芍又有散血化瘀作用,

149

丹皮凉血散瘀,赤芍有活血作用,结合起来能够使全方凉而不瘀,凉血止血而不留瘀血,属于佐制药。

配伍特点:犀角地黄汤的配伍特点是凉血和化瘀并用,所以丹皮、赤芍是非常重要的,使热清血凉,能够清热止血,清热凉血不耗血动血。凉血止血又不会冰伏留瘀,又不会造成留下瘀血。清热凉血不考虑全方凉而不瘀的话,临床上有时候出血停止了,后来经常发生留下点后遗症,经常有疼痛、溃疡出血这类出现。

类方比较:清营汤和犀角地黄汤在主治证候、功用、配伍特点方面的比较,这是学习清营凉血当中的一个重要问题,清营汤从主治证候来说,温热病邪初入营分,所以可以有一种动态的、由气到营的动态特点,比如口渴或不渴,或者发热,一般情况白天低一点,身热夜甚,随着白天和晚上热的高低不同,可以判断热邪在气、在营的多少,所以主治证候方面集中反映的是初入营分的热型的特点。功用方面,清营汤以清营解毒为主,配合透热转气。犀角地黄汤以清热凉血解毒为主,配合散瘀。在整个配伍特点上,一个强调透热转气结合,一个强调凉而不瘀,凉血配合散瘀,是这两个方的不同。

辨证要点:在运用的时候,犀角地黄汤作为基础方,主要用于热证出血。热证出血有一些特点,伤及心神以及血热出血伴随的发斑发疹,斑色紫黑,或者出血偏血色鲜红,伴有发热。运用当中,当然阳虚失血,脾胃虚弱这类,因为本方很寒凉,不适宜。

随证加减:用药只有这个基础方当然不成,在基础方运用前提下,根据不同出血,可以配伍一些相关的药物,也就是辨证为主,辨病为辅,异病同治,同中有异,异病证相同,都用犀角地黄汤,同中有异,加味不同。

第三节 清热解毒

清热解毒的适用病证是各类热毒证候,当然这里所说各类热毒证候也是选用一些各种内证、外证这类代表性的针对性的方剂。对于热毒证候,在讲清法的时候曾经谈到过热毒的含义,从历来医家对热毒的表述来看,涉及两个方面:一个是热邪发展到一定阶段,轻则热扰心神,重则窍闭神昏,这一类认为有热壅成毒造成;第二类,热邪搏结气血,使局部红肿热痛,进一步可以腐败血肉产生脓血一类的现象,称为热毒。

黄连解毒汤

(方出《肘后备急方》,名见《外台秘要》引崔氏方)

【组成】黄连三两(9g)　黄芩　黄柏各二两(各6g)　栀子十四枚,擘(9g)

【用法】上四味切,以水六升,煮取二升,分二服。(现代用法:水煎服。)

【功用】泻火解毒。

【主治】三焦实热火毒证。大热烦躁,口燥咽干,错语不眠;或热病吐血、衄血;或热甚发斑,或身热下利,或湿热黄疸;或外科痈疡疔毒,小便黄赤,舌红苔黄,脉数有力。

黄连解毒汤作为清热解毒的一首代表方,也是基础方。它作为一种基础方概念,体现了三焦热毒,针对上、中、下三焦热毒的一种清解方法。黄连解毒汤,现在名称考证是《外台秘要》上引的崔氏方,崔氏方这个书没有了,但是从药物组成相同来说,应该说见于《肘后备急方》,所以产生年代是较久了。

病机分析:有些本科学员初期学习时候,觉得黄连解毒汤的主治很复杂。有的说证候涉及面相当广,像大热、烦躁这一类,类似于咽干口燥,大热烦躁,错语不眠,在气分热盛的时候可能出现。有的说具有气分热盛的一些特点,又有出血,热迫血妄行这种吐血、衄血,以及热毒引起发斑,又是涉及血分。同时主治当中还结合了热毒的外科疮疡肿毒,涉及热毒在肠道造成了痢疾。所以它的适用范围是很广,要理解它在各种不同的证型当中,都可以包有热毒的成分,可以达到热盛,壅积成毒,都可能形成这种情况。要理解这个精神,热毒可以发生在不管气分、血分、外科疮疡肿毒、热毒下利以及热毒引起黄疸等等,从湿热壅积也可以成毒,可以造成胆汁外溢发为黄疸。所以它的主治病证看起来复杂,实际上讲了一个意思,在各种热证当中,就是热壅可以成毒,可以产生在很广泛的病变当中,不是说这些病同时出现,只要符合热毒,出现在某一类这种证里边,都可以以这个基础方来进行化裁,或者和其他方剂一起治疗。所以这是在讨论本方的主治的时候,看起来黄连解毒汤好像涉及面太广,没有针对性,记忆理解起来比较困难。其实主要是捕捉它的共同精神实质。

治法:黄连解毒汤是针对热毒,功效清热解毒。

方义分析:四味药都有清热解毒作用,各自特点不同。一般从三焦来分析,或从脏腑来分析,可以两者结合。黄连擅长于清热燥湿、清热解毒,其作用从三焦来说,作用中焦为主,所以也能清降胃热、胃火;从五脏来讲,它也擅长于清心热,解除心经热毒,后面要讲的导赤散,如果发展到心经有热,有热毒特点,加上黄连就是清心导赤散,能够清心。黄芩擅长于清上焦热毒,同时也能清热燥湿,从脏腑来讲，又擅长于清肝胆之热。黄柏，清下焦之热，清热燥湿，同时又能清降肾脏的虚热、虚火，通过配伍，这是三黄。栀子有清热利水的作用，擅长于使热邪从小便排出。从三焦来讲，擅长于清三焦的热毒，所以上中下三焦热毒也都可以配它，但实际上三焦概念也包含三焦是水道，栀子能够既清热，又能够利水，所以能引三焦之热从小便排出，是这个意思。这个架构是个基础方，在运用的时候，应根据具体部位的不同来使用。

辨证要点： 从主治来看，因为涉及各个方面，很难把它囊括进去。那就是说，有基本的热象，而且热程度较重，再加上热毒的特征这样来确定辨证要点。虽然其功用能清热解毒，应该说有热毒的一些特征，应该表现为里边。但由于黄连解毒汤，它的功用，我们放在清热解毒里边，又不是只有清热解毒，也可以作为清热燥湿用，栀子也清热利水，可以针对湿热来使用。本方苦寒，所以脾胃虚弱，或者火毒不盛，一般不用。如果过量久服容易伤脾胃。

随证加减： 刚才讲黄连解毒汤是个基础方，基础方要针对具体热毒出现的部位、热毒的程度，具体证型来加减组方运用。如果内热盛，引起了大便干燥秘结，本方配大黄，作为清热力量扬汤止沸、釜底抽薪相结合。所以在历来用法里，针对不同部位，经常用本方里的药调整，结合大黄，这是一种方法。如果是出血在血分，热邪、热毒迫血妄行，当然要加凉血止血药，同时要防止留瘀。热毒引起黄疸，一般配像茵陈，大黄这些，增加清热作用，同时还能利胆退黄。在外科方面，常加被称为疮家圣药的银花、连翘，都是较大剂量的运用，常用的还有蒲公英，清热解毒力量很强，也有凉血作用。

凉 膈 散
《太平惠民和剂局方》

【组成】 川大黄 朴硝 甘草燃，各二十两（各600g） 山栀子仁 薄荷去梗 黄芩各十两（各300g） 连翘二斤半（1250g）

【用法】 上药为粗末，每服二钱（6g），水一盏，入竹叶七片，蜜少许，煎至七分，去滓，食后温服。小儿可服半钱，更随岁数加减服之。得利下，住服。（现代用法：上药共为粗末，每服6～12g，加竹叶3g，蜜少许，水煎服。亦可做汤剂煎服。）

【功用】 泻火通便，清上泄下。

【主治】 上中二焦邪郁生热，热聚胸膈证。烦躁口渴，面赤唇焦，胸膈烦热，口舌生疮，睡卧不宁，谵语狂妄，或咽痛吐衄，便秘溲赤，或大便不畅，舌红苔黄，脉滑数。

凉膈散是个常用方,是《太平惠民和剂局方》上收载的一个方。

病机分析:凉膈散针对的证候是邪郁中上二焦。有的说胸膈郁热,胸膈郁热是偏上,所以在中焦、上焦,是热郁胸膈,是一种郁热。所以用本方的标准,可以有发热,也可以不发热。蓄聚在局部之热,从中医热的形式,从症状反映出来,并不是单从体温。作为热郁之后,有可能化火,热郁在胸膈,化火向上可以到头面,所以说邪郁中上二焦生热化火。作为表现出来的证候,热郁胸膈,胸膈烦热,这是常见。胸膈烦热,烦躁,热郁在胸膈。化火向上,可以引起面赤唇焦,口舌生疮,上部属于不仅是热,是火,有一种化火上炎。同时由于胸膈是心所居的部位,所以有一定的热扰心神表现。如果热邪化火向上灼伤血络,可以咽喉肿痛,吐血、衄血。当然作为大便秘结和不爽,是一种伴见症,兼症。用这个方的一个指针来讲,有没有大便秘结都能用。有大便秘结说明热不仅郁于胸膈,也影响到整个胃肠,胃肠燥热。如果没有大便秘结,本方使用也是一种清上泄下并行;有大便秘结是上下同治。所以从适应来讲,有没有大便秘结都可以使用。归纳起来,是热证郁在局部,可以壅积成毒,同时化火上炎,部位主要是中上。所以从本方的治疗,实际上也是扬汤止沸、釜底抽薪结合。

治法:凉膈散是清上泻下同治的,功效泄火通便和清散中上二焦郁热结合的,所以叫清上泻下。

方义分析:本方连翘用量最大,连翘在宋代前后对它认识主要集中在三个方面,张元素说连翘有三大作用:第一,它擅长于清心热;第二,清上焦,上焦包括头面。清心热、清上焦热,这是连翘作用的两大方面;第三,外科常用。张元素说它治痈疡,痈疡外科的肿毒,后来叫它疮家圣药。这三个方面在这里都符合,治痈疡解毒力量好,疮家圣药,这是有热毒证。它质地较轻,善走上焦,所以认为它能够清、能透散,所以清热解毒和透散相结合,用量较大,解毒力量强。

臣药分两组:黄芩、栀子联合善清上焦,所以很多方里基本结构,黄芩、栀子相配,都往往用于胸膈、胸胁以上,这类配伍方法,能够清热解毒,引热从小便排出,用来协助连翘清解;大黄、芒硝,是用来釜底抽薪,清热泻下,使中下二焦热邪从下排出,从大小便排出热毒。

薄荷和竹叶,在这里有清散作用,助连翘清散透邪,郁热易散,竹叶还能清心、保护心神。甘草,保护胃气,防止苦寒药物伤胃。用蜜来煎服,少量白蜜煎,有缓和作用,也协助甘草保护脾胃,药物比较苦寒;其次,白蜜有润肠通便作用,能够引热下行。

凉膈散体现了一种治法,中上二焦的热毒从下窍排出,它不仅仅有泻下作用,还有利水作用。所以历来把本方作为"以泻代清"的一个治法的代表性方剂,

153

以泻代清,釜底抽薪。从宋以后到后世很多医家都认为,扬汤止沸不如釜底抽薪,一锅水开得很旺的时候,给它泼点冷水,相当于用点清热、降火方法,像三黄这一类。但是如果把那锅水底烧的火撤掉,退热更快。本方是两者结合。

配伍特点:清上泻下并行,以泻代清。

辨证要点:辨证要点是胸膈烦热,面赤唇焦,上部热象。热邪伤津,烦躁、口渴、神昏、苔黄、脉数,说明邪热在上。当然由于它又有散结作用,本方治疗头面、咽喉这一类热毒引起的,或者出血,或者热毒引起的红肿热痛,包括咽痛、扁桃体炎,都有比较好的效果。

随证加减:上焦热毒壅盛的,如果反映出气分之热突出,可以加桔梗、加石膏,桔梗是为了使它更好作用于上部,石膏清气分之热,对口渴明显者,清气分之热比较适宜。

普济消毒饮
《东垣试效方》

【组成】黄芩酒炒 黄连酒炒,各五钱(各15g) 陈皮去白 甘草生用 玄参 柴胡 桔梗各二钱(各6g) 连翘 板蓝根 马勃 牛蒡子 薄荷各一钱(各3g) 僵蚕 升麻各七分(各2g)

【用法】上药为末,汤调,时时服之,或蜜拌为丸,嚼化。(现代用法:水煎服。)

【功用】清热解毒,疏风散邪。

【主治】大头瘟。恶寒发热,头面红肿焮痛,目不能开,咽喉不利,舌燥口渴,舌红苔白兼黄,脉浮数有力。

普济消毒饮是常用方,历来主要用于大头瘟。对本方出处,多次考证很难确定,现在一般认为它出自《东垣试效方》,是李东垣的方。但是李东垣的方里有人参,没有薄荷,从李东垣之后治大头瘟,上部热毒,这类方也不少,药味也有一些出入,《医方集解》把它定下来,不用人参,用薄荷。东垣方里有人参,这个和李东垣是补土派的特点有关,他考虑到有一定脾胃不足,用一点人参扶正,在实践当中后来基本都不用了。到现代一般普济消毒饮都没有用人参了,而是有薄荷。

病机分析:大头瘟,从病机来讲一般有内外两种因素,内在有蕴热这种体质因素;外来是一种传染因素,风热疫毒,感受外邪,偏于风热,传染性强,叫做疫毒。从现代医学观点看,病毒感染,像流行性腮腺炎这类,中医把它病名叫大头瘟。由于外来病发于上,所以说壅于上焦,发于头面。就是说,在头面风热疫毒搏结气血,腐败血肉,初期可以红肿热痛,非常烫,所以是红肿焮痛,很烫。当然初起阶段,由于有外邪的因素,有一定的寒热,热毒形成红肿热痛,肿势很厉害,所以目不能开、咽喉不利，疼痛非常剧烈，小孩子发生本病疼痛非常剧烈，碰不得，一碰要哭要闹，很厉害。这些年来，这类病开始少了，但有些地方还在发生，具有明显的流行性，由于病毒感染，中医治疗的确有它的长处，疗效是确实的。由于风热疫毒引起，所以典型的舌脉是明显的热象。治疗有两类不同情况：初起阶段，是以红肿热痛为主，局部发烫，有一定寒热，肿胀比较硬，这个阶段，既要疏散、解毒，疏散风热疫毒，外来之邪要散，同时清解热毒，热毒是造成它搏结气血的根本原因，因为到后期逐渐化脓，以后可以破溃，还可结合外科治疗。所以这类用中药及时治疗，大多数可以不使它留下一些后果。整个病的发生过程，七天到十天就结束了。但是如果破溃以后，往往留疤，现代比较少了。过去五六十年代，经常看到一些颜面这些地方形成一个疤，是有些儿童时代得过流行性腮腺炎。从病机来看，外来温热疫毒侵犯，本身一般有蕴热基础，造成热毒搏结气血，成为大头瘟。

治法：疏散风邪，清热解毒，外散内清。

方义分析：历来对君臣佐使分析还有不同，比较公认的，黄芩、黄连清热解毒，由芩、连联合，偏重于上部，清热解毒，针对形成大头瘟的根本原因热毒。牛蒡子、薄荷、连翘、僵蚕，向外有散风作用，疏散风邪，同时还能够解毒，增加君药的解毒作用，同时使风热疫毒之邪外散，所以这两组是君臣药。

佐药板蓝根、马勃、玄参、桔梗，这一组，有清利咽喉，增强解毒的作用，同时擅长散结。所以针对红肿热痛，肿势比较坚硬的肿胀，甚至严重的，目不能开、口不能张、咽喉不利，针对这种因素，既增强解毒作用，又能散结消肿。当然这种红肿热痛，温热病邪搏结气血，也会影响到津液的壅滞，到后来化为脓血，是精血的一种腐败结合造成的，所以用一点陈皮，在方里边可以理气化湿，津液通畅，有助于消肿。佐药还有升麻、柴胡这一组，升麻、柴胡可以同时兼使药意义。从佐药意义上来讲，有升阳散火的作用，疫毒搏结气血，是热毒郁在局部，所以用升麻、柴胡来升阳散火，升柴仍然是小剂量；作为使药来说，可以引药上行，上到头面，因为病变主要发生在上部。甘草作为佐药意义，保护脾胃。整个方剂比较苦寒，能保护脾胃。从李东垣的原书普济消毒饮来看，他用人参也有一种和甘草扶助正气，防止苦寒过分伤胃的意思。甘草作为使药来讲，是缓和药性，保护脾胃，同时调和诸药了。

本方里，君臣佐使分析，历来争论的问题是：黄连、黄芩作君药？还是升麻、柴胡作君药？所以有很多人认为应该升麻、柴胡升阳散火，是治疗火毒的，《黄帝内经》上强调"火郁发之"，加上升麻、柴胡升散，对于外来的疫毒之邪有透散作用；还有一类观点，就是黄芩、黄连应该作为君药，因为是热毒搏结气血，用黄芩、

155

黄连清热解毒为主,比较适合,形成了对君药的分析上的一个疑点。实际上在早期的时候,开始局部有寒热表证的时候。因为感染,这个病发展很快,发病后,两三天有时肿胀非常厉害,发热高了。初起阶段,升、柴量可以适当加大,在方中增加透散力量,芩、连适当减少。为什么?过苦寒也容易引邪入里。但是真正热势高了,局部发烫很厉害,寒热那种现象少了,是热毒重了,这个时候,升、柴用量适当减少,要恢复在很小的剂量,黄芩、黄连肯定是主要的。所以根据病变阶段来灵活运用。

20世纪70年代用普济消毒饮,我们觉得疗效不错。因为本方,可以用来外用,药渣也可以敷,当年也是根据内服、外用结合,因为在基层,县和县以下流行起来,民众预防意识较少,所以那些年代流行起来很快。20世纪80年代一次在城里面,成都还是省会,那次流行还挺厉害,成都中医学院短期内三四十个小孩都发生。我的大孩子那时候读小学五六年级,她得了回来,不上学了,学校里还是知道隔离措施的。我就用普济消毒饮,附近一个老太太告诉我,吃药的同时,用一点外用药效果更好,后来我经常用她的方法,治疗了三四十个小孩效果都很好,就是用蚯蚓加很少一点白糖,加青黛,把它捣烂,然后外敷,轻轻敷上去,一般我们使用都是晚上睡觉前,小孩子很痛,痛得叫,轻轻敷上,用毛巾把它托着裹上,避免用青黛,容易把被子弄脏。第二天早上起来,轻轻地洗,稍微重一点,就痛,洗掉,然后在睡前又敷,敷一次以后,消肿很快,一边吃药、同时敷,疗效很快。第三天以后就不大哭了,不大痛了,红肿明显消退,全部恢复疗程一周左右。老大刚好了,紧接着老二又来了,小学一年级,闹得更凶,也用这个办法,后来学校老师们的小孩都用这个方法,比过去单用方,疗效要快,和外用结合更好。因为本方是我们中医治疗大头瘟的一个常用方,而流行性腮腺炎属于病毒感染,现代医学针对性的用法也不多,中医、中药有它的优势。

配伍特点:清疏并用,是指疏散透邪、清热解毒相结合,升降同施是指的黄芩、黄连清热解毒,而且可以苦寒降火,整个方,疏散外透,清热苦降,降火相结合,同时升、柴又有升阳散火作用,芩、连的苦降和升、柴的升散,两个相结合,体现了升降并施,针对这种郁在局部的火热、热毒,很多都是升降兼顾的。

辨证要点:头面红肿焮痛,形容它很烫,初起有一定恶寒发热,里热,所以舌红苔白兼黄,那这也是一个动态过程。

随证加减:腮腺炎有时并发睾丸炎,要加行气止痛,以及对下焦可以清热利湿的药,配合起来;肿痛明显,增加活血力量,常用丹皮、赤芍活血,活血有助于消肿止痛;青黛有清热解毒作用,而且可以外敷,青黛外敷是很好,刚才用蚯蚓的办法也是结合青黛;如果大便秘结,加大黄多开一条出路。

仙方活命饮

《校注妇人良方》

【组成】白芷六分(3g)　贝母　防风　赤芍药　当归尾　甘草节　皂角刺炒
穿山甲炙　天花粉　乳香　没药各一钱(各6g)　金银花　陈皮各三钱(各9g)

【用法】用酒一大碗,煎五七沸服。(现代用法:水煎服,或水酒各半煎服。)

【功用】清热解毒,消肿溃坚,活血止痛。

【主治】阳证痈疡肿毒初起。红肿焮痛,或身热凛寒,苔薄白或黄,脉数有力。

仙方活命饮,是外科第一方,历来把它认为是治疗阳证疮疡肿毒的首选方,
所谓首选方,是指的初起时的内服方剂。

病机分析:作为阳证的痈疡肿毒初起,往往有内在的蕴热,外邪引起感染,有
两方面的机制,所以初步发生的时候,除了局部红肿热痛,也可以有身热凛寒,一
阵阵发生发冷发热的特点,但是主要的是热邪搏结气血,形成红肿热痛。当然初
起是红肿热痛,后来可以化腐成脓。一般都是热毒聚结在局部以后,《黄帝内经》
上说"营气不从,逆于肉理",是形成痈疡的一个原因。所以在这种情况下,既要
发散,初期能够透邪外达,同时清热解毒,是阳证痈疡肿毒的主要治法。红肿热
痛形成,要采取活血消散止痛。如果脓已经形成了,应尽可能快地破溃,溃坚透
脓,脓出来了,要后期生肌收口。本方用在初期为主,经过变化也可以用在中期
成脓。因为它里边有透脓通络,透脓溃坚的,像穿山甲、皂刺这一类。但从整体
来看,它是用于痈疡肿毒初起的一个首选方,也是一个名方。

治法:从这张方作用来说,刚才讲清热解毒是为主的,消肿溃坚、活血止痛。
在初起阶段,要有一定的散邪,所以有的又把疏散表邪也归结在里边,所以方里,
像白芷、防风这一类,不仅仅在于消肿,也有散邪的作用。仙方活命饮,是外科
方,针对的病机是热毒壅滞以后,气血瘀滞形成的红肿热痛,是阳证的痈疡初期。
当然初期局部的红肿热痛是很主要的表现,初起可以兼有一定的恶寒发热。所
以在清热解毒、消肿溃坚、活血止痛的同时要有一定的疏散。

方义分析:本方里用银花作君药,金银花是疮家圣药,用量较大其功效发挥
方向就体现在清热解毒的方面。臣药主要作用是消肿,针对气血瘀滞的消肿,当
然白芷、防风有增加银花透邪、透散的作用,防风除湿也有助于消肿,归尾、赤芍、
乳香、没药一般在这里使用,都可以活血通络、消肿止痛。作为这种肿胀,红肿热
痛,既有热毒,又有气血瘀滞,当然也照顾了津液的不能输布。所以最后在成脓
以后,形成的脓血包括血的腐败,也有津液壅滞。所以本方里佐药考虑了贝母、
花粉,贝母能够化痰,也有助于散结消肿,天花粉可以散瘀,有助于消肿。穿山甲

和皂角刺这两味药，在前期阶段一般用量较少，甚至可以不用；成脓以后，可以溃坚排脓，这是外科上常用的溃坚排脓的药，有较强的通络作用。本方里也配伍陈皮，能够舒展气机，化湿。所以从消肿角度来讲，气血津液兼顾，活血止痛消肿、畅通血行、通络是主要的。甘草，一般用生甘草，有清热和解毒作用，同时还可以保护脾胃，可以看做佐使药。所以这样一个基本结构体现了外科的阳证痈疡肿毒初起阶段的治疗方法。

外科阳证痈疡肿毒治疗一般治法有消法、托法、补法，初期用消法；中期用托法，包括消托、补托，侧重不同；后期要结合补法。在这里以消法为主，本方作为阳证痈疡肿毒的使用是消法的一个代表方。所以说本方是疡科起首第一方，是重要代表方，又有本方作为初起阶段的首选的意思。

辨证要点：主要是局部红肿，初期可以伴有身热凛寒，但仍然以热毒为主，脉数有力。

随证加减：作为阳证痈疡肿毒，它和一定的部位有关，根据发生的部位要相应地配伍一些引经药。头面用川芎，可以引领这些方中的药物上达；在颈部，可以加桔梗引药上行，桔梗本身也有化痰、散结的作用；胸部用瓜蒌，可以宽胸，引药作用于胸部，而且本身也有化痰散结作用；两胁可以用柴胡作为引经药；上肢发生痈疡，用姜黄也能起到引经作用，同时也有活血作用；下肢用牛膝引药下行。当然疮疡肿毒也有一个程度，有些全身有发热，热毒很重，可以配合五味消毒饮。仙方活命饮清热解毒只有银花，力量不是很强，而五味消毒饮清热解毒凉血力量很强。痈疡肿毒热毒很重可以使用这个配伍。脓已经成了，消肿溃坚排脓的药就要适当增加。本方在过去有的书上脓未成使用，脓未成已成实际上都可以。在扩大应用方面，像乳痈、宫颈炎、化脓性扁桃体炎，都可以参考运用本方。

第四节　清脏腑热

清脏腑热，也就是邪热郁在某一个特定的脏腑产生的热证，清脏腑热组方用药有一定的特点，根据不同的脏腑，心热盛、肝胆实火、肺热、脾胃热以及大肠热的用药，实际上结合后面要讲的具体方剂都反映出来了。

导　赤　散
《小儿药证直诀》

【组成】生地黄　木通　生甘草梢各等分(各6g)

【用法】上药为末,每服三钱(9g),水一盏,入竹叶同煎至五分,食后温服。(现代用法:水煎服,用量按原方比例酌情增减。)

【功用】清心利水养阴。

【主治】心经火热证。心胸烦热,口渴面赤,意欲冷饮,以及口舌生疮;或心热移于小肠,溲赤涩刺痛,舌红,脉数。

导赤散是一类方。本方出自《小儿药证直诀》,这部书有不少好方子,是儿科的第一本专科方书,但有很多方内科也常用。

病机分析:导赤散是治疗心经有热的,实际上原书开始就是用于心经有热。治疗心火移热于小肠,造成下焦的一些证候,这是在后世运用当中的发展。原书里主要强调导赤,导赤是清心,是心热从小便排出,是这样一个思路。小便赤涩热痛,是后世运用上的发展。所以导赤散的主治,就有两条,一个是心经自身有热,心经有热可以是脏腑自身产生的一种郁热,也可以是外邪内传导致里热证,有的侧重反映为心经热盛,心胸烦热、口渴、面赤、喝冷水,这些都是内热的表现,口舌生疮是属于心火上炎。所以第一个主治是心经有热引起心火循经上炎,心经络舌本,造成生疮、舌红、脉数,这个证候是属于自身心经有热,化火循经上炎的表现。第二方面,心和小肠相表里,经脉是相互络属的,心经有热可以影响到小肠,心热循经下移小肠,影响了小肠的泌别清浊作用。小便赤涩刺痛,下焦产生淋证的特点。小便甚至于浑浊,有的说浑赤,古代医书里面谈到导赤散证也有谈到小便浑赤,兼有浑浊、短赤的特点。所以从它的主证来讲,本原是心经有热,不管化火上炎,还是循经下移,本原还是心经有热。

治法:心经有热就会有一定的伤阴,在治疗方面清心热、利水、养阴三法结合。清心利水在导赤散里是很重要的方面。但是内热产生,脏腑之热会伤阴,所以会口渴、想喝水,有伤阴的特点。钱乙把本方用于小儿,说明他很注重正气,注重阴的损伤。当然本方本身火热不重,阴伤也不重。是清热养阴结合,清热和利水结合的配伍特点。

方义分析:君药,历来有两种分析方法,近几版教材,都是以生地、木通联合作君,从这方面看也是清热利水养阴结合。因为生地归心经,清心凉血,在这里主要清心热;同时有养阴作用,可以补充阴液。木通可以入心经、小肠经,也能清热、利水,引心经之热从小便排出。所以多数认为是生地、木通联合为君。也有一部分医家提到,生地为君,木通为臣。但倾向性意见是生地、木通联合为君,体现清心、利水、养阴兼顾的结构。竹叶也能清心除烦,利水。所以本方从整体来讲,利水是很重要的治法。甘草是用生甘草梢,生甘草能清热,生甘草梢善于止痛,针对小便赤涩刺痛的特点。《医宗金鉴》上讲本方的证候特点是"水虚火不

159

实",水虚就是说阴有一定的损伤,心经热并不是很重,这个特点概括得很不错。钱乙的这个方针对小儿脏腑娇嫩,易寒易热,病变变化较快。内热,心经热形成很容易伤阴,清心经热利水同时很注意要养阴,所以用生地。火不实是指心火不管上炎,下移,热不是太重,所以清热力量也比较缓和。小儿易寒易热,产生一点心经的内热,这个证候并不重。所以叫它水虚火不实。

配伍特点:养阴不敛邪,利水不伤阴,泻火不伐胃。就是说清热药寒凉容易伤脾胃,有甘草相配才能保护脾胃。祛邪清热的同时,顾护正气,顾护阴液,保护卫气。所以他很多方是照顾小儿体质特点的,如果说心经热很盛,当然导赤散不够,后世又产生了清心导赤散,临床常用,加黄连。

辨证要点:心胸烦热、口渴、口舌生疮、小便赤涩,包括心火上炎、心经热循经下移,两个方面。《小儿药证直诀》里也可以用于小儿夜啼,睡觉睡不实,心经有热,影响心神,小儿晚上夜啼,晚上哭闹。其实这点不能忽视。

随证加减:随证加减的方法,也是围绕着心经有热或者循经下移小肠,甚至于灼伤血络这方面展开的。心火较盛,可加黄连以清心泻火;心热移于小肠,小便不通,可加车前子、赤茯苓以增强清热利水之功;阴虚较甚,加麦冬增强清心养阴之力;小便淋涩明显,加萹蓄、瞿麦、滑石之类增强利尿通淋作用;出现血淋,可加白茅根、小蓟、旱莲草凉血止血。

病案举例:真正临床灵活运用,考虑面还可以宽一点,刚才的主治里没有涉及心神问题,不止一本书里提出来,导赤散有这个作用,小儿心神被热扰以后心神不安。在临床上用导赤散治遗尿,开辟了新的治疗的证候。在这里介绍一下思路,遗尿大多数考虑肾气不固,这方面考虑多。我通过一个病例的分析、讨论,后来大胆地用清心导赤散来治,也就是导赤散加黄连,也是心肾同治,既固肾又清心,效果很好。后来那个医院还作为一个课题来观察,观察疗效不错。这类小儿遗尿要有一定的指标,要有心经热,心神被热扰的特点。现在人们生活条件改变情况下,小孩子这类证型非常多。

一个女孩十四岁了,初中学生,遗尿。父母在县上当干部,在地区的重点中学读书、住校,正好我到那里去出诊,他们经人介绍带孩子来看病。从病程来讲,六岁的时候有一次重感冒,之后遗尿开始明显,以后就延续八年。后来进中学住校,一天晚上少则一次多则两次,住在宿舍里遗尿那就很麻烦,很不方便,到处求治。她家长很细心,来的时候病历包括处方,都整理出来一大堆,这几年来治的情况都很详细。一般看病必须要看前面用的药,前面的治疗。我们不注意看,只是自己从头问一下,不看她的病史结合前面治疗的过程,这样是不对的。彭履祥教授就跟我说过,要经常看看前面医生那些方,给我印象很深。那个病人前几年的方,不外乎两类,一类方补肾,补肾温肾;一类方在补肾基础上收涩。主要以地黄丸为基础,包括肾气丸、桑螵蛸散,很多方都有。如果从补肾固肾的角度来看,当时考虑首选药用缩泉丸、桑螵蛸散这类,但如果别人用了,你还走这个路肯定此路不通。所以遇到这种难证不要急。我仔细地问诊,首先判断肾虚不虚,但是她是家里的独生子女,脸色很红润,身材按十三四岁的小孩身材算高的,很爱运动,在校队打篮球。所以肾虚到哪去呢? 那就问她晚上遗尿、睡觉的具体情况,摸脉也挺有力,舌边尖微微偏点红。突然灵感来了,我当时突然问她,你是不是晚上睡觉每次遗尿都有梦? 她说是。这个很重要。有些小孩遗尿有的有梦,有的没有梦,做梦想找厕所到处找不到,找个没有人的角落一解,醒来发现还在床上。而且她平时比较好动,脉偏数有力的,也就是说正气比较旺盛,这类小孩也挺聪明,挺爱活动,不能总去固肾。所以我当时想了一下,采取清心导赤散再加味。当时帮我抄方子的人是当地中医院的院长,是当地很不错的一个中医,但我一说方名他马上抬起头来看着我,我心里明白他在想,人家遗尿你还开导赤散利水? 我就说了一句话,通因通用。因为当时不好具体讲,再说下去,他问你一句这是遗尿用利水药? 家长听到了可能不敢吃这个药。处方是导赤散加黄连,里边加一些固肾药,桑螵蛸是要用的,但用量没有过去方里用的量大,还加了交通心肾的菖蒲、远志,因为心肾同治,不是单纯的固肾,要心肾同治,心肾不交,所以加了菖蒲、远志、桑螵蛸、山药。他们问你怎么想到这个呢? 我说她心火偏旺,不是肾不固的偏虚,而是偏实。而且从小便来讲,不能光看到肾气的固摄,肾藏精化气是有固肾的作用,但肾精要受心神的控制。仿照遗精病的治疗,可以从固肾入手,可以从清心入手,心动则神摇,神摇则精泄,心神不能控制肾精。反过来遗尿我们也用交通心肾,清心固肾相结合,双向调节,主要以清心为主,固肾要不要呢? 长期的遗尿,也影响了肾气,所以两者结合产生了这个方。结果吃三付药以后,她梦少了,遗尿惊醒比较快,有这种改变。后来大概前后用一个月左右,遗尿能基本控制,偶尔还会发生,已经好多了。后来配丸药,适合于读书住校吃。然后每周回家的时候集中吃汤药,效果很好。那个医院也是我们的教学医院,觉得这个治法很有意思。因为在农村这类的病还挺多,所以他们就给地区申报了一个课题来观察。第一次收集了五例,用这个方案观察。后来放暑假了,过了几个月,我们在四川西昌开了一次全省的中基的一个分会的学术讨论会。他们总结了一篇文章,清心导赤散治疗小儿遗尿五例的报道。统计有四例效果很明显,有一例比较边远地区没有最终收集到。

这是一个双向调节的思想,我们学的方剂都针对一定证型、原发病机比较单一的。实际上可有继发病机,心肾不交也是心和肾两者相互影响的。心经有热,可以造成心神不能控制肾精,以心为主,造成肾气不固。也可以是肾气不固,肾精不足导致肾气不足,肾精不足,造成心神不安,反过来失去控制。就是看哪方面为主,有些需要相互结合。不能在临床上对病机都看成单打一。用导赤散考虑到清心与固肾结合,是灵活应用。心经有热以后,虽然也谈到心神烦热,心烦,心经有热必然会引起心神的问题,轻则心神不安,重则水火不能既济,心神不能控制肾精。临床上要把握好心经有热的整体特征,舌象、脉象整体特征,以及多梦等表现,这是运用上的一些体会。

龙胆泻肝汤

(《医方集解》)

【组成】龙胆草酒炒(6g)　黄芩炒(9g)　栀子酒炒(9g)　泽泻(12g)　木通(6g)　当归酒炒(3g)　生地黄酒炒(9g)　柴胡(6g)　生甘草(6g)　车前子(9g)(原书无用量)

【用法】水煎服,亦可制成丸剂,每服 6～9g,日 2 次,温开水送下。

【功用】清泻肝胆实火,清利下焦湿热。

【主治】

1. 肝胆实火上炎证。头痛目赤,胁痛,口苦,耳聋,耳肿等,舌红苔黄,脉弦数有力。

2. 肝胆湿热下注证。症见阴肿,阴痒,阴汗,小便淋浊,或妇女带下黄臭等,舌红苔黄腻,脉弦数有力。

龙胆泻肝汤是常用方。本方适应面很宽,内科,妇科,五官科,皮肤科。内科里面涉及很多系统,所以是充分体现异病同治的一张常用方。

病机分析:主治证候可以分为两个部分,肝胆实火上炎,肝经湿热下注。一个实火,一个湿热,把握主治的时候,从上中下来看。首先实火是肝经有火,有热才化火的。肝经自身有热,表现为胁肋灼痛,急躁易怒,舌红、苔黄、脉数的特点,肝火导致脉弦数。这是把握肝经有热的基本特点,化火上炎,可以头痛、目赤,升发太过。肝在正常情况下,有一定的升举清阳升发的力量,目的是为了使下部肝藏之血、肾藏之精,肾精肝血上输头部。升发太过,头痛、目赤,头部气血逆乱。肝气升发太过,胆热随之上犯可以口苦,少阳经脉循耳可以耳聋,耳鸣,甚至耳肿。像有中耳炎,也可以用龙胆泻肝汤。这是一组肝经实火,肝经有热化火循经上炎的表现。

作为三焦湿热,肝胆湿热下注表现为阴肿、阴痒、阴汗,肝经经脉络阴器、走少腹,所以出现一组阴肿、阴痒、阴汗、筋痿这类表现,但是都有湿热的特征。偏

162

重于湿热下注方面出现苔黄腻、脉濡数、滑数；妇科带下黄臭、黏稠；泌尿科方面小便淋浊。所以根据这三个部分，龙胆泻肝汤主治由三个部分构成，一个肝胆自身有热，急躁易怒，胁肋灼痛，这是最基本的表现，结合舌象、脉象。一部分循经上炎，化火循经上炎；一部分循三焦湿热下注，产生各种症状，涉及面非常广。

治法：病机分析是两大问题，一个是肝火上炎，要苦降，降火；一个湿热下注，要清利下焦湿热，两者结合。

方义分析：龙胆泻肝汤从用药来讲，是几方面兼顾的。龙胆草是苦寒的，擅长于清肝胆的实火，降火，苦降，又善于清下焦湿热，归经主要归肝胆。在清肝胆实火方面，苦寒程度很重，是凉肝猛降。清肝胆实火方面比黄芩利害多了。清下焦湿热，有清利湿热利水的作用，一味药物身兼两个方面的作用，两擅其功，所以作君药。当然要注意，这个药的副作用过于苦寒容易伤胃。使用当中体质比较壮实，没有脾胃症状，才可以用龙胆草。

臣药考虑了两组，每一组增强龙胆草某一个方面的作用，黄芩、栀子可以增强龙胆草的清泻肝火作用，栀子还能利水，也有助于解除下焦湿热，能够使肝胆之火从小便排出，泽泻、木通和车前这三个药能够清下焦湿热，清热利水。从归经来看，泽泻入肾、膀胱经，木通、车前皆可以入小肠经，清利湿热，同时还有清心，分清浊的作用。这三味是清利药当中常用的比较平和的常用药。

佐药有两组，用生地、当归是考虑到肝为藏血之脏，肝胆实火容易伤阴耗血，所以用生地有清热凉血作用，同时又能养阴；当归有一定的活血作用，偏温，使整个方凉而不郁，也有养血作用。所以生地、当归结合，补益阴血，是补益由肝胆实火引起的阴血损伤，当归还能够使凉而不郁。柴胡的运用，首先在于疏理气机，用苦寒药清肝胆实火是对的。但肝脏的生理特点喜条达恶抑郁，过分寒凉容易使气机郁滞，所以在清肝凉肝的同时结合疏肝使凉而不郁。当然柴胡可以引经，引领方中诸药到肝经。这里有两个问题，一方面要清泻肝胆实火，另一方面要清利下焦湿热。清肝胆实火，如果这些药不认得路，到不了肝胆经络才要引经，但龙胆草、黄芩就是以入肝胆经为主，还用柴胡领吗？就种说法有点勉强。所以柴胡的用意主要是在凉肝的同时疏肝，这种配伍是很符合肝脏特点的。在民国初期的张锡纯，在用镇肝药或者清肝药的时候，治疗肝阳偏亢要带点疏肝方法，他说是遂其肝脏的条达之性，不要镇肝凉肝太过，反而使它抑郁，抑郁以后更容易化火上攻，或者是更容易肝阳偏亢，压而不服反生他变，要疏导。本方里柴胡体现的是大苦大寒、凉肝清泻肝火的同时，要照顾到肝脏喜条达恶抑郁的生理特性。要说它引经，也可以这样讲。

甘草能够保护胃气，防止胆草伤胃。虽然它防止龙胆草大苦大寒伤胃，但是有胃气上逆,胃气不和,或者胃有其他宿疾的不宜使用本方,过于苦寒,要注意。

炮制:龙胆泻肝汤运用时,龙胆草、栀子、当归、生地都适合酒炒,黄芩是用炒黄芩,便于药物药力的布散。这种炮制也考虑到本方太苦寒,凉而不郁。

配伍特点:泻中有补,清利并用。本来这个证候就是实火上炎,湿热下注,清和利是结合的。在清泄渗利的同时,怕渗利伤阴,苦燥伤阴,有生地、当归补益阴血。所以泻中有补,清利并用是本方的特点。

辨证要点:可以概括为实火上炎和湿热下注两个方面,但由于这两个方面,所以往往把使用的基本依据放在肝经有热上。胁痛口苦,尿赤,舌红,苔黄,脉弦数有力,一般是基本的肝胆有热表现。至于具体应用可以侧重在实火上炎,如果肝胆实火上炎引起阳亢,像高血压一类的龙胆泻肝汤也可以用。当然还是体质壮实为使用的根据。五官科方面,实火上炎引起的,耳朵方面的,有些包括鼻咽方面的,像四川成都中医学院原来一个成药鼻渊舒,基本就是龙胆泻肝汤,也是五官科常用的。龙胆泻肝汤在眼科里方面,肝开窍于目,眼科实热证候有时也可以用。所以作用在实火上炎的方面很多。湿热下注,涉及妇科、泌尿科,很多病种。所以龙胆泻肝汤是清泻肝胆实火、清利下焦湿热的代表方、常用方。

随证加减:在应用方面,根据不同的部位、不同的病种,相应地辨病也加一些药:头痛头晕加钩藤、菊花、夏枯草以清肝;出血,黄芩、生地重用,加针对性的止血药;目赤肿痛加菊花、蝉蜕、木贼;湿盛热轻,去黄芩、生地,加滑石、苡仁;玉茎生疮,阴囊肿痛,便毒悬痈,去柴胡,加连翘、黄连、大黄。

左 金 丸
《丹溪心法》

【组成】黄连六两(180g) 吴茱萸一两(30g)

【用法】上药为末,水丸或蒸饼为丸,白汤下五十丸(6g)。(现代用法:为末,水泛为丸,每服 2~3g,温开水送服。亦可做汤剂,用量参考原方比例酌定。)

【功用】清泻肝火,降逆止呕。

【主治】肝火犯胃证。胁肋疼痛,嘈杂吞酸,呕吐口苦,舌红苔黄,脉弦数。

左金丸出自《丹溪心法》。学习本方既要把握肝郁化火、肝胃不和这个基本病机,同时通过本方的学习,了解黄连、吴茱萸配伍使用的一些规律,因为黄连、吴茱萸相配的方法,已经超出了左金丸的使用范围,从炮制方面,黄连、吴茱萸炒用,已经成为中医常用的一种配伍组合。

病机分析:左金丸的病机,是肝郁化火,肝火犯胃,也是一种肝胃不和的反映,偏热证,偏于肝胃之气上逆。从表现来看有两部分构成,肝郁化火可以有情

164

志郁结,在临床上多一点,也可以由外邪入里化热导致。从临床看到左金丸证来讲,肝郁化热化火造成胁痛口苦为特征。和龙胆泻肝汤相比,龙胆泻肝汤肝郁化火以循经上炎为主要特点,左金丸肝郁化火以肝火犯胃,肝胃同病为主要特点,所以有肝胃不和,胃气上逆的表现,特别是吞酸。肝胃不和,不管寒证、热证造成的,往往都会有吞酸的特点。古人说,木曰曲直,曲直作酸。因为是肝火犯胃,偏热证,既有嘈杂,有吞酸,同时往往有胃腑的热象。提到肝胃不和,多以胃气上逆的呕吐常见,相对肝脾不和,都是以脾不升清,泄泻、腹痛为特点。所以左金丸证有一组肝郁化火,胁痛口苦和肝火犯胃,嘈杂吞酸,胃气上逆呕吐的主要表现。由于是肝火引起,舌红,苔黄,脉弦数是常见的佐证。

治法:左金丸体现的治法为清肝泻火、和胃降逆相结合。

方义分析:本方由两味药构成,黄连擅长于清胃热,能够清心火,这里也可以照顾到肝郁化火,宜清心火,但在这里主要有清胃热作用。有肝火要清肝,大剂量黄连和小剂量吴茱萸相配,吴茱萸引黄连入肝经清肝火,所以既清胃又清肝。吴茱萸在本方里,既是臣药,也可以看成是佐使药,因为从和胃降逆来讲,黄连没有这个作用,针对肝胃不和吴茱萸加强了对病机的治疗,重要是对兼证,胃气上逆,起主要治疗作用。黄连过分苦寒,吴茱萸辛温,能使其凉而不郁,又可以看做佐制药,能引领黄连入肝经又是使药,再加上吴茱萸能疏肝,所以吴茱萸配在本方里体现了多方面的作用。肝脏喜条达恶抑郁,吴茱萸有疏肝特点,同时可以制约黄连过于苦寒,可以和胃降逆,又可以引领黄连入肝经。历来对吴茱萸分析大概有这几个方面,实际治疗作用是降逆止呕。在用量方面为了保证本方是以清肝火为主,所以吴茱萸和黄连比例是一比六,黄连量大。当然我们现在作为基础课学习,这一比例可以使同学们了解相差比较悬殊的意义,保证整个方是以清肝火为主。实际应用当中,是灵活的。当然,用左金丸治肝火犯胃,黄连量绝对要比吴茱萸多得多。

类方比较:左金丸证有肝火,龙胆泻肝汤主治的肝火上炎也是肝火,这两个方都是清肝的常用方,相同点都有肝火为患,不管肝火上炎,或者肝火犯胃。区别是,龙胆泻肝汤可以用于湿热下注,有清利湿热的作用,左金丸证不夹湿,但能和胃,它的特点是肝胃同治,所以这两个方不同。左金丸为什么不用龙胆草?胃气上逆,胃气受损,不能用龙胆草苦寒,易伤胃之品,从功效特点来讲,龙胆泻肝汤清肝火力量很强,是凉肝猛将,又能清利湿热,左金丸清肝、清泻肝火比较平和,兼有和胃降逆作用,是历来治疗吞酸、口苦这类病的基础方,后来这两味药成为一个基本的配伍结构,遇到有冒酸这些症状也可以用这两个药相配。偏于虚寒型的,胃寒引起作酸,也用吴茱萸、黄连,可以把用量倒过来,把它称做反左金

165

丸,仍然是肝胃不和,偏寒证,呕吐、吞酸,还是肝胃同治,这是灵活应用。

使用注意:左金丸里的吴茱萸应用中要注意几个方面,习惯上用吴茱萸要加点黄连,小量加一点,能够使得吴茱萸的副作用——眩晕、胸闷、恶心得到控制。同时吴茱萸为主的方里,应该要温服,甚至于冷服,能够减轻副作用,吃了吴茱萸以后应该休息一下,平躺一二十分钟,一些反应才过去。这是左金丸的使用注意。

苇 茎 汤

(《外台秘要》引《古今验录方》)

【组成】苇茎切,二升,以水二斗,煮取五升,去滓(60g) 薏苡仁半升(30g) 瓜瓣半升(24g) 桃仁三十枚(9g)

【用法】上㕮咀,内苇汁中,煮取二升,服一升,再服,当吐如脓。(现代用法:水煎服。)

【功用】清肺化痰,逐瘀排脓。

【主治】肺痈,热毒壅滞,痰瘀互结证。身有微热,咳嗽痰多,甚则咳吐腥臭脓血,胸中隐隐作痛,舌红苔黄腻,脉滑数。

苇茎汤出自《备急千金要方》。所以又称千金苇茎汤。

病机分析:苇茎汤主治肺痈,实际上也反映了很多配伍组合的基本结构。本方原来是治疗风热疫毒侵犯肺脏,导致肺脏气机壅滞,宣降失常,津液凝聚不布,聚而为痰。风热疫毒还会搏结气血,造成气滞血瘀,加上津液凝聚,痰瘀结合,咳吐脓血,或者咳痰黄稠。肺痈证,外邪是风热疫毒,侵犯到肺脏,引起宣降失常,热邪搏结气血,津液又凝聚不布,痰瘀结合,造成咳吐脓血,腥臭脓痰。有的咳吐黄稠脓痰,可以伴有脓血。当然,由于瘀血阻滞,痰瘀互结阻滞,造成胸痛。从舌象来看,舌红,苔黄腻,脉滑数,是内有痰、瘀的佐证。所以根据肺痈形成的过程,原书主治和后世一般认为是风热犯肺,造成肺失宣降,痰瘀互结,形成咳吐腥臭脓痰,或者咳吐痰间脓血。但现在不一定是风热犯肺,只要是咳吐脓痰、黄痰都可以用本方,这是使用当中有些变化。

治法:苇茎汤的功用,清肺化痰,偏于痰热,而且痰瘀互结成脓,除了化痰,又要活血化瘀来排脓,祛痰、化瘀、利湿几方面结合。脓痰都由痰湿和瘀血结合而成,所以祛痰、活血、利湿几方面结合而成。这个小方子也作为一种基本结构,配伍到那些咳吐黄稠脓痰的各类病证治疗当中,作为一个组合。

方义分析:苇茎是君药,能清肺热,而且有利肺气的作用。但过去解释认为苇茎中空,能够通气,实际上苇茎清肺热是主要作用,也有排脓作用。现在一般不用苇茎,很多用芦根,主要是清肺热,生津。冬瓜子和苡仁这两味药是利湿排脓常用的。冬瓜子能利水,排脓,在大黄牡丹汤里曾经提到过。苡仁也是渗湿利水,而且也有排脓作用。脓本身是痰瘀的结合。桃仁是活血化瘀的,通过化瘀排脓,同时化瘀之后也可以止痛。本方反映了痰瘀结合形成脓血的治疗的一些基本结构。

辨证要点:苇茎汤在临床运用当中以胸痛、咳嗽、吐腥臭黄痰或者脓血为辨证要点。由于有痰湿,属于热证,所以苔黄腻,脉数。当然,如果肺痈时间长,过去有的书上还强调瘀血阻滞,新血不生,可以有肌肤甲错等情况。

随证加减:在随证加减时考虑脓未成还是脓已成,依照咳嗽的状况,相应加减清热解毒,或者化痰散结这些药物,如果肺痈痰瘀阻滞,肺气宣降失常,痰多气结加重,还可以泻肺;咳嗽时间长,既有脓血,又有肺燥,所以往往结合化痰止咳润燥的枇杷叶、瓜蒌这类药。

泻 白 散
《小儿药证直诀》

【组成】地骨皮　桑白皮炒,各一两(各30g)　甘草炙,一钱(3g)

【用法】上药锉散,入粳米一撮,水二小盏,煎七分,食前服。(现代用法:水煎服。)

【功用】清泻肺热,平喘止咳。

【主治】肺热喘咳证。气喘咳嗽,皮肤蒸热,日晡尤甚,舌红苔黄,脉细数。

泻白散出自《小儿药证直诀》,泻白即指清肺。

病机分析:学习这个方就要考虑到小儿的特点,如果不理解小儿易虚易实,易寒易热,脏腑娇嫩,元气未充这种特点的话,读这个方,往往比较难理解它的主治。原书说泻白散治疗肺中伏火,后世归纳,总的属于肺热咳喘的范围。不同的书对咳喘,有的强调喘,有的强调咳,临床用的时候以咳为主。

治疗肺热咳喘的方子,前面有麻杏石甘汤,泻白散也是。但两个方差别非常大。麻杏石甘汤的热从哪来?不管伤寒由太阳到阳明,或者温病由卫分到气分,都是由外邪入里化热。而泻白散泻肺中伏火,这种热不是外来之热。伏火是内生,小儿为纯阳之体,是体质因素,或者还有平时小孩子调摄饮食方面失宜所产生的内热,熏蒸华盖,可以产生伏火、伏热。伏热郁结在肺,肺失清肃,气喘咳嗽,肺和皮毛相表里,肺热外发,熏蒸皮毛,出现皮肤蒸热,日晡尤甚。这点在学习泻白散主治的时候往往很难理解,而在临床上针对具体病人,有的时候更不好理解。原书讲什么叫皮肤蒸热呢?轻取即得,重按则无。古人有时候形容这种主治证候,为了比较,把它说得差别很大,说得很绝对。但临床很少有这种轻轻摸到皮毛上发热,重按则无,重按没有热的现象。这种形容在临床体会到底是怎么样呢?其实这用来区分外邪入里所化之热的。外邪入里这种气分之热,一摸上去热的,按下去里面透出热来,会加重。而伏火是摸上去热,按起来不是加重,或者加重不明显,还是差不多,一摸上去这种蒸热也比较浅,所以肺热实际上不重。不能把它绝对地想成轻取即得,重按则无。实际上就是指轻取以及重按的时候差别不大,所谓的伏火,就是伏热并不重,同时是一种内生之热。内生之热是不是阴虚发热呢?不是阴虚发热,内生伏火,是内在的体质因素造成的积热。但内热一定程度会伤阴,所以出现舌红,苔黄,脉细数,有些人苔比较少,脉是细数的,反映出正气,特别是阴津不足。像前面说到导赤散,阴虚不重,心经热也不重,阴有点虚,火又不旺,照顾到小儿体质,泻白散也有这个特点。小儿有积热,由于内生这种积热,热又不重,可以缓慢消耗一点阴液,本证有这个特点。所以临床表现上往往以咳嗽为主。

这里要跟麻杏石甘汤证的病机和证候来比较。麻杏石甘汤证是实证,没有伤正气,病邪是外来的,所以肺热较重,咳喘是以喘为主的,治疗当中只清肺热,宣降肺气,清热力量很大。而泻白散证针对麻杏石甘汤来讲,肺中伏火,热势较轻,体现皮肤蒸热,按之不会加重,透出热来,日晡尤甚是由于内热产生的热,所以到下午的时候,日晡,下午三五点的时候,因外来阳气之盛引起两阳相合,热证这时发热有所明显,也只能说有所明显。而泻白散证有内热,有一定伤阴,和麻杏石甘汤证是不同的。同时泻白散清热结合了养阴,清热力量不强。

方义分析:君药桑白皮,在清肺热当中有比较润的特点,既能降肺气,止咳平喘,又能清肺热而不燥,作为君药。地骨皮,针对肺热伤阴还有养阴作用,能补充肺热伤阴正虚的方面。粳米、甘草培土生金,用来养胃气,补充津液,培土生金来养肺。所以本方清肺力量很平和,养阴力量也不大,针对小儿体质特点,又有保护胃气,培土生金的特点。是通过清泻肺热达到止咳平喘的目的。

配伍特点:以清肺为主,清中有润,泻中有补,既不是清透肺中实热以治标,也不是滋阴润肺以治本。不是清透肺中实热以治标,也就是说肺中实热像麻杏石甘汤证这种肺热咳喘,热比较重,外邪入里化热,要清热而保津,区别于实热。不是滋阴润肺治本,治本指阴不足而阳亢的阴虚发热,也不是治疗阴虚发热,而是以泻肺中伏火,消郁热,又区别于虚热;肺中伏火,郁热损伤阴液,所以以这类肺热要区别于肺中实热,或者是阴虚有热。而主要体现了小儿稚阴之体要标本兼顾,肺中有积热,很容易伤阴,清泻肺中伏火,同时有一定的养阴,标本兼顾。从生理特点上看,也和肺为娇脏,不耐寒热的生理特点有关,所以即使是肺热证,从用药配伍来看,可以体会程钟龄所讲的,肺脏用药宜温润和平,不寒不热。所以泻白散的配伍特点是清中有润,泻中有补,充分照顾正气,充分照顾小儿特点,学习中还要体会到肺为娇脏,不耐寒热,用药不宜偏颇的特点。

辨证要点:在运用方面,咳喘仅仅有点气急,一般应该以咳为主。皮肤蒸热,蒸热指的是什么?热并不重。舌红,苔黄,脉细数,开始有一定的阴伤。当然,肺热不会很重。一般用于伏火不太重,正气没有损伤的。如果虚的严重,或者不是肺热,当然不能用。外邪入里造成肺热咳喘,不用本方。

随证加减:热象明显的话,本方只有桑皮清热是不够的。燥热伤津明显,要加润肺药,润肺、化痰、止咳,瓜蒌皮、贝母。本方也有人用来治疗阴虚发热,阴虚发热反映在有虚热在肺,咳嗽。退虚热,其中有地骨皮,同时配银柴胡、鳖甲,可以透虚热。口渴说明津伤严重,加花粉、芦根生津止渴。这是常用的加减方法。

清 胃 散
(《脾胃论》)

【组成】生地黄　当归身各三分(各6g)　牡丹皮半钱(9g)　黄连六分,夏月倍之(6g)　升麻一钱(9g)

【用法】上药为细末,都作一服,水一盏半,煎至七分,去滓,放冷服之。(现代用法:做汤剂,水煎服。)

【功用】清胃凉血。

【主治】胃火牙痛。牙痛牵引头疼,面颊发热,其齿喜冷恶热;或牙宣出血;或牙龈红肿溃烂;或唇舌腮颊肿痛;口气热臭,口干舌燥,舌红苔黄,脉滑数。

清胃散是出自《脾胃论》,是李东垣的方。它擅长用于胃火牙痛。

病机分析:首先要了解胃火牙痛形成的原因。李东垣在他的《脾胃论》里面谈到了胃火牙痛怎么产生的。第一种情况,体质壮实之人应该阳气比较旺盛,这类人过食生冷之品,到宋、元这段时间,天气温暖,夏天吃冷饮的也多了,就像现在,夏天一热,青壮年过吃冰淇淋等生冷之品,郁遏胃中阳气,胃中阳气郁遏化火上攻,循经上炎,手足阳明经脉环绕上牙龈、下牙龈,生冷之品郁遏阳气化火上攻,导致了牙痛,以及牙龈肿痛、牙宣出血等。还有一类情况,过食煎炒炙煿之品,他提出除了生冷,过多吃煎炒的东西,比如吃炒的瓜子、花生,炸的肉,烧烤,一定时间会形成胃中积热,可以化火上攻。第三种情况,李东垣特别提出来,那些有钱人,王公贵族过服温补之品,说起来有点像现在吃药膳,没毛病宁愿多吃点,用点温热、温补的药物,逐渐造成体内阴阳失衡,也造成胃中积热,因为吃下去直接由胃承受,胃中积热到一定时候化火上攻,牙痛,牙齿出血、肿。所以用清

169

胃散主治胃火牙痛。这三种情况都有现实意义。牙痛分为风火牙痛、胃火牙痛，或者肾虚牙痛，风火、胃火、肾虚牙痛三大类。清胃散就成为治疗胃火牙痛的一张代表方。

对于清胃散，李东垣强调它胃中积热，化火循经上攻。他特别强调了过服温补药物造成胃中积热化火上攻。从症状表现看，集中在上部，以牙痛牵引头脑，牙痛牵引到头痛，那牙痛比较剧烈，上部除了牙痛之外，由于阳明胃经向上环循口唇后要入上牙龈，同时到头面。因此集中在腮颊、牙龈、头面，而且胃中郁热化火上攻，涉及血分，所以表现出来除了牙痛牵引头脑之外，局部面颊头面可以发热，这个程度可以具体不同。邪热循经上炎阻滞血络，可以导致热伤血络而牙宣出血，热壅成毒也可以导致牙龈溃烂。所以从腮颊红肿、疼痛，牙龈溃烂，可以反映出来热邪涉及血分，也有一定的热毒。所以在治疗方面：一个是循经上炎，火要降，胃中积热，郁热要散。所以这方药味虽然少，但体现了积热要散，循经上炎之火要降。升阳散火，苦寒降火的结合，是这个方组成当中针对病机的一个特点。作为胃中有热，要有一定的伤阴，所以这个方除了对火热的升散苦降要相结合，也要凉血养阴。

治法：从功用来讲，是清胃，凉血，清胃热是核心。同时凉血有助于解除血分热毒。

方义分析：君药是黄连和升麻。黄连、升麻的配伍意义是方解的重点。黄连擅长于清胃火，它清降胃火。同时黄连可以燥湿，燥湿有助于治牙龈溃烂，唇舌腮颊肿痛。升麻有升阳散火作用，使得胃中积热能散；化火上炎，上炎之火得降。黄连、升麻配伍就有这个意义。这是分工合作，相辅相成。作为胃中积热，单用黄连降，会加重这种积热。胃热循经上炎，用升麻散，升阳散火，有可能助它的烈焰升腾，助它的上炎之势。而两者配伍相制相成，除了分工合作，相辅相成，还有相制相成的作用。那黄连的苦降得升麻之散，可以凉而不郁，不至于闭郁中焦气机。而升麻的散得黄连的降，不至于帮助它化火上攻，不至于帮助它烈焰升腾，所以它又有相制相成的关系。但升麻入脾、胃，除了升阳散火，散郁热之外，也能帮助黄连清热解毒，还能引经走阳明经。这个引经在方里意义不是太大。黄连本身就能入脾胃的。

这个方的凉血部分是臣药，生地和丹皮。生地可以凉血，同时可以养阴。丹皮可以凉血，清血分的郁热，同时可以散瘀。散瘀是防止寒凉郁遏。本身牙宣出血，又加上寒凉容易冰伏，血行不畅，丹皮结合后面的当归既能止痛，又能够活血。它养血帮助生地补充阴血不足，活血能够有助于止痛，又能使全方凉而不郁。药味虽少，体现出清胃、凉血，特别清胃热、凉血这是它的主要作用。也兼顾

170

到胃热伤阴。

历来还有一个清胃散方是有石膏的。原书李东垣,他加减有时候加石膏。比如说面颊发热重,热象重可以加石膏。后来到了《医方集解》,作者汪昂把很多药按照他的想法固定下来,所以《医方集解》里的清胃散,就有石膏。在原方,是在变化运用时候加的。

配伍特点:清胃散中体现了一种基本的配伍结构,胃中积热情况下,上炎之火要降,内郁之火胃中积热要散,黄连得升麻泻火不会凉遏,不会冰伏;升麻得到黄连散火而不会升焰,所以是相辅相成,又是相反相成。这个组合关系是方解中的重点。李东垣在普济消毒饮中也是用到芩连升柴的这种关系了,这是他擅长的配伍结构。

辨证要点:这张方主要用于胃火牙痛,胃火牙痛偏重于实证。所以它必然伴有一组胃火牙痛的基本表现,比如牙痛牵引到头痛,同时口气热臭,舌红,苔黄,脉滑数。这一些是伴见的,作为辨证要点。在临床使用的时候,辨证属于胃热型,热邪伤及血络,各种牙宣出血,牙龈肿胀,牙痛,这种疼痛比较剧烈。包括牙周炎,也包括实热证候的口腔溃疡这一类,这个方是用得比较多的。在治牙痛的方中间,辨证胃火牙痛比例占的还是比较多的。

随证加减:胃热盛加石膏、大黄是历来一个传统的用法。一般胃热容易引起兼有大便秘结。有些没有大便秘结也可以用大黄,起到釜底抽薪作用。胃热重一般用石膏,特别局部发热重,口渴引饮突出。口气热臭说明有秽浊,胃热兼夹秽浊,加芳香化湿药。牙痛如果剧烈,冷热都痛,遇冷遇热都痛,还可以加擅长止牙痛的一些药如细辛、白芷等,增强止痛作用。牙龈溃烂,可以有脓血,那还要结合渗湿,排脓的药物如冬瓜子、苡仁等。方里凉血散瘀有丹皮,当然也可以再加其他活血之品。

玉 女 煎
(《景岳全书》)

【组成】石膏三至五钱(9~15g)　熟地三至五钱或一两(9~30g)　麦冬二钱(6g)
知母　牛膝各一钱半(各5g)

【用法】上药用水一盅半,煎七分,温服或冷服。(现代用法:水煎服。)

【功用】清胃热,滋肾阴。

【主治】胃热阴虚证。头痛,牙痛,齿松牙衄,烦热干渴,舌红苔黄而干。亦治消渴,消谷善饥等。

玉女煎常用来和清胃散比较学习。玉女煎强调的是少阴不足,阳明有余。

在病机上,阳明有余是胃火、胃热;少阴不足是肾水不足,有肾阴不足,所以它名叫玉女煎。玉女指的是观音菩萨旁边两个小孩当中的一个,金童和玉女,这两个小孩一个拿个瓶子,一个拿个柳枝,拿柳枝沾了瓶子里面的肾水就向天下洒,为什么洒呢? 他们认为是给人民带来幸福,洒出水是为了清热,消除灾祸。从玉女煎的名称就反映了有清热降火和滋阴,滋水降火的特点。所以这张方针对了肾阴不足,少阴不足,阳明有余的胃火牙痛。从它名称就反映出来了。张景岳喜欢用这类名称,因为他本身遵从的哲学思想是宋明理学,宋明理学是历史发展到宋、明这个时代,以二程为代表,是一种道学和儒学的结合。

病机分析:主治证候分析就两个方面,一是有胃火,胃热,头痛,牙痛,牙衄,有点像清胃散证。但一般情况下,玉女煎证这种牙痛、牙衄,没有清胃散证那样严重。玉女煎证像牙周溃烂、局部发热很重这些症状并不突出,临床上往往表现为牙龈发红。说肿,微微有点肿,一般不会有溃烂。而且这红往往体现出一种嫩红,这是我个人的体会。特别像有些经过放疗、化疗的一些病人,那牙龈逐渐和牙根有一点脱离,就是当中比较松,嫩红,有点肿,牙齿痛,但是痛的程度不很剧烈,有这种阴伤特点。肾主骨,齿为骨之余,那肾水不足,会有齿牙松动。同时口渴,口干比较重。所以齿松,烦热干渴,反映出一种阴虚特点。当然临床上这类病人有热,脉可以偏大,按起来会无力,毕竟有肾亏了。胃火可以继续伤阴,阴伤可以阴不制阳,加重胃火上炎。所以少阴不足,阳明有余两方面还会互相影响。这类病往往经常发作,病情较久。作为消渴来讲,是由胃热造成消谷善饥,这是玉女煎证。它和清胃散证比起来,胃热热毒不重,胃热循经上炎这是有的,所以以头痛、牙痛、牙衄为主。证情没有清胃散证重,特别体现的像唇舌腮颊肿痛,局部发热,牙龈溃烂程度不突出,而主要强调的同时伴有肾水不足,肾阴不足。这是在胃热牙痛中的又一个类型。也就是虚实夹杂,但其中仍以胃热为主。

治法:整个方清胃热,滋肾阴。在治法方面也体现清胃热为主。

方义分析:君药是石膏。用石膏可以清热泻火,清阳明之热,清热泻火。熟地滋肾水,是臣药。对熟地的用法,历来有些医家认为应该用生地。但多数的看法是灵活运用,如果说热重,比如局部有发热,如果有热象明显,那可以改为生地。但如果有肾虚,兼有腰膝酸软,腰痛脚弱这一类用熟地好。热象要看它的程度。知母和麦冬是佐药,知母增强石膏的清阳明经热的作用,就相当于白虎汤里一个结构。麦冬增加熟地的养阴作用,也就是说麦冬主要养肺胃之阴,熟地可以滋肾阴,那结合起来增加这养阴力量。当然知母也有滋阴作用。牛膝可以引热下行,又能补肝肾,壮腰膝。引胃经之热下行。所以整个方体现了补泻兼施。清胃泻火治其标,因为毕竟胃火牙痛是主要的表现,用养阴,滋养肾阴,治其本。因为它是少阴不足，阳明有余并见，而且这两者往往相互影响，所以是清热泻火与滋养肾阴同用。

配伍特点：清热与滋阴并进，虚实兼治，但以治标治实为主。在胃热牙痛发作的时候，治标治实为主。清胃散和玉女煎比较，清胃散证是胃中积热，循经上炎，以实证为主。除胃中积热，以及热毒搏结气血造成除牙痛之外，牙宣出血，牙龈溃烂，唇舌腮颊肿痛，局部发热都比较突出。玉女煎是虚实夹杂，肾阴虚胃火旺。就是说少阴不足，阳明之热循经上炎。所以它反映出既有牙痛，出血，但又有肾虚的牙齿松动的特点。当然如果体质有肾阴虚基础，那平时肯定还是有一组肾虚如腰膝酸软等基本表现。

辨证要点：牙痛齿松，烦热干渴。这反映出这种牙痛涉及肾阴。

随证加减：如果胃火亢，可以加栀子，增加泻火作用。牙衄出血多，一般用生地、玄参，去掉熟地。由于这个方有一些清胃泻火和滋阴养阴的药物，所以脾虚便溏的话就不适合用。

葛根芩连汤
《伤寒论》

【组成】葛根半斤(15g)　甘草二两炙(6g)　黄芩三两(9g)　黄连三两(9g)

【用法】上四味，以水八升，先煮葛根，减二升，内诸药，煮取二升，去滓，分温再服。（现代用法：水煎服。）

【功用】解表清里。

【主治】协热下利。身热下利，胸脘烦热，口干作渴，喘而汗出，舌红苔黄，脉数或促。

葛根芩连汤这个方出在《伤寒论》，葛根芩连汤本来是用在治疗协热下利的。

病机分析：外邪由太阳进阳明，由表入里的时候化热，化热进入阳明，如果阳明本身胃肠有积滞，这些就形成腑实了。阳明涉及胃肠，如果胃肠热郁在气分，没有这些明显的积滞，一般邪迫津液下泄可以形成一种协热下利这种类型。本方原来治疗表邪还在，热邪入里化热造成协热下利。那表证可以还有一定的寒热，那内在又形成协热下利，比如大便热痢、热泻，那肛门灼热、臭秽。由于是里热，里热迫津液外泄可以出汗，里热迫肺可以气喘。所以这个是表里同病。《伤寒论》上针对的病机，是表证还在，里热已成，以协热下利为主，所以它叫热陷阳明。热是外邪入里郁而化热，表邪没有尽，产生了热泻、热痢。因为仲景时代，下利那个利，很多时候和痢疾那个痢不分。所以这个方过去用在热泻、热痢都可以，但一般都兼有表证，是表邪入里化热内陷阳明这样产生的。它有整体发热、

173

下利。由内热可以造成胸脘烦热,特别口干作渴,喘而汗出,是反映出内热形成以后,内热伤津液,内热迫肺,热迫津液外泄。同时热邪逼迫津液下泄,就形成邪迫津液,协热下利。往往伴随有像肛门灼热这一热象,下利有一种热气臭秽这种特点。

治法:针对病机,要解表清里相结合。胃肠有热要清里,外有表邪要解表。当然,现在这个方运用,有没有表证都用,而且大多在使用的时候表证不明显。

方义分析:君药是葛根,葛根量比较大。重用葛根因为它偏凉性,既能对内清内热,又能对外解肌透热达外。有一点表邪,葛根还可以散邪。葛根有升脾胃、升清阳的作用,升阳有助于止泻,所以从唐以后到金元时代,都把葛根当做治泄泻的一个很主要的药物。这样表里兼顾,对解表清里、止泻上都有作用。

黄芩、黄连两个药作臣药,在这方里是厚肠止利,清热燥湿。厚肠胃,止泻痢。经常说到黄连、黄芩的苦寒燥湿,能够增强脾胃除湿的作用。说它厚肠胃,实际上是从燥湿的角度来考虑的。黄连又是泄泻、痢疾常用的首选药物,所以叫它治痢之最。在这里和葛根相配止泻痢。

用甘草既能够养胃气,防止苦寒药物伤胃,也能调和表里两组药,调和药性,是佐使药。

这个方是个基础方,总的功用解表清里。临床运用的时候要随着热泻、热痢的具体情况加减使用。这也是一个名方。后世在这个基础上变化的方不少。因为仲景用芩、连止泄泻方还是很多,用黄芩或者黄连,或者两者同用。除葛根芩连汤之外,包括像白头翁汤、黄芩汤等针对热邪和湿热的方很多。这是其中体现表里同治的一张方。

辨证要点:临床使用这个方的要点,以发热、下利为最基本的。发热、下利,不一定有表证。内热,苔黄,脉数这是基本的一个依据。这个方对热泻、热痢,无论有无表证,都可以运用。而这个方分类,不同的教材、参考书也不一样。20世纪80年代出的有些教材,葛根芩连汤有的放在清脏腑热,有的放在清热剂,也有的放在解表剂里面,还有把它放在表里双解剂的。因为这个方子,原书是表证入里化热,表邪未尽,表里同病。放在表里双解也说得过去。但针对现在临床实际的使用情况,还是放在清热剂里比较适合。

随证加减:在临床运用方面,应该要结合后世的一些治疗热泻、热痢的一些发展。在仲景时代像治疗痢疾一类或者清热燥湿、清热解毒,治法上相对单一点。到后来,治疗热泻、热痢这一类的手段、治法相对多一些,有个发展过程。所以结合后世的用药特点,这个方在临床运用的时候,热迫津液下泄时如果有一定积滞可以造成腹痛。或者气机阻滞可以导致里急后重,特别热痢时可以里急后重。胃气不和可以呕吐,如果积滞以夹食滞为主,那我们还是要消食。腹痛加芍

174

药;里急后重加木香、槟榔,这些都是在金元时代运用的一些方法。呕吐加半夏和胃;饮食积滞加山楂。这个作为参考,一是说明经方在后世运用当中,结合后世的一些用药特点对它进行一些补充。不应该彼此完全隔开,比如说到热痢、热泻,有些经方派的人就把白头翁汤和芍药汤完全对立隔开。其实临床上芍药汤一类的方剂有很大的优点。芍药汤是湿热痢,白头翁汤是热毒痢,有的叫疫毒痢。白头翁汤里为什么没用调气活血之品呢?因为那就是仲景时代的治疗特点,一定要问他为什么没用刘河间调气活血的方法呢?有些医家还要做个答案出来,认为因为仲景认为白头翁汤涉及血分,不主要是在气分。血分实际上是气分的深一层,你既然有腹痛、里急后重、便脓血。有里急后重怎么不是气机阻滞呢?湿热能阻滞,热毒也能阻滞,都能搏结气血。所以这类后世运用,里急后重要调气,用木香、槟榔。腹痛用芍药,这类汲取了后世经验的和运用经方当中的一个结合,可以作为参考。

芍 药 汤
《素问病机气宜保命集》

【组成】芍药一两(30g)　当归半两(15g)　黄连半两(15g)　槟榔　木香　甘草炒,各二钱(各6g)　大黄三钱(9g)　黄芩半两(15g)　官桂二钱半(5g)

【用法】上药㕮咀,每服半两(15g),水二盏,煎至一盏,食后温服。(现代用法:水煎服。)

【功用】清热燥湿,调气和血。

【主治】湿热痢疾。腹痛,便脓血,赤白相兼,里急后重,肛门灼热,小便短赤,舌苔黄腻,脉弦数。

芍药汤是重点方、常用方。这个方反映了宋到元这个时代,在痢疾治疗上一个进步。虽然它的适应证和仲景时代的白头翁汤、葛根芩连汤适应证有区别,但是总体治法上,它在调气活血方面应该说是一个进步。治法有创造,这是学这个方的一个意义。

病机分析:它主治的证候是湿热痢。典型湿热痢往往是散发的,而疫毒痢往往是暴发的,病势较急,症状较重。湿热痢是由湿热病邪阻滞胃肠,在肠道搏结气血,腐败血肉,造成以腹痛,里急后重,便脓血为特征。而湿热搏结气血,气血瘀滞,腐败血肉,产生下痢脓血。要说明它是湿热,从舌苔黄腻、小便短赤、肛门灼热可以看出。这里强调一个气血的瘀滞,引起的原因是湿热阻滞肠道。

治法:本方证的机理是搏结气血,气血瘀滞,肠道血肉腐败,酝酿成脓血。所以治疗方面要考虑两个方面:一个针对湿热,清热燥湿,由于蕴结成毒,又要清热

175

解毒,这是针对它这个引起的致病因素了。从病机来看,是一个气血不和,具体讲有气滞血瘀特点,那要调和气血。所以从功效来讲,应是清热燥湿,调和气血相结合。过去有的教材功效写清热解毒,调和气血结合。作为痢疾来讲,特别湿热痢来讲应该是清热燥湿在前面。清热解毒也说得过去,但是这个方清热解毒力量和治热毒痢像白头翁汤这类比,要相对小。所以不是治疗热毒痢、疫毒痢,而是湿热痢。湿热痢往往散在,有没有热毒呢? 有。它搏结气血,腐败血肉,就是热毒,有脓血了。但是热毒并不重,所以清热解毒的力量不重。

在刘河间的《素问病机气宜保命集》里边,他提出了调气和血的重要性。"调气则后重自除,行血则便脓自愈"。这个治法对于解除这种痢疾病人症状上产生的痛苦,或通过调气和血助于湿热的排出。这个是很有意义的,应该说是历史的进步,是医学史上治疗痢疾的一个进步。过去有些医家把痢疾分为涉及气分、涉及血分两种,我觉得不能这样绝然分开。芍药汤实际上是以湿热为主,有气滞血瘀,多少也涉及血分,也有腹痛、里急后重、便脓血了,所以治法中结合了调气和血法。后面的白头翁汤的变化运用里,也结合了调气和血法。

方义分析:对于芍药汤方义分析,历来也有一些认识不同。我们现在把黄芩、黄连作君药,也有一些医家因为方名叫芍药汤,就以芍药、当归作君药,五版教材就是这样定的。作为湿热痢疾应该是清热燥湿,以黄芩、黄连治痢之最,治疗湿热泄泻、湿热痢疾。如果说放在清热剂,而且又是以芍药作君药的话,那不是以清热药物为主,就不符合清热剂治疗里热证这个定义。对于湿热痢疾,黄芩、黄连作君药,名正言顺。

臣药有两组,芍药、当归有一定的活血作用,又能止痛;木香和槟榔能够行气,行气也能止痛,木香行气主要作用胃肠,槟榔下气导滞而且又能疏通水湿,对于解除湿热有一定帮助,两药联用,起到通过行气,针对了气滞,"调气则后重自除"这个作用。

在佐药里边,大黄、肉桂的配伍,在这个方里有些特定的意义。大黄可以泻下积滞,湿热搏结气血以及肠道的一些积滞,通过大黄泻下,排出湿热以及热毒。所以这个方里配伍大黄,也是"通因通用"治法的一个典型。这个方里配的肉桂,一个方面是在整个方义以苦寒为主的方里边,它可以使得全方凉而不郁;第二个方面,肉桂是温性的,而这类苦寒药作用于胃肠,胃肠道湿热积滞,加上用苦寒药,包括槟榔、大黄、黄芩、黄连这类运用,容易引起药病格拒,所以用肉桂还有一个反佐的意义,防止药病格拒;第三个,肉桂还可以温化津液,有助于除湿,它偏温,但整个方是属于寒凉的,它的辛温之性也被一定制约。这是佐药大黄、肉桂的作用。甘草养胃气,可以防止苦寒药物伤胃,又能调和诸药。

配伍特点：这个方从配伍来讲，考虑的方面比较多。它的配伍特点主要有三点：一个是体现了调气和血，在痢疾治疗方面是一个创新的方法；第二个，"通因通用"；第三个是反佐用法。

辨证要点：腹痛，里急后重，便脓血，这是痢疾的共同特点。痢下赤白，而赤白相兼，这是湿热痢疾的特点。腹痛，里急后重，便脓血，赤白相兼，再加上苔腻微黄，脉弦数。这就是湿热痢疾的特点。

随证加减：湿热痢疾酿成热毒涉及一定程度热毒，热毒可以有轻重的不同，具体到一些个体身上，可以有轻重的不同。作为赤白下痢来讲，白多、脓多，那我们一般认为就湿偏重，湿滞气机容易突出，所以加厚朴、砂仁、车前、泽泻，都有化湿和利湿作用。赤多白少，说明血分郁滞较重，湿热或者热毒搏结气血，在血分郁滞较重，因此，加凉血解除血分热毒的丹皮、地榆、白头翁这类，这是吸取了白头翁汤的清热凉血解毒用药特点。肉桂、当归一类，肉桂温通血行，当归养血活血调血，这是围绕着赤多白少可以考虑的这个方面。当然如果说热盛津伤，阴津损伤，肉桂可以去掉，本来肉桂用量就是小量的。如果兼有食积，苔腻、脉滑，湿热较重又有食积，这类既要加上清热解毒药，也要结合一定的消食导滞药。

白 头 翁 汤
（《伤寒论》）

【组成】白头翁二两(15g)　黄柏三两(12g)　黄连三两(6g)　秦皮三两(12g)

【用法】上药四味，以水七升，煮取二升，去滓，温服一升，不愈再服一升。（现代用法：水煎服。）

【功用】清热解毒，凉血止痢。

【主治】热毒痢疾。腹痛，里急后重，肛门灼热，下痢脓血，赤多白少，渴欲饮水，舌红苔黄，脉弦数。

白头翁汤和芍药汤历来被看做治疗痢疾两个类型，也是一对方。白头翁汤是个基础方，出自《伤寒论》。《伤寒论》给后世提示了治疗痢疾的一些基本治法和配伍关系。

病机分析：这个方针对的是热毒较重，我们叫它热毒痢，或者疫毒痢。当然学了芍药汤以后，再讨论白头翁汤，可以把两个方主治和病机作一个比较。白头翁汤强调的是疫毒痢，或者热毒痢，总是强调热毒，疫毒强调一种传染性。所以白头翁汤适合用的，一个是热毒较重，热毒深陷血分；一个应该说有一种暴发史，暴发疫毒这种特点，来势较凶，涉及人群较多，暴发较广。从痢疾特点来讲，腹痛，里急后重，便脓血都有，但整体可以有发热，在下脓血方面，以血痢、赤痢为主,所以一般说它赤多白少,反映出热毒深陷血分。热毒痢深陷血分,可以有一定的津气损伤,表现出阴伤渴欲饮水这些症状出现得也较快。这是白头翁汤和芍药汤在主治上的不同特点。一般来说,就是整体有发热,加上赤多白少,发作比较急。芍药汤这种湿热痢疾是散在式的,而且临床上病情变化起来慢一些。

治法:对于热毒较重,在治法方面,要强调清热解毒和凉血,清解血分热毒为主。全方集中在清热解毒凉血,治法相对来说比较单一,所以说它是基础方了。

方义分析:白头翁清热凉血解毒力量很强。黄连、黄柏增强白头翁的清热解毒作用,同时又能清热燥湿,这联合起来成为治疗痢疾的一个最基本结构。这个方里的秦皮也是苦寒的,其性较涩,有收涩作用,作为这种热毒或者湿热阻滞在肠道,搏结气血,收涩应该说是不适合的。但是实际上根据历来用的经验它能够用于痢疾,那就要从药的一个具体功效上、药物的特点上去说明它。所以历来就有一个说法,叫秦皮收涩,但它的收涩不会影响病邪,而是选择性收涩走散的津气,这个也是一种说理工具,实际上它还有比较强的清热解毒凉血作用。热毒痢下痢比较急暴,也就是说一天次数比较多,病程发展比较快,热毒较重,而且赤多白少,伤血分、伤阴比较快,认为秦皮收涩,能够收涩走散津气,防止正气过分损伤。这个解释来说,相对来说有点牵强。也就是这个药的运用当中不会加重这种湿热、热毒搏结气血形成瘀滞不会加重这个意思。这个解释只能作为一个参考,因为我们在其他方面运用当中,没有这种收涩津气这种体会。而这个方,现在除了用于痢疾,暴发时热毒型痢疾,作为一个基础方以外,其他热毒上攻这些也可以用。像急性结膜炎,这个方不但能够内服,也可以外用,而且效果相当好。统计数字显示疗效很好,病例很多,在眼科方面,也是经常用的,它清热解毒凉血力量比较好。

辨证要点:下痢是热毒痢,要点是赤多白少,腹痛,里急后重。

随证加减:因为深陷血分,所以症状比较重,伤正比较快。光这个基础方力量不够,还应该适当加味。这个方证因为有疫毒,初起阶段,造成营卫不和,有一定的表证特点,但总体是以热毒为主的,所以加一些银花、连翘等既能清热解毒,又能透邪的药物。里急后重,如果里急后重比较重的话,因为这四味药基本没有调气作用,所以吸取芍药汤调气和血这个特点,像加木香、槟榔、枳壳这些基本上就是吸取芍药汤的用法特点。脓血较多,这里侧重是在赤多了,要加强凉血,常用赤芍、丹皮、地榆这些协助清解血分热毒,畅通血行。饮食积滞,用焦山楂、枳实,这是用来增加消导积滞了。至于像加鸦胆子用于阿米巴痢,这是和辨病结合。

类方比较:以上三个治疗热痢热泻的方,**白头翁汤**、**芍药汤**主要用来治疗痢疾,一个侧重于湿热痢,一个侧重在热毒痢、疫毒痢;**葛根芩连汤**可以治疗热泻,

178

也可以治疗热痢,现在实际上治热泻更多。因为配伍上它所用的是升清阳的葛根以及黄芩、黄连的清胃肠湿热这种结构,对湿热泄泻更适合。芍药汤体现湿热痢的调气和血为特点,临床现在用在湿热痢疾是主要的,同时中医的痢疾概念很宽,要注意到,现在西医诊断的痢疾不完全是中医这个痢疾。中医这个痢疾还包括现在慢性结肠炎、结肠炎这些。我用芍药汤来治疗结肠癌也较多。白头翁汤解毒凉血力量很强,也不是仅用于疫毒痢、热毒痢,眼科用得也很多。

第五节 清 虚 热

清虚热剂,有青蒿鳖甲汤、清骨散、当归六黄汤。

青蒿鳖甲汤

（《温病条辨》）

【组成】青蒿二钱(6g) 鳖甲五钱(15g) 细生地四钱(12g) 知母二钱(6g) 丹皮三钱(9g)

【用法】上药以水五杯,煮取二杯,日再服。（现代用法:水煎服。）

【功用】养阴透热。

【主治】温病后期,邪伏阴分证。夜热早凉,热退无汗,舌红苔少,脉细数。

青蒿鳖甲汤,既可以用于温病后期,又可以用于内伤杂病中的阴虚发热。青蒿鳖甲汤针对的虚热,究竟是实热还是阴虚发热?很多初学者弄不清楚。温病在后期,邪热不重了,后期以伤阴为主。所以会暮热早凉,热退无汗,有这种特殊的一个热型。这个热仍然是实热。所谓的虚热,是指的热的程度,到后期是强弩之末,相对温病在早期、中期,热势盛那个实热来讲它虚。所以从《温病条辨》原书用的这个热,虚实的界定上,仍然是个实热,属于实热范围。这个方能不能用于阴虚发热呢?它具有养阴透热作用,内伤杂病中的阴虚发热也可以用。

病机分析:青蒿鳖甲汤主治温病后期,邪伏阴分,暮热早凉,热退无汗,《温病条辨》上就是这样描述的。温病后期,邪伏阴分,说明阴液损伤,温病发展到后期损伤阴液,时间较长,或者说程度较重。所以这个时候的特点:一个是邪在阴分;第二个是阴伤。暮热早凉,进入晚上了发热,早上了热退,但热退又没有出汗,它的意思反映了邪伏阴分。因为人体的阳气白天出表,晚上入里,白天在阳分,晚上到阴分。那邪热本身伏在阴分,到了晚上,阳气回到阴分,阳入于阴,两阳相争,伏在阴分的邪热和人体的阳气回归阴分,在阴分两阳相争发热,所以有暮热的特点。"阳入于阴为之寐;阳出于阴则寤",所以晚上睡觉了,眼睛一闭,阳气入里了。那这个时候,温热病邪在后期病邪伏在阴分,两阳相争,发热。到早上,阳气出于表,阳气到阳分,那和温病后期的邪伏阴分之邪脱离接触,邪正脱离接触,这种不发热,是阳出于表这样造成,并不是正气鼓舞出汗使热随汗出,热随汗退。所以热退无汗说明了病邪邪伏阴分是邪没有透出来,没有随汗而解,说明阴分还有邪,这热退是邪正脱离接触造成的。所以这八个字、两句话,简要地反映了这种温病后期邪伏阴分的特点。当然阴液损伤是温病后期的特点,所以舌红少苔,脉细数。

方义分析:青蒿、鳖甲作君药,功用是养阴透热。透热就说邪伏阴分需向外透,透也包括清解。鳖甲、青蒿这两个药配伍,有个分工合作的道理,邪在阴分伤阴,鳖甲有滋阴退热作用。这种邪伏阴分,实邪到温病后期,已是强弩之末,邪并不重了,鳖甲可以滋阴退热。有很多阴虚而又有内热的情况,它也可以滋阴,清阴分的虚热。所以鳖甲是很常用的,像清骨散、秦艽鳖甲散这些方里都是用它滋阴清虚热。在这个方里,是清邪伏阴分之热,同时它又有滋阴作用。青蒿带有芳香特点,可以透散。青蒿偏于有辛散、有苦寒这个特点,能够清热,清热又带有芳香透泄的作用。所以在这个方里,对阴分伏热,要往外透,青蒿透热挺好。吴鞠通说"青蒿不能独入阴分",但"有鳖甲领之入也",又说"鳖甲不能独出阳分,有青蒿领之出也"。那就是指青蒿、鳖甲同用的话,既能滋阴,又能透出阴分之热。所以这两味药配伍有个相互关系了。有些老师不理解这这段话,认为鳖甲本身在阴分到阳分干什么呢?我体会这两句话,实际上有相互分工合作,相辅相成、相反相成的意思在里边。鳖甲、青蒿合用,主要目的从阳分透热达外。但鳖甲擅长走阴分,说它不能出阳分,是认为阳分有热的话,鳖甲比较滋腻,和青蒿同用,就滋而不腻。既扬长又能避短,有这个意思。鳖甲领青蒿入里,能够透阴分之热;青蒿和鳖甲同用,鳖甲又滋而不腻。古人写东西,喜欢写得像对联一样,很好听,"青蒿不能独入阴分,有鳖甲领之入也;鳖甲不能独出阳分,有青蒿领之出也"。实际上是写了两者相辅相成、相反相成,分工合作、又能制约的关系。

生地和知母,能够滋阴清热。生地养阴清热,知母我们一般说它比较滋润,滋阴清热。都能够补充温病后期伤阴所致的阴液不足,同时又有清热作用。丹皮在这个方里,首先能够透热,丹皮辛散,又是偏寒凉,能够清热。丹皮既能透散血中之热,也能透虚热。透虚热方经常也用,凉血热也常用。而且这里全方偏凉,它有活血散瘀作用,使滋阴养血退热同时,整个方滋而不腻,有这个特点。

这个方里,退虚热的药和透热的药不少,鳖甲、知母、丹皮这类都常用来退虚热,青蒿退虚热能够透热达外。所以不但用于温病后期,邪伏阴分这种虚热,而且对于阴虚引起的发热,这种虚热,也可以运用。运用当中与地骨皮、银柴胡这类结合起来,也就成为一个常用的退虚热的方。而且像青蒿、鳖甲这类的结构,既清又透,在其他清虚热方里经常也有。一般用这个方病程都比较长,而且服用时间长,最好还是要加一些理气化湿的药,使它能够长时间服用而不碍脾胃。

配伍特点:滋清兼备。滋阴清热兼顾,是标本兼顾,清中有透。清热,清阴分热,又结合透热。所以养阴不恋邪,祛邪不伤正。鳖甲比较滋腻,配青蒿以后,是滋而不腻了。

辨证要点:夜热早凉,热退无汗,舌红少苔,脉细数。

随证加减:因为温热病邪深伏在阴分,也有可能阳分还有余邪了,其表现主要是口渴。关于口渴不渴,如果邪在阴分,一般来讲口干而不渴;如果邪在气分,还可以口渴。所以暮热早凉如果说汗解渴饮,实际上指汗多,有明显汗。特别口渴,涉及有气分的津液损伤,加天花粉。如果说肺阴虚,那反映出阴虚咳嗽特点,可以加沙参、麦冬。虚热,如小儿夏季热,往往反映出很多虚热特点,可以增加透虚热药,白薇、荷梗都能够对外透热。我们说阴虚虚热这个方也能作为基础方用,但引起动风时一般不用。

当归六黄汤
(《兰室秘藏》)

【组成】当归　生地黄　黄芩　黄柏　黄连　熟地黄各等分(各6g)　黄芪加一倍(12g)

【用法】上药为粗末,每服五钱(15g),水二盏,煎至一盏,食前服,小儿减半服之。(现代用法:水煎服。)

【功用】滋阴泻火,固表止汗。

【主治】阴虚火旺盗汗。发热盗汗,面赤心烦,口干唇燥,大便干结,小便黄赤,舌红苔黄,脉数。

当归六黄汤比较特殊,这个方提示我们常用治疗自汗的法,可以数法结为一体。比如它这个方里,用量很大是黄芪,但黄芪不是君药,从刘完素提到的阴虚有火以后,一般都说用于治疗阴虚火旺盗汗为主,黄芪起到固表作用。所以历来的解释认为既然阴虚火旺盗汗,而且这种盗汗日久,反复发作,随着汗出,卫气也会耗伤。所以开始可以是阴虚。那由于汗出,导致了卫虚,继发病机里又阴虚火旺,火邪迫津外泄,又有表卫不固,那不仅仅是盗汗,虽然原本盗汗,可以兼有自汗因素,所以用生、熟地这一类,滋阴清热,从滋阴方法、滋阴涵阳这种方法了,和固表相结合。由于火旺,阴越虚火越旺,用三黄来清热。所以也有人认为这种清解实热,也是治疗汗出的一个方面;固表止汗是治疗气虚不摄自汗的方法。这是集中起来反映了汗出日久到最后,由于一开始是实热引起出汗,出汗伤阴,那这个时候再产生热的话,有实热因素,也有阴伤,当然长期出汗,又有表虚的因素,几个方面结合。

这个方在病机上不好讲。学生会问,你是治疗阴虚,虽然有养阴清热的,但又用清实火的药,你既然要清实火,又有大剂量黄芪固表,怎么回事?实际上这个方运用的时候,它是反映了三个方面:清热降火的、滋阴的、益气固表的。临床上出汗,盗汗、自汗相互可以影响,这个方盗汗日久,引起了包含有自汗的因素,针对盗汗结合强有力的降火,和大剂量的固表,这种方法治疗。这个反映出一种基本病机和具体病机变化以后复杂的复合病机的关系。如果纯以基础病机来解释,是不好解释,但临床上这类复杂情况最多。所以同学们初学方剂学时候,往往容易建立在基础病机的这个依据上,而不容易思考基础病机形成以后,进一步可能向哪些方向发展。而当归六黄汤和今后要学习的牡蛎散这类,是临床治疗常用方,对一些具体证型疗效较好。

当归六黄汤治疗盗汗的一个特点是它是针对一种复合病机,很多历代医家从不同的角度讲到这个方。譬如说阴虚有火,这个火究竟是什么火?历代医家说法不同。有些说是阴虚火旺这个火,除其火旺,所以用"三黄"来泻,但"三黄"是泻实火不是虚火。所以有些认为,开始出汗可以是实热伤阴,阴虚以后,又产生阴虚火旺,迫津外泄。汗出过多以后,气随汗泄,导致卫气不足。所以,实火和虚火逼迫津液,加表虚失固都有,那你在临床要具体判断以哪个方面为侧重,要灵活用这个方。如果不从这种原发病机、继发病机来考虑的话,仅从单味药物来分析,一个一个孤立的药组来分析,有的时候不太好理解。从当归六黄汤到我们将来要讲的牡蛎散,不从这种复杂病机的内涵来分析的话,那就不好理解。所以有时候看到一些老中医开的方,好像很复杂,猛一看似乎杂乱无章,但是把一些基础病机,特别它们之间的相互关系分析以后,就好理解一些,而且这类方也要灵活运用,看哪方面的成分多。因为中医治法里,对于实热、虚热的用药,还是有比较严格界线的。阴虚有火的情况,配伍苦燥会伤阴,更会加重阴虚而使虚火偏旺,所以从主治里反映出舌红、苔黄、脉数、大便干结、口舌生疮这类火热的特点。早期有实火导致迫津外泄那个因素还存在,而由于这种汗出,伤津以后又兼有虚火的特点。所以这类病人,随着阴伤盗汗为主,白天自汗也会有。尤其到出汗日久,表虚不固的情况下,这种汗出就比较复杂了,就不是一个单一的、纯粹的病机,是一种复合病机了。所以这类方剂的一个讨论,要从复合病机、基础病机产生变化这个角度来考虑。将来会涉及有些方剂,它体现出一种双向调节、多元的思想,不是基础病机。所以为什么方剂分为基础方、常用方、代表方这类性质不同的方呢!性质不同的方讲解起来或者运用起来角度也不同。

第五章
祛暑剂

祛暑剂从定义来讲,是治疗暑病的方剂。总体的适应病证是夏月的暑热证。暑热证它结合有暑病的特点,这一章重点讲香薷散和清暑益气汤。但是如果孤立地讲这两个方,那整个暑病从治法角度的全貌就不是很清楚。所以以这两个方为重点,概括性要讨论一下暑病特点和它的适应的治法。

一、暑为阳邪,其性炎热

那反映的主要是一种阳热之征,由于它性质属于阳热,祛暑清热是一个比较基本的治法,过去也有把祛暑剂归于清热剂范围的。

二、暑多夹湿

暑天特别到长夏,往往多夹湿,天暑下迫,地湿上蒸,人在气交之中,多暑病夹湿这个特点。甚至于有些医家称"暑必夹湿",当然还是暑多夹湿比较准确。所以治疗祛暑的方,经常要结合一些利湿化湿的药。宜既清暑热,又与利水相结合,使暑热之邪从小便排出。基础方像六一散,常用方还包括桂苓甘露饮。实际上桂苓甘露饮就是一个由祛暑清热,清气分热力量较大的"三石"和五苓散、六一散的结合,体现出祛暑清热方法和较强的利水渗湿方法的结合。

三、多兼夹表寒

暑天人们容易贪凉饮冷,乘凉太过会伤寒,或者过分吃冷的东西,饮冷了,也容易受寒,所以暑天反而还多兼夹表寒之证,容易形成一种寒包火。所以祛暑解表上和一般解表不同,有它特定的一些治法。

四、耗气伤阴

所以过去教材祛暑剂里面,分为四节,有祛暑清热、祛暑利湿、祛暑解表,以及清暑益气,概括了清暑益气养阴。在清暑益气养阴方面,以清暑益气汤为代表,既清暑热,又兼顾气阴两伤。

治法特点是针对了暑病的病机特点来的。所以作为暑病,暑是六淫之邪,要清透,我们说包括祛暑清热,用药都尽可能要有清透的特点。暑病呢,暑为阳邪,很容易伤气伤阴,所以要及时地照顾气阴。所谓阳邪,暑气通于心,所以要保护心神,伤暑心神病变产生较快。暑多夹湿,要分清暑热和夹湿轻重主次这一特点。这在清暑剂的概述里面有具体的讨论。

这里引用的一些话,就针对前面讲治法特点里古代医家的一些看法。像叶天士《临证指南医案》提到,"暑病首用辛凉,继用甘寒,终用甘酸敛津,不必用下",很概括。暑病的特点,开始所谓辛凉,就要是清透,刚才我们讲的清透。暑容易伤津耗气,要甘寒养阴。伤津到一定程度,甘酸敛津。也就是说你益气养阴收敛,就像生脉散治暑病的道理,甘酸,这配伍当中如生脉散。《温热经纬·湿热病篇》里面认为"暑伤气阴,以清暑热而益元气,无不应手而效"。也就是说治暑热当中,要清暑热、益元气,清暑益气汤本身就包括了益气养阴,兼顾扶正,效果较好。那"治暑之法,清心利小便最好"。这是又强调了夹湿,夹湿问题通过清心利小便,暑热随小便而解。这是前人简要地讲暑病治法的一些特点。对于暑病夹湿,应该说,夹湿应该要燥湿,但是不可过于温燥。暑病容易伤阴,也不可过于甘润,甘润碍湿,这都是用药的一些特点。

香 薷 散
《太平惠民和剂局方》

【组成】香薷去土一斤(500g)　白扁豆微炒　厚朴去粗皮姜制,各半斤(各250g)

【用法】上为粗末,每服三钱(9g),水一盏,入酒一分,煎七分,去滓,水中沉冷。连吃二服,不拘时候。(现代用法:水煎服,或加酒少量同煎,用量按原方比例酌减。)

【功用】祛暑解表,化湿和中。

【主治】阴暑。恶寒发热,头重身痛,无汗,腹痛吐泻,胸脘痞闷,舌苔白腻,脉浮。

香薷散是《太平惠民和剂局方》上的,它主治的病证叫阴暑。

病机分析: 暑为阳邪,阴暑,就是暑天感受阴邪,往往由于夏月乘凉饮冷感受寒邪,具体来讲即寒湿。所以寒湿本身风寒夹湿,风寒束表又夹湿,所以表寒证的反应还是以表实证为主,恶寒,发热,无汗,可以头身疼痛。这里夹湿反应,可以有沉重,头身沉重疼痛、酸楚疼痛这类夹湿特点。脉浮有表证。夏月乘凉太过感受寒湿。这类病,暑热重的地方还挺容易发生。我们经常去重庆,它是长江的三大火炉之一,夏天热得不得了,经常是40℃以上。过去空调不多,我在那里出差,晚上十二点、一点,马路上有个现象,人行道上,人排着一排排就在人行道上睡觉。先泼水,泼了水热气升腾,退一点凉,铺上席子就在上面睡,人都在马路上走,人行道成了睡觉的地方。一看一排排像是沙丁鱼罐头一样。像那样天气到半夜发生了变化,很容易感受寒湿。当然这种情况下,有些人白天感受暑热,晚上又感受寒湿,就造成寒包火的特点。

我们这里讲的香薷散主治,是感受暑热不明显,主要是暑天这个季节特点,乘凉饮冷感受寒湿为主,所以叫阴暑证。这个作为湿来讲,它夹湿,湿邪很容易内外相引,也就是寒湿在表,引动内湿,引动脾胃内湿,而内在脾胃运化障碍,有水湿内停的病人,也容易遭致外湿。脾胃运化障碍的,有水湿内停的,一感冒往往以寒湿这个形式出现。所以它的主治证候,看来是外感引动内湿,是表里同病,产生内在的湿滞脾胃,引起升降失常的表现。具体来讲,水湿阻滞,升降失常,呕吐泄泻。气机阻滞不能正常升降,不通则痛,腹痛泄泻。湿滞气机,胸脘可以痞闷。湿阻,舌苔白腻。所以这一组是湿邪阻滞中焦气机,造成升降失常的表现,内外两组证候就构成了香薷散的全部证候表现。从病机来看,它有个特点,一个是暑天感受外来寒湿;一个是表湿引动内湿,造成气机阻滞,表里同病。在治疗方面,既要祛暑解表,针对暑病特点,向外发散,散表寒祛湿,又要化湿和中,和中是和脾胃,恢复脾胃的气机升降。

治法:治湿可以有几种方法:开宣、芳化、苦燥、淡渗。暑天的特点,以化湿为最好。那这个方里,以化湿为主,兼顾苦燥淡渗。

方义分析:香薷作君药,香薷可以外散风寒,而且又能芳化湿邪,通过化湿和中,外散风寒,它有"夏月之麻黄"的这个说法,夏天不用麻黄,用香薷。那它发散表寒是针对风寒表实证,前面主治里边也谈到它是无汗。厚朴作为臣药,在这个方里有两个意义。厚朴是个行气药,气行则湿化。厚朴又带有芳香特点,性味又是苦温,性苦温,苦温苦燥,辛散芳香化湿。所以苦燥芳化,又可以畅通中焦气机,有助于气机的恢复升降。扁豆作为佐药,淡渗,渗湿。所以全方体现了芳化、苦燥、淡渗相结合,以芳香化湿为主针对暑湿的特点。这个方里用少量的酒,服法有酒,帮助药力的布散。所以香薷散治疗暑天外感风寒夹湿,内证又有湿滞脾胃,升降失常,针对表里同病,采取祛湿解表,化湿和中。

辨证要点:要注重风寒夹湿,表里同病的特点。恶寒发热,头身重痛,胸闷,苔腻,脉浮。在使用当中,表虚证不适合,因为香薷本身是"夏月之麻黄",辛温发散力量相对来说还是较大的。中暑发热汗出,心烦口渴,这是伤暑了,不是说夏季感受风寒夹湿,而是直接伤暑热,而以发热为主,中暑发热迫津汗出,而且伤及心神比较突出,这个方不能用。

随证加减:内热如果明显,可以加黄连清热。水湿比较盛,光是芳化为主不够,像茯苓这类药可以增加淡渗之力,同时运脾可以除湿。若脾虚气虚之人,要

185

加人参、黄芪这类增加益气健脾之效,人参、黄芪、白术益气健脾,容易壅滞气机,加陈皮可以理气化湿。

【附方】

新加香薷饮(《温病条辨》) 香薷二钱(6g) 银花三钱(9g) 鲜扁豆花三钱(9g) 厚朴二钱(6g) 连翘二钱(6g) 水五杯,煮取二杯,先服一杯,得汗,止后服,不汗再服,服尽不汗,更作服。功用:祛暑解表,清热化湿。主治:暑温夹湿,复感于寒证。发热头痛,恶寒无汗,口渴面赤,胸闷不舒,舌苔白腻,脉浮而数者。

新加香薷饮证是很常见的。从病机来说,新加香薷饮和香薷散不同,它首先有伤暑的前提,也就是暑热,又加感受风寒,所以说这个方治法体现辛温和辛凉复合,辛温复辛凉法。那就是说,本身有暑热要清,外面又有表寒要散,是寒包火。所以要祛暑解表,清热化湿,清暑热、散表寒结合。从症状来讲,暑温夹湿,复感于寒,总的来说就是内有暑热,外有表寒,又兼夹湿邪,这类发热头痛,临床上看发热较高。由于外来还有风寒表实,所以恶寒无汗。口渴面赤是暑热较重。胸闷不舒是夹湿,舌苔白腻也是夹湿之征。从脉象来说,有表证脉浮,暑热脉数,结合起来还是反映出浮数这个特点。

这类证在夏天并不比香薷散证少,还比较多的。而且这类证候,由于它寒热夹杂,表寒内热,又夹湿,所以热势往往起伏,发热容易反复。这个方,是在香薷散基础上加银花、连翘,把扁豆换成扁豆花。银花、连翘可以清内热,同时清热用银花、连翘可以往外透散。把扁豆用花,增加它的化湿作用,花一类能够轻清宣透,透邪化湿力量更好。所以这样这个方寒温并用,说它辛温复辛凉法,辛温辛凉相结合,用于夏月外感风寒表实,本身又有内伤暑热。这类证在儿科很多,夏天暑热很重的时候,很多小孩子,夏天很热,大人抱着就睡着了,一下子反而感了寒,小儿是稚阴稚阳之体,易寒易热,易受热,暑热的基础经常容易存在,又加上不足以适应外来的气候变化,感受风寒这个机会比较多。这类病证容易夹湿,又是表里同病,用西医方法退热,容易反复,中医治疗有优势。

病案举例:这个病例是个一岁左右的小孩子,父母本身就是华西医科大学毕业的,在当地医院里当医生,前前后后小孩子发热快一周了,天天输液。抱来找我看病时,一看温度挺高,我看了看,很明显的一个新加香薷饮证。不出汗,发烧,夹湿,到下午五点发热较高了,早上退一些。他父母用西医的针对性的一些对症措施,补液支持,特效方法很少。他们还用了些银柴针剂,这些都算用中药了。患儿舌尖偏红,发热较高,无汗。为什么无汗?外邪郁遏。由于发热高,加生石膏。而且考虑到小儿发烧较高,有好几天反复,热极容易生风,里面加一点点羚羊角粉,考虑防止动风,这也是一种"先安未受邪之地"的想法。第二天早上,发烧退到 38℃,下午开始体温正常了。小孩子两三天就完全康复了。

清暑益气汤
《温热经纬》

【组成】 西洋参(5g)　石斛(15g)　麦冬(9g)　黄连(3g)　竹叶(6g)　荷梗(15g)　知母(6g)　甘草(3g)　粳米(15g)　西瓜翠衣(30g)(原书未著用量)

【用法】 水煎服。

【功用】 清暑益气,养阴生津。

【主治】 暑热气津两伤证。身热汗多,口渴心烦,小便短赤,体倦少气,精神不振,脉虚数。

应该说历史上有几个清暑益气汤,这里《温热经纬》的清暑益气汤过去也叫王氏清暑益气汤,有的教材写王氏清暑益气汤,以区别于李东垣的清暑益气汤。李东垣的清暑益气汤燥湿力量比较强,突出治疗暑湿。

病机分析: 王氏清暑益气汤主治以暑热气阴两伤为主,暑气通于心,暑热扰心可以表现为心烦,脉数。这是暑热本身的表现。暑热伤气会见体倦少气,精神委靡。津伤,则可见口渴,小便短赤,汗多,脉虚数。所以清暑益气汤临床表现就是暑热、伤津、耗气三个方面。

治法: 其治法体现了暑病的基本治法和用药特点,把清暑、益气、养阴这三个方面结合起来。

方义分析: 用西瓜翠衣和西洋参联合起来作君药。西瓜翠衣是西瓜皮外面绿的那一层,擅长清解暑热,又称为天生白虎汤。西洋参益气养阴,照顾到暑热引起的气阴不足。暑热伤阴是证候表现中一个很重要的方面。

臣药主要是考虑阴伤,麦冬、石斛有养阴清热作用,解决暑热伤阴。荷梗既能够清解暑热,又有行气作用。黄连、知母清解暑热,也是常用药。知母有一定滋阴作用。竹叶能够清心利水,黄连配竹叶能够清心。甘草、粳米联合起来益气养胃,粳米还能够补充阴液。所以整个方的治法、配伍比较清楚,围绕着暑病耗气伤阴。

类方比较: 这个方的构成有点像治疗热病后期,气阴两伤的竹叶石膏汤。这两个方有什么区别呢? 竹叶石膏汤在清解暑热方面没有清暑益气汤的力量强,因为清暑益气汤中黄连、知母和西瓜翠衣结合,养阴清暑热力量要比竹叶石膏汤强。但竹叶石膏汤用半夏照顾到胃气上逆的兼证。竹叶石膏汤使用的季节,凡是各类温病后期,耗气伤阴都可以使用。而清暑益气汤是暑病的一个专用方,因为过去西瓜翠衣只有暑天才有,不像现在一年四季你都买得到西瓜。西瓜翠衣作为君药,说明了不一定是价值很高的药才作君药。从价值上来说,中医用药不是以药贵贱为选择标准。总之,暑病伤及气阴,用王氏的清暑益气汤;如果夹湿重,则选李东垣的清暑益气汤。

辨证要点:王氏清暑益气汤,临床使用时以气阴两伤为辨证要点。

随证加减:如果暑热很重,发热较高,可以加石膏,增加清透力量;暑热较轻可以去黄连。这个方增加清透的药物,可以用于小儿夏季热。因为本方比较甘润,对夹湿者不适合。

各　论

第六章

温 里 剂

补益剂和其他章都体现了温里治法。比较典型的温里为主的方数量不多，但本章体现了一个大的治法，就是八法中的温法，治疗里寒证的治法。温里剂的章概述，内容比较多，要结合前面八法中的温法的内容进行学习。

温里剂强调要注意寒邪的来路。尽管有各种各样的里寒证，原因都不外乎两种：一是寒邪直中，外寒直接越过体表、皮毛侵犯经络、骨节、肌肉，或者直接侵犯某些脏腑，即外来之寒。二是阳气不足而造成寒从中生。针对这两种原因造成的里寒证，在治法上有所不同。两者在临床上往往是相互影响的：外寒入里伤阳，伤阳以后，则寒从中生。因此外寒入里，大多数继发寒从中生。寒从中生，里寒盛了，则阳气不足，卫外不固，容易引起外寒直中。因此，在病机分析的时候，需要清楚外来之寒和内生之寒，但在临床实际使用的时候，常将两者结合，常需温补结合。

里寒证分为三类：一类是寒邪越过体表皮毛，侵犯经络、肌肉、骨节，它已经脱离了表寒，但是来源还跟外寒有关。这个层次损伤阳气的程度相对轻浅。第二个层次是中焦虚寒，里寒产生的核心在脾胃。第三个层次，是心肾阳虚，从伤寒六经证治的角度来讲，是少阴阳虚，治当回阳救逆。所以教材分温经散寒、温中祛寒、回阳救逆三节，体现了三个层次。但是非常标准的里寒证是中焦虚寒，因此作为第一节。温经散寒放在第三节。寒在脏腑，除了中焦虚寒以脾胃虚寒为主和少阴阳虚以心肾阳虚为主以外，其他各脏也有虚寒表现。例如，肺气虚寒，一般结合中焦虚寒治疗，培土生金。肝经虚寒，则根据肝肾同源而治。有些教材是完全按照五脏来分温法，但历来中医教材是分三个层次。

第一节　温中祛寒

温中祛寒，适用于中焦虚寒证。中焦虚寒证应该说是中焦阳气不足。

理 中 丸
《伤寒论》

【组成】人参　干姜　甘草炙　白术各三两(各90g)

【用法】上四味,捣筛,蜜和为丸,如鸡子黄许大(9g)。以沸汤数合,和一丸,研碎,温服之,日三四服,夜二服。腹中未热,益至三四丸,然不及汤。汤法:以四物依两数切,用水八升,煮取三升,去滓,温服一升,日三服。服汤后,如食顷,饮热粥一升许,微自温,勿发揭衣被。(现代用法:上4药共研细末,炼蜜为丸,重9g,每次1丸,温开水送服,每日2~3次。或做汤剂,水煎服,用量以原方比例酌减。)

【功用】温中祛寒,补气健脾。

【主治】

1.脾胃虚寒证。脘腹绵绵作痛,喜温喜按,呕吐,大便稀溏,脘痞食少,畏寒肢冷,口不渴,舌淡苔白润,脉沉细或沉迟无力。

2.脾阳虚失血证。便血、吐血、衄血或崩漏等,血色黯淡,质清稀。

3.脾胃虚寒所致的胸痹,兼见胸脘痞满,逆气上冲心胸;或病后多涎唾;或小儿慢惊等。

理中丸是《伤寒论》中的名方,也是基础方。

病机分析:中焦脾胃,纳运水谷,如果中焦虚寒,阳虚失温,人体热力则来源不足。由于脾主四肢肌肉,所以有四肢不温的表现,并以手足为主,冷不过肘、膝。阳气的五大功能之一是温煦,如果失于温化,津液容易凝聚。由于失于温通,气机阻滞,脾胃气机升降的失常而致呕吐、泄泻、腹痛。由于阳虚失温,造成吐、利、腹痛,往往喜温喜按。而舌质较淡,脉沉弱,这是阳虚的舌脉特点。

中焦虚寒的临床表现,主要为失温、失运、失化。由于气有固摄作用,如果阳气不足,可以产生津液的固摄问题。所以理中丸主治里,有阳虚失血,病后喜唾涎沫的表现。小孩子长期吐、泻,经常流口水,也是这个道理。阳虚失血,从理论上讲,吐血、衄血、便血,以及月经过多等等都可以出现,但是临床一般以下部出血的为多。理中丸的主治分三个部分,第一部分是基本的中焦虚寒见症,四肢不温,腹痛,喜温喜按,呕吐泄泻,以及舌象、脉象。第二部分是阳虚失血。第三部分是阳虚型胸痹,是因阳虚引起相对的阴寒内盛,气机不通而致。理中丸是个基础方,阳虚型胸痹用这个方,要结合具体症状,胸痹往往兼夹痰瘀,要针对痰瘀加减配伍,组成复合方剂。

治法:理中丸温中祛寒,补气健脾,温补结合。温里剂的概述也反复强调温和补相结合的方法治疗虚寒证。内生之寒温必兼补这是从仲景时代开始,对后世影响很大的原则。

方义分析:君药干姜,温中阳,侧重于祛内寒,补脾胃。干姜和人参结合,体现温补结合,针对脾胃阳虚。佐药白术是针对脾不健运,阳气不足,运化无力。甘草既能帮助人参补气,又能够调和药性,使药力持久发挥作用。关于君药,过去的医家意见并不统一。一些认为应以人参为君,理由是阳虚的本质还是虚,这类医家的意见占少数。比如成无己就认为人参为君。多数医家认为应以干姜为君,毕竟理中丸主治是以寒为主。《伤寒论》《金匮要略》的方,用人参为君的极少,多用于助正祛邪,处于辅助地位。

理中丸为丸剂,丸者缓也,如果要它发挥迅速的作用,仲景认为丸不及汤,则用理中汤,又叫人参汤,用以治胸痹,能比较迅速地打开阴寒凝聚。

配伍特点:温补结合,以温为主。

辨证要点:四肢不温,腹中绵绵作痛,呕吐,便溏,舌淡苔白,脉沉细。这个方里提到腹痛,历来多数医家认为是脾胃阳虚,寒性收引所致。也有的把腹痛和肝结合起来,认为是脾胃阳气不足,土虚木贼所致,但作为这个方的用药来说,并不支持这一观点。

理中丸有一系列的附方,如:附子理中丸、楂曲理中汤、砂半理中汤、理中化痰丸,还包括连理汤这类。临床常用附子理中丸,也有加肉桂成桂附理中汤的。它的特点是:中焦虚寒比较重,特别是在四肢不温或者吐、利比较突出的,往往加附子,增加温阳的力量。有的说加附子,是脾肾阳气不足,这倒不一定,附子理中丸也常用于中焦虚寒。加肉桂,一般都涉及脾肾阳气不足。

小 建 中 汤

(《伤寒论》)

【组成】桂枝三两,去皮(9g)　甘草二两,炙(6g)　大枣十二枚,擘(6枚)　芍药六两,(18g)　生姜三两,切(9g)　胶饴一升(30g)

【用法】上六味,以水七升,煮取三升,去滓,纳饴,更上微火消解。温服一升,日三服。(现代用法:水煎取汁,兑入饴糖,文火加热溶化,分两次温服。)

【功用】温中补虚,和里缓急。

【主治】中焦虚寒,肝脾不和证。腹中拘急疼痛,喜温喜按,神疲乏力,虚怯少气;或心中悸动,虚烦不宁,面色无华;或伴四肢酸楚,手足烦热,咽干口燥;舌淡苔白,脉细弦。

小建中汤出自《伤寒论》,也是个名方、常用方,病机稍微复杂一点。

病机分析:这个方治疗的病机,目前讨论的很多,其共同特点是中焦阳气不足,中焦虚寒是主要的。而对"肝脾不和"这个问题还有争议。脾胃为后天之本,气血津液生化之源。中焦虚寒一定时间后,会造成化源匮乏。化源匮乏以后,会有阴血不足的表现,而产生阴阳两虚。阳虚寒凝,可以有类似理中丸证的腹痛,喜温喜按。由于阴血不足,故舌淡,脉细弦。这是阳虚兼有阴血化生不足的表

191

现。阴血不足,又可继发血不养心而心悸,面色无华。心主血脉,其华在面。血虚失荣,到一定阶段会继发虚热,而见手足烦热,咽干口燥。这一类症状在临床上虽说不是很突出,但具有活动后产生一身燥热的特点。手足烦热,阳气和阴血都不足,造成的阴阳两虚的表现比较多、比较复杂。当然还有一类看法,认为是肝脾不和引起的腹中疼痛是拘急疼痛,不同于理中丸喜温喜按的腹痛。张仲景曾经提到用小建中汤,"法当腹中急痛"。结合用药来讲,针对拘急疼痛的特点,体现柔肝缓急的治法。所以小建中汤的病机为中焦虚寒,兼有肝脾不和,阴阳不和。很多教材还是提到了肝脾不和的问题,是由中焦虚寒,化生阴血不足,形成阴阳两虚;中焦虚寒,土不荣木,肝脾不和,肝木克伐脾土所致。

治法:功用是温中补虚,和里缓急。温中补虚是中焦虚寒,温补结合。和里缓急包涵调和肝脾,缓急止痛的意思。

方义分析:这个方用饴糖作君药。能够祛寒,又能甘润而养血,阴阳双向调节,健中气,复化源。臣药运用桂枝汤的基本结构:桂枝、芍药。桂枝温里祛寒;芍药既能益阴养血,又能缓急止痛。桂枝和芍药相配,芍药用量加倍,体现了阴阳双补,缓急止痛。用生姜、大枣为佐药,体现了辛甘化阳,酸甘化阴的结构。桂枝、生姜、饴糖、甘草形成辛甘化阳,温补中焦阳气。加之饴糖甘味,芍药酸味,配大枣、甘草酸甘化阴,从而形成阴阳双向调节、阴阳并补的结构。甘草能补气,使全方体现出温补结合。桂枝、甘草可化生阳气,芍药、甘草能益阴缓急。所以小建中汤是利用了桂枝汤的阴阳双向调节作用,在表调和营卫,在内调和阴阳。小建中汤不能看做桂枝汤的加减方,它是个新方。组方结构利用阴阳双向调节的思路,将治表的调和营卫方,变成治里的调和阴阳方。正像徐彬所说,桂枝汤,"外证得之,解肌和营卫;内证得之,化气调阴阳"。

配伍特点:阴阳并调,以温中为主。针对的病机是中焦虚寒。用药是肝脾同治,以补脾为主。治肝是益阴、柔肝、缓急以止痛。

类方比较:用于温阳的还有大建中汤。大、小建中汤的区别在于:小建中汤是虚寒证,大建中汤为实寒证。所以大建中汤的蜀椒还有发散的作用。临床表现往往是本身阳气不足,加之外寒直中,内外之寒结合,造成阴寒内盛。寒性收引,形成腹肌痉挛,腹部时见块状物上下撑动。大建中汤药少力专,温里散寒。

辨证要点:腹痛,喜温喜按,舌淡,苔白,脉细弦。需要强调的是:这个方在临床上用于脘腹疼痛很多,尤其是溃疡病这一类。

随证加减:如果中焦寒重,加干姜以增强温中散寒之力。如果脘腹胀痛,小建中汤的行气力量不足,可以加木香行气止痛。兼有大便溏泻,加白术健脾燥湿止泻。气虚明显,面色萎黄,短气神疲者,加人参、黄芪。附方黄芪健中汤加强了补气作用,温补结合。黄芪建中汤反映了两个特点:一个特点是有气虚表现,另一个特点是有气虚不能固摄而自汗。加入当归为当归建中汤,当归既能养血又能活血止痛。当归建中汤用于妇人产后气血不和而致腹痛。

使用注意:小建中汤以桂枝汤为基础,偏于甘味,甘则令人中满,故中满者不宜使用。仲景指出:呕家不能用桂枝汤,故胃气上逆者也不宜使用。脘腹疼痛属于阴虚内热,也是不适合的。

吴茱萸汤
《伤寒论》

【组成】吴茱萸一升,洗(9g)　人参三两(9g)　生姜六两,切(18g)　大枣十二枚,擘(4枚)

【用法】上四味,以水七升,煮取二升,去滓。温服七合,日三服。(现代用法:水煎服。)

【功用】温中补虚,降逆止呕。

【主治】肝胃虚寒,浊阴上逆证。食后泛泛欲呕,或呕吐酸水,或干呕,或吐清涎冷沫,胸满脘痛,巅顶头痛,畏寒肢凉,甚则伴手足逆冷,大便泄泻,烦躁不宁,舌淡苔白滑,脉沉弦或迟。

吴茱萸汤出自《伤寒论》。吴茱萸汤的主治,《伤寒论》中涉及三经寒邪:阳明呕吐;厥阴头痛;少阴吐利。所以开始有些人说如何理解一方治三经病变?这是理解的一个重点。

病机分析:病机分析涉及三条《伤寒论》经文,一条作为阳明病的食谷欲呕,阳明的中焦虚寒,胃气上逆、呕吐,往往伴随吞酸,当然,还有胃脘痛,喜温喜按,这是中焦虚寒的共同特点。阳虚失温的畏寒肢冷,也是一个共同特点,吴茱萸汤证有中焦虚寒的一些基本特点,但它偏重于浊阴之气上逆,所以作为阳明病,涉及胃气虚寒,食谷欲呕再加上吞酸特点,有肝胃不和肝胃之气虚寒特点。那对于厥阴篇的头痛,浊阴上逆,循着肝经到巅顶,可以头痛、干呕、吐涎沫。从病机本质来看,是肝经的浊阴之气循经上逆造成的,所以这个方也常用于头痛。比较不好理解的是少阴病手足逆冷烦躁欲死,吴茱萸汤主之。这个手足逆冷当然还不是厥逆,是阳虚失温,脾胃中焦主四肢,畏寒肢冷是好理解的。烦躁欲死,多数医家认为是头痛,浊阴之气上逆,呕吐时伴见的心烦,也有些医家解释为阴寒内盛以后出现阴躁。所以这个证候分析并不统一,但是这三经的病理,浊阴之气、肝胃之气的上逆,这是共同的,治法上需要降浊阴之气上逆。这是各个病机的共性。我个人认为,这个方从主治到功效,针对心肾阳虚这点,并不突出,由于它的

193

主治证有手足逆冷,放在少阴篇里目的是作为一种鉴别诊断,区别少阴病的四逆汤证。总的归纳起来吴茱萸汤的病机重点是肝胃虚寒,浊阴之气上逆,引起一种虚寒型的胃气上逆,肝胃不和;肝是浊阴之气,循肝经上逆,表现为头痛、干呕、吐涎沫。

治法:温肝暖胃,降逆止呕。由于是内寒,温暖肝胃时兼补法,温补结合,同时用药突出反映在降逆止呕上。

方义分析:吴茱萸辛热,能够归肝经、肾经、脾胃经,它既能温肝又能疏肝;既有温胃作用,又有降逆作用。所以它对于肝胃虚寒的寒,能够温肝胃祛寒,主要祛里寒,这是一方面作用。针对胃气上逆、肝经浊阴之气上逆,它又擅长降逆,通过降逆达到止呕作用,通过降逆使肝经浊阴之气不致上逆而下行,解除吐涎沫、头痛,所以吴茱萸在方中作为君药。人参体现了益气健脾,配合吴茱萸是温补结合,治疗肝胃虚寒。生姜可以温胃祛寒,也擅长于降逆止呕,同时还能宣散水气;大枣可以补益脾胃之气,两者结合起来有调和脾胃、调和气血的作用。生姜在这个方里用量最大,用到六两,体现了这个方有较大的降逆止呕作用,吴茱萸、生姜相配,降逆止呕力量很强,这也是基本的组合。这个方虽然说药味不多,但温肝暖胃作用很好,特别在降逆止呕方面。所以临床上用于头痛,用于呕吐,用于像美尼尔综合征(梅尼埃病),这类报道很多。生姜用量在仲景用方中,用于和胃降逆为主的旋覆代赭汤中,生姜用量五两,就够大了。而在本方中用量是六两,用得很突出,说明本方是主要使用生姜的降逆作用。凡是用生姜来降逆,用量都比较大,这是吴茱萸汤学习中的用药特点,要重点掌握。

类方比较:前面三个方,体现了各自治法和针对病机的不同。**理中丸**体现了比较标准的中焦虚寒证,是针对基础病机的基础见证。**小建中汤**证在中焦虚寒基础上,正虚方面又有了由于阳气不足继发的阴血不足,同时脏腑上在中焦脾胃的基础上涉及肝脾不和。所以治疗的重点是中焦虚寒,阴血不足,肝脾不和的脘腹疼痛、喜温喜按。三方的功用都是温中补虚,但小建中汤突出和里缓急。理中丸是温中补虚,健脾益气,是标准的温补结合。**吴茱萸汤**体现了温中补虚、降逆止呕,侧重点不同。

辨证要点:头痛特点为巅顶头痛,往往夜里增剧,天明见减;疼痛伴随着欲吐或者呕吐,伴随浊阴之气上逆,四肢不温、吐涎沫,这是它主要的证治要点。食谷欲呕,干呕吐涎沫,畏寒肢冷,这是描述中焦虚寒、胃气上逆证的一个特点。

随证加减:胃气上逆严重,要增强和胃降逆的作用,半夏、陈皮、砂仁都能增加和胃的作用。头痛剧烈可以加川芎。但这类厥阴头痛往往反复发作,有些甚至一二十年不好,那这里还要加一些虫类祛风散寒通络的药。虚寒重也可以加干姜、小茴香这类,吴茱萸汤加一些治下焦的药也可以治肝经虚寒涉及少腹的疼痛。在使用当中,胃热呕吐、阴虚呕吐、肝阳上亢头痛不能用本方,因为它是大辛大热的。

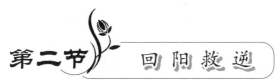

第二节 回阳救逆

回阳救逆主要体现了心肾阳虚。特征按照《伤寒论》上少阴病的提纲,脉微细,但欲寐,那这是围绕心神,心主血脉展开的基本见证,肾阳不足,全身热力来源减退,所以四肢厥逆为主要特点。常用附子、干姜温阳,人参、甘草补气,温补结合。

四 逆 汤

(《伤寒论》)

【组成】甘草二两,炙(6g)　干姜一两半(6g)　附子一枚,生用,去皮,破八片(15g)

【用法】上三味,以水三升,煮取一升二合,去滓,分温再服。强人可大附子一枚,干姜三两。(现代用法:水煎服。)

【功用】回阳救逆。

【主治】心肾阳虚寒厥证。四肢厥逆,恶寒蜷卧,神衰欲寐,面色苍白,腹痛下利,呕吐不渴,舌苔白滑,脉微细。

四逆汤是个基础方,也是个代表方。

病机分析:心肾阳虚厥逆证,简称阳虚厥逆。从主治证候分析来看,有两个方面。第一方面,心肾阳虚,是阳虚最严重的一个层次。中焦虚寒进一步发展可以到心肾阳虚,或者直接出现心肾阳虚,总之阳虚应该有一定的病程。当然这类情况在阳气短期内急剧消亡时也可能出现,但还是慢性消耗性疾病过程当中,往往经过一个病程后,达到这个阶段者多见。虽然按照层次来讲,在心肾阳虚阶段,原有的中焦虚寒表现应该说仍然存在。所以吐、利、腹痛等中焦虚寒的基本特点,到心肾阳虚阶段,还是会存在,但是加重了。呕吐、下利清谷、腹中冷痛,这个实际上是由中焦虚寒、脾阳不足发展到脾肾阳虚的表现。第二个方面是心肾的特征。脉微细、但欲寐,微细的脉,但欲寐就是神衰失养,神衰欲寐。具体表现为,在慢性病后期出现这种似睡非睡,似醒非醒,表情淡漠,呼之能应这种状况。有些老年人阳虚到后期,对外界的反应和表情比较淡漠,一看他像睡着了,又没有睡着,喊他一声能答应,但是反应非常迟钝。这个说明阳虚以后不能温养心神,"阳气者精则养神,柔则养筋",心神失去温养,就会产生这种心神衰疲的表现。肾阳不足,热力来源减退,四肢厥逆,冷过足膝,恶寒蜷卧,阳虚失温,达到厥

195

逆一般被认为是肾阳虚的基础见证。临床的常见表现为天气冷一点，病人睡了，睡一个晚上，上面的肘下面的膝，都温暖不过来。达到心肾阳虚那是阳气的根本衰了，所以治法要回阳救逆。回阳救逆是针对极度虚衰这种特点，挽回阳气。

方义分析：这个方用药虽然少，但历代医家在这方面讨论很多。附子能温壮元阳，起回阳救逆的作用。附子在这个方里张仲景用生附子，当然也引起了后世医家的讨论，这个方里该用生附子还是用熟附子？熟附子柔和，毒性较小，生附子药效发挥快，古人说它有斩关夺寨之功，回阳很快，回阳力量很强，有这样的特点。臣药干姜，主要是温中祛寒，干姜守而不走，有据守阵地的特点。所以两者联合回阳救逆作用就很强，温里回阳力量很大。故此多数医家认为还是用生附子，生附子比制附子发挥作用迅速，温阳、回阳力量较强，而且生附子和干姜、甘草在一起煎了以后会缓和它的烈性。附子、干姜相须是这个方的一个主体结构。当然还有的医家认为甘草很重要，认为阳虚，阳气不足要回阳救逆，虚这个本质也很重要。特别附子、干姜、甘草同用以后，甘草在其中对阳气的化生很重要。实际上甘草在这里，多数看法是个佐药，它补气，体现了附子、干姜配甘草，内生之寒，温补结合，同时甘草能够缓和姜附的燥烈之性，而且使得全方可以作用持久，调和药性，缓和药性，适合于慢性病持久服用，这是用甘草的意义。当然近来对附子的用量也有很多讨论，有些人用四逆汤，附子最多达到过150g，当然很多医家不主张这么多量，认为应该从小剂量开始，逐渐增加。所以有的参考书上讲到从6g开始，逐渐增加，在一种渐进当中观察它的反应。过去人们用缓治法，像肾气丸的运用也是缓治法，尽管桂枝附子量很小，但从一丸开始，慢慢增加，如果口干舌燥，则停服，摸索这个量。附子用量我们平常开始往往都是开始10g或者10g以上，当然要采取措施制约它的毒性、副作用。但除了控制用量以外，炮制煎熬的方法，煎法、服法，这都是应该注意的。煎法过去都讲究先煎，这些年来附子的炮制加工对控制它的毒副作用起了很大作用，一般来讲，在临床上炮制品的先煎时间不必像过去有的人说要煎两个到四个小时那么长。我在临床上用附子炮制品，量大就先煎半小时，量小用10g左右的，先煎一二十分钟够了。附子与甘草这类同煎，从现代实验证明可以缓和它的峻烈之性。同时这类方温服甚至于冷服，也可控制它的毒副作用。所以附子运用当中要看用生附子还是熟附子，用量也有关，对于烈性的控制，生附子煎熬时间肯定要长。有些缓治用药时间长的，还和芍药相配，配伍一定量的芍药，能减缓附子的温燥，这是佐制方法。

配伍特点：体现了心脾肾兼顾，以温补心肾阳气为主，温补结合。使先天后天互生，这是配伍当中体现的一个特点。

辨证要点：阳虚四肢厥逆以及心阳不足的神疲欲寐，以及脉微细、舌淡苔白，是使用的基本依据。

【附方】

1. 通脉四逆汤（《伤寒论》） 甘草二两,炙(6g) 附子大者一枚,生用,去皮,破八片(20g) 干姜三两,强人可四两(9~12g) 上三味,以水三升,煮取一升二合,去滓,分温再服,其脉即出者愈。功用:破阴回阳,通达内外。主治:少阴病,阴盛格阳证。下利清谷,里寒外热,手足厥逆,脉微欲绝,身反不恶寒,其人面色赤,或腹痛,或干呕,或咽痛,或利止,脉不出者。若"吐已下断,汗出而厥,四肢拘急不解,脉微欲绝者",加猪胆汁半合(5ml),名"通脉四逆加猪胆汁汤"。"分温再服,其脉即来。无猪胆,以羊胆代之"。

通脉四逆汤是用来治疗心肾阳虚,阴盛格阳证的。阴寒内盛,格阳于外,通脉四逆汤证本身是里寒,四肢厥逆,恶寒蜷卧,可以有下利清谷这些基本表现,脉微欲绝。但与四逆汤证不同的是它加上有外热表现,身反不恶寒、其人面色赤是一种真寒假热,临床上可以有掀衣被这种表现,但更多表现为局部面红,或者是精神上一种烦躁。所以本方用四逆汤倍用干姜,一两半变三两,附子一枚变成大的,这是增强了姜附的力量。加倍的干姜实际上体现了固守中焦,因为干姜守而不走,固守阳气。附子走十二经,走而不守。所以两者同样加量的时候特别重视干姜,是和这种守而不走这个特点有关。这个方子利用反佐的方法,为通脉四逆加猪胆汁汤,这是四逆汤附方中很有代表性的一个方。

2. 四逆加人参汤（《伤寒论》） 甘草二两,炙(6g) 附子一枚,生用,去皮,破八片(15g) 干姜一两半(9g) 人参一两(6g) 上四味,以水三升,煮取一升二合,去滓。分温再服。功用:回阳救逆,益气固脱。主治:少阴病。四肢厥逆,恶寒蜷卧,脉微而复自下利,利虽止而余证仍在者。

四逆加人参汤,历来有争论,柯韵伯在《伤寒来苏集》里认为四逆汤里边本身就有人参,是传抄当中漏掉了,他说茯苓四逆汤里边就有人参。但是四逆汤的系列里本身有四逆加人参汤,那说明四逆汤里头没有,需要用人参才加。针对这个说法也有医家认为,桂枝加桂汤不是本来就有桂枝又加了桂吗?四逆加人参汤可以是四逆汤里本来有人参,又加人参,心肾阳虚更重了,增加补的力量。但多数认为四逆汤本身里边原方没有人参,因为阳气虚衰重了,防止气脱加人参。所以组成中四逆汤加人参,在回阳救逆的基础上增加益气固脱的力量,心肾阳虚,恶寒蜷卧,这是原有四逆汤证的代表。脉微而复自下利,利虽止,余证犹在。本来下利止了,应该说是阳气来复,但四肢厥逆,恶寒蜷卧这些仍然存在,那说明不是阳气来复以后利止,而是无利可下。也就是说阳虚导致阴液也不足了,那病就更重了,在四逆汤基础上加人参,能够气阴双补,既能补气,又能益阴。

197

3. 白通汤（《伤寒论》）　葱白四茎　干姜一两(6g)　附子一枚,生,去皮,破八片 (15g)　上三味,以水三升,煮取一升,去滓。分温再服。功用:破阴回阳,宣通上下。主治:少阴病,阴盛戴阳证。手足厥逆,下利,脉微,面赤者。若"利不止,厥逆无脉,干呕,烦者",加猪胆汁一合(5ml),人尿五合(25ml),名"白通加猪胆汁汤"。

白通汤也是比较有名的四逆汤加减方剂,这个方的特点是加了葱白,没有用甘草。由于它用于戴阳证,所以功效是破阴回阳,实际是在回阳救逆的基础上,贯通上下,使阳气通畅,通阳。阴寒内盛格阳于上,出现戴阳证,所以出现心烦,阴盛戴阳面赤。用白通汤体现面赤上部为主,戴阳于上,所以要通阳。在温阳祛寒的同时,通阳治疗戴阳证,用葱白能够温阳,能够通阳。甘草,甘者缓也,容易阻滞,所以不用它。针对厥逆无脉,用白通汤还可以加猪胆汁、人尿。

4. 参附汤（《正体类要》）　人参四钱(12g)　附子炮,去皮,脐,三钱(9g)　用水煎服,阳气脱陷者,倍用之。功用:益气回阳固脱。主治:阳气暴脱证。四肢厥逆,冷汗淋漓,呼吸微弱,脉微欲绝。

参附汤是常用方,也是一种基本的配合结构,参附汤里边的附子、人参量都较大。人参单用有独参汤,独参汤是益气救脱的,加了附子以后就能益气回阳救脱。独参汤治疗证大多是由大失血形成气随血脱而成,参附汤针对大汗、大吐、大下等引起的阴液损伤、阳无所附、阳随阴脱这种特点。所以参附汤的主治实际上由两部分构成,一部分是气脱证,气脱反映出呼吸微弱、脉微欲绝,现在相当于呼吸、心跳,心肺功能的衰竭。气上出喉咙司呼吸,宗气贯注经脉要行气血。气要脱了,呼吸会变微弱,气血靠心气推动,气要脱了,脉微欲绝,这是典型的气脱证的表现。当然气脱还可以见到很多其他表现,但这个是最基本的两个症,历来把这看做用独参汤的基本根据。阳脱是在气脱的基础上阳气暴脱,首先是个气脱的前提,再加上阳虚的寒象,这里指四肢厥逆,阳脱失温出现冷汗淋漓。所以四肢厥逆、冷汗淋漓加上呼吸微弱、脉微欲绝就成为阳气暴脱的基本表现。人参、附子分别针对气脱和阳脱,仍然是温补结合。不是说一味人参它就叫独参汤,组合了附子就叫参附汤,这个方这两味药相配,是建立在用量较大的基础上,用量是决定因素。真正临床想用来益气救脱,我自己觉得这里人参四钱都还不够的。我们过去在基层,独参汤、参附汤经常使用的。人参有时候用到二两,更不用说现在人参质量差,不像过去道地的好人参,现在基本上都是人工培养的,所以用量要较大。人参、附子益气、回阳各有分工,共同合作为固脱,同时相互的配合配伍意义,古人总结得很有意思:人参得附子,瞬息化气于乌有之乡;附子得人参,顷刻生阳于命门之内。就像是一副对联。人参补气,化气挽回这个气脱,得到附子以后,附子走十二经,使它益气救脱作用很强很快,形容它瞬息化气于乌有之乡,瞬息就是一眨眼的工夫,使已经没有了的气又产生了。附子是温阳的,补充全身热力来源,但是需要物质基础。所以附子得到人参,它温阳也很快,可以顷刻,就像东西一倒那么快的时间生阳于命门之内。这实际上就是参附汤的方义分析,既有分工,又有合作、协同,这样达到益气回阳救脱的作用。

第三节　温经散寒

温经散寒适应的病证跟外寒有关,外寒直中,越过体表皮毛,主要涉及经络、肌肉、骨节,出现寒邪为患为主的证候。外寒直中,同时也有体内的阳气不足,内寒招致外寒这样一种常见的可能。所以从它的基本病机来看,寒邪直中,寒滞经脉,引起了血脉不利,血脉运行不通,不通则痛,产生以疼痛为特点的一类病证,包括痹证。另外,寒凝经脉,气血瘀滞,也可以产生像阴疽一类的阴盛的疮疡。总的病机是寒滞经脉,引起血脉不通,气血瘀滞。当然寒滞经脉有外邪直中,也有体内正气亏虚,特别是阳气亏虚,阴血不足,正虚的特点。

当归四逆汤

（《伤寒论》）

【组成】当归三两(12g)　桂枝三两,去皮(9g)　芍药三两(9g)　细辛三两(3g)　甘草二两,炙(6g)　通草二两(6g)　大枣二十五枚,擘(8枚)

【用法】上七味,以水八升,煮取三升,去滓。温服一升,日三服。（现代用法:水煎服。）

【功用】温经散寒,养血通脉。

【主治】血虚寒厥证。手足厥寒,或腰、股、腿、足、肩臂疼痛,口不渴,舌淡苔白,脉沉细或细而欲绝。

《伤寒论》的当归四逆汤是主治寒伤血脉,血脉凝滞的常用方。

病机分析: 当归四逆汤证的基础,一般认为本身就有阳气不足,阴血也不足,所以有的书说它血虚受寒,自身阳气也不足。阳气不足,阴血不足,感受寒邪,所以既有体质的阴阳两虚的特点,又有外邪直中的因素。从病机分析来说,外邪直中和体内本身阳虚不温,造成手足厥寒,舌淡苔白。寒性收引凝滞,造成血脉不通,脉道不通,所以血行不畅,不通则痛。感受寒邪,血脉不通,出现脉虚欲绝。在《伤寒论》,这个方的主证以手足厥寒体现阳虚,脉细欲绝,体现阴血不足,寒凝血滞则手足厥寒,脉细欲绝,当归四逆汤主之。

199

这个证候多见于寒邪直中后产生的一种手足厥寒兼有疼痛,包括像冻疮、冻伤,以及痹证受寒发作,可以是手足、腰腿骨节由于寒邪凝滞,阴血不足产生痹证。这个方在临床上治疗冻疮、冻伤很多。在过去全国研究治疗冻伤的时候,当归四逆汤是很受重视的一个方。

治法:这个方温经散寒,养血通脉。反映了外来之寒,温必兼散,养血通脉是考虑血脉瘀滞不通和疼痛,或者针对脉细欲绝,体现出血行不畅,本方能养血通脉。

方义分析:当归和桂枝联合作君药。桂枝有温阳作用,也有散寒作用。对外寒来讲,有温经散寒作用,对本身内在阳气不足,有温阳作用,同时它也有一定的活血作用。当归养血活血,针对了血脉瘀滞,血脉不通,血虚血滞的特点。

以细辛和白芍作为臣药。细辛增强桂枝的温散作用,增强桂枝助阳,温散寒邪。芍药和当归协同,有益阴养血,缓急止痛作用。

佐药用通草,可以通利血脉,偏于寒性,制约桂枝、细辛的温燥。这里的通草很多人认为是木通,因为在唐以前,木通都写为通草,而木通是在唐代的《药性论》开始提出来的,从唐以后,通草和木通分开了。这个方是东汉张仲景的,当时很多写的通草实际上是木通。通草能通利血脉,减少桂枝、细辛温燥之性。大枣和甘草益气健脾养血。甘草调和诸药。这个方体现了温经散寒和养血通脉相结合。针对体质上阳气不足,阴血也不足,感受外寒,引起了血脉凝滞产生的一系列病证。

现在用得较多的涉及像冻伤、冻疮、痹证、妇科痛经,这一方面用得比较多。当涉及脾胃,肝脾不和,兼有胃脘痛、呕吐、吞酸这类,可以用当归四逆加吴茱萸、生姜。这个方建立在桂枝汤的基本结构上,阴阳双向调节,它仍然有桂枝、芍药阴阳双向调节的架构,但由于以温经散寒,养血通脉为主,所以当归四逆汤从这个方本意,强调血脉瘀滞,阳虚失于温通,因此里面的生姜这类就没有用。如果当归四逆汤加吴茱萸、生姜,用到内在脏腑,特别涉及胃气,生姜和胃降逆,温里,有温里散寒,和胃降逆的作用,所以这个变化,什么时候去掉,什么时候加进来,反映出对于药物特点的运用。因为一般来讲,用到生姜和胃降逆来说,刚才我们说到和吴茱萸的相配有它特点,而且用量上要偏大,和胃降逆作用才强,它用来协助温散表邪,或者调和气血,调营卫量都较小。

类方比较:《伤寒论》上四逆散、四逆汤、当归四逆汤都是以四逆见证命名的方子。从四逆的特点上、病机上、治法上可以进行比较。四逆汤是典型的四肢厥逆,冷过足膝;四逆散的手足失温,是阳气不能布散造成的,范围很小,仅仅是手足,指头还是微温的;当归四逆汤,有的说是手足厥寒,不是厥逆,所以冷的程度没有四逆汤重,范围也较小,在手足不冷过足膝。同时这三个方证的病机不同:四逆汤是心肾阳虚,特别是肾阳虚衰以后,阳气的根本不足,热的来源根本亏虚,所以这是自身体质,阳气亏损造成的;四逆散是阳气被郁,气机阻滞,清阳不能实四肢造成的;当归四逆汤的病机是由于外有寒邪,内在阳气不足,但是受外寒引起,血脉瘀滞造成四肢厥寒。所以从病机上是不同的。治法方面:四逆散证从《伤寒论》来讲,是外邪入里郁遏阳气造成,那就要透邪解郁;四逆汤是附子、干姜温阳,通过温脾肾阳气,温阳气的根本,来恢复阳气,解决四逆;当归四逆汤既要散外来之寒,又要温补阳气阴血,加上通脉,解除血液凝滞,这样双向调节来解决手足厥寒。所以从治法上也是不同的。《伤寒论》里的三个名方,都以四逆命名,所以要区别四逆的特点和治法特点。

配伍特点:阴阳并调。这个方建立在桂枝汤的基本结构上,阴阳双向调节,它阴阳并调,以散寒为主,温补结合,补中寓通,有活血通经的作用。

辨证要点:证候要点在《伤寒论》上是手足厥寒,脉细欲绝,但是以阳气不足,阴血不足为立足点。舌淡苔白反映出阴阳气血都不足。

随证加减:现在较多用于冻伤、冻疮、痹证、妇科痛经方面。当涉及脾胃,肝脾不和,兼有胃脘痛、呕吐、吞酸这类,胃脘痛指的是以中焦虚寒为基础,这里原有阳气不足,中焦阳气不足,感受寒邪直中,内外寒邪结合,不通则痛,引起了胃脘痛伴随有肝脾不和,胃气上逆。往往可以加用吴茱萸、生姜,可用于吞酸;作为外有寒邪闭阻经络引起的头痛,增加活血止痛的力量。作为腰腿痛,作用主要在偏中下,所以要加祛风湿,壮腰膝这些药物。寒滞经脉方面,可见肢冷、皮肤紫黯等,涉及血脉瘀滞,治疗冻疮,常以这个方为主方。这个方还用于寒伤厥阴,也可以治疗痛经、前阴冷痛,这都是肝经循行的部位。如治疗寒伤厥阴,血脉瘀滞引起的痛经,在温经散寒基础上加一些活血止痛的桃仁、红花、川芎、香附、泽兰这一类;而厥阴受寒,诱发酸痛,可以结合乌药、茴香;肝经绕阴器,如有前阴冷痛,可加乌药、川楝行气疏肝,乌药温肝,川楝子具有较强的疏肝行气止痛作用,可以和相应的温药相配,去性取用。

【附方】

1. 当归四逆加吴茱萸生姜汤(《伤寒论》) 当归三两(12g) 芍药三两(9g) 甘草二两,炙(6g) 通草二两(6g) 桂枝三两,去皮(9g) 细辛三两(3g) 生姜半斤,切(12g) 吴茱萸二升(9g) 大枣二十五枚,擘(8枚) 上九味,以水六升,清酒六升和,煮取五升,去滓,温分五服。功用:温经散寒,养血通脉,和中止呕。主治:血虚寒凝,手足厥冷,兼寒邪在胃,呕吐腹痛者。

当归四逆加吴茱萸生姜汤是当归四逆汤的一个重要的附方,它从主治证候来讲,仍然有血虚寒凝,手足逆冷,同时它有内证,寒邪直中,泛胃呕吐,腹痛,加吴茱萸、生姜往往还有制酸的作用。

2. 黄芪桂枝五物汤（《金匮要略》） 黄芪三两(9g) 芍药三两(9g) 桂枝三两(9g) 生姜六两(18g) 大枣十二枚(4枚) 上五味,以水六升,煮取二升,温服七合,日三服。功用:益气温经,和血通痹。主治:血痹,肌肤麻木不仁,脉微涩而紧者。

黄芪桂枝五物汤功效和当归四逆汤类似,它是在桂枝汤的基础上加益气健脾、和血通痹的黄芪。它的主治证是一种血痹证,体现在肌肤麻木不仁,失于阴血所养。通过黄芪、桂枝和芍药双向调节,作用于体表的营卫,通过温阳和血来恢复。脉有微涩,体现出血行不畅,这个方既有散寒,又有益气养血的作用,所以能用来治疗血痹证。

阳 和 汤
（《外科证治全生集》）

【组成】熟地黄一两(30g) 麻黄五分(2g) 鹿角胶三钱(9g) 白芥子二钱,炒研(6g) 肉桂一钱去皮,研粉(3g) 生甘草一钱(3g) 炮姜炭五分(2g)

【用法】水煎服。

【功用】温阳补血,散寒通滞。

【主治】阴疽。如贴骨疽、脱疽、流注、痰核、鹤膝风等属阴寒证者。症见患处漫肿无头,皮色不变,酸痛无热,口中不渴,舌淡苔白,脉沉细或迟细。

阳和汤是一类方,这个方主要用于阴疽。

*病机分析:*阴疽的特点和阳证疮疡肿毒不同,它有几个"无",如漫肿无头,酸痛无热,皮色一般不变。漫肿无头,指它往往是平塌的,因为阳证是红、肿、热、痛。而漫肿无头,酸痛无热,皮色不变与阳证疮疡肿毒不同。其伴见阳气不足,阴血也不足也可作为佐证,所以有口不渴,舌淡苔白。阳气不足,脉沉细、涩细,都是反映阴血也不足。对于阴疽,这一类痈疡肿毒阴证的共同特点是未成脓难消,因为在阳证疮疡肿毒,初期要消,成脓以后使它溃,破溃排脓后要尽快扶正收口。而阴证在这三方面都难,说它三难:未成脓难消,已成脓难溃,溃以后难于收口,这是一些共性。

阳和汤从病机来说,和三个方面有关。首先阳气不足,不能温通,气血瘀滞,同时阴血也不足,所以既有阳气不足,又有阴血不足,而且阴证得不到阳气的温通、温化,血液凝聚,有瘀的特点,津液可以凝聚不化,产生痰浊,所以说阳虚血亏,寒凝痰滞,阳虚阴血不足,加上痰瘀结合,尤其阳虚不化之后,这种寒痰特点比较突出,这是阴疽的共同特点。像很多骨结核、骨髓炎这些,它像豆腐渣一样,脓液涉及寒痰的特点比较突出。

*治法:*在这类的共同治法方面,既要温阳气,又要补精血。温阳气,补精血,

就要散寒邪,通痰郁、痰瘀之滞。所以说它温阳补血,散寒通滞,是针对阴疽发生的原因和病理产物的特点来治疗。阴疽发生本身是阳气不能温化,不能温通为主造成的,但也兼有阴血不足,所以治法为温阳补血,散寒通滞。阴疽还有一个特点,病位很深,所以有些把它称为流痰、贴骨疽,它产生部位很深,所以在温阳祛邪方面,温中方面作用的层次要深,因此过去有人认为这个方体现了一种多层次的温托方法。从这个方补的方面来讲,它体现了温补结合,阳气不足,阴血不足。

方义分析:熟地偏温,同时滋阴养血。鹿胶温阳,阴阳双补,又能补益精血。所以熟地和鹿胶同用,体现出一种温补的特点,既能温补阳气,又能够补益阴血。炮姜、肉桂、白芥子、麻黄这四味药都是温辛药,重点体现了通。由于它病位较深,寒凝血滞,加上阳气不能温化痰滞,痰瘀的阻滞比较深,所以温通涉及几个层次,用药也很有意思。阴疽,包括骨髓炎、骨结核这些,深入到骨髓,从骨到肌肉,到表,皮毛,以及皮毛肌肉之间的皮里膜外,结合三焦系统,这几个层次也就是说阴疽涉及的与阳证疮疡肿毒不同,阳证疮疡肿毒,**营气不从,逆于肉理**。《黄帝内经》上说,**逆于肉理**是肌肉这个层次,不涉及骨骼这个层次。这里的肉桂,有温里祛寒的作用,温阳又活血,它作用部位从归经来说最深,从肾主骨这个层次向外透寒,可以温托。炮姜作用于肌肉这个层次,以温脾为主,脾主肌肉,可以温里祛寒,也有一种温托的作用。白芥子擅长于温皮里膜外,可以温通温化痰湿。麻黄宣通毛窍,针对体表皮毛,从皮毛到皮里膜外,到肌肉,到骨骼,四个药作用的部位不同,所以有些人说它是多层次温托,是多层次地祛除寒邪的一个温通的方法,而且这几味药结合,针对痰瘀,既能活血,又能化痰。生甘草调和药性,所以这个方的结构,我们按一般常规的温阳补血和温里祛寒,活血通滞化痰来分析也可以。但要体会它这种温通的层次比较深。它的配伍上和一般方剂不同,体现出从归经角度是多个层次的,这类配伍是比较少的。由于这个特色,用于病程较长的阻疽类,适合服用时间较长,也成为一张治疗阴疽、阴证疮疡肿毒的一个名方。

用药特点:在整个方里,用药特点,熟地重用。长期的阴证阴疽,脓水流滴,经久不愈,伤阴伤血挺厉害,所以熟地要重用。在其他方面,温通的药也不少,其中麻黄是开腠的,用量较少,而在破溃以后,一般不用,这是熟地、麻黄用量的特点。

证治要点:漫肿无头,皮色不变,酸痛无热。阳证当然是禁用,因为整个的方偏温。

随证加减:寒重的加大肉桂的量,增大散寒的作用,可以用桂枝、附子、肉桂同用。这个方体现温补结合,本身补气力量不太够,气虚可以加生芪,而且也适合本身脓水流滴,阴血不足,时间长,阳气不足者。

第七章
补　益　剂

　　补益剂体现了八法中的补法，是一个大法。当然作为补法，严格讲，在其他相关的各章里，有时作为合用的方法，也经常兼用。这一章的方剂，它是以补法为主。在讲八法的时候谈到过，补法的分类可以按补气、补血、补阴、补阳这个思路分类。就是按基础物质不同种类的亏虚来补益；也有以脏腑系统来补益——补心、补肺、补肝、补脾、补肾，补五脏这种结构。我们教材是以补气，补血，补阴，补阳，气血双补，阴阳双补这样分成六节。

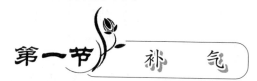

第一节　　补　气

　　补气的这部分方子主要针对气虚证。气在人体有先天之气、后天之气，气蓄积的气海，有上气海、下气海之分，在这里所讲的补气，主要是脾肺气虚，特别是脾气虚为中心的后天之气。因为后天之气来源是由脾肺化生的水谷精气和摄入的天然之气结合而成；先天之气是由肾精所化，肾精化生肾气，我们不在这一节讨论补益先天之气的方法，后面的补阳剂方里要涉及。

　　补气方配伍的基本结构，首先是以补气药为主，像人参、黄芪这类。补气经常配伍的第一类药为除湿药。由于"肺为气之主，肾为气之根"，而气的源头是在脾。那脾的特点呢？它是把水谷精微化生为气血津液。如果气不足了，运化功能就会减弱，水反为湿，谷反为滞，水谷不得正常运化，转化为病理产物水湿。所以，用补气药治疗以脾气虚为中心的这类证候，它往往伴随病理产物——脾湿。脾有喜燥恶湿这个特点，那作为用药来讲，就要配伍一定的除湿药。可以结合开宣肺气，气行则湿化，比如桔梗一类；可以用苦燥的，像苍术、白术，苦温燥湿；可以在补气健脾的基础上燥湿，祛除脾湿；可以用些芳香化湿的药，比如白豆蔻、砂仁，都有芳香化湿的作用；如果脾湿偏重于中下焦，特别脾虚以后，脾湿下流，那还要通过淡渗利湿、利水来祛除这种病理产物。除湿药在补气方里应该说是配得最多的，它既能兼顾病理产物，又能使你用的补气药补而不滞。补气经常配伍的第二类药是行气药，行气当然有助于化湿，同时行气可以使补气药补而不滞，这体现了一种通补的方法。因为气具有升举固摄的作用，所以气虚到一定程度，往往产生气机下陷,常见的是脾虚下陷这一类。针对气虚引起的气机下陷,要结合一些升提药,像补中益气汤里的升麻、柴胡。因为考虑到气血阴阳互根,可以配一点养血药,当归是常配的。

四 君 子 汤

《太平惠民和剂局方》

【组成】人参去芦　白术　茯苓去皮(各9g)　甘草炙(6g)各等分

【用法】上为细末。每服二钱(15g),水一盏,煎至七分,通口服,不拘时候;入盐少许,白汤点亦得。(现代用法:水煎服。)

【功用】益气健脾。

【主治】脾胃气虚证。面色萎白,语声低微,气短乏力,食少便溏,舌淡苔白,脉虚弱。

补气的代表方、基础方是四君子汤。从结构来看,它虽然不是张仲景的方,但实际上人参、白术、甘草、茯苓这几味药的组合,里边配伍的基本结构在仲景时代就有了。唐代类似这类的结构更多了。到《太平惠民和剂局方》把它确定成基础方,特别对它主治的描述比较全面,奠定了一种气虚证的基础见证、基础病机、基本治法。所以,四君子汤在《方剂学》上,或者在对补法的研究、补气方剂的形成中,都有很重要的意义。

病机分析:四君子汤针对的是基础气虚证。《医方考》上就把基础的气虚证,用望、闻、问、切各取一诊来反映它。望诊,面色萎黄,或者萎白;闻诊,声低息短,发语声低,短气;问诊,倦怠乏力;切诊,脉来虚弱,或者脉来虚软。望、闻、问、切各一诊,相当于一种气虚的基础见证。而这类的气虚基础见证,就是脾肺气虚的基本表现。如果临床患者以食少便溏为主,胃主受纳,脾主运化,那就是脾气虚,就相当于基础气虚见证侧重在脾气虚上。如果心气虚不能行血,心气虚不能温养心体,则见心悸,严重的怔忡。肺气虚,肺气输布阳气运行到体表,肺气涉及摄卫固表的问题,所以表现出自汗、恶风、易感风邪,这是一种肺气虚的表现。两胁不舒、郁郁寡欢,是肝气虚的表现。那肾气呢? 我们后面讲到补阴、补阳的时候会涉及肾。肾气虚跟这些不同,它肯定有一个基本的肾虚表现。"肾主骨"、"腰为肾之府",基本肾虚表现就是腰痛脚弱、腰膝酸软这一类。再加上肾不纳气,呼多吸少,都反映出肾精化生肾气的不足。肾气虚以后也可以涉及肾司二便方面的一些问题。在这里我们说的气虚,主要是指以脾肺气虚为代表的这类后天气虚。在基础气虚证涉及其他脏腑的具体气虚里,脾胃气虚是最基础的,历来被看做证型的基础。

治法：四君子汤的主治是一个基础的气虚见证，加上脾胃的纳运功能的衰退这两部分构成的。那这个方功用是益气健脾，当然主要是补气，结合助脾胃运化。

方义分析：人参为君药，人参是补气的一个常用药物，能够通过补脾肺之气，补益后天的元气。白术是臣药，能够帮助脾胃运化，益气健脾的同时可以燥湿，擅长于燥湿，和茯苓相配，茯苓益气健脾渗湿，白术、茯苓相配，有中焦的苦燥、下焦的淡渗除湿邪。在仲景时代就是一个基本的除湿结构，但这里要注意茯苓的淡渗、利水有个特点，它的起点是在中焦，因为从利湿来说，它的起点在哪里是挺要紧的，古人用药上也很考究。利水药很多，比如说车前子、泽泻、猪苓、茯苓等都利水；像泽泻、车前子这类，作用点是在下焦，茯苓是在中焦，都是水湿壅滞，脾不运湿。像脾不运湿和肾气虚、肾阳虚而不化气，水湿壅滞在下焦，要利水的话，我们一般要用起点在下焦的。比如像补中益气汤里边，它就不能用茯苓，脾虚气机下陷，茯苓容易增强下陷，同样像完带汤里边也有化湿的药，随着气陷，带下绵绵不绝，量多，属虚证。但这个时候已经有湿浊形成，还要不要渗利呢？要渗利。那用车前子而不用茯苓。茯苓在中焦，可增加脾湿下流，气机下陷的一种趋势。所以什么时候用茯苓一类，什么时候用像车前子、泽泻一类，就要根据重点应当是在哪里开始。而茯苓、白术两个联合，有较强的除脾湿作用。甘草既能帮助人参益气，又能够调和、缓和药性，使这个方发挥持久作用。所以这也是很标准的君、臣、佐、使的结构，成为了补脾益气兼除湿的一首基础方剂。

类方比较：这个方和理中丸有三个药是一样的，人参、白术、甘草。从作用方面来看，都有健脾益气的作用。比较的话，从两个方的病机来看，理中丸强调的是中焦虚寒，中焦阳气不足，所以治法方面是以温中为主的，用药以干姜为君药，以温中为主，即以温为主，补为辅，温补结合，治疗中焦虚寒这种里寒证。而四君子汤是以补气为主的，针对证候是脾虚运化乏力，所以益气健脾是它的主要功效，因此用人参、白术、茯苓，人参为主，白术、茯苓帮助它健运除湿，是这样一种基本结构。所以这两个方都是基础方，但针对的基础病机和用药的基本结构，以及功用的主要方面，都是不同的。

辨证要点：辨证要点就是我们前面讲到的望、闻、问、切各取一诊的基本见证，应该说是依据。当然这里主要反映了脾肺，特别是脾气虚。脾气虚，运化乏力，所以面白食少，气短乏力，舌淡苔白，脉虚弱。

随证加减：因为虚到一定程度，脾的运化功能减弱，也能相应地产生水湿，湿聚就会成痰。痰气阻滞中焦，升降不利则呕吐，恶心、胀闷、胸膈痞满，可以用半夏、陈皮结合，后面六君子汤就是这种思路。当然如果说偏心气虚，心悸失眠，可以增加养心安神的药。气虚如果发展到有一定的阳虚,或者兼有阳虚,也就是说畏寒肢冷、四肢不温、四肢清冷,若有寒性收引凝滞,可以有不同程度的脘腹疼痛,就可增加干姜、附子了。

【附方】

1. 异功散(《小儿药证直诀》) 人参切,去顶 茯苓去皮 白术 陈皮锉 甘草各等分(各6g) 上为细末,每服二钱(6g),水一盏,加生姜五片,大枣二个,同煎至七分,食前温服,量多少与之。功用:益气健脾,行气化滞。主治:脾胃气虚兼气滞证。饮食减少,大便溏薄,胸脘痞闷不舒,或呕吐泄泻等。现多用于小儿消化不良属脾虚气滞者。

异功散是《小儿药证直诀》上的,它针对小儿气虚,脾气虚不运以后产生水湿很容易阻滞气机,气机阻滞则胸脘,痞闷,食少便溏,代表了脾气虚的基本表现。这个方针对脾虚气滞证,益气健脾,行气化滞,既是常用方,也是一种基础方。

2. 六君子汤(《医学正传》) 即四君子汤加陈皮一钱(3g)、半夏一钱五分(4.5g)。上为细末,作一服,加大枣二枚,生姜三片,新汲水煎服。功用:益气健脾,燥湿化痰。主治:脾胃气虚兼痰湿证。食少便溏,胸脘痞闷,呕逆等。

3. 香砂六君子汤(《古今名医方论》) 人参一钱(3g) 白术二钱(6g) 甘草七分(2g) 陈皮八分(2.5g) 半夏一钱(3g) 砂仁八分(2.5g) 木香七分(2g) 上加生姜二钱(6g),水煎服。功用:益气化痰,行气温中。主治:脾胃气虚,痰阻气滞证。呕吐痞闷,不思饮食,脘腹胀痛,消瘦倦怠,或气虚肿满。

脾虚气滞进一步,水湿壅滞,湿聚成痰,就成为六君子汤。六君子汤是四君子汤加半夏、陈皮,加点姜枣,反映了脾虚湿聚成痰、阻滞气机,可以有胀闷,可以有恶心,呕吐,咳嗽有痰。如果痰气阻滞比较重,痰气互结,胀闷重,胃气上逆还可以加重。也可能出现胸脘疼痛,那可以增加理气化湿、行气止痛的木香、砂仁。香砂六君子汤最早用香附、砂仁,后来也有用木香、砂仁,到目前多数人都用木香、砂仁,它有一个历史的演变过程。

参苓白术散

(《太平惠民和剂局方》)

【组成】 莲子肉去皮,一斤(500g) 薏苡仁一斤(500g) 缩砂仁一斤(500g) 桔梗炒令深黄色,一斤(500g) 白扁豆姜汁浸,去皮,微炒,一斤半(750g) 白茯苓二斤(1000g) 人参二斤(1000g) 甘草炒,二斤(1000g) 白术二斤(1000g) 山药二斤(1000g)

【用法】 上为细末。每服二钱(6g),大枣汤调下。小儿量岁数加减服之。

207

（现代用法：做汤剂，水煎服，用量按原方比例酌减。）

【功用】益气健脾，渗湿止泻。

【主治】脾虚湿盛证。饮食不化，胸脘痞闷，肠鸣泄泻，四肢乏力，形体消瘦，面色萎黄，舌淡苔白腻，脉虚缓。

参苓白术散是《太平惠民和剂局方》上的，这个方是以四君子汤为基础发展出来的常用方。

病机分析：主治是脾虚湿盛。一般来说，脾虚都会有段时间，所以才形体消瘦。就脾虚的程度比起益气健脾的四君子汤证来讲，脾虚要重，脾湿要盛，水湿积聚也较盛，而以脾湿造成的泄泻、妇科带下这类为主。当然有些也可以有下肢轻微的浮肿，但主证第一个是泄泻，湿盛泄泻。原因是脾虚以后，脾湿不化，造成湿较重，这是这个方的特点。除了泄泻，妇科也常用。基础的脾气虚见证，应该照样存在，而且较重。从舌象上来说呢？因为湿重，苔白腻。脉呢？或者软弱虚，或者缓脉，缓脉也可以，是虚而夹湿的表现。

治法：参苓白术散体现了益气健脾和渗湿止泻，它的化湿和利湿力量较大，补气健脾也在四君子汤的基础上经过加味增加了。

方义分析：从组成结构来看，人参、白术、茯苓、甘草，所以分析以四君子汤作基本结构。也有的方义分析把四君子汤加山药，包括莲肉，看做一组，都有补脾作用，而且山药、莲米本身还有固肾的作用，特别是山药固肾。它有湿重，带下量多，清稀这个特点，包括脾虚不能运化水谷精气，水湿下流，要有一种固摄，所以它既健脾益气，也有固肾的特点，当然把山药、莲米看做臣药也可以，和扁豆、苡仁相结合作臣药，增强补脾除湿作用。扁豆既能化湿也能利湿，苡仁除了补脾之外，以利湿为主，所以君药、臣药相合，应该说在补气和除湿方面力量大得多了，而且用山药这一类，上可以润肺，中可以补脾，下可以固肾，照顾比较全面。

这个方里佐药有砂仁和陈皮，砂仁、陈皮都有化湿作用，能够化湿和胃。湿邪重，除通过淡渗之外，还可理气芳香化湿。此外，和胃降逆，可防止气机升降失常。桔梗和甘草，桔梗在这里有两个意义：一个开宣肺气，本身有助于化湿；一个补脾养肺，使全方补脾养肺，培土生金，既是佐药，又是使药，有引经这种作用，载药上行。后来这个方常用于小儿脾胃虚弱，造成脾肺气虚，不能防御外邪，经常反复外感，是个治本之方。桔梗载药上行，体现脾肺同治，培土生金，这是方义分析当中的重点之一。甘草既是佐药，能够帮助益气，又是使药，调和药性。

这个方子可以用汤剂，从传统来看，用丸剂的比较多，服用时间较久，疗效才能好，才能巩固。我们除了用于泄泻以外，还经常用于妇科的带下量多。病程较长的,用这个方作为缓治,也是常用的。像小儿慢性气管炎反复发作,特点就是平时一发作,痰量很多,咳喘,反复感冒。感冒引动,一般发作期吃汤药控制,比如说华盖散,有时候结合苓甘五味姜辛汤,这类配起来表里同治。控制了以后,马上配参苓白术散,一般最少吃三个月,长则半年。其实这种治法是根本的,很重要的。我在 20 世纪 80 年代观察了不少这样的小孩,在小学一二年级的时候,用这类丸药给他服,结果稳定了,不大发了。后来一直读到中学,甚至到大学,他的老毛病很少了。很小的孩子,比如一岁多经常咳喘这种,也可以用参苓白术丸,大概坚持吃到像六七岁,七八岁,直到断根。当然这个方也在配丸药的时候,可以结合黄芪、升麻这类升提的药,因为本身湿盛以后,这种脾湿都是反映在下部,如带下、泄泻,结合一点升提药更好一点。

辨证要点:临床运用方面,要有一组基础的气虚见证,加上湿重,苔腻脉虚缓,以泄泻为主。

随证加减:如果久泻,一般来说可由气虚涉及阳虚,所以表现在久泻,特别是儿童,消化不好,可以出现手足发冷,一般可以将干姜、肉桂这类药适当配一些,实际上是和理中丸结合并用了。

【附方】

七味白术散(《小儿药证直诀》) 人参二钱五分(6g) 茯苓 炒白术各五钱(各12g) 甘草一钱(3g) 藿香叶五钱(12g) 木香二钱(6g) 葛根五钱至一两(15～30g)为粗末,每服二钱(6g),水煎服。功用:健脾益气,和胃生津。主治:脾胃虚弱,津虚内热证。呕吐泄泻,肌热烦渴。

七味白术散也是一个《小儿药证直诀》上的方,后世也载了很多,这个方是常用的。它在脾胃虚弱的基础上,以胃气不和为主,所以表现为呕吐泄泻,实际上从用药来讲,藿香、木香都有一定和胃作用。在健脾益气基础上和胃生津,所以用了葛根。

补中益气汤
(《内外伤辨惑论》)

【组成】黄芪病甚、劳役热甚者一钱(18g) 甘草炙,各五分(9g) 人参去芦,三分(6g) 当归酒焙干或晒干,二分(3g) 橘皮不去白,二分或三分(6g) 升麻二分或三分(6g) 柴胡二分或三分(6g) 白术三分(9g)

【用法】上㕮咀,都作一服,水二盏,煎至一盏,去滓,食远稍热服。(现代用法:水煎服。或做丸剂,每服 10～15g,日 2～3 次,温开水或姜汤下。)

【功用】补中益气,升阳举陷。

【主治】

1. 脾虚气陷证。饮食减少，体倦肢软，少气懒言，面色萎黄，大便稀溏，舌淡，脉虚以及脱肛、子宫脱垂、久泻、久痢、崩漏等。

2. 气虚发热证。身热，自汗，渴喜热饮，气短乏力，舌淡，脉虚大无力。

补中益气汤，既是常用方，又是代表方。前面讲了参苓白术散是脾虚湿盛，也涉及脾湿下流，脾湿下流这种泄泻、带下。补中益气汤，李东垣所讲也有脾湿下流，但这两方治法上是差别很大的，有很多类似症状，但治法上却有很大不同。

病机分析：补中益气汤的病机为脾虚气陷，用升阳举陷治疗脾虚气陷，这个概念是李东垣建立的。当然后世的张景岳、张锡纯在此基础上，都相应制定了一些方，像举元煎、升陷汤，但一般都承认补中益气汤在治疗脾虚气陷上是一个开创。在甘温除热法方面，在治法上也是个开创。这当中他建立了一个"阴火"的理论，很多人非常重视地在研究，但到现在说法还没有统一临床的主治和这个方的组成，直到现在还有一些悬而未决的问题，比如李东垣书里的"阴火"，说得很多，他的几本书里到处说到阴火，用它来解释"气虚发热"，一共说了四十多个地方。"阴火"，一看肝火也有，胃火也有，肾火也有，他都叫阴火。这些不作为本科讨论的重点。

主治、临床运用涉及哪些方面？主证是脾虚气陷证。气的五大功能中有固摄功能，气陷，本质上是失于固摄，表气不固，气不能固摄则自汗。气机下陷以后形成的泄泻，下陷我们就要升举，体表失固，我们就要固摄。补中益气汤所主治证候的病机是脾气虚以后，侧重在固摄方面的功能降低。那固摄哪些东西呢？其实它临床主治涉及固摄气、血、津液，还包括肾精的精。各种气、血、津、精、神，以及脏器的疾病都涉及这个方的运用。

补中益气汤的主治，第一组，食少便溏，少气懒言，体倦肢软，包括面色萎白或萎黄，这是一组基础的脾虚见证。教材主治里面，除了基础脾虚见证之外，它有一组气陷以后脏腑下垂的表现。人是直立的，气机的固摄力量不够，可以出现脱肛、子宫脱垂，中医过去叫阴挺下脱，属妇科。那胃下垂呢？古代没有 X 光，过去描述叫脘腹坠胀，但很多是指的胃下垂。第三组是气虚不能固摄津液、血液的症状，包括皮下出血，补中益气汤经常用于气虚不摄血出现的皮下出血，现代的血小板减少性紫癜、过敏性紫癜，用补中益气汤也是很好的。可以有气短，还可以有自汗，自汗也是一种津液不固；可以有早上起来一阵头晕，眩晕，清阳不升。所以固摄是多方面的，精神、神志疲乏，神志恍惚，这种升举固摄，也能固摄心神。所以说脾虚气陷，不能简单看做脏腑的下垂，或者久泻、久痢、崩漏这几样。固摄是涉及人体里的组织，在失固以后不能维持一定部位，以及基础物质气、血、津、精、神等多方面的失摄,所以有两部分构成。我们教材把气虚下陷失血、脏器下垂和基础气虚见证并列为三条,三个部分,实际上应该是两个部分。

关于气虚发热证,这是历来讨论比较多的。李东垣把这种虚火、虚热叫做阴火。《内外伤辨惑论》里提到"阴火者,心火也",他就联系到心,但是再一翻他那四本书,《脾胃论》《医学发明》《兰室秘藏》《内外伤辨惑论》,这四本书里,到处都在说阴火,阐述各异,所以到现在搜集他写阴火的资料越多,就越弄不清他说的什么。最后人们概括他讲得比较直接点的,就是一种清阳下陷,脾湿下流,郁遏下焦阳气,化火上攻。脾虚清阳下陷,脾湿水汁下流,下焦是元气所在的地方,脾湿郁遏下焦阳气,化火上攻,这造成一阵燥热,这种气虚发热。这是他所谈的。我们现在还有一种解释就是脾虚清阳下陷。脾虚清阳下陷是指脾虚清阳下陷在下焦,郁而化热。提法上有点差别,但都跟脾虚,水湿有关。现在临床上怎么把握这个呢? 实际上这种燥热都在上午发生,活动一下,一阵燥热,伴随出汗,休息一下就好一些。热的程度不重,往往手心有点热,手背不热。这个要和外感发热相区别。

临床上对气虚发热的描述挺多,但我最有体会的就是说这类发热有个特点:上午发热居多,而且还有遇劳则发。这类体质病人他不是说劳动强度要很大才发,而是稍微活动,他身上就出现了燥热,而且这类热往往不是以体温升高为特点。譬如小建中汤里说的发热,稍微坐一坐、静一静,它就没有了。从发热特点来说,很多参考书上强调手心热为主,而且补中益气汤证发热还有一个特点,一有燥热来,它伴随一定有汗出,汗出气短,这是对气和津液的固摄力量减弱了。所以通过健脾益气,升举清阳,脾湿不下流了,这个原因减除了,燥热就可以得到控制,是这个意思。这类气虚发热,要甘温除热,大家临床经验不同,我体会遇到的气虚发热体温都不是很高的。但遇到过用当归补血汤时正是有一例体温比较高,39℃以上。病人在住院,发热一周反复、西医和西医院的中医科控制不下来,我当时判断就是结合有气虚、发热、血虚、阳浮,所以用了当归补血汤加减。说到甘温除热法,这个方是个代表方,像当归补血汤、补中益气汤都是李东垣制定的。这两个方都是甘温除热的一个代表,用药也是以甘温为主,但是大家比较公认补中益气汤是代表方。小建中汤也体现了甘温除热,但是不作为代表方。

方义分析:这个方,是四君子汤,去掉茯苓作为基础的,而黄芪,在方中比例较大,其他都用几分,很少一点。李东垣整个习惯用量都很小,补中益气汤总量才用到两钱八分到三钱多一点之间,就相当于现在整包药在 10g 左右。但黄芪比例是最大的。一般用补中益气汤来说,黄芪量大,固摄力量才好。黄芪跟人参用法不同,两者都能补脾肺之气,但黄芪有比较明显的一种固摄作用。而且黄芪

211

功效多面,可以治水肿,还可以托里排脓。用于固摄,用量比例较大。如果要补脾肺之气,一般用量就够了。我们用黄芪,要强调它的固摄作用,那起码要用15g以上。四君子汤加黄芪去茯苓,这一组益气,黄芪用量比例偏大,增加固摄作用。

陈皮舒展气机,理气又能化湿。当归能够养血,因为血虚、气虚到一定程度血肯定也不足。既能养血,又能活血。那陈皮、当归的应用使整个方剂补而不滞。升麻、柴胡,前面多次提到,它们体现出肝脾气机的升举,保证在益气基础上这种升举作用,而且用量小,能够升发清阳,升发肝的清阳、脾的清阳。20世纪70年代就做过这方面实验。当时的实验就是用这种类似于人脏器下陷特点的模型。用升麻、柴胡和人参、黄芪、白术、甘草这两组比较,同时又用这两组药合方来观察,这样的三组比较结果如何呢?单用人参、黄芪这一组,有升举作用,但升举作用维持时间只有4~6小时,维持时间短,力量小。升麻、柴胡组呢?单用这两味药来升举,很奇怪的,没有升举作用。这两个方合起来以后,升举作用比较明显,持续时间也长,两三天作用还在,以后慢慢地作用消退,这个可以作为一种参考。

整个方八味药,是益气升陷相结合。再用当归和陈皮,理气和血,照顾比较全面,就成为一个名方,很多药厂都生产补中益气丸。

生　脉　散

《医学启源》

【组成】人参五分(9g)　麦门冬五分(9g)　五味子七粒(6g)

【用法】长流水煎,不拘时服。(现代用法:1剂煎3次,1天服完。)

【功用】益气生津,敛阴止汗。

【主治】

1. 温热、暑热,耗气伤阴证。汗多神疲,体倦乏力,气短懒言,咽干口渴,舌干红少苔,脉虚数。

2. 久咳伤肺,气阴两虚证。干咳少痰,短气自汗,口干舌燥,脉虚细。

生脉散的出处,有人认为是《千金要方》,有人认为出自李东垣《内外伤辨惑论》,现在把它确定下来是出自张元素的《医学启源》。

病机分析:生脉散,不管是用于暑热汗多,或者用于久咳肺虚,都是以气阴两伤为病机的。张元素是用在久咳肺虚方面的。李东垣把生脉散用于暑热汗多。人参、麦冬、五味子,这几味药,唐代用得比较多。《千金要方》《外台秘要》里的这些药就比较多。特别五味子的使用在唐代用得很多。孙思邈直接提出来五味子是个保健药,可作为热天保健药。唐代比较气候温暖,夏天较热,所以耗气伤津汗出多。孙思邈说:"夏月常服五味子,令人延年。"说明唐代就已经认识到五味子敛阴、生津、敛气,对暑天气阴不足,气阴两伤是比较适合的。至于久咳肺虚是到了金由张元素归纳的。这个教材把两项主治都结合起来。暑热汗多,耗气伤阴,反映出暑热蒸迫津液导致多汗,多汗以后,气随汗泄造成短气、神疲乏力气虚特点。所以气阴两伤表现比较典型。

暑热耗伤气阴,这个病机跟前面清暑益气汤证是不是有一点像呢?清暑益气汤,从病机来讲,还是暑热耗伤气阴,都是汗多,都是气短,都是神疲乏力的,脉也都是虚数,舌象可以舌红少苔。那两者运用、主治区别在哪里呢?区别还是很大。虽然都可以用于暑天,但是清暑益气汤证,关键点是暑热还在,还有发热,所以它是清补兼施,配黄连、知母、西瓜翠衣、荷梗、竹叶清暑热,这方面的药力还是很突出。而生脉散益气养阴,是纯补无泻,用于暑热之后引起的正虚,暑热一般不明显。这是两个主治的一个差别。

在久咳肺虚气阴两伤方面,久咳肺虚,气阴两伤,还是一个以虚为主,气阴两伤。所以咳嗽虽然有,但干咳少痰,甚至于无痰。痰多不宜使用。咽干口燥、神疲乏力、气短,一咳就汗出这都是气阴不足的表现。

治法:从主治来看,突出强调的是正虚。它的作用就是益气生津敛阴止汗,当然敛阴止汗更突出。

方义分析:人参在这个方里,是君药。如果阴伤为主,汗多、阴伤、咽干、口燥突出,用西洋参;如果气虚症状突出,可以用人参。麦冬和人参相配,气阴双补。五味子这个药也很重要。因为它敛阴止汗,敛肺止咳,两方面兼顾。所以这个生脉散的基本结构,体现了气阴兼顾。在久咳肺虚或者暑热汗多的后期,正虚无邪状况下使用。

辨证要点:证治要点是气阴两虚当中的一些共同特点,以体倦,气短,咽干,舌红,脉虚为主。

随证变化:仍然有虚热的,热不重可以偏凉的西洋参代替人参。病情急重的,可以加重全方用量,临床可以用生脉注射液。

生脉散除了用于这种热病、暑病后期,引起气阴两伤,或者咳嗽气阴两伤之外,现代很多时候是用注射液的形式,心血管系统的病变或者休克的抢救,效果还是确凿的。

使用注意:本方针对病机为纯虚无邪,外感引起的因有外邪不适用;本方针对气阴两伤证,虚热盗汗这类不适合使用。

玉 屏 风 散

《《医方类聚》》

【组成】防风一两(30g)　黄芪蜜炙　白术各二两(各60g)

【用法】上㕮咀,每服三钱(9g),用水一盏半,加大枣一枚,煎至七分,去滓,食后热服。

【功用】益气固表止汗。

【主治】表虚自汗。汗出恶风,面色㿠白,舌淡苔薄白,脉浮虚。亦治虚人腠理不固,易感风邪。

玉屏风散的用量,历来讨论很多。因为收载玉屏风散的医籍有30多本,但是用量历来都并不统一。这30多本书里的玉屏风散,黄芪、白术、防风,都当过最大量的药。历代这个结构,这三味药,同时出现来治疗自汗,很多书里都有,有很多没有写这个方名,但用量都不同,这只有靠大家在临床体会当中来灵活使用。但是它治疗表虚自汗的疗效是公认的。

病机分析:它的证候是气虚引起表虚,表虚不固自汗。主治围绕两个方面,一个是表虚之后,津液外泄自汗;一个方面是外邪入侵,容易感冒,易感风邪。这是卫外之气不足以后,可以出现的两个方面。人体的防御就像国境线上的边防军,那就有两种可能,一种是人家攻打进来,一种是自家人逃出去。所以,表虚自汗,易感风邪就是主治的两个方面,都是表虚不固造成的。

在临床表现上,和很多治疗自汗的方比起来,玉屏风散证不同之处,在于有一组基础气虚见证。尽管程度可以不同,但是有气虚表现,譬如面色萎黄或萎白、四肢无力、短气、脉虚软,再加上或者表虚不固的自汗。或者容易反复感冒。在临床判断的话,这种自汗和桂枝汤证的自汗很重要的差别,就是有没有一组气虚、表虚的表现。桂枝汤用于外感风寒表虚证,那是有邪的。张仲景用桂枝汤还可以治疗病常自汗出者,既没有其他明显内伤病,也没有外感,也不发热。那桂枝汤治疗这类的自汗,和玉屏风散怎么区别呢? 桂枝汤治疗的是体表的营卫不和,营卫失调,没有基本的一组气虚见证,这个是和玉屏风散的区别。

治法:针对证候,气虚就要益气,益气固表止汗。

方义分析:这个方里的黄芪为君,补气固涩,固表,止汗。在这个的方里,黄芪用到二两,用它做散剂。防风和黄芪比,应当说是黄芪比例量大的。但也有些书里防风量大,甚至把防风作君药。他们说玉屏风散,防风有个别名叫屏风,所以防风作为君药,但多数医家不主张这个意见。黄芪在方中比例大,是补气基础上固摄、固表。白术为臣药。白术有一定的益气作用,重点是帮助脾的运化、运脾燥湿,它还能止汗。如果用于祛湿、燥湿、止汗,一般用生白术;用于健脾胃,一般用炒白术;如果用于消积,多用焦白术。所以这里一般用生白术,既可以健脾益气,又能帮助止汗。防风能够疏散、防御风邪。同时脾虚之后有湿,除了用白术燥湿,防风能够祛风胜湿,也有一定祛湿作用。尤其是体表常自汗的人,出了汗以后容易招致表湿,防风能祛风湿、御风、防御外邪入侵,为佐药。

这个方的用药与打仗类似。黄芪摄卫固表,相当于建个屏障;白术健脾益气治本,相当于不断自己增加生产,增强实力;防风相当于巡逻队,保护屏障,防止外敌入侵,同时可以把里头的敌人赶出去。所以三味药虽然简单,但由于它防御外邪,固表止汗效果比较确凿,很珍贵,珍贵如玉,所以叫玉屏风散。

配伍特点:整个方是以补为主的。所以放在补益剂,补中有敛,敛中有散,补气当中有固摄,白术还能够有收敛止汗作用。整个方是用来治疗自汗的,同时用防风还有疏散作用,祛风胜湿,防御外邪。

辨证要点:主要是自汗。用恶风、面色㿠白来概括这种气虚的一般表现,舌淡脉虚。

完 带 汤
(《傅青主女科》)

【组成】白术一两(30g)土炒　山药一两(30g)炒　人参二钱(6g)　白芍五钱(15g)酒炒　车前子三钱(9g)酒炒　苍术二钱(9g)制　甘草一钱(3g)　陈皮五分(2g)　黑芥穗五分(2g)　柴胡六分(2g)

【用法】水煎服。

【功用】补脾疏肝,化湿止带。

【主治】脾虚肝郁,湿浊带下。带下色白,清稀如涕,面色㿠白,倦怠便溏,舌淡苔白,脉缓或濡弱。

完带汤出自《傅青主女科》,傅青主生活在明末清初。傅青主不仅对中医很有贡献,在哲学界也很有影响。他的哲学思想主要是偏于道家学派的。医理源于道。古代医家如果精通古代哲学的话,往往可以成为一个医学大家,傅青主就是其中的一个。

病机分析:这个方的主治中,脾虚脾湿下流形成白带,机理很清楚,但是肝郁你就看不出来。但在用法上又是健脾调肝相结合的。所以要理解这个方,就要结合傅青主对白带的认识,他对带下的认识有自己的理论。他认为,白带形成是湿盛而火衰,火衰失于温化,肝郁而气弱。肝脾同病,脾土受伤,湿土之气下陷,是以脾精不守,不能化荣血以为经水,反变成白滑之物。由阴门直下,欲自禁而不可得也。这里谈到什么呢？白带来源于脾虚不运。但是白带的形成，和肝气郁结不能助脾胃运化有关。所以他认为病机肝脾同病。针对治疗方面，他肯定要辨肝脾同治，而且基于此，形成了以完带汤为代表的方剂。

傅青主认为，白带量多脾湿下流，是风木闭郁土中，风木是肝，不闭郁土中，那脾气只能升发，意思就是用疏肝的方法帮助脾胃升发清阳。这是组成这个方的一个指导思想。所以肝郁之后，产生的病变的机理，首先为木不疏土，导致脾虚。当然这个证在临床往往表现为脾虚很突出，有一组基本的脾虚表现。同时肝郁以后脾不能升清，加上脾虚不运，就湿盛。湿浊下注就造成带下量多。所以从病机来讲，完带汤是针对的脾虚肝郁。在临床上病人可以有肝郁的表现，也可以从症状上不明显，他是从带下形成的机理来推导这个病机和主方的。所以从带下的主治证来讲，它必然由两组构成，一个有基础的脾虚见症；第二个是白带量多，气虚，脾不健运造成的湿浊下注，往往比较清稀，无臭味。

治法：治疗方面既要益气健脾，帮助脾运化水湿；又要通过疏肝解郁来帮助肝的升发。脾能升清，加上脾的运化来治疗这种脾虚带下。治法为补脾疏肝结合，化湿止带。疏肝的作用有两个：一是帮助脾胃运化，脾虚之后，往往肝脾不和。二是疏肝有助于脾的升清。

方义分析：这个方还是建立在四君子汤的基础上的，以健脾补气的四君子汤为基本结构。所不同的是把白术、苍术同用，增加燥湿运脾的作用。又用了山药，那山药在这个方里用量也较大。用它既能补脾又能固肾。带下，从妇科看，是带脉失固，所以用山药也能固肾。这样在四君子汤基础上加上山药，又用苍术，他不用茯苓，因为明末清初这个时代受补中益气汤影响，认为茯苓是健脾渗湿的，可以增加脾湿下流这种趋向。不用茯苓用车前子，车前子既能泌别清浊，又能够利湿。但它利湿的起点是小肠、膀胱以下的，起点不是脾胃，不会促使脾湿下流，而是对脾湿下流形成的带下，有渗湿泻浊的作用。所以这个用药上也充分考虑了药物的归经。

一般这类脾虚病程较长，气虚可以影响到阴血的不足，芍药在这里是体现了补气当中结合益阴养血，这是一个方面。第二个方面，白芍和柴胡相配有调肝的作用。实际上这里面又结合了疏肝、健脾、养血的基本结构。陈皮、柴胡、荆芥穗这一组，柴胡可以升举清阳，还可以调肝；黑芥穗，一个是有疏肝作用，《傅青主女科》里他自己解释，用芥穗的目的是为了疏肝。此外，黑芥穗还带有一点收涩作用。黑芥穗和柴胡相配，既能够疏肝，又能够升清阳。陈皮是理气化湿。甘草益气，加上调和药性。整个方在治法方面是肝脾同治，同时体现了升降兼顾，有升清降浊作用；既益气、补脾调肝，又化湿泻浊，标本兼顾。

216

这个方用药总体上比较平和,适合于脾虚日久,带下量多,服用时间可以较长。所以是妇科治疗白带的一个常用名方。傅青主从构思到治法汲取了调和肝脾的理论,而且汲取了李东垣升举清阳的方法。用药上认真斟酌,而且继承了李东垣四君子汤不用茯苓的用法,他这里不用茯苓改用车前子都是经过考虑的。包括燥湿、化湿、渗湿,三焦分消,这多种祛湿的手段也是综合的。特别柴胡、芥穗的相配,也是升举清阳、疏肝,这样来肝脾同治。后来也成为人们常用的疏肝升清的结构。在妇科方面这是一个很重要的方。

配伍特点:寓补于散,寄清于升,培土益木,肝脾同治。体现肝脾同治,升降兼顾。同时既扶正,调肝脾为主,又泻浊,标本兼顾。

辨证要点:这个方现在是以脾虚带下专病专治为主的。带下清稀色白,舌淡苔白脉濡缓,反映出气虚不化湿这种带下的特点。

随证加减:如果有寒象,寒性收引凝滞,患者有小腹疼痛,可以适当加一些温里的炮姜、茴香这一类药。带下病久涉及肾,可以增加补益肝肾药,还可增加带脉的固涩作用,加带有收涩作用的牡蛎、龙骨这一类药。

使用注意:湿热带下这个方是不能用的,它偏重于脾虚带下。如果增加温化的药物,也可以用于寒湿带下。

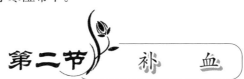

第二节 补 血

补血剂针对血虚证。补血分为直接补血、间接补血两类。中医的很多补血方剂实际上从治法角度来说,围绕着的是脾肾。过去我提到过人体的生化系统,先天生化系统是肾,后天生化系统是脾肺。脾肺,尤其是脾,认为是后天之本更受重视,所以脾肾就成为先后天生化的很重要两个系统。肝是调节系统,心是一种控制系统。

血虚证一般分为心血不足、肝血不足,这两方面比较突出。心血不足可以心悸,血不涵养心体可以心悸怔忡,不能涵养心神可以精神恍惚,血虚也可以导致失眠、健忘。肝血不足,一方面影响到月经,肝血不足血海空虚,月经量少、延期,甚至于因虚致瘀,产生虚性的痛经,或者血瘀。血虚之后,必然影响到肝的升发,肝血不能上荣头面,可以出现头晕目眩,视物昏花,那是肝血亏虚的表现。所以血虚分为心肝血虚。

直接补血有没有用补血药? 补肝血,芍药入肝经,熟地入肝肾,那可以直接补血。直接补血往往用四物汤,当归、芍药、熟地、川芎合起来,那前三味都涉及有直接补血作用,而且是四味药全部都入肝经,体现的是补肝血。但四物汤后面我们要讨论,它的功用主要是养血调血,治疗血虚血滞。实际上,直接用补血药补血在临床上这种用法并不多,用得最多的是间接补血。第一个是补气,益气生血用得很多。比如补血用归脾汤,那都是补气药占有很大部分。除了益气补血之外,还要结合补肾,也是间接补血,肾精肝血互相转化,精血同源,肝肾同源,所以这又是治疗血虚证的一个方法。其实我们常说熟地养血作用好,其实它能够滋肾填精补髓,同时也有养血作用,体现精血同源,肝肾同源,并不是专门补肝血。另外,补血也常常结合活血药,瘀血阻滞,新血不生,祛瘀能够生新。因此我们用补血药的同时,往往配合补气,肝肾同治,同时要配伍一定的活血药,使补而不滞,同时针对因虚致瘀者,祛瘀可以生新。补血剂里也适当配行气药,使得这个方补而不滞。因为补血药不少都带有阴柔特点,带有滋腻特点,像地黄,用的时候往往配少量砂仁或陈皮,理气化湿,能使补血能够补而不滞,这是补血剂用药的特点。

四 物 汤

(《仙授理伤续断秘方》)

【组成】 当归去芦,酒浸炒(9g) 川芎6g 白芍9g 熟干地黄酒蒸(熟地黄已有成品,干地黄即生地黄晒干,12g)各等分

【用法】 上为粗末。每服三钱(15g),水一盏半,煎至八分,去渣,空心食前热服。(现代用法:做汤剂,水煎服。)

【功用】 补血调血。

【主治】 营血虚滞证。头晕目眩,心悸失眠,面色无华,妇人月经不调,量少或经闭不行,脐腹作痛,甚或瘕块硬结,舌淡,口唇、爪甲色淡,脉细弦或细涩。

四物汤历来被看做养血调经的基础方。

病机分析: 四物汤证的病机是血虚血滞。看起来,血虚、血滞是各自孤立的两个概念,但实际上这种因虚致瘀的情况很多。如果把我们的血脉比如成自来水管,你们看自来水管里水少了,水流变慢,经常都会流出黄水和水垢水锈来,那血也是这样,血脉当中,血液不充,因虚往往导致血滞。这个方不是单纯补血,而是补血和血、补血活血两者的结合。

从表现来看,它主要反映了心肝血虚,侧重在肝藏血不足。肝血不能上荣于头面,头晕目眩,面色无华。心悸,是血不能涵养心体;失眠,是血不能涵养心神,都是心体、心神失养的表现。肝血虚,肝主筋,其华在爪,失去肝血濡养可以出现唇淡或者面色无华,都是血虚表现,甲枯往往是血不养筋。舌淡,脉细弦或细涩。

也反映出血虚血滞的状况。

这个方主治当中围绕营血虚滞,这是一般的血虚见症。妇科方面主要涉及月经,所以说它是调经的基础方。月经方面体现为血海空虚不足,冲任虚损。冲为血海,任主胞胎。妇科方面如果说阴血不足,冲脉不充,就可以血海空虚,造成月经匮乏,月经量少,甚至于经血无源,造成闭经。冲任不固,造成胎动、下血、漏下。所以血虚之后可以血滞,血滞瘀血可以导致出血。血虚之后气必少也,也能反过来加重气虚不固。由于血虚之后可以继发引起血滞,血行不利可以造成血虚夹有血瘀这种不通则痛,偏虚证的痛经。不管是心肝血虚,还是妇科血海空虚,都是一种血虚兼血滞的表现。

治法: 既然病机是血虚兼有血滞,那不仅仅要补血,还要调血,调有调畅的意思。补血和活血相结合,人们往往又叫它和血,当归既能补血,又能活血,就是比较典型的和血之品。

方义分析: 这个方是补血方面的基础方,反映出养血方面的基本配伍结构。一般认为熟地为君药。但这个方在很多书里它用法不同,看起来其他药都可以当君药,当君药量就大,功效侧重点就变化了。所以如果我们从补血角度的安排君、臣、佐、使,熟地当君药是大家公认的,它既能够补血,能填精补髓,精血互相转化,肝肾同治。芍药、当归都能养血,还都能止痛,在这里芍药能够益阴养血,当归补血活血,能够增强熟地的养血作用,而且使熟地补血的同时补而不滞,为臣药。川芎作为佐药,它不能直接补血,但如果是血瘀,瘀血不去,新血不生,血瘀引起血虚,川芎能间接补血。但在这里主要是活血行气,为血中之气药。这四个药,古人认为,当归、川芎为血中之气药;熟地、白芍为血中之血药,以补养为主,补血活血并用,考虑比较全面。这是一般君、臣、佐药基本结构的分析。

它又是调经的基础方,月经不调和痛经,不外乎分为血虚为主或者血瘀为主。当归是调经的要药,月经不调以当归为君药,那它的量就相对大一些。芍药、川芎作为臣药,因为都能调经止痛。熟地养血,作为佐药。

这个方还可以用于活血化瘀,加上桃仁、红花即桃红四物汤,不就是活血化瘀的基础方吗?如果用来作为化瘀的话,川芎可以作君药,当归、芍药可以作臣药,白芍改赤芍。川芎、当归、芍药是后来用于活血化瘀的基本药物。熟地考虑活血而不伤新血,用量减少,作为一个佐药。这又是一种结构。

用于血瘀引起腹痛要止痛,芍药可以作君药,擅长于缓急止痛。当归、川芎增加它止痛的作用。那地黄也可以作佐药。所以针对血病的不同情况,汪昂说这个方,"四物地芍与归芎,血家百病此方宗"。灵活运用药物用量,安排君、臣、佐、使。过去有些认为谁当君药、臣药、佐药,君臣用量二比一,臣佐之比二比一,这个太机械了。以哪方面功效为主的话,哪个就作君药,那它的量就应该大。

四物汤这个名称,有人认为四物是四类的意思,不同类,认为这四个药都是血分药、都入肝经,但治疗方向各是一类的代表。所以四物汤是四类结合在一起,要灵活运用的,不是固定的。像这个方里利用的地黄、芍药相配,当归、川芎相配,这类都是历来的一种基本伍配结构。围绕着养血、活血、止痛、调经这几个方面,它们各有特长,要灵活结合运用。汪昂说"血家百病此方宗",用就是指这个方要灵活运用的意思。不同的历代医籍四个药用量各不同,有的四个药各等分;有的熟地八两,芍药、当归四两,川芎二两,也有这样的,也并不统一。各个时代的医家根据自己的用法确定用量。

配伍特点:全方偏温,温而不燥,滋而不腻,补血而不滞血,行血而不伤血,因为它配了川芎、当归。熟地较滋腻,临床使用时很多都是用砂仁同拌,能够减少它的滋腻,便于服用久一些。否则以熟地为主的方,吃一段病人气滞作胀,就受不了。所以要注意补而不滞,滋而不腻。

辨证要点:它以基础的血虚兼症为运用基础,也就是说你不管是用来补血,用来调经,她应该有基本的血虚见症,血虚型的。面色无华,头晕心悸,唇甲色淡,舌淡脉细,这类都是常见的心肝血虚最基本的表现。

使用注意:如果有阴虚发热,血崩气脱这类就不适宜使用了。

【附方】

桃红四物汤(《医垒元戎》,录自《玉机微义》。原名"加味四物汤") 即四物汤加桃仁(9g)、红花(6g),水煎服。功用:养血活血。主治:血虚兼血瘀证。妇女经期超前,血多有块,色紫稠黏,腹痛等。

四物汤加了桃仁、红花以后,相对活血力量大了,侧重于活血化瘀。桃红四物汤用赤芍,川芎,赤芍、桃仁和红花,就成为后世王清任活血化瘀的四大金刚了,王清任一系列的活血化瘀方里,川芎、赤芍、桃仁、红花最多,这就从桃红四物汤来。当然结合当归或者当归尾这种结构用得很多。本方活血化瘀力量很好,效果很确凿。地黄在这里就起到活血不伤血的作用,改为生地以后还可以针对血瘀化热,它不但可以使活血不伤血,有养阴补血作用,而且它还可以清血热。桃红四物汤是一个活血化瘀的基础方。

当归补血汤
(《内外伤辨惑论》)

【组成】黄芪一两(30g) 当归酒洗,二钱(6g)

【用法】以水二盏,煎至一盏,去滓,空腹时温服。

【功用】补气生血。

【主治】血虚阳浮发热证。肌热面红,烦渴欲饮,脉洪大而虚,重按无力,亦治妇人经期、产后血虚发热头痛,或疮疡溃后,久不愈合者。

当归补血汤是一个代表方。我们临床上现在单用这两个药的确很少。它重点是个代表方,代表了一种学术思想。

病机分析:主治证是血虚阳浮发热。是血虚,血不载气,阳气浮越于表这种发热。那首先要了解血虚为什么会发热,血虚补血为什么重用黄芪?为什么用黄芪不用人参?它为什么是代表方?代表什么理论呢?

血虚为什么发热?了解这个机制,这个方的构成才能够理解。血虚涉及气血的相互关系,血虚到一定程度,有些慢性消耗性的疾病,或者一次出血量较多的,造成了气血之间阴阳相互维系平衡被打破。在正常情况下,气要摄血,血要载气,常说的"气为血帅",是包括了气能生血、气能行血、气能摄血,血液能在脉道里边正常的运行,靠气的固摄。一般这个方治疗的几类病,一类是慢性病引起阴血消耗;或者产后失血;或者疮疡时间长,像脓水流漓这类,它引起阴血不足,阴血不足到一定时期,当然也有月经这种情况,像经血过多也可以,造成血不载气,阳气浮越于体表,形成一个发热。我有时把气血关系比作汽车和司机的关系,汽车运行要靠司机开车,气要行血,而司机必须是坐在车上开,又使血要载气。一旦血丧失了,阴血亏了,那就气无所附,出血,就像汽车翻出去了,司机也就没有地方坐了,浮越于外,所以这类症状主要是一个发热,当然这类病人都有阴血消耗,或者阴血亏虚的病史。从症状来看,古人说它证像白虎,有的说证同白虎。就是说它表现出来的临床证候类似于白虎汤证,但不是白虎汤证。它可以有发热,甚至有的还很高,可以有出汗,阳气外浮,可以有口渴,但这种口渴呢,一般是喜欢喝温热的。脉,白虎证脉洪大,而当归补血证这种血虚阳浮的发热,洪大而虚,按之无力。所以从现象上看,类似于白虎证,但从本质和四诊的体查,它就有很大区别。特别是发热,从我自己几十年用当归补血汤的例子当中,真正像白虎汤那样的高热,我觉得只有一例,多数热象并不高。

这个方里边重用黄芪,为什么重用黄芪?一般的血虚证,有血虚失去濡养的基本病机,跟当归补血汤证病机是不同的。当归补血汤证病机是血虚以后,血不载气。血失濡养和血不载气在病机上是两个概念。所以黄芪在这个方里既能补气生血,又能补气摄血,要用它的固摄力量,因此用量较大。原方黄芪五倍于当归,用黄芪多的原因是因为主要目的是固摄浮阳,同时还有益气摄血作用,并不是单用来生血。后面要讲归脾汤里的黄芪,那主要是补气,气血双补,补气以生血,这两个方作用重点不同。当归补血汤里谁作君药?多数认为从益气摄血、固

221

摄浮阳角度,应该是以大剂量的黄芪作君药,如果黄芪量减少了的话,黄芪补气生血,当归本身是养血的,那这样的结构就应该是当归为君药,以补血为主,而不是固摄浮阳为主,所以对这个方来说,量具有决定性。这是血虚发热证为什么重用黄芪的原因。

这个方补气为什么用黄芪而不用人参呢?用黄芪在这里不仅仅补气,更重要是固摄,从固摄力量来讲,黄芪是很突出的。历来用黄芪,除了补气固摄,过去还用黄芪来活血,包括黄芪桂枝五物汤这类治血痹,特别唐以前,除了补虚治虚劳,很多利用它活血方面作用。像外科的专科方书《刘涓子鬼遗方》里边十多个地方都用黄芪,一共用一百几十个方,用的比例就很高,用在外科疮疡这些里头,除了补气,托里排脓,它还很多涉及一个畅通血脉的问题。所以在这个方里,它既能固摄,又能活血,和当归同配以后,补而不滞。当然有人说黄芪偏温,甘温,温燥,在临床使用当中,我们实际用时还是注重配伍,制约它的温燥。因为它用量大了以后,容易助热。这个方在临床使用中退虚热,有时候能收到意想不到的效果。

这张方是李东垣的,在血虚阳浮当中,通过大剂量的补气固摄浮阳,也是代表了甘温除热的创造,这个方病机为血虚阳浮。主证中,发热是它的一个主证。证像白虎,类似于白虎的意思。就从我们刚才讲到的,它的发热特点一般来说没有白虎汤证高。口渴,不喜冷饮,咽干口燥,喝水量不多。脉呢?看起来脉大,按之乏力,有这个特点。所以病机是血虚以后,阴不能维阳,阳无所附,阳气浮越于体表。

这个方临床上用于像中医外科痈疡肿毒,特别是化脓时间长,脓水流漓,这时候发生的热,虽不高,但是有很多带有血虚阳浮的这种特点。当然,当归补血汤证,有人说是有汗,有人说是无汗,阳气浮越于表,不能固摄,加上虚热热势蒸迫,临床可以有汗的,这也是讨论当中的一个疑点。发热,可以是无形消耗可以引起劳倦内伤,引起阴血不足所致;也可以是急性大出血,气无所附,导致阳气外越,造成发热。这是具体的像脉洪大,脉虚,按之无力产生的机理了。所以这里多数伴有汗出,是阳气外浮,机表失固以后,津液外泄造成。

方义分析:这个方里的黄芪,历来的看法是它除了固摄浮阳,益气摄血外,还能益气生血,但主要的是固摄浮阳。如果用来益气生血的话,用不了那么大的量。这两味药如果从益气生血出发理解的话,和当归在一起,那一般认为当归应该作为君药。失血用补气方法来是强调,强调固摄,"有形之血不能速生,无形之气所当急固"。从这个角度它也有摄血的作用,益气可以摄血。这是黄芪的作用。

用量特点：原著要求黄芪比当归是5：1。在一些补血的方里，当归和黄芪用量都是中等用量，用来补血。当归在临床上，我们一般用做臣药、佐药这些都是6g以内，所以用量当归是不宜过大的。

辨证要点：肌热。肌热就是说发热，但不强调这个热非常高。口渴喜温饮，面赤。脉大而虚，重按无力。脉可以洪大，重按起来偏虚，无力。

随证加减：妇女经期月经过多，或者产后兼一些外感的发热，头痛，产后本来有血虚，兼外感，那更加容易形成头痛发热，可以加一些温和的疏散表邪药。在外科疮疡久溃不愈，难以收口，气血两虚又有余毒的，加一些清热解毒药，那这时候的黄芪不仅可以治疗这类发热，还有帮助生肌，托毒排脓的作用。在遇到出血，用它来益气摄血的时候，还可以加一些收涩止血的药，像龙骨、山茱萸、阿胶这类。

使用注意：这种虚热要和阴虚发热在发热的特点、脉象、兼夹证这些方面进行区别。

病案举例：至于出血引起阳气外浮的发热，我过去遇到过类似的情况，而且是高热，印象很深。我当时给函授大学的学生上课。函授大学的一个女学生，她和丈夫都在卫生系统工作。这个女学生坚持读书，同时又工作，怀孕后在西医医院生的孩子，产后感染，发烧，一下就到39℃，出汗也多，发烧较高，心烦，面红。那西医院有中医科，就用银翘散、白虎汤这一类清热泻火，同时也结合一些清热凉血的。用药后热势起伏，降下来一些又升上去，到产后一周的时候，小孩子都出院了，产妇还出不了院，家属就请我去看。我当时想了想，要结合益气摄血、固摄浮阳，于是就开了一个方，还是用石膏、丹皮这些，但是与黄芪、当归合用，黄芪量相对多一点，用到20g，还没有到当归的5倍。因为医院的规矩，开了处方要当地医院医生签字，那里医生就说，哎哟，黄芪这么大量，她发烧这么高，这怎么行呢？我说她是血虚阳浮，阳浮火旺，要清热泻火和益气固摄浮阳相结合，双向调节。但是后来他们还是不敢签字。结果后来学生自己拿这个处方，到外面药房去抓了药以后，自己熬了送来。吃了药以后，逐渐烧就开始退下来，而且出很多汗，后来热势控制了以后，休息几天就出院了。后来他们家属才跟医生说，我们吃了邓老师有黄芪的方，我当时看这类病也还五十岁不到。通过这个例子，大家可以体会，证像白虎，这种特点是有的。

223

归　脾　汤
（《正体类要》）

【组成】白术　当归　白茯苓　黄芪炒　远志　龙眼肉　酸枣仁炒,各一钱

（3g）　人参一钱(6g)　　木香五分(1.5g)　　甘草炙,三分(1g)

【用法】加生姜、大枣,水煎服。

【功用】益气补血,健脾养心。

【主治】

1. 心脾气血两虚证。心悸怔忡,健忘失眠,盗汗虚热,体倦食少,面色萎黄,舌淡,苔薄白,脉细弱。

2. 脾不统血证。便血,皮下紫癜,妇女崩漏,月经超前,量多色淡,或淋漓不止,舌淡,脉细弱。

归脾汤的分类,教材和参考书有些把它放在补血剂,也有放在气血双补里边。这个方关键立足点在心脾两虚,补脾为主,加上它益气摄血,治疗脾不统血常用,这个教材之所以放在补血,是认为它通过益气生血代表这种治法,补血力量多一些。《方剂学》高级丛书把它放在气血双补,也有道理。

病机分析:主治的证候是心脾两虚,具体来讲是脾气虚和心血虚。脾气虚为主,心血虚主要表现在不能涵养心神,所以治法里边是心脾兼顾,补益心脾,益气养血兼顾,是这个特点,这是主治的第一条。临床表现里边它会有一组基本的脾气不足的表现,比如食少,四肢无力,体倦乏力,饮食减少,面色萎黄或萎白,舌质淡,反映出有气虚的特点。那作为心血不足,心血不能涵养心神,不能涵养心体。不能涵养心神可以失眠,健忘,这个方是治疗虚性失眠常用的方;作为不能涵养心体可以心悸怔忡,这是心脾两部分最基本的表现。结合起来反映了一种气血两虚,心脾两虚。

对出血证来讲,理论上各种气虚不摄血,以脾气虚为主的这类气不摄血都可以使用。但在临床上以下部出血为主。便血、尿血、崩漏、月经过多等脾气虚、脾不统血这个类型的出血,往往血质比较清稀,血色比较黯淡,反复发作,虽然来势不猛,但时间可以挺长。而且这个方也能用于皮下出血性紫癜,所以在内科、妇科方面的血证中经常使用,它的机理就是通过益气来固摄,益气摄血,治疗脾不统血,这是归脾汤证的第二个主治。

这两个主治实际上核心是气虚比较突出,整个方补气力量较大,相对而言,养血力量是第二位的,它是通过益气来达到生血的目的,气虚以后不固摄才出血,气虚生血不足才血不养心,关系是这样的。所以总体是脾胃气虚,脾失健运,不能化生血液,心血不足,那就造成心神失养、心体失养。脾胃气虚以后,脾不统血,就造成这类出血了。

治法:这个方是益气补血兼顾,用药来说,应该说是益气为主。健脾养心,心脾同治,健脾比较突出的。这个方用于脾不统血这一类,可以不用其中的养心安神药,然后增加止血的药物。

方义分析:这张方仍然是用四君子汤为基础用来补气,加黄芪。人参、黄芪同用,补脾肺之气,增加补气生血的力量。这里茯苓可以改为茯神。后来有些书里载的归脾汤本身用的茯神,原方用的是茯苓。

臣药可以看做两组,龙眼肉、当归是补血为主,龙眼肉也能养心;酸枣仁和远志都有酸收,有安神定志的作用,酸枣仁也能养血,养肝血,和远志合用是常用的安神定志组合。所以臣药方面,体现了养血安神为主。

木香这味药,有些方论认为配木香尤妙,那是由于全方疗程比较长,为慢性疾病,用人参、黄芪、白术、当归这类,时间长有温燥的特点,或者壅滞的特点。这个方里用点少量木香来疏通气机,并不是要它来行气止痛。疏通气机主要是全方可以补而不滞,带有通补的特点。生姜、大枣调和气血、调和脾胃。甘草调和药性,又能帮助人参、黄芪、白术益气补脾。

这个方照顾的面很宽,各个方面都照顾到了,是一个常用方。临床上很多慢性疾患的治疗都用丸剂,如归脾丸、人参归脾丸,很多传统药厂都生产这个药。

配伍特点:体现了心脾同治,重点补脾。气血兼顾,我们前面讲了重点补气。心脾同治,治脾为主;气血并补,是补气为主。补气养血方中佐以木香,使全方补而不滞,这是这个方的配伍特点。

辨证要点:心悸失眠,体倦食少,用这两个来反映心脾两虚,心脾同病,气血不足;便血、崩漏是反映气虚不摄血的出血;舌淡,脉细弱是一般的气血不足的佐证。

随证加减:崩漏偏寒的,就要增加温涩的力量,炮姜炭、艾叶炭,都偏温,有温涩,能增加这种温涩止血的作用。崩漏偏热,要用寒凉凉涩的方法,加生地炭、棕榈炭,或加阿胶珠既能养血,又能止血。血小板减少性紫癜、皮下出血,可以加紫草、仙鹤草一类,既能够凉血,或者收涩止血,又不留瘀了。至于再生障碍性贫血,很多都涉及肾,要加可以滋肾,同时能止血的增加温肾补精作用的阿胶、肉苁蓉、补骨脂这类。

病案举例:这里谈到出血,归脾汤仅仅是中医常用治疗失血,治疗心脾两虚,治疗血虚证的一个方,只能说是治疗血虚证的一个方面,临床上不能够一遇到血虚,就只用它。你看中医对血的生化的认识,直接补血的四物汤并不是典型的补血方法,像归脾汤这类益气补血的是用得比较广。除此之外,补肾、填精补髓的方法也是用得较多的。而且针对的这类血虚证,在临床相对难治一些,像再障一类的,那更复杂。《黄帝内经》讲到,肾精肝血转化,精血同源,它认为血液的完整生化过程,五脏都涉及;"中焦受气取汁,变化而赤,是谓血"。认为脾肺是生血的基础物质。如果脾肺气虚,气不生血,受气取汁,生化来源不足,当然会血虚,那这类用健脾益气生血方法。另外它认为,这些基础物质是在哪里变成血的?"奉心化赤"。这个心是哪里?实际上《黄帝内经》描述了,"血者神气也"。而且这一基础物质运行从大的经脉到络脉到孙脉,通过节之交,通过气穴,穴位都是在关节交会地方很多,它就是节之交了,进入骨髓。骨髓里边,它把先后天的东西结合起来,"五谷之津液",那是后天脾肺产生的基础物质,"五谷之津液,和合而为膏者,内渗入于骨空,补益脑髓,而下流于阴股",下流于阴股反映出在肾。就是说最后有个肾藏的精和脾肺的五谷津液这个结合在一起,"内渗入于骨空"。所以《黄帝内经》里谈这个过程,就是说化血基本物质,应该说是脾肺肾,先后天生化系统提供的。而这火呢?很多医家认为"奉心化赤",这是肾,这个火是命门之火,热力来源。由此产生了治疗血虚,特别像再障一类比较困难的,要涉及温肾阳的方法,要涉及填精补髓的方法,要涉及疏通肝血,调节肝藏血功能,这一材料不能正常运输,不能够奉心化赤,还涉及活血以生血,活血化瘀,这样的生血方法。这都是近几十年来研究再障治法里对治法的功效扩展,形成的一些治法类型。血液生化的机理比较复杂,涉及各脏,如果针对这一环节就可以开拓一些新的综合的治疗方法。这个意思说明,归脾汤能够治疗血虚,主要是治疗血虚产生的物质基础不足,治疗以脾胃为中心。至于用归脾汤治疗的脾不统血,我们在运用这类方的时候,也发现了一些就是说脾不统血和肝不藏血之间的辩证关系。有些病情顽固的病人,光从脾不统血角度去考虑效果不见得好。

针对脾不统血的治法和针对肝不藏血的治法结合起来,我举个病例。一个高中女生,不断地牙龈出血六年,家里也说不清从哪天开始的。牙龈出血量挺多,白天顺着流就咽下去,晚上睡觉就流出来,和口水流出来,被子枕头上就淡红的一片。到处找医生看,好一些,但还是经常流,只是量少了,颜色淡。她用过的处方,当地的、地区的、省里都有,像归脾汤这类用得很多,也有用黄土汤,凉血方面的,连十灰散这类都用过。清热凉血一类,考虑的是肝不藏血,像归脾汤、黄土汤一类,考虑的是脾不统血,两组方看起来用药一个温,一个凉,治法机理相差很大。但是看以前的方,就这两大用法,中间加一些收涩止血药。这个病人由于长期失血,经常头晕,记忆力各方面都受影响,面色、口唇、舌质颜色都偏淡了。那一看这个表现,首先考虑肯定是归脾汤。我说你们用了那么多归脾汤了,好好坏坏解决不了,我再开个归脾汤,可能就有效,也不会持久,还是走老路。那就要想个新路子。我脑子里在想,考虑脾不统血基础上,可能包括肝不藏血的这个继发病机。脾不统血,长期的失血,阴血不足,肝藏血也会不足,肝藏血不足,肝脏特别强调阴阳平衡,那失去平衡就会造成肝旺,那这个时候,疏泄太过,整体的脾不统血基础上产生内含有继发肝不藏血的因素。所以当时我就说,把这两类方结合起来行不行? 讲了这个就要处方了。我跟抄方的医生说,先开归脾汤,龙眼肉、枣仁这类可以不要,换几个药,就加什么呢? 白茅根、侧柏叶、荆芥、枳壳。其实这个思路就是把槐花散里边的槐花换成白茅根,适合于治上,上部在出血,用小量的枳壳,降气,也可以引血下行。结果这个方吃了后来比较好,她还有出血现象,但不是天天有,早上起来有的时候被子比较干净了,明显比以前少,而且有时候看起来,牙龈那里出来淡红色有一层,流出来明显少,就继续用这个方,后来也加过阿胶,以后一共用了半年多,基本上控制了,但她体质差一些,又给她调理体质,最终用药大概是一年,平时调理还是归脾丸这一类,但控制病情那一段是配了凉血止血的。所以肝不藏血、脾不统血两者应该说中医的基础病机,看起来对立的,它可以彼此有继发。前面讲过月经机制里边闭藏疏泄的关系,像滑胎治法里是一直抓闭藏问题,还是抓疏泄太过的问题呢? 后面涉及这一类的双向调节的方法,很多方里都体现到了。

第三节 气血双补

气血双补针对的是病机为气血两虚的,所以我前面讲过,严格地讲,归脾汤证,也有气血两虚特点。通过益气生血,益气补血结合治疗。

炙甘草汤(复脉汤)

《伤寒论》

【组成】甘草四两,炙(12g)　生姜三两,切(9g)　桂枝三两,去皮(9g)　人参二两(6g)　生地黄一斤(50g)　阿胶二两(6g)　麦门冬半升,去心(10g)　麻仁半升(10g)　大枣三十枚,擘(10枚)

【用法】上以清酒七升,水八升,先煮八味,取三升,去滓,内胶烊消尽,温服一升,日三服。(现代用法:水煎服,阿胶烊化,冲服。)

【功用】益气滋阴,通阳复脉。

【主治】

1. 阴血阳气虚弱,心脉失养证。脉结代,心动悸,虚羸少气,舌光少苔,或质干而瘦小者。

2. 虚劳肺痿。干咳无痰,或咳吐涎沫,量少,形瘦短气,虚烦不眠,自汗盗汗,咽干舌燥,大便干结,脉虚数。

《伤寒论》原文,"伤寒脉结代,心动悸,炙甘草汤主之"。它反映了阳气阴血

227

都不足,病位核心是在心。所以它分类有时放在气血两虚,有时放在阴阳两虚。

病机分析:心肺,这两个系统的气阴、气血两虚。对肺来讲,一般叫阴虚,不叫血虚。因为肺朝百脉,百脉朝肺,一般不提血虚。作为心来讲,主要是心的阳气不足不能温通,阴血不能涵养心体,所以阳气不足不能温通,就会脉结代,有间歇。阴血不足,不能涵养心体则心动悸,这里用两个临床表现来概括这种气血两虚、阴血阴阳不足的状况。所以脉结代、心动悸反映了阳气不能温通血脉,阴血不能濡养心体。作用于心来说,教材主治的第一条是用于脉结代、心动悸。阴血不足,阳气不足,心失所养,主证是脉结代,心动悸。兼证是阴阳不足,譬如虚羸少气,有气短气虚的特点。舌光少苔,舌质干、瘦小,说明阴血不足。

第二条主治是用在肺痿。肺痿有一种咳吐涎沫,胸闷不舒的特点。中医的病叫肺痿,现在没有对应的这个病,所以实际上是一组症状。这个肺痿,有虚寒型的、有阴虚型的,以虚居多,在这里就说气阴两虚,阳气不足,阴血不足,造成有一定的虚火灼肺。虚火灼肺,肺叶易焦,形成肺痿。主治第二项讲的仍然是有阳气阴血不足,造成了肺叶枯萎。当然这里阴不足的成分多一些,作为肺痿在这个证型当中,和甘草干姜汤治疗的肺痿不同,甘草干姜汤也可以治疗肺痿。但是它虚寒为主,寒重。而这个肺痿,肺中阴液不足,有一定虚火。肺痿,咳吐涎沫,阴阳都不足。特别阴津缺乏,干咳无痰。即使咳吐涎沫量也很少,跟虚寒肺痿不同。由于阴血不足,形瘦兼有气虚,短气,可以发生自汗、盗汗。气阴不足,咽干舌燥,大便干结,脉虚数,反映一定的虚热现象。所以有的把它也归结到虚热肺痿。但是这种阴伤虚热,也有阳气也不足,不能温化的方面,和麦门冬汤这一类典型阴虚肺痿不同。

治法:这个方用了阴阳两组药物。实际上这个方阴阳双补,还是从桂枝汤阴阳双向调节思路来的。

方义分析:历史上对君药的认识,一直有两种理解。一种理解认为地黄是君药,它的原因是阴血不足,不能涵养,而全方也是养阴力量较强,地黄用一斤,用量最大。所以依照力大者为君这个观点,上一版的规划教材坚持要用地黄为君。当然有好多老师意见还是炙甘草为君,现在中医药学高教丛书的《方剂学》就以炙甘草为君。以炙甘草为君的道理,第一点,炙甘草的用量是四两,在仲景用甘草量最大的;第二,炙甘草在这里不仅配人参、桂枝合起来辛甘化阳、增强人参益气作用,而且量大,缓急作用比较强,能够针对心动悸、缓急。从甘草是大剂量的,名称又叫炙甘草汤,用炙甘草命名说明非常重视炙甘草。而炙甘草的用义,一个是可以缓急,大剂量在这里缓和心动悸。另一种理解是,下面的药物是阴阳两组,甘草在这里可以调和阴阳两组,又能缓和心动悸、缓悸,从用量上,从方名上,从它的作用上,它应该属于君药。我是赞成这个观点的。

后面这两组药物,一组是人参、桂枝、生姜、大枣。人参、桂枝、生姜、大枣偏重于温补阳气。桂枝带有温补、温通的特点,桂枝温通血脉。人参可以补气,和炙甘草相配,甘温补气,补充心气不足,或者在肺胃气阴两伤当中,补充肺气虚损的一方面。姜枣调和气血、调和脾胃。在补气方里带有调和,增加补益的作用。所以生姜和桂枝、甘草系列配伍,仍然有辛甘化阳的作用。另一组是地黄、麻仁、阿胶、麦冬,这四味药基本上都是阴柔之品,常用的补血养阴的药,相当于在桂枝汤里芍药的地位,那这个方为什么把芍药去掉呢?因为考虑到病在胸中,心动悸,不宜用酸敛的芍药。所以仲景遇到脉促胸满,胸满去芍药,这是他对芍药用法。所以后来这个方到温病用的时候,加减复脉汤,不涉及心动悸,就把阳药的一组去掉,又把芍药加回去了。所以实际上生地、麻仁、麦冬、阿胶,体现了益阴养血,有滋阴养血作用。这样两组,八个药,益阴、益阳,由甘草把它调和起来,形成阴阳双补、气血兼顾。这是一个基本的结构。后来温病学派利用这个方来养阴为主的时候,就去掉了阳药,然后加芍药,增加益阴养血作用,形成了加减复脉汤。阴不足更甚,阴虚动风,三甲复脉汤系列就出来了。当然这个衍化过程,《温病学》要讨论了。但可以看出仲景这种阴阳双向调节的思想。

这里用点清酒是为了药力布散,可以把它看做使药。药力较快的布散,能够促进血行,有助于使全方补力更大。从温补角度来说,这种力量较大,所以不至于补而壅滞了。人们也说其中有地黄,有麦冬,地黄、麦冬得酒良。所以用酒和地黄、麦冬同用,能够更好地使这两个药发挥作用,减少滞腻的特点。

辨证要点:脉结代,心动悸。这个方现代也是用于心律不齐,这在临床上有确实的效果。在辨证当中,虚羸少气,舌光色淡少苔,这是反映基本气阴不足的根据。

随证加减:心动悸,同时伴随心神不安,有虚有实,虚证多用养心安神定悸,可以加酸枣仁、柏子仁养心安神;实证要结合重镇安神定悸,加磁石、龙齿这一类。如果用于心气虚,这阴阳两组药调整当中,偏重于心气不足,炙甘草重用,增加人参用量。偏于阴血虚的,譬如脉虚数,阴血不足,有一类虚热现象,加重生地、麦冬。心阳偏虚,阳气不足,反映出手足不温、易冷这类特点,可以加肉桂、附子。阴虚内热比较重,有虚热、虚火的,人参可以改成西洋参。如果用于肺痿证,要减去阳药的一组,也可以用沙参。虚热较重,形成火旺的,要加知母、黄柏一类滋阴降火。

【附方】

加减复脉汤(《温病条辨》) 炙甘草六钱(18g) 干地黄六钱(18g) 生白芍六

钱(18g)　麦冬不去心,五钱(15g)　阿胶三钱(9g)　麻仁三钱(9g)　上以水八杯,煮取三杯,分三次服。功用:滋阴养血,生津润燥。主治:温热病后期,邪热久羁,阴液亏虚证。身热面赤,口干舌燥,脉虚大,手足心热甚于手足背者。

　　《温病条辨》加减复脉汤,实际上就是把一组阳药去掉了,留下甘草,加入芍药。它是把阴阳双向调节的方去掉阳药成了滋阴养血、生津润燥的方,与保胃气存津液这个思想有关。温热病伤阴耗气,伤阴为主,温热病的后期,由于邪热久羁,阴液亏损较重,产生的一组阴虚津伤表现,阴虚津伤表现有虚热,加减复脉汤就成为温病学派常用的一个基础方。

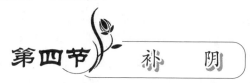

第四节　补　阴

　　五脏都可以有阴虚,那作为阴的根本——肾阴,又叫元阴,元阴就是本来的阴。元阴、元阳都是内寓于肾精之中的。泛义的阴虚,它有层次的不同。我们一般分类,大的譬如肺胃阴伤,肺、胃这两个系统阴伤,那涉及胃为水谷之海,后天摄入水液化生津液一个本原。通过肺的宣降,能够水津四布,五津并行,水润到全身。作为肺脏来讲,外来的气候变化,内在五脏产生的热熏蒸华盖,都容易伤到它的阴。因为它不耐寒热,所以包括像胃阴不足,土不生金,都能够引起肺胃的阴伤。所以涉及后天之本这一脏腑,除了脾以外,除了脾胃的胃以外,还要涉及肺。我们经常提到的阴伤里层次较浅的,肺胃阴伤,那这类治法,主要放在治燥剂中。肺胃经常说养阴,很少说滋阴。如果较重的就是肝肾阴虚,肝肾阴虚往往要说滋阴。

　　补益剂里的补阴,基本都涉及肾阴不足为主。由于肾阴不足,水不涵木,所以肾阴不足,往往肝阴也不足。肝肾阴虚就成为这一节补阴的最基本病机。所以涉及补阴、养阴,整个教材有两部分是这个重点。肺胃阴伤在治燥剂,肝肾阴虚是在补阴这一节。

　　阴虚就会有不同程度的虚热。阴不制阳产生一定虚热,特别肝肾阴虚,产生虚热就很明显、很突出。我们说肾藏精,内寓元阴元阳。肾精化气,肾阴、肾阳这两个概念,不是单独的,是寓于肾精当中的。所以经常说到肾精亏虚不等于肾阴虚,说到肾阳虚不等于肾气虚,这几个临床证候是有差别的。肾精虚是一组基础表现。我上面提到过肾阴、肾阳、肾气里,都会有这个表现。肾精亏虚,腰膝酸软、耳鸣、健忘。肾精要生髓、养骨充脑。肾精虚以后,肾精不足,可以出现生殖系统的一些病变,像生长发育迟缓、小儿五迟等等这一类。但是没有明显反映出偏寒、偏热特点的。肾阴虚、肾阳虚呢？本身兼有肾精虚的表现。所不同的是在这里，侧重在阴的成分不足以后会产生阴不制阳的一组虚热表现。如果肾阴虚重了，要引起其他脏腑病变，或者肝肾阴虚，或者肺肾阴虚、虚火灼肺，或者心肾阴虚。虚火扰乱心神，虚火下扰乱精室，上又扰乱精神，心肾两虚，就涉及五脏，因为五脏之阴津非此不能滋也。如果肾阴不足，一般涉及肾阳不足，涉及阳气蒸发水液，水液代谢；肾主水，肾阳不足，得不到温煦，得不到温化。同时肾阳虚往往又叫命门火衰，有生殖系统的问题，涉及火不生土，脾肾阳虚、水肿泄泻这方面的问题，这侧重在这个。它就体现为虚寒再加上具体的一些证。肾气虚呢？也有肾精不足的基本表现，再加上肾气固摄特点，气有固摄功能，肾气又要纳气，涉及呼多吸少。它有这种基本特点，按照推理加减可以来确定肾精虚、阴虚、阳虚、气虚的基本证型。那这里说明啊，肾阴虚以后，有基本肾虚见证、肾精不足的见证，又加上虚热的特点，虚热又可以分为两个档次。一般的肾阴不足，阴不制阳的，叫虚热内扰，虚热内扰强调的热，而不是强调的火。如果虚热内扰严重了，叫虚火上炎，或者叫阴虚火旺。提到火旺或者虚火上炎，这个火往往在上部。所以一般的虚热内扰，有阴虚特点的心烦躁扰、五心烦热，这一类是一般的肾阴虚表现。如果虚火扰动精室，失眠、多梦、遗精等等，还是虚热内扰。如果说明显上部表现出来，而且火热，阳热现象很重，成为火旺，特别在上部，如果颧红面颊赤，肯定是火旺了。骨蒸潮热，在这个基础的肝肾阴虚证里可以见到。阴不制阳引起虚热生，骨蒸，从骨往外透，蒸透出来。但骨蒸潮热比较重，加上盗汗，有很多医家认为这就是火旺了。火为热之极，虚热内扰程度重啊。所以肝肾阴虚，阴虚它有一个层次不同。六味地黄丸一类，强调虚热内扰，它用滋阴为主来和阳平衡，阴不足，阳亢。滋阴以涵阳，它并没有直接地降火、清热。大补阴丸和知柏地黄丸一类，就有阴虚火旺，虚热，甚至于发展到虚火程度比较突出。所以过去本科同学学习到补阴，感觉症状经常描述不清楚。提到火旺，一是火为热之极，一是火有上炎之势，有这一特点，再加上基础的阴虚见证，那就是阴虚火旺了。所以在我们讲补阴针对的阴虚证，第一个主要指肝肾阴虚，这一节主要指肝肾阴虚为基础虚热内扰或虚火上炎，这是反映的程度不同。

在用药方面，都是以滋养肝肾，滋阴药为主。再结合清虚热药，或者降虚火药，当然阴伤涉及五脏，相应的有五脏的滋阴清热方剂。有很多可以根据滋补肾阴的基础方来调节，那我们配伍滋阴药的时候要考虑到哪些问题呢？滋补肝肾之阴和补肺胃之阴不一样。因为作为肝肾之阴，肾阴是内寓肾精之中的，阴不足涉及肾精会亏，而且补阴同时要考虑阴阳平衡。所以，在这个补肾阴当中，除了用填精补髓、补肾精、滋肾阴的药以外，还要考虑到一定的温阳，也就不能过于寒

231

凉。所以滋补肾精方很多偏温,像六味地黄丸中熟地这类,体现了阴阳兼顾。这就是就张景岳讲的"善补阴者,必于阳中求阴"。阴阳兼顾,六味地黄丸为什么里边补阴用熟地?它是温性的,但是作用又是阴柔的,滋阴养血,体现了阴阳兼顾。同时,用于肝肾阴不足,阴不足就会产生肾浊占居其位。所以在补益肝肾之阴不足的前提下,还用一定的利水药来泻肾浊,这也是常用配伍方法。后来张景岳组方有自己的思想,他强调药力要专一,要峻补,所以他创制的左归饮、左归丸,就把三泻去掉了,增加补益力量,但这样加减之后,后世有说好,有说差的。说好的说它是峻补,这是一种专补、峻补的方法,不错。但大家都承认不宜久服,脾胃差的不能用,那说明什么?说明慢性病服用阴药的过程当中,更应该注意的是补泻兼施。

六味地黄丸(地黄丸)

《小儿药证直诀》

【组成】熟地黄八钱(24g)　山萸肉　干山药各四钱(各12g)　泽泻　牡丹皮茯苓去皮,各三钱(各9g)

【用法】上为末,炼蜜为丸,如梧桐子大。空心温水化下三丸。(现代用法:亦可水煎服。)

【功用】滋补肝肾。

【主治】肝肾阴虚证。腰膝酸软,头晕目眩,耳鸣耳聋,盗汗,遗精,消渴,骨蒸潮热,手足心热,口燥咽干,牙齿动摇,足跟作痛,小便淋沥,以及小儿囟门不合,舌红少苔,脉沉细数。

六味地黄丸是滋补肝肾阴虚的一个基础方,也是名方。

病机分析:它的主治应该说由两部分构成。一部分是肾精不足的基本表现。由于肾精内含元阴、元阳。阴的成分不足,叫它阴虚而不叫精亏,是由于它有虚热内扰,由于它除了反映肾精不足,还反映阴不制阳,虚热内扰证。腰膝酸软,头部眩晕、耳鸣耳聋、脚跟疼,牙齿松动,不仅仅是肾阴虚有,肾精亏一样有。小儿囟门迟闭,这反映出一种五迟证。肾精不足,加上虚热内扰,就是典型的肝肾阴虚证,它手足心热,五心烦热,口燥咽干,骨蒸潮热。这里讲的骨蒸潮热,程度是不重的。骨蒸潮热,如果热很高,临床上有时候这种虚热可以达到 38.5℃ 以上。出现这个,往往要考虑火旺,火为热之极。特别是伴随有明显的盗汗,规律性的持续盗汗,这是有火旺了。一般盗汗较轻,骨蒸潮热热度不高的,都属于虚热内扰,虚热扰乱精室,可以遗精、滑精。肾精不足可以肾虚牙痛。虚火上炎的牙痛,伴随着牙龈溃烂,甚至灼伤肺络出血。阴虚的消渴,在肾阴不足基础上,也涉及中焦的阴伤。舌红少苔,脉细数,是肾阴虚,以及阴虚火旺共有的佐证。六味地黄丸是个基础方,针对的基础病机从两部分组成来体会。一部分是肾的肾精不足,基础物质不足。一部分是阴不制阳的虚热内扰证,这样就是肾阴不足证。如果虚火突出,或者虚热较旺,有上炎之势,那就叫阴虚火旺证。

方义分析:整个方可以分为两组。第一组是以补为主的药。君药熟地,熟地能够滋补肾阴,又能养肝血,体现肝肾同治,也针对了肝肾同源,不仅是滋肾阴补肝血,还能够填肾精,在方中用量最大。臣药是山茱萸和山药,山茱萸、山药分别用来补肝补脾。这个方说起来三补——肾、肝、脾兼顾,实际上它是围绕着肝肾阴虚,通过补脾、补肝来间接地增强补肾作用,不能说它同时补肾、肝、脾,应该这样理解。山茱萸是酸温的,它可以补肾精,补肝血,同时它酸收,有个收涩肾精的作用。山药能够补脾,还能固肾。山茱萸补肝是针对了肝肾同源,精血同源。山药补脾是考虑到脾为后天之本,脾气充足了,五脏六腑之精下归于肾,能够增加滋养补益肾精的作用,所以熟地、山茱萸、山药这三味药结合,体现了肾肝脾三阴并补,其目的是补肾,所以说它以补肾为主。

在三补之外,又配伍三泻。三泻属于佐药,其目的一是考虑到肾虚之后会相应产生病理产物,虚中兼实,因虚致瘀产生病理产物的消除问题,第二个是为了补益药物用的时间可以长久一些,作个缓之、缓图,所以补而不滞,滞而不腻,是这个意义。总的来说三泻作用,既有协同作用,又有佐制作用。具体来讲,肾阴不足可以产生肾浊,泽泻和熟地相配的话,体现出它能够泻肾浊,这是它的协同方面。同时,泽泻的淡渗,能减少熟地的滋腻。丹皮凉血清热,治疗血热、虚热常用,所以针对虚热内扰,它可以清肾虚所产生的虚热。第二个,它和山茱萸相配,山茱萸酸温,入肝肾经,丹皮入肝经,能凉血,能够制约山茱萸的温性。所以它也存在相互协同又制约的关系。茯苓淡渗利水,它和山药相配,使山药的补脾能够结合健运,单补脾,不健运,服用时间长,可以使得脾胃气机壅滞,用茯苓的健运和山药的补脾合作,体现出健运、补益相结合,而且茯苓的淡渗利水也可以使得山药补而不滞,这是茯苓的含义。

配伍特点:佐药和君臣药相配体现了三补三泻兼顾,扬长避短,所以这个方从配伍的特点来讲,就涉及两个方面,一是这个方是肾、肝、脾三阴并补的,二是此方是以肾阴为核心,补肾为主。三补三泻同用,以补为主。用量特点上是三补为主,比如说,原方用熟地作为君药,用八两,两味臣药,补肝、脾,都是四两,佐药用三两,体现了以补为主。

辨证要点:腰膝酸软,头晕目眩,代表了基本的肾虚。阴不足,不能制阳,咽干口燥,舌红少苔,脉细数,这是肝肾阴虚当中都有的舌脉表现。

随证加减：六味地黄丸清虚热力量较小，对于虚热内扰，虚热轻证比较适合，也适合久服。如果说阴虚火旺的，那就要结合擅长于滋阴，清热，退虚火的药物，特别是后面要说到的知柏地黄丸，加知母、黄柏这一类药。此外，六味地黄丸毕竟是补肾阴的，其中三补，像熟地、山药这些比较滋腻，容易使气机壅滞，所以脾胃虚弱，或者脾胃气滞的容易阻滞气机，里面要结合一些运脾，特别是化湿行气的药。

六味地黄丸常用于以肾阴虚为主的下焦证，消渴，那要增加补阴成分，同时有的涉及气阴两伤，可以加补气药，特别这个方加一点活血药久服效果更好。阴虚以后容易阳亢，阴虚阳亢可以引起头晕头痛，肝阳偏亢引起风阳上扰，气血逆乱，头晕头痛，所以经常加潜阳平肝的钩藤、天麻、菊花、首乌这类。对像动脉硬化、痉挛这一类，它也可以出现头晕，头痛，可以结合一些丹参、葛根，丹参可以养血活血，葛根升清阳。但这里更主要是参考现代药理研究中葛根在心血管方面的一些作用，这也是和现代研究的辨病相结合了。

这个方作为基础方有填精补髓的作用，特别像熟地，滋补肾精，所以可以用于老年痴呆这一类。因为它是涉及一个肾精不足，不能生髓、养络、充脑，所以要增加这个填精补髓药。像龟版胶、鹿角胶都是动物的血肉有情之品，所以有较强的填精补髓作用。老年痴呆这类还涉及肾精不足，肯定有湿浊、肾浊，所以不是光补，还要开窍化痰，化湿浊和活血通络相结合。虚火扰动精室，既要清降虚火，滋阴降火，又要结合芡实、金樱子、牡蛎这类收涩药，这是常用加减。

左 归 丸

《景岳全书》

【组成】 大怀熟地八两(240g)　山药炒,四两(120g)　枸杞四两(120g)　山茱萸四两(120g)　川牛膝酒洗蒸熟,三两(90g)　鹿角胶敲碎,炒珠,四两(120g)　龟版胶切碎,炒珠,四两(120g)　菟丝子制,四两(120g)

【用法】 上先将熟地蒸烂,杵膏,炼蜜为丸,如梧桐子大。每食前用滚汤或淡盐汤送下百余丸(9g)。(现代用法:亦可水煎服,用量按原方比例酌减。)

【功用】 滋阴补肾,填精益髓。

【主治】 真阴不足证。头晕目眩,腰酸腿软,遗精滑泄,自汗盗汗,口燥舌干,舌红少苔,脉细。

左归丸一般以自学为主,一般简要地把左归丸的特点跟六味地黄丸比较。

左归丸实际上就是在六味地黄丸组成的基础上,君药、臣药,前面的三味都是跟六味地黄丸一样,用法、用量是一致的,去掉三泻,增加了血肉有情之品的药

234

物,能够填精补髓,加了鹿角胶、龟版胶(现用龟甲胶),能够补肾精,菟丝子涩肾精,枸杞滋阴养血,牛膝补肝肾,壮腰膝,所以这个方补益力量非常强,峻补肾阴,填精补髓,它是一种峻补,可以说纯补不泻,对于纠正肝肾阴虚,精髓不足力量很大。这个方补益力量大,也就是针对阴精不足程度较重,真阴不足。虽然叙述的症状和六味地黄丸很多是相近的,有真阴不足,也有虚热内扰,但是程度一般更重。

但这个方只宜短期服用,稍有好转就要增加制约它滋腻的药物,使它补而不滞,或者短期服用,如果长期服用,最好改用六味地黄丸。用这个方很受限制,一般这类肾精不足,肾阴虚的病人病程比较长,脾胃也虚,所以这样的大队滋阴药品联用的话脾胃往往受不了,容易造成腹胀,便溏这些副作用,所以它的特点是纯补无泻。仍然体现出善补阴者,阳中求阴,而且是峻补法,纯补无泻。运用当中,脾虚便溏的不宜使用。

大补阴丸(大补丸)
《丹溪心法》

【组成】熟地黄酒蒸　龟版酥炙,各六两(各180g)　黄柏炒褐色　知母酒浸,炒,各四两(各120g)

【用法】上为末,猪脊髓蒸熟,炼蜜为丸。每服七十丸(6~9g)空心盐白汤送下。(现代用法:上4味,碾为细末,猪脊髓适量蒸熟,捣如泥状;炼蜜,混合拌匀和药粉为丸,每丸约重15g,每日早晚各服1丸,淡盐水送服,或水煎服,用量按原方比例酌减。)

【功用】滋阴降火。

【主治】阴虚火旺证。骨蒸潮热,盗汗遗精,咳嗽咯血,心烦易怒,足膝疼热,舌红少苔,尺脉数而有力。

大补阴丸是《丹溪心法》上的,是个基础方。朱丹溪就用这个基础方针对性地配伍,有一些相应的系列方剂,其中像附方虎潜丸就是一个代表。这个方的特点,药味较少,补的方法用血肉有情之品峻补,峻补真阴。泻的方法也是滋阴降火力量较强的,用知母、黄柏,所以这个方,知母、黄柏的联用,应该说是在《丹溪心法》出现比较早的,到后来逐渐多了,最后这种联用归纳直到明代《本草纲目》把它归纳、确定下来,所以还是经过了很长时间。

病机分析:它针对了阴虚火旺证。从临床表现来看,肝肾阴虚,阴不制阳,导致虚热内生,然后虚热形成虚火,虚火上炎,可以伤肺津,可以扰心,所以前面的表现:骨蒸,盗汗,腰膝疼痛,都是肾精不足,阴不制阳,虚热内扰的表现。火旺往

235

往不是纯肾本脏的病变,往往涉及肝肾同病,肝肾阴虚火旺。这种虚火如果说伤肺津,那就肺肾阴虚,肺肾同病。虚火扰乱心神,造成心肾阴虚,所以阴虚火旺这个证涉及其他各脏。

方义分析:这个方主要是熟地、龟版(现用龟甲)的配合作为填精补髓,滋肾填精的主要结构。黄柏、知母是一组滋阴降火药,可以滋阴,能够清热。黄柏和知母相配擅长于降虚火,退虚热。这四味药联合形成了滋阴降火的基础方剂。原方用猪脊髓、蜂蜜作赋型剂,猪脊髓是血肉有情之品,能以髓补髓,增强填精补髓的作用,用蜂蜜也有调和药性的作用,缓和黄柏、知母的苦寒。但是这个方虽然有蜂蜜,那一般来讲,脾胃不虚,没有脾失健运,运化功能正常才能用,如果脾虚失运,兼有痰湿,这个方不适宜,吃了很容易拉肚子,这是因为里面缺少理气、化湿、运脾这类药物。比较滋腻的峻补肾阴的方子,不但易碍脾,而且苦寒药物如果脾虚也不适合,黄柏、知母对于脾虚也容易伤胃气,所以在运用的时候多数针对具体情况要组织一个方来配伍。我们教材附方里面的虎潜丸就是一种经过组合,使得全方尽量滋而不腻,而且在肾精不足情况下,考虑到温阳,善补阴者,阳中求阴,所以朱丹溪配伍当中也注意到这个,所以在运用当中,像虎潜丸这类,仍然是知母、黄柏、龟甲、熟地,但是它有干姜这类。

配伍特点:滋阴药和清降虚火药相配,标本兼顾,培本为主,清源为辅。标本兼顾里培本为主,就是滋肾填精为主,清降虚火为辅。

辨证要点:在临床应用方面,骨蒸潮热应该说比较重,骨蒸潮热盗汗,这类比较突出的,一般舌红少苔,尺脉数而有力,这个表现反映肾有虚火,辨证的时候特别要注意肾中虚火比较旺,有这种虚火上炎。

随证加减:这个方虽然有血肉有情之品,填精补髓力量较大,但是养阴用药照顾到肾,能够结合像天冬、麦冬,肾和胃阴结合起来,可以对于阴虚的补阴力量更强,如果加地骨皮这类,退虚热、退骨蒸更好。虚火很容易灼伤血络,有出血的情况,那加一些收涩止血、凉血止血的药。用于虚火扰动精室,可以加常用的收敛、补精这类药,金樱子、芡实、山茱萸、桑螵蛸都有收涩作用。

使用注意:这个方由于是一种峻补,比较滋腻,又苦寒,脾胃虚弱、食少便溏的患者不适合使用。它这种热是虚热,实热证候也不适合使用。

【附方】

虎潜丸(《丹溪心法》) 黄柏半斤酒炒(240g) 龟版四两酒炙(120g) 知母二两酒炒(60g) 熟地黄 陈皮 白芍各二两(60g) 锁阳一两半(45g) 虎骨一两炙(可用狗骨代)(30g) 干姜半两(15g) (《医方集解》所载虎潜丸尚多当归、牛膝、羊肉三味) 上为末,酒糊丸,一方加金箔一片,一方用生地黄,懒言语者加山药。(现代用法:上为细末,炼蜜为丸,每丸重9g,每次1丸,日服2次,淡盐水或温开水送下。亦可水煎服,用量按原方比例酌减。)功用:滋阴降火,强壮筋骨。主治:肝肾不足,阴虚内热之痿证。腰膝酸软,筋骨痿弱,腿足消瘦,步履乏力,或眩晕,耳鸣,遗精,遗尿,舌红少苔,脉细弱。

虎潜丸是个常用方,历来都有成药,这个方也是朱丹溪的方,用大补阴丸作为基础加味。现在不允许用虎骨了。去编六版教材的时候,国家中医药管理局曾经专门发文件通知,联合国要求我们不要用犀角、虎骨这类名称,后来大家专门还向上要求,就是说古人用它的客观事实已经存在了,名称叫虎潜丸,改叫狗潜丸多不好听啊。后来又来一个通知,就是说名称可以保留,但正文写的组成和方解都要改。所以现在方剂组成中的虎骨后面,要写"可用狗骨代替"。

本方有知母、黄柏、龟甲、熟地,由于它是在肝肾不足,阴虚内热基础上,突出表现筋骨痿弱,痿证,用虎骨有强筋健骨,祛风湿的作用,用狗骨这类动物骨头,如果虎膝、狗膝作用更大,主要是为了强筋健骨的,在这个基础上,陈皮在其中防止滋腻。用芍药增强滋阴养血作用。整个方偏于阴柔。锁阳能够壮腰膝,强筋骨。用干姜来温化,所以这个方适合于基础证候肝肾不足偏于阴虚的,而且阴不制阳,有内热导致痿证。有一些像临床上中风和痿证的老年人他有偏阴虚的特点,这个方可以用,效果不错的。

一 贯 煎
(《续名医类案》)

【组成】北沙参 麦冬 当归身(各9g) 生地黄(18~30g) 枸杞子(9~18g)
川楝子一钱半(4.5g)(原书未著用量)

【用法】水煎服。

【功用】滋阴疏肝。

【主治】肝肾阴虚,肝气郁滞证。胸脘胁痛,吞酸吐苦,咽干口燥,舌红少津,脉细弱或虚弦。亦治疝气瘕聚。

一贯煎也是个名方,出自魏玉璜的《续名医类案》,相当于医话里面摘取出来的一个方,原书没有确定用量。这个方长期临床疗效很好,他这个思路可以说是填补了在这之前的治肝肾阴虚、肝郁治法的空白,人们都说他这个思路很新颖,很赞赏。过去作为肝脾、肝胃这两个系统来说,以逍遥散调和为代表,他对肝郁阴虚证的认识和药物的配伍特点在治法方面开了先河,所以意义比较大。

病机分析:一贯煎证的病机基础是肝肾阴虚,这是公认的。但肝肾阴虚中间是肝阴不足、肾阴不足,还是肝血不足,哪个是为主的?这个历来有一些讨论。

237

所以我们从肝肾阴虚大家公认的共性出发,肝肾阴虚是本,是基础;肝郁气滞是标,由此又造成了肝胃不和。所以抓病机是三点:基础是肝肾阴虚,肝为刚脏,体阴用阳,肝脏非常强调阴阳平衡了。所以阴血不足,疏泄功能会减退,继发造成肝气郁滞。肝郁又夹阴虚,阴虚可以有阴血不足,可以有燥热,还有一个可能是肝胃不和。肝热影响到胃的和降,从表现来看,吞酸吐苦有呕吐,胃气上逆,是吞酸肝胃不和的特点。临床使用的话,针对证候,只要有阴虚肝郁就可以,有肝胃不和的话更适合,它有这样的特点。作为阴虚呢? 阴虚有一定的虚热,咽干口燥,特别是舌红偏干,脉虚弦,或者偏弱,也可以弦细数,那是看它虚热的程度。肝气郁滞主要表现为胸脘胁痛。这个方在临床上治疗胃阴不足,肝胃阴虚包括胃阴不足兼胃气上逆的胃痛,用得也比较多,也被公认为萎缩性胃炎阴虚型的首选方。胁痛(阴虚肝郁的胁痛)历来就是主治当中头一个。至于疝气瘕聚,是阴血不足同时肝郁日久以后,气血津液瘀滞不畅,肝经气滞导致下焦疝气瘕聚。原书也提到可以治疗疝瘕,临床用这个方经过加味软坚散结这些药,也可以治疗阴虚气滞型的肝硬化。所以从主证分析来说,基础证是阴虚内热,但这个证的内热不重。由阴虚导致肝郁,阴虚肝郁肝胃不和,导致肝郁化火犯胃,有胃气上逆、呕吐吞酸这个特点,主治证候是由三个方面结合起来的。

治法:滋阴的方法和疏肝的方法相结合,从根本来说是阴虚为本,兼有肝郁,所以滋阴疏肝相结合。

方义分析:方里哪个作君药呢? 原书没有剂量,过去历来以地黄作君药。因为本身肝肾阴虚为本,用生地可以滋肝肾之阴,也能清虚热,阴虚之热,通过它能养阴清热。当然也有人认为,这个方以枸杞为君。历代医家里认为枸杞、当归联合作君,或者枸杞作君,或者生地作君都有。《中医高级丛书·方剂学》是以枸杞为君,这个也说得过去,为什么呢? 从当归、枸杞来说,主要归肝经,因为这个方围绕着肝,叫一贯煎,一贯就是一理贯穿于事物之中,事物或者方法多种多样,但围绕的核心是一个,所以工具书上把一贯这两个字叫做一理贯穿于事物之中,那整个方治法体现了多种结合,但是围绕着肝阴不足,就这一个道理。核心是肝,那枸杞、当归归经主要是归肝经,养肝血也能滋肾阴,所以作为君药也说得过去。

我自己觉得这个方里,从养阴、肝肾同治来讲,还是应当地黄为君更合适。从养阴角度地黄要大于枸杞。当归、枸杞可以看做臣药的一组,滋养肝肾阴血,当归补血,枸杞补肝肾,当归又有一定的活血作用,可以使这个方益阴养血,活血兼顾,补而不滞。沙参和麦冬都能养肺胃之阴。沙参侧重于肺,麦冬侧重于胃,肺胃都能兼顾。那这个体现了什么呢? 体现了肺、胃、肝、肾四者之间五脏的相互促进或者相互制约的关系,围绕肝阴不足,地黄和枸杞可以滋水涵木,肝肾同治。那作为肺来讲,润肺阴能清养肺阴达到清金制木的作用,肝肺同治。用麦冬养胃阴,有的讲培土荣木,但多数讲培土抑木,防止肝木克伐脾胃。所以这个方围绕着肝阴不足,实际上是肝阴、肺阴、胃阴、肾阴兼顾的。除了补养肝阴、养肝血之外,还考虑了滋水涵木,清金制木,培土抑木,多法并用。围绕肝阴不足的主要矛盾,多法并用,是这个方的特点。川楝子在方中是佐药,因为地黄、枸杞、沙参、麦冬这大队的阴柔之品,养阴力量很好,兼顾多法,但是毕竟偏于滋腻,而且特别涉及肝胃不和,胃阴不足,肝气不舒,胃气上逆,用阴柔滋腻药不太适合了。用少量川楝子,在大队的养阴药当中配少量的行气疏肝之品,使全方滋而不腻。当然川楝子还能疏肝,针对肝气不舒,胁肋、胸脘可以气滞作痛,用川楝子既能够清肝,清肝郁所化之火,又能够行气,还能止痛,所以既是佐助药,又是佐制药。大家比较赞赏川楝子配在这个方里。更主要是从治法上,滋阴疏肝兼顾,滋阴和行气疏肝兼顾。但川楝子主要是入肝经了,因为它行气可以止痛,临床用的时候,我喜欢加少量陈皮,滋阴的时候要有一定的化湿,行气疏肝和理气和胃结合起来,特别是有胃气上逆了,这样当然更好一些。而且魏玉璜讲他这个滋阴疏肝治法的时候列举了六个药出来,他并没有正式以一个方的形式写出来,所以也就没有用量,并不是他只用这六味药。这个方很重要,这样六味药构成了滋阴疏肝的结构,体现了滋阴疏肝的治法。

配伍特点:它的治法、用药有开创性。配伍特点,第一,它从整体观念出发,有五脏相互联系的整体观念,针对肝阴不足,采取滋水涵木、佐金制木、培土抑木三法。针对肝阴不足证,采取三法结合的整体治疗。第二,大队养阴药配少量的行气药,针对肝为刚脏,体阴用阳;又考虑阴血不足,肝的疏泄,体现了体用并调,使全方补而不滞。

辨证要点:胁痛,吞酸口苦,咽干口燥,舌红少津,脉细数。当然这是一个整体的考虑。吞酸不一定全部出现,其实这个方用于肝胃不和可以,就是没有引起肝火、肝热犯胃的时候,它也可以用。以胁痛为主的临床用得还是很多,它并不一定有吞酸。比如用于萎缩性胃炎,在胃脘胃气上逆这类特点是经常有的,所以说证治要点也不必俱全。

随证加减:胁痛主要是肝气不舒造成,气郁又加上阴血不足,这方的行气止痛力量还是不够,因为川楝子量较少,肝胃不和有胃气上逆的这种情况,苦寒的川楝子也不宜用太大,所以说在胁痛比较突出,需要疏肝力量大的时候,可以结合经常用调肝疏肝的柴胡、芍药、佛手;疼痛如果比较突出,用芍药加甘草也可以缓急止痛;口苦吞酸,胃气不和上逆,肝胃不和,可以仿照左金丸。这个方经常用来治疗阴虚慢性肝炎。如果说兼有包块,痛处固定不移,可以加川芎、赤芍、党参、鳖甲这类活血软坚,以消散包块。如果说肝胃不和,因热导致便秘,而且形成一种习惯的大便不畅,可以增加一些养阴润肠的药物。胃痛方面突出,增加缓急止痛或者行气疏肝止痛。阴虚、虚热内扰的失眠,也是常见的,加养心安神这方面的药。

使用注意:由于这个方养阴力量较大,所以停痰积饮夹湿的时候,原作者和后世评论医家都提的这个原话,有停痰积饮表示出来苔白腻。痰饮水湿停留的,这个方太滋腻,就不适合使用了。

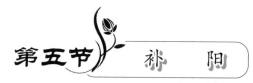

第五节 补 阳

补阳的概念,我觉得很多人没有很好地理解清楚,都是笼统地说补阳。阳虚其实有不同,一个就是阳虚涉及的方面不同,比如我们说的肾阳虚,肾阳虚说到很重了,包括像通脉四逆汤、回阳救急证这一类,它本身也有肾阳虚,那这类都是要回阳救逆了,那也叫阳虚了。但有些阳虚,只能说肾阳不足,不足与虚衰是有区别的,但都是叫肾阳虚,所以层次不是很清楚。肾是藏精化气的,在藏精化气当中,功能衰退了,肾精不足,肾气不足,可以是肾精里面偏于阳的方面,或者是偏于阴的方面,按阴阳学说它不能制约对方,造成相应的虚热或者虚寒现象的出现,那这个时候分别是肾阴虚、肾阳虚了。具体来讲,比如说肾阳虚,可以表现为一身热量来源的减弱,因为肾阳是人体热力来源的根本,五脏阳气非此不能化,都根源于它。肾阳温煦对全身比如体温方面的影响:肾阳虚四肢厥逆、恶寒蜷卧等等。那肾阳虚还可以引起生殖系统变化,阳痿不育,或者不孕或者滑泄等等,都属于在某一个方面,或者火不生土,造成泄泻,甚至于滑脱,完谷不化,这种下利清谷比它光是脾阳不足的泄泻更深一层。这说明肾阳虚有具体的不同的侧重。

那针对的治疗方法呢?肾阳虚程度不重偏于某一方面的,那我们温肾助阳。如果肾阳虚程度重了,可以温肾壮阳,壮阳比助阳肯定要重了。再严重了引起全身的阳气虚衰,要回阳救逆,这是针对病机,层次不同的。所以有些同学学基础课的时候往往有这种疑问,诊断学上虽然没有讲到很多具体层次,但是它一些证型比较标准,方剂学上是根据方为主来归纳它的功效。一到比如说肾气丸,那就是温补肾阳,温补肾阳说明针对什么?针对于肾阳虚。那肾阳虚涉及的面很广了,学生说那肾阳虚不是四肢厥逆吗?怎么他不那么怕冷?周身恶寒都还没有说,只说身半以下常有冷感,也只能说明肾阳有不足。比如肾气丸证,这个证的使用侧重在这种阳气要化水,要温化水液。作为肾气丸主治的肾阳不足主要是水液代谢障碍,在这方面是个重点。因为肾阳在人体具体起作用很多,那要遇到肾阳虚,火不生土,形成脾肾阳虚的这种泄泻,这个方能不能用?肾气丸有补肾气、温肾阳的作用,但是这不是突出的,它针对性没有那么强。相应的这方面,用右归丸这类,对命门火衰,对于火不生土这个病机的针对性略强一些,温肾壮阳力量大一些。

治疗阳虚证的方剂,也不都在一个层次,针对着阳虚涉及的不同方面和阳虚的不同程度。

作为中焦虚寒,脾胃阳虚,这类治法已经在温里剂里讨论了。作为补阳方的配伍,或者针对肾阳不足,肾阳虚衰为主的方剂,当然一般是以温肾阳药为主。在温补肾阳的方里,补阳药一般和补阴药要相结合,体现一种"善补阳者,必于阴中求阳"的特点。而且这种温阳药和补阴药相结合以后,也可以避免补阳药太温燥。阴阳双补,相互结合以补阳为主,服用时间可以较长。另外,补阳方往往要结合一些利水渗湿药。是考虑阳虚之后,阳不化气,造成水湿壅滞,在增加温阳化气力量的同时,产生的病理产物——湿浊,要通过利水渗湿排出,这是常用补阳方的用药特点。

肾 气 丸

(《金匮要略》)

【组成】干地黄八两(240g)　薯蓣(即山药)　山茱萸各四两(各120g)　泽泻　茯苓　牡丹皮各三两(各90g)　桂枝　附子炮,各一两(各30g)

【用法】上为细末,炼蜜和丸,如梧桐子大,酒下十五丸(6g),日再服。

【功用】补肾助阳。

【主治】肾阳不足证。腰痛脚软,身半以下常有冷感,少腹拘急,小便不利,或小便反多,入夜尤甚,阳痿早泄,舌淡而胖,脉虚弱,尺部沉细,以及痰饮,水肿,消渴,脚气,转胞等。

肾气丸是古今名方,临床应用面也很广。中药出口到国外,肾气丸是第一批走出国门的。到美国,在食品店里经常能看到肾气丸,人们都很熟悉。

病机分析:这个方从病机来看,主治应该说是肾气不足。同时从病机来看,它重在水液代谢障碍,具体的病理机制应该说肾阳、肾气不足。肾气丸针对肾阳还是肾气?历来都有争论。肾气是怎么产生的?肾阳蒸化肾阴产生肾气。所以肾阳有亏虚,必然影响肾气的化生。因为肾藏精,阴阳内育在肾精当中,那精直接就化为气,化的过程,在里面的肾阴肾阳,是肾阳蒸化肾阴,产生的肾气。所以

241

肾阳有不足必然引起肾气不足。这里病理过程是肾阳不足了,气化无力了,不能蒸腾气化津液。气化无力造成什么呢?水液代谢障碍,那水湿就壅滞了。

肾气丸证治疗侧重在涉及水液代谢的障碍。所以从临床表现来看,有一定的肾阳不足,下半身常有冷感。肾阳不足,当然蒸化肾气不足,就说明肾精就有不足,那共同的肾虚症状像腰痛脚软,行步无力,腰膝酸软都有,不管肾阴、肾阳、肾精、肾气亏虚都有共同肾虚症状。下半身常有冷感,比一般人怕冷一些,这是反映肾阳有所不足的一般表现。不能化气行水,水湿内停,加上肾气不足,不能使关门开合,合而不开小便不利,开而不合小便反多,这都和肾阳、肾气不足有关。因为肾司二便往往要靠肾气司关门开合,要靠肾阳对水液蒸腾气化。至于教材上和《金匮要略》所提到的,能够治疗脚气、痰饮、消渴、转胞,实际上都和水液有关。中医讲的脚气,是指下焦阳气不足,不能温化,寒湿停滞,甚至于寒湿可以上逆,少腹不仁。这种寒湿也要靠温化和渗利,所以这个方里温化、渗利这个结构都有。消渴,作为下消来讲,可以偏阴不足,可以偏阳不足。讲到六味地黄丸的时候,它也可用于消渴。肾气丸治疗消渴,有人认为主要是治疗阳虚类型的下消,阳虚水液不化,津液不能很好温化,津不化气上承造成口渴欲饮。张景岳很喜欢用这个方治消渴,他解释说,多渴、多尿,消渴,是阳虚不化,津液直趋下注不能化气,从水道直趋下注,尿很多,阳虚不化。或者都不能化成津液,所以用这个方,它有温阳化气作用。又可以排出湿浊,使关门开合,所以它可以治疗消渴。痰饮是水湿壅滞,这个方有温阳利湿作用,对于这种痰饮内停,治疗是标本兼顾的。转胞又叫胞系了戾,说穿了就是现在说的输尿管扭曲了,说妊娠小便不利,胎儿压迫输尿管造成小便不利,这个方有温阳利水作用,用泽泻、茯苓利水,所以可以用于转胞妊娠小便不利。以上临床证候、病种不同,但是异病同治,病机相似,都是阳虚不能温化,水液代谢壅滞。从舌象、脉象来讲,舌淡而胖,苔白。舌质淡是阳气不足,苔白也是偏虚偏寒。脉沉细弱,这都反映出阳虚,水湿壅滞。

治法:这个方功用叫温肾助阳,有的说温肾阳,补肾气。

病机分析:这个方里桂枝、附子虽然是温热药,但用量极小,要注意这个用量非常小,又做成丸药的。用量稍微一变,加味肾气丸、十补丸、桂附八味丸,都在它原来基础上用量大大改变了,那主治功用,相差很大的,所以要注意这个用量。附子、桂枝合起来作君药。附子温阳祛内寒,桂枝的特点是温通,要温阳化气,还可以温化水液。所以有些人随意把桂枝改为肉桂,它主治方向就变了,再加上桂、附用量一大,就侧重于温肾壮阳,主要治疗火不生土或者精冷不育、阳痿这些方面去了。

地黄、山茱萸、山药,三味药合起来主要性味还是偏温的,肾肝脾三阴并补。

在这里它能够起到温肾作用,体现阴阳双补。到后世张景岳归纳为"善补阳者,阴中求阳"。这三味药作为臣药看。

泽泻、茯苓、丹皮是佐药,泽泻、茯苓有利水渗湿作用。考虑阳不化气,湿浊内停,排除病理产物。丹皮在这个方里有一定制约温燥作用,适合于服用时间较长。

配伍特点:补阳药配补阴药,意在阴中求阳;大量补阴药配伍少量的补阳药,意在少火生气,鼓舞肾气,它起到鼓舞肾气的作用,并不是一种温肾壮阳,这是两个配伍特点。

辨证要点:要点是一定的肾虚和水液代谢的紊乱。水湿壅滞主要表现为腰痛脚弱,小便不利或小便反多,舌淡而胖,尺脉沉弱。在临床上我个人体会,舌质很重要,舌体淡胖嫩,反映出水湿壅滞,这个是使用的基本依据。至于畏寒,半身以下常有冷感,有一定的畏寒体现阳气的不足,肾气丸的原方用桂附量较小,适合于久服。化生阳气,以息相吹微微生火,体现《黄帝内经》的少火生气。这类阳虚水湿壅滞,往往病程较长,不可能速效。所以这样的配伍适合于服用时间较长,可以减少它的温燥。当然后来用这个多用丸剂。全国大点的药厂都生产这个中成药,有的是用肾气丸原方的附子、桂枝,本身量也小,遵照肾气丸原方来配,也有很多桂枝改肉桂,用量增大。所以你购买的时候必须要看它的组成,用的是桂枝还是用的肉桂。如果不是按这个配,用肉桂或者为了增加温阳甚至于壮阳力量而增加了桂枝、附子用量的,就不能够叫金匮肾气丸。

随证加减:如果说肾阳不足较重,畏寒方面突出,应该增加温肾阳、温肾补精力量,补骨脂、杜仲、牛膝、枸杞经常用来针对由于肾精不足、肾阳不足造成的阳气不足,腰酸冷痛,遇劳加重,卧则减轻,脚心痛,这种是精不足,要增加温阳力量。由于本方能够调节水液代谢的障碍,所以用于尿频、遗尿方面,可以结合桑螵蛸、益智仁,也常结合缩泉丸或者桑螵散。如果阳虚造成精关不固,肾气不能固摄也可以增加收涩,芡实、金樱子、沙苑子都有涩精作用。

使用注意:如果阴虚,虚热,肾阴不足虚火上炎,当然不能用,因为里面有桂附。如果肾阳不足,小便正常,说明水液代谢正常,这是一种纯虚无邪。如果纯虚无邪这个方不适合使用,那用右归丸或者右归饮这类只补的方剂。

【附方】

1. 加味肾气丸(《济生方》) 附子炮,二个(15g) 白茯苓去皮 泽泻 山茱萸取肉 山药炒 车前子酒蒸 牡丹皮去木,各一两(各30g) 官桂不见火 川牛膝去芦,酒浸 熟地黄各半两(各15g) 上为细末,炼蜜为丸,如梧桐大,每服七十丸(9g),空心米饮送下。功用:温肾化气,利水消肿。主治:肾虚水肿。腰重脚肿,

243

小便不利。

　　加味肾气丸又叫济生肾气丸,在肾气丸基础上加牛膝、车前子温阳利水力量增大,治疗水肿。有的厂家生产的济生肾气丸也写成肾气丸,不写成济生肾气丸,所以就造成一些混乱。小便不利突出,原方肾气丸里边的利水力量小一些,济生肾气丸的利水力量要大一些。

　　2. 十补丸(《济生方》) 附子炮,去皮、脐　五味子各二两(各60g)　山茱萸取肉　山药锉,炒　牡丹皮去木(各60g)　鹿茸去毛,酒蒸一钱(3g)　熟地黄洗,酒蒸二两(60g)　肉桂去皮,不见火一钱(3g)　白茯苓去皮　泽泻各一两(30g)　上为细末,炼蜜为丸,如梧桐子大,每服七十丸(9g),空心盐酒、盐汤送下。功用:补肾阳,益精血。主治:肾阳虚损,精血不足证。面色黧黑,足冷足肿,耳鸣耳聋,肢体羸瘦,足膝软弱,小便不利,腰脊疼痛。

　　十补丸是肾气丸加鹿茸、五味子而成,是临床常用方。面色黧黑是阳虚水湿,水气上泛。我们在临床发现,在十补丸基础上,用补肾调肝结合,加调肝药柴胡、芍药,治疗中年妇女的面色发黑,面色黧黑、黑斑,加上有肾虚的特点者,效果挺好。为什么呢? 这是结合柴胡、芍药这类调肝药以后,使得温阳补精药力能够通过调肝疏肝布散,肝的升发能够使肾精肝血濡养头面,所以十补丸基础上配调肝的药。用这个方法的确效果不错,先吃汤药后来做丸药。

　　病案举例:我遇到的第一例面色黧黑的病人,是一名成都歌舞团演员,脸黑到不能上街,而且我也的确没有看过那么黑的。据她说开始是一些黑斑,以后慢慢发展到整个脸色黑,我整个用药用了一年多的时间,就是十补丸加上柴胡、芍药等,吃了汤药以后就配丸药,隔一段时间再吃一点汤药。颜色明显变淡了,但是由于太黑了,不可能恢复到她过去那样,能够戴个帽子上街,但是已经明显改善了。后来又遇到类似的一例,她不是满脸,而是额头和嘴唇两块产生了黑斑,慢慢在蔓延,我也用这个方法。她断断续续地吃,效果很明显,嘴唇旁边的那块消掉了,但是额头那块黑斑缩小到最后剩一点点怎么也消不下去。所以过去说十补丸治疗面色黧黑,肾水上泛头面这个从临床看是有根据的。

右 归 丸
(《景岳全书》)

　　【组成】熟地黄八两(240g)　山药炒,四两(120g)　山茱萸微炒,三两(90g)　枸杞子微炒,三两(90g)　菟丝子制,四两(120g)　鹿角胶炒珠,四两(120g)　杜仲姜汁炒,四两(120g)　肉桂二两(60g)　当归三两(90g)　制附子二两,渐可加至五六两(60～180g)

【用法】上先将熟地蒸烂杵膏,加炼蜜为丸,如梧桐子大。每服百余丸(6~9g),食前用滚汤或淡盐汤送下;或丸如弹子大,每嚼服二三丸(6~9g),以滚白汤送下。(现代用法:亦可水煎服,用量按原方比例酌减。)

【功用】温补肾阳,填精益髓。

【主治】肾阳不足,命门火衰证。年老或久病气衰神疲,畏寒肢冷,腰膝软弱,阳痿遗精,或阳衰无子,或饮食减少,大便不实,或小便自遗,舌淡苔白,脉沉而迟。

张景岳认为右为肾阳,左为肾阴,右归饮就是用来峻补肾阳的,从功用来说温补肾阳,侧重填精补髓。

右归丸主治肾阳不足,命门火衰,肾阳虚的程度重,所以表现为全身阳气不足,加上生殖系统功能减弱,以及火不生土,脾肾阳虚等。年事已高,阳气就可以虚衰,畏寒肢冷,腰膝酸软,那是肾阳虚到一定程度的共性。阳痿遗精,阳衰无子,涉及就是肾阳虚或者精寒不育或者阳痿。脾肾阳虚、火不生土,可以大便不实,严重的可以完谷不化。肾司二便,小便自遗,是阳虚涉及固摄方面,但这组症状很少出现,很少强调水液壅滞,所以主治证范围和肾气丸原方的主治范围相差很大。它强调命门火衰,而肾气丸主要体现肾阳不足,水液不化,这是它们的区别。

用药方面是去掉了三泻,桂枝改为肉桂。而且增加了一些血肉有情之品如鹿角胶,和温阳补精摄精的菟丝子以及杜仲、当归、枸杞这样相配,补益力量很强,体现的配伍特点是阴中求阳,纯补无泻,针对纯虚无邪。

这个方不宜久服,脾胃虚弱的或者夹湿,有水湿壅滞都不适合。右归丸和肾气丸的功效差别很大,在临床上区分,一个是肾阳虚的程度,一个是涉及的强调水不化气,还是强调火不生土。一个是命门火衰,一个是阳不化气。这个侧重是比较清楚的。

第六节 阴阳双补

阴阳双补在这里是相对的,前面讲到不管是肾气丸还是左归丸,实际上都涉及阴阳双方。从病机来说,它主要指的就是阴阳两者的亏虚基本上相当,很难区分说谁为主,尽管有时候临床上还是有侧重。比如说地黄饮子,地黄饮子整体比较反映出来的症状和用药,阴阳两虚,但还是侧重于阳不足更多一些。肾阳不足,虚阳上浮,就是阴阳双方亏损来说都是比较严重,这叫阴阳双补。

地黄饮子(地黄饮)

《圣济总录》

【组成】熟干地黄焙(12g) 巴戟天去心 山茱萸炒 石斛去根 肉苁蓉酒浸,切焙 附子炮裂,去皮脐 五味子炒 官桂去粗皮 白茯苓去黑皮 麦门冬去心,焙 菖蒲 远志去心,各半两(各15g)

【用法】上为粗末,每服三钱匕(9~15g),水一盏,加生姜三片,大枣二枚,擘破,同煎七分,去滓,食前温服。

【功用】滋肾阴,补肾阳,开窍化痰。

【主治】下元虚衰,痰浊上泛之喑痱证。舌强不能言,足废不能用,口干不欲饮,足冷面赤,脉沉细弱。

这个方在分类上历来有点不同,过去把它放在治风剂中的治内风。如果是内风,应该涉及肝阳上亢、肝阳化风。这个方用药基本没有息风药,而是以补益为主的,补益和开窍结合,化痰开窍补益,而且全方补益力量较大,所以近几年来大家认为放在补益剂比较适合。

病机分析:地黄饮子主治证的病机是阴阳两虚。舌为心窍,虚阳上浮,痰浊随之上逆,心窍闭阻,故舌强不能言,喑痱。由于阴阳不足,下元虚衰,肾阳温养不够,肾精滋养不足故可有腿脚痿弱,行步极度乏力的特点。这是由于失于濡养和温养,下元虚衰阴阳都不足。从整体表现来看,这类病人还是畏寒为主的,特别是下元虚衰,腰膝痿软同时伴冷感。舌强不能语,我们说了是痰浊上泛,上泛是由于阳不足以后虚阳上浮。所以既有舌强不能语,又兼有面红。它形成一种上面有热象,下面有寒象的特点。下面有寒象是阳虚失温,肾阳虚到一定程度,虚阳上浮,面红。肾阳不足不能温阳化气,会产生痰浊,痰浊随着虚阳上浮,这个有体质特点。所以上下同病反映出舌强不能语,足废不能用,从两者的结合本质上是虚,本虚标实,标是有痰浊闭阻。不同的教材、参考书,对于面赤的解释有两类,比如说有的把面赤看做虚火,是阴不足随之产生虚热。但有的看做虚阳上浮造成,为什么呢? 如果虚阳上浮,严重程度要超过阴虚生内热,所以现在报道一些病案,可以用于中风。而且这种情况出现往往容易产生内闭外脱。既有痰浊闭阻,又有阳气上浮,本身面红出汗。所以它既有一个阴阳两虚,又有一个虚阳上浮,兼有痰浊特点。外观表现上,发作的时候,它可以有上热,面赤,甚至由于烦躁虚阳上浮;下寒,腰腿既是痿废,足废不能用,而且可以有冷感,清冷。看起来比较复杂,实际上是阴阳两虚,这是地黄饮子的病机分析,下元虚衰包括阴阳两虚,痰浊上泛,这是它的病机。

治法:这个方补肾,温补下元,从阴阳两方面入手。

方义分析:君药是阴阳双补的两组,熟地、山茱萸、肉苁蓉、巴戟天。熟地、山茱萸可以填精补髓,那是滋补肾阴为主的,肉苁蓉、巴戟天也能补肾精,侧重在温肾阳。这两方面结合阴阳双补,是方中主要的结构。那作为臣药来讲,附子、肉桂同用,当然温阳力量加强了,附子、肉桂和酸收的五味子结合有温摄浮阳作用。石斛、麦冬是养阴的,能养肺胃之阴,所以和熟地、山茱萸这类滋补肝肾之阴,下焦之阴不同,也体现了既能有清虚热,又能够体现先天后天同补。菖蒲、远志和茯苓是用来祛痰开窍,菖蒲、远志是开窍常用的,同时远志能祛痰,菖蒲能够有化湿,所以既能祛痰又能够开窍;茯苓针对水湿停聚生痰,是治本,可以健脾祛湿消痰。姜枣调和脾胃作药引子,调和气血。总体结构来看,温补力量较大。

这个方整体上温阳为主,药性偏温,针对了虚阳上浮,痰浊上逆,闭阻心窍。成为治疗中风的又一个类型,阴阳两虚、痰浊上泛,有虚阳上浮特点。有些人说这个证很容易脱,阴阳两虚到虚阳上浮要脱,出冷汗,面赤,面红而且描述舌强不能语,足废不能行,有中风以后兼脱这种特点,所以如果出汗有气短,可以结合人参。

配伍特点:标本兼顾,上下并治,但是以治本、治下为主。

辨证要点:都是一些代表性症状,暗痱证,舌强不用语,足废不能用,足冷面赤。反映出证候两个方面,一方面肾不足,肾阳不足为主;另一方面面赤虚阳上浮。

随证加减:如果光是脚废不能用,那不需要开窍药;如果说暗痱证阴虚为主的,桂附可以去掉,这个是灵活的。如果痰浊上泛以痰火为主的,那桂附不能用,要清化热痰。兼有气虚的,加人参更好。

使用注意:这个方偏于温补,从病机来说,阴阳两虚偏于阳不足。但是如果说气火上升包括阴虚,虚火比较突出的都不适合使用。

第八章

固 涩 剂

固涩剂在学习的时候要注意一个问题,固涩剂很多都和补益药物相结合组成的,主治证都偏于虚证。那固涩剂和补益剂有什么区别呢?首先固涩剂药物的使用是以固涩药为主的,在方里有些药既能补益又能固涩,或者有些药就是固涩为主,而补益剂以补益药为主。这是和补益剂的第一个区别。第二个区别是,补益剂治疗气血阴阳为代表的基础物质的不足,补益剂主治证往往是在慢性疾病过程当中一种无形的消耗。固涩剂主治证也涉及气血津精,包括肾精的不足,但它治疗的是气血津精滑脱散失的这类证候,这种滑脱散失是有形的消耗,是看得到的。像自汗、盗汗,肠滑失禁泄泻,久泻久痢,久咳肺虚,遗精、遗尿,或者月经过多,带下量多等等这类都是有形的气血津精滑脱散失。这是它证候的特点。

针对滑脱散失的基础物质的不同种类,本章分为五节,有固表止汗、敛肺止咳、涩肠固脱(包括涩肠止泻)、涩精止遗、固崩止带。在运用时注意,一般纯虚无邪的时候使用。无邪指基本没有外邪,但是比如正虚滑脱失禁,正虚之后产生湿阻这些,还是要结合扶正或解郁,还要助正气排出病理产物。

第一节 固表止汗

固表止汗剂,适用于体虚,卫外不固,阴液不能内守导致的自汗、盗汗。

牡 蛎 散
《太平惠民和剂局方》

【组成】黄芪去苗土 麻黄根洗 牡蛎米泔浸,刷去土,火烧通赤,各一两(各30g)

【用法】上三味为粗散。每服三钱(9g),水一盏半,小麦百余粒(30g),同煎至八分,去渣热服,日二服,不拘时候。(现代用法:为粗散,每服9g,加小麦30g,水煎温服;亦做汤剂,水煎温服,用量按原方比例酌减。)

【功用】益气固表,敛阴止汗。

【主治】卫外不固,阴液外泄之自汗、盗汗证。常自汗出,夜卧更甚,心悸惊惕,短气烦倦,舌淡红,脉细弱。

牡蛎散这个方,在固表止汗方面很有代表性。它既可以用于自汗,又可以用于盗汗。学习牡蛎散,学习自汗、盗汗形成机理、病理过程是很重要的,这样才能体会它的用药特点。

病机分析:体虚初期可以是气虚自汗,牡蛎散证的前提往往是自汗日久,所以短气烦倦这个表现是比较突出的。一方面病机反映出气虚,如短气、易倦怠乏力、白天醒了出汗等,这是自汗的特点;另一方面病机为自汗日久,会造成心阴的耗伤,汗为心之液,随着汗出心阴进一步耗伤,心气进一步受损,从这一点来说,加重了气虚。同时汗为心之液,心阴耗伤,阴不足则阳亢,心阳偏亢,心阳失潜,使阴阳两者维系的这个平衡关系进一步打破,阳不敛阴,偏亢,造成盗汗。这是由于阴不足而阳偏亢所导致的汗出。这类汗出,往往偏于晚上出,睡觉出,所以这是盗汗。自汗日久又引起盗汗,加重汗出。白天汗出,入夜尤甚。晚上盗汗,加重汗出,心气耗伤随着汗出的加重,导致心阴受损,又会造成进一步的恶性循环。实际上这个自汗日久是很关键的。所以本方在临床使用的时候自汗或者盗汗的时间应该较长。既有气虚表虚不固的自汗,又有阴虚阳失潜藏偏亢这种盗汗的病机,可以同时出现。从主治来看,自汗和盗汗,是气虚到阴虚,相互影响的继发过程。因自汗日久,气虚引起了阴不足,心阳失潜,再继发了盗汗,形成恶性循环,加重病情。这是牡蛎散的病机过程。本来有自汗,又有盗汗因素,到晚上当然出汗就加重。心悸惊惕是心阴不足以后,心阳失去潜藏,阴不能涵阳,心阳偏亢的表现。舌淡红,脉细弱,反映有气虚加阴血不足。

治法:治疗汗出就要固表,而益气固表是针对气虚不能卫外固摄,那对于心阴不足,心阳失潜、心阳偏亢,我们就要益阴潜阳。针对继续汗出,要敛阴止汗;这个方既益气固表止汗,又滋阴潜阳针对心阳偏亢,是三方面兼顾的,对自汗、盗汗都适用。

方义分析:自汗、盗汗日久以后发展到这个阶段,汗出很多要固涩,因为基本没有外邪,再加上心阳失潜偏亢,要考虑止汗固表。本方以牡蛎为君,牡蛎在这里起两个作用:一可滋阴潜阳,针对心阳失潜,心阴不足;另外还有收涩止汗的作用。黄芪作臣药,益气实卫固表,针对气虚自汗的特点。麻黄根侧重收涩止汗。浮小麦既能养心气,又养心阴,气阴兼顾,也有敛汗作用。生小麦有疏肝作用,这里一般用浮小麦。牡蛎散在治疗汗出方面应该说是三法并用,既固涩收敛,又滋阴潜阳,又益气固表。

类方比较:牡蛎散和玉屏风散都主治汗证。玉屏风散是基础方,针对的是一种比较单纯的基础病机,基础病机就是气虚表卫不固,自汗或者反复易感外邪。气虚表卫不固是它的核心。牡蛎散是常用方,涉及气虚表卫不固,自汗日久以后又继发盗汗产生的基本因素,盗汗产生的基本因素是阴虚阳亢,长期出汗心阴不足,心阳失潜,心阳偏亢以后造成自汗、盗汗并见。这种汗出,有时间长、量多、反复发作等特点。所以它不是一个单纯的基础病机,是个复合病机。这样主治功用就相差很大了。

辨证要点:要点首先是汗出,自汗、盗汗都可以。它涉及气的不足,气虚失固,同时心阳失潜。所以把心悸、短气作为它主治方面的一个基本根据。

随证加减:本方可以用于自汗、盗汗。当然在临床所见具体的病人证候里,它可以有侧重。如果自汗明显说明气虚程度较多,那黄芪用量可以大,还可以加人参、白术增加益气作用,使全方益气固表和固涩止汗相结合。阴虚明显,用牡蛎滋阴潜阳,再加生地、芍药可以使它增加益阴的作用。汗多,可以加稽豆衣、糯稻根增强收涩止汗作用。

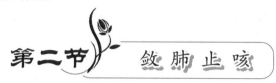

第二节　敛肺止咳

第二节为敛肺止咳。不少医家认为,临床上像九仙散这类敛肺止咳的方剂只能作为一种治法或辅助治法用在里面。作为咳嗽来讲,一般纯虚咳嗽很少,往往兼夹外邪。或者兼外邪,或者有病理产物,所以尽量不用敛肺这种方法。一般教材中都以止嗽散代表咳嗽的治法,所以第二节就不作讨论了,了解一下就可以了。

第三节　涩肠固脱

涩肠固脱剂适用病证是脾胃虚寒,脾胃阳气不足。不管泄泻、痢疾最后都走向虚寒,形成一种肠滑失禁。于在泄泻过程当中,阳气阴津的耗散、散失,最终都会殊途同归,走向虚寒泄泻。痢疾也是这样。我们对痢疾的分类来讲,一般来说,湿热痢最多。如果热毒偏重,那当然是血痢、热毒痢,另外还有寒湿痢。从阴阳上分为湿热痢、寒湿痢两大类。但到最后日久了,成为慢性痢疾到后期都转向虚寒痢。那这个时候都会产生滑脱失禁这种常见的转归。所以脾胃虚寒泻痢日久,达到肠滑失禁这个阶段适合用涩肠固脱的方法。

涩肠固脱过去也叫涩肠止泻。涩肠止泻这个泻很难区别是久泻还是久痢,好像都容易理解为久泻。用固脱往往容易误解为脱证,这实际上是肠滑失禁而已。在临床上这类证候整体状况并不一定很严重,表现为肠滑失禁,性质属于虚寒。所以像四神丸证这一类,病人患病几年、十年、二十年都可以有这种症状,对整体生活的影响并不是太大,主要表现为局部的肠滑失禁。

真人养脏汤(纯阳真人养脏汤)

《太平惠民和剂局方》

【组成】人参　当归去芦　白术焙,各六钱(各18g)　肉豆蔻面裹,煨,半两(15g)　肉桂去粗皮　甘草炙各八钱(各24g)　白芍药一两六钱(48g)　木香不见火,一两四钱(42g)　诃子去核,一两二钱(36g)　罂粟壳去蒂萼,蜜炙,三两六钱(108g)

【用法】上锉为粗末。每服二大钱(6g),水一盏半,煎至八分,去渣,食前温服。忌酒、面、生、冷、鱼腥、油腻。(现代用法:共为粗末,每服6g,水煎去渣,饭前温服;亦做汤剂,水煎去渣,饭前温服,用量按原方比例酌减。)

【功用】涩肠止泻,温中补虚。

【主治】久泻久痢,脾肾虚寒证。泻利无度,滑脱不禁,甚至脱肛坠下,脐腹疼痛,喜温喜按,倦怠食少,舌淡苔白,脉迟细。

真人养脏汤治疗脾肾虚寒,以脾阳虚为主。

病机分析:这里以脾胃虚寒为核心,涉及肾。五脏之伤穷必及肾,内寒加重。而且由于到滑脱失禁这种情况,一般都称为脾肾虚寒,火不生土。所以从临床表现上,它有一组中焦虚寒的基本表现:腹痛,喜温喜按,倦怠食少。作为中焦虚寒证进一步发展到脾肾阳虚证,很容易火不生土,下利清谷,甚至完谷不化。作为真人养脏汤证,是较重的肠滑失禁。所以说它泻痢无度,有的书上说的甚至于日数十行,就是泻痢次数很多了,以至于达到泻痢肠滑失禁,气机下陷,甚至脱肛坠下。这是脾肾阳虚,以脾胃虚寒为重点,涉及肾阳不足,火不生土。舌淡苔白,脉迟细是阳虚的一般表现。

治法:温补脾肾,和涩肠固脱相结合。

方义分析:真人养脏汤的固涩力量较强,因为它君药用了罂粟壳,用量还很大,罂粟壳有较强的固涩作用,不仅能涩肠止泻,还能收涩肺气、肾精等。现代很多医家不主张用它,罂粟壳容易上瘾,所以不能常用。臣药当中,肉豆蔻、诃子这两个药能增强固涩作用。肉豆蔻可以温脾胃,可以暖肠,温中阳,擅长涩肠;诃子收涩的范围很广,它能够涩肠、敛气、涩血、涩精,两者同用,可以温涩结合。用肉桂、人参、白术作为一组,是考虑到长期的泄泻,泻痢无度到脾肾虚寒,那气虚肯定严重到一定程度了,所以用人参、白术、肉桂温阳益气。整个方的君药、臣药,固涩力量很强。针对虚损,人参、白术、肉桂共用,还能温阳益气健脾,恢复脾胃功能。当归、芍药是考虑长期泄泻，阴血肯定不足，和人参、白术、肉桂一起，体现了气血双补，气血阴阳兼顾。这个方里以涩为主，也怕涩滞太过，用点木香能够疏理气机。木香在这个方里用量较小，既有止痛作用，又疏理气机，不至收涩太过。用甘草，既能够增加补气作用，也能调和药性，作为佐使药。

配伍特点：真人养脏汤的特点是以固涩为主，益气养血扶正为辅。固涩力量比较突出，标本兼顾，以治标为主，就是说固涩力量是主要的。方中肉桂温肾阳，肉豆蔻温脾阳，人参、白术都能补气健脾益气。所以整方是脾肾兼顾，以治脾为主。整方以收涩药为主，又有木香，在收涩补益当中，涩中寓通，有使全方涩补而不使气机阻滞的特点。

辨证要点：主要运用于大便滑脱不禁，腹痛虚寒型，喜温喜按。至于食少神疲，舌淡苔白，脉迟细，这是气虚、阳虚的一般表现。

随证加减：脾肾虚寒重的，就是说畏寒怕冷严重，可以加附子，温阳力量更强。伴随脱肛，可以黄芪、升麻同用，这也是结合了补中益气汤或者举元煎这类的益气升举方法。如果泻痢虽久，但积滞明显，本方不宜使用。

四　神　丸
（《内科摘要》）

【组成】肉豆蔻二两(60g)　补骨脂四两(120g)　五味子二两(60g)　吴茱萸浸，炒一两(30g)

【用法】上为末，用水一碗，煮生姜四两(120g)，红枣五十枚，水干，取枣肉为丸，如桐子大。每服五、七十丸(6～9g)，空心食前服。（现代用法：以上五味，粉碎成细粉，过筛，混匀。另取生姜200g，捣碎，加水适量压榨取汁，与上述粉末泛丸，干燥，即得。每服9g，1日1～2次，临睡用淡盐汤或温开水送服；亦做汤剂，加姜、枣水煎，临睡温服，用量按原方比例酌减。）

【功用】温肾暖脾，固肠止泻。

【主治】脾肾阳虚之肾泄证。五更泄泻，不思饮食，食不消化，或久泻不愈，腹痛喜温，腰酸肢冷，神疲乏力，舌淡，苔薄白，脉沉迟无力。

四神丸是个很有名的方，它主治五更泄，又叫肾泄。

病机分析：五更泄的病机是脾肾阳虚。脾肾阳虚，以肾阳虚为主。为什么会五更泄泻呢？一般机理认为，阴寒盛从理论上推算应该是子时了，但实际上属于北半球最冷的时候，阴寒最内盛的时候是丑时，阳气萌动升发应该在丑时，相当于我们黎明前那段时间，这时阴寒最盛，阴极而阳复，阴寒最盛的时候正是少阳之气要开始的时候。少阳之气升发，肝气萌动。由于阴寒内盛，肝气不能正常升发、萌动。阴寒极盛，开始可以有微微腹痛，随着升发的开始，那就感觉要泄泻。这种泄泻可以轻度隐隐作痛。有些医家认为，肠道阴寒之物，停滞不通，微微有点痛，等到肝的萌动，它会产生疏泄，造成大便泄泻。五更泄泻往往伴随腰酸肢冷等阳气不足的情况。腹痛喜温，脉沉迟无力反映出肾阳不足。脾虚失运则表现为平时饮食不消，不思饮食，神疲乏力，舌淡，苔薄白。所以加起来便见脾肾阳虚，以肾阳不足为主。

治法：五更泄的机理很多方论里都涉及，阴寒内盛这些浊阴蓄在肠道，它不一定正好在五更就动，在少阳升发开始的时候，往往这个时候开始有腹痛、泄泻，我们这教材里没涉及肝，像《中医学高级丛书·方剂学》里涉及肝，提到肝的虚寒，认为不但脾肾虚寒，而且肝肾也虚寒。因此，治法方面，就要涉及脾肾为主，照顾到少阳升发。这张方功用体现在温肾暖脾，脾肾同治，涩肠止泻。这个涩肠指固肠，收涩力量并不大，以温为主。

方义分析：这个方里补骨脂，肉豆蔻各为君臣药。补骨脂的温肾和肉豆蔻的温脾涩肠相结合，这两个又叫二神丸，是治脾肾阳虚泄泻的基础方。吴茱萸和五味子，叫五味子散。这两味药也治疗五更泄。四神丸实际上是二神丸和五味子散相合。吴茱萸能够温肝肾，入肝经、肾经，也入胃经。能温肝肾，又能够疏肝，用在这里什么道理呢？吴茱萸在方解当中，往往是个疑点，应该说它本身能够温肝肾虚寒，同时吴茱萸的疏肝能够使得肝木不克伐脾木。它有腹痛，肝肾虚寒，脾肾虚寒。那脾阳一虚，运化无力容易造成肝脾不和，肝木乘虚要克伐脾土，疏肝使它不克伐脾土，有这个作用，再加上它可以温里祛寒。疏肝实际上也反映一种帮助少阳的升发，有助于脾的升清。那从肝脾、升清的角度上，帮助治疗久泻。五味子有收涩作用。所以这个方四神丸针对了五更泄泻这种时间特点，反映的脾肾阳虚，特别是肾阳虚这个特点。运用的补肾为主，结合了涩肠，这是这个方一个特点。

用法：因为四神丸加姜枣，姜枣同煎用枣肉为丸。它是把姜枣单独煮，煮到水要干了，把枣汁取出，枣肉作为赋形剂，枣肉里有姜的成分了，把这四个药做成丸药。在服法方面要注意，临睡前服，这个也是提高疗效的一个要求。不是像一般泄泻，可以其他时候服，好像饭前服就使得它作用下部，不是这样。若临睡前服四神丸可以保证一夜中间持续发挥这个温脾肾止泻作用。考虑本来阴寒内盛，用淡盐汤是为了引药入肾。近些年人们作过临床观察，这个观察挺细致的。即是用四神丸和四君子汤结合用，怎么结合用呢？临睡前吃四神丸，早上起来吃四君子汤，就这两个药，两张方，这是一个治疗重点观察的组。还有一个对照组，对照组干脆就把四神丸、四君子汤合在一块熬，作为一付药，一日三次，就不要求规定时间,早上或者是睡前服。而结果呢,从临床观察疗效与相应的自觉症状,和相应一些观察指标来看,四君子汤早上服,四神丸临睡前服这组效果明显要好,有统计学的意义。所以古人所讲临睡时候服,有它一定的道理。

类方比较:真人养脏汤与四神丸功效比较,真人养脏汤以固涩为主,兼以温补脾肾,而且温补脾肾里它是脾肾阳虚以脾为主,所以它是兼以温补脾肾,立足于温脾为主,温补脾阳为主。四神丸是以温为主,涩肠为次的,所以它主要是温肾为主,兼以暖脾涩肠。在温补方面是考虑以肾为主。温涩方面呢,也是以温为主。这两个都有涩肠止泻作用,都是治疗慢性的久痢久泻,或者是久泻。但从治法角度上有这个差别。

随证加减:在运用方面主要用于五更泄泻,当然运用的时候要根据阳虚的程度,可以结合理中丸或者结合附子、肉桂。根据脾肾阳虚的程度,若温肾阳为主,重用补骨脂。若阳虚重,当然附子、肉桂可选择运用。或者加理中丸那就温脾肾力量都大一些。

第四节 涩精止遗

适用病证属于肾虚失固,精关不固的遗精滑泄,属于涩精止遗。那病位呢?以肾为中心,包括了精关不固和膀胱失约两个方面,都直接属肾气的主司。

桑螵蛸散
《本草衍义》

【组成】桑螵蛸　远志　菖蒲　龙骨　人参　茯神　当归　龟甲酥炙　以上各一两(各30g)

【用法】上为末,夜卧人参汤调下二钱(6g)。(现代用法:除人参外,共研细末,每服6g,睡前以人参汤调下;亦做汤剂,水煎,睡前服,用量按原方比例酌定。)

【功用】调补心肾,涩精止遗。

【主治】心肾两虚证。小便频数,或尿如米泔色,或遗尿,或遗精,心神恍惚,健忘,舌淡苔白,脉细弱。

桑螵蛸散是涩精止遗的代表方,也是常用方。

病机分析:从主治证候的病机来看,是心肾两虚。涉及心肾不交,心肾两虚,从肾来讲,反映精气不足,肾精不足则肾气的化生必然受影响。肾气虚以后,导致膀胱失约,肾气司关门开合,所以产生小便频数。膀胱气化不利,清浊不分,尿如米泔。膀胱失约则遗尿。作为肾气不足,对肾精失去封藏,也可有遗精、滑泄,这是作为肾方面来讲。作为心来讲,主要反映心气的虚弱。作为一组证里面,心神恍惚、健忘,这也反映了一种心气不足的表现。那心肾两者呢?是水火之脏。正常情况下,水火应当既济。心肾相交,具体反映在心神要控制肾精,神要御精,肾精又是心神保持正常的物质基础,精要养神。现在心肾两虚,心肾不交,两者相互滋生促进控制作用的平衡打破,就构成精不养神,神不御精,这样就相互形成恶性循环的机制。越是这种遗尿、遗精的发生,本身也使心的神气更加虚弱。心的神气虚弱,更不能控制下源的肾精。古人说"心动则神摇,神摇则精泄",说明心神、肾精之间的正常联系,这种联系打破了,就形成这类心肾两虚的心肾不交证。

那针对这种情况,治疗方法要调补心肾,既要分别的针对心神、肾精的治疗,同时要恢复它交通心肾,恢复它两者正常的协调平衡。桑螵蛸作为君药,历来是一种补肾固肾止遗的常用药。桑螵蛸、龙骨、龟甲相配,君药、臣药相配,构成了常用的涩精止遗的一种结构。龙骨擅长于收涩,它既能收摄肾精,也能收摄心气;龟甲能够滋阴补肾,也有收涩潜阳的作用。又用人参、茯苓、当归,人参能够补五脏,又擅长于安神定志,茯苓也有安神作用。菖蒲、远志这一组是常用来交通心肾的一种组合。桑螵蛸散的结构就反映出它是以收涩为主的,结合了调补心肾,这是临床治疗遗精、遗尿的一个常用方。

辨证要点:主治主要是尿频,或者遗尿、遗精。用这个方,它伴随一组神不御精,心神不足的表现,心神恍惚,有些还可以引起心气血不足,还可以有心悸怔忡,或者是一般面色偏淡,面白无华,舌象舌淡苔白,脉细弱,也反映了气血不足。

随证加减:在临床运用方面,这个方增加一些常用来温肾缩泉的药,可以增加固摄作用。像益智仁可以温肾也能固摄,覆盆子也常用于涩精止遗。如果心气虚,心神不安,可以加枣仁、五味子,收敛心气,养心安神。侧重于遗精呢?增加涩精的药,如山茱萸和沙苑子、芡实。

使用注意:作为尿频,或者遗尿不固,可以有下焦湿热,或者相火妄动,这类可以导致遗精,如果是造成下焦湿热,或者有虚火的这个方不能用。

第五节 固 崩 止 带

固崩止带里,有一些比较有名,临床有确切疗效的方。这类方适用病证是妇女的血崩暴注,漏下不止,包括了一些现代像功能性子宫出血,月经量过多的病症。止带,包括赤白带下。

固 冲 汤
(《医学衷中参西录》)

【组成】白术一两,炒(30g) 生黄芪六钱(18g) 龙骨八钱,煅,捣细(24g) 牡蛎八钱,煅,捣细(24g) 萸肉八钱,去净核(24g) 生杭芍四钱(12g) 海螵蛸四钱,捣细(12g) 茜草三钱(9g) 棕边炭二钱(6g) 五倍子五分,轧细,药汁送服(1.5g)

【用法】水煎服。

【功用】益气健脾,固冲摄血。

【主治】脾气虚弱,冲脉不固证。血崩或月经过多,色淡质稀,心悸气短,腰膝酸软,舌淡,脉微弱。

固冲汤。固冲汤这个方,是临床治疗血崩,月经过多,漏下不止疗效较好的常用方。

病机分析:这个方主治是冲脉不固,血崩,月经过多,漏下不止。这类涉及脾肾两虚。肾虚反映出肾精不足,所以出现一组肾虚的表现。肾精不足,腰膝酸软。肾精不能濡养头面,可以出现头晕肢冷,肾气不足可以有肢冷。脾胃气虚则不能固摄,有一组脾虚表现,如气短、神疲乏力、舌淡、脉微弱。脾肾失去固摄,肾气不固,脾虚不固,可以加重冲脉不固的崩漏,因为冲为血海。那作为妇科病,往往涉及冲任的比较多,我侧重提到冲任,因肝为血海,冲也为血海。所以实际上按五脏来说,本质上脾虚不摄,加上由于妇科都和下焦的肝肾有关,所以这里和肾虚不固也有密切联系,是脾肾的同病。这里还涉及一些学术思想问题,这个方是《医学衷中参西录》的。张锡纯在治疗这类病证当中,喜欢从肝肾入手,这类病如果说是虚证不固摄,在他以前的治法更侧重的是补脾摄血,而他认为要结合补肾,特别擅长大剂量用山茱萸,这是他一个特点。所以有一些疗效比较好有名的方,除了我们传统中医一般理论的解释之外,还要结合这个医家他擅长用药的一些特点来分析。

方义分析:山茱萸、龙骨、牡蛎这三个药,张锡纯经常结合使用,在出血上,他擅长较大剂量这三味药结合运用。所谓固冲,是从冲为血海这个角度来的。本质上来讲,应该说这个证候是脾虚不固,肾虚不固,脾肾不足,这是病机的本质。所以山萸肉是作为君药,这个药有个特点,它补养肝肾,有补养精血的作用,对于这种血崩、崩漏,它有扶正的作用,同时,山茱萸是酸温的,酸能收,所以体现了收敛的作用,既能够补肝肾,又能够收敛。所以在这里他大剂量运用实际上是两方面兼顾,对出血的止,和失血的补,两方面兼顾,尤其在这个组合配伍技巧上,他配了龙骨、牡蛎之后,止血力量很大,龙骨、牡蛎本身能够收涩。黄芪和白术呢?补脾健脾,使脾气充足了以后,加强固摄作用。所以实际上黄芪、白术、山茱萸这些同用,体现了脾肾同治,既考虑固肾,又考虑益气健脾来摄血,通过脾来固摄。后面芍药、棕榈炭、五倍子、海螵蛸、茜草这五味药,芍药它可以照顾到阴血损伤,阴血不足,可以益阴养血,也有酸收特点。棕榈炭、五倍子呢?又是专门的收涩药。所以这个方收涩力量很大,通过固涩来止血。海螵蛸、茜草,本身也常用于出血证,但是它们的特点呢?止血不留瘀,还有一定的化瘀作用。全方反映出一种脾肾兼顾,而且固涩和补益相结合,固涩力量很强,而且在固涩止血的同时,又是止血不留瘀。摄血,固涩摄血和化瘀相结合,在选用药物上面有这个特点。

配伍特点:特点有两个:第一,以众多的收涩药,固涩滑脱为主,配伍补气药助固摄为辅,这个方实际上意在急则治标;第二,固冲汤是用大量收涩止血药配了少量化瘀止血作用的药物,使全方起到血止而不留瘀这个特点,这是配伍用药的另一个特点。

辨证要点:由于脾肾两虚,这种失于固摄的出血,它总体属于虚证。这个虚证,出血量较多,色淡质稀,伴随有肾虚、脾虚的基本特点。当然辨证要点有的不一定都全,但是实际上辨证要点抓它的主证以后,再抓证候的基本特点。肾虚的腰膝酸软,脾虚的面白、气短、纳差,把这一类结合起来。

随证加减:如果阳虚比较突出,不仅脾气虚,还脾肾阳气不足,表现为畏寒更重,畏寒肢冷,脉微,可以重用黄芪和参附汤,因为这种血崩下脱,如果再发展,就要回阳救脱。当然这类失血应该说和血热妄行的并不难区别,血热妄行不能用。

固 经 丸
(《丹溪心法》)

【组成】黄芩炒　白芍炒　龟版炙　各一两(各30g)　黄柏炒,三钱(9g)　椿树根皮七钱半(22.5g)　香附二钱半(7.5g)

【用法】为末,酒糊丸,如梧桐子大,每服50丸(6g),空心温酒或白汤送下。(现代用法:以上六味,粉碎成细粉,过筛,混匀,用水泛丸干燥,即得。每服6g,1日2次,温开水送服;亦可做汤剂,水煎服,用量按原书比例酌定。)

【功用】滋阴清热,固经止血。

【主治】阴虚血热之崩漏。月经过多,或崩中漏下,血色深红或紫黑稠黏,手足心热,腰膝酸软,舌红,脉弦数。

固经丸是《丹溪心法》上的方,这张方所反映出来的阴虚血热型崩漏证临床很多。

病机分析：阴虚血热型从本质来讲是个阴虚，临床上这类病人最早发生可以是血热，肝郁，郁到一定时候化火，化火造成肝不藏血，那就出血，血色鲜红，也可以量多，或者血色黏稠有块，脉可以是弦数，这类就是偏重于肝热、血热类型。但随着这种血热的出血，伤耗阴血，反过来阴不足，阴虚火旺，加重这个热。所以就是肝肾阴虚引起阴虚火旺，迫血妄行，虚火反过来又加重出血。就是说血热、阴虚、出血这三点形成一个恶性循环。血热导致出血，出血导致伤阴，进一步阴血不足，阴血不足不能制阳，又加重虚火。从它本质上来讲，在中间一个环节它是阴伤，出血引起阴伤，阴伤加重这种热迫血妄行，加重血热，那血热又导致出血，所以三个环节都要兼顾。那如果说补充阴血有助于阳不亢，阳不亢可以减轻血热，减轻血热可以有助于减除出血，这回过来是个生理的良性循环。总的说来，出血特点是血色深红，或紫黑，黏稠。

治法：在治疗方法上，要采取针对三方面的结合。《黄帝内经》上讲"阴虚阳搏谓之崩"，就反映了阴血不足以后，阳太过。阴不足阳亢，这是造成血热崩漏的一个基本的机理，所以针对这个阴虚为本，血热为因，出血为标，这三者造成的恶性循环。临床上有些功能性子宫出血比较难治，有时控制可以，根治比较难，就是这几个方面形成了一种恶性循环。

方义分析：本方体现了固本、澄源、塞流三法并举。固本是考虑了阴血的损伤，阴血不足是本。固本是根本，用龟甲和芍药，能够益阴养血，作为君药，这里炒用，当然有助于止血。黄芩跟黄柏作为臣药，能够益阴养血是治本。黄芩、黄柏，能够清热泻火，炒以后也可以入血分，所以它是澄源。所谓澄源，就是说出血的原因是血热造成的，所以清血分热，它可以使出血原因得到消除。在这个方里，椿根皮是收涩的，是塞流，塞流就是收敛止血，针对标。这体现了固本、澄源、塞流三法并举。香附在这个方里的配伍，是考虑到这个方里基本上都是偏寒性，凉血这类药物，加上收涩的，容易使气机郁滞，用少量香附，使全方凉而不郁，而且疏通气机，使凉而不郁，是这样的配伍。这个方主要治疗血热、出血，又是阴伤的这一类崩漏，总的治法要固本、澄源、塞流，这是比较有代表性的治法。

类方比较：固经丸和固冲汤都是临床用于治疗崩漏，月经过多的常用方。固冲汤主治以虚证为主，是脾肾不能固摄，由失固造成，所以漏下的血的质地往往清稀，也可以量多，伴随一组脾肾不足，脾气虚，肾精不足的兼证。固经丸，它是由于血热伤阴，而且血热伤阴以后反过来又加重血热，这样血热迫血妄行产生出血，所以它是阴虚、血热、出血这三方面相互影响。所以用药当中，固经丸采取固本、澄源、塞流三法并用。固冲汤呢，它是补脾肾，加强固摄，和收涩止血相结合，而且以收涩为主,收涩力量很强。这是这两个方的区别。

辨证要点:使用的基本依据是血色深红,甚至紫黑黏稠,舌红,脉弦数。但实际上临床上要用本方,还有一些区别。阴血不足,阴不制阳这种虚热和肝郁化火造成血热,都可以导致血热这种结果,引起出血。到后来,往往两种因素都有。所以在运用方面,清肝泻火和凉血止血这些药要根据它病程的长短,经常发作者到后期纯实肝火一般较少,所以这个方里还可增强凉血的药物,当然病程长了以后,可以增加收涩药物。龙骨、牡蛎、乌贼骨、茜草炭,都是增加收涩止血的作用。

易 黄 汤
《傅青主女科》

【组成】山药炒,一两(30g)　芡实炒,一两(30g)　黄柏盐水炒,二钱(6g)　车前子酒炒,一钱(3g)　白果十枚,碎(12g)

【用法】水煎服。

【功用】固肾清热,祛湿止带。

【主治】肾虚湿热带下。带下黏稠量多,色黄如浓茶汁,其气腥秽,舌红,苔黄腻者。

易黄汤和前面的完带汤是一对,都是《傅青主女科》里的名方。这个方也反映了傅青主的一些学术理论。

病机分析:本方证是既有肾虚,又有湿热下注。傅青主认为还涉及任脉,他认为不管是哪类带下,都和任脉有关。虽然带下是与带脉有关,但带脉是联络很多方面的经脉,就是说横向环绕,纵向经脉它都维系,和任脉关系密切。那任脉是正面纵向的,也出于胞宫,上达于口,就像练气功的,他要练到小周天,督脉从后向上,环绕到头,和任脉交会,口舔上颌,督脉、任脉相通。傅青主传说是个武术家,对武术、气功这类很通,他就说正常情况下,任脉向上,口中产生很多津液。过去道家把这个津液看做华池之水,特别练功时候化生口水会很多,像《黄帝内经》认为津液从任脉向下本身可以化生精华物质,任脉不是走水的,而是走气血,尤其是血,津液可以化为血,成为精血的来源。他说如果任脉亏虚,湿邪可以下流,在下焦郁而化热,或者下焦有火,湿邪下去直接成为湿热,所以他认为治疗湿热带下,不能仅仅清热利湿止带,还要补任脉。这是他自身理论的特点。当然从临床症状来讲,肾虚主要反映失固;湿热带下黏稠色黄,其气腥秽,这是带下的特点。而且用易黄汤还是量比较多,是由于肾虚失固,他认为这里反映的肾虚主要是肾虚失固,针对下焦。

所以理解肾虚指的是失固,对带下的看法,这里附一段《傅青主女科》原书的

259

看法。他描述"夫黄带乃任脉之湿热也"。不管是白带、黄带,都和任脉有关,这是《傅青主女科》的一个特点,所以有些方剂主治要跟医家自身理论的特点有关。"任脉本不能容水,湿气安得而入化为黄带乎?不知带脉横生,通于任脉,任脉直上,走于唇齿"。口内是指唇齿,过去道家练气功的时候,口舔上颌,对于唾液不主张吐掉,要随着呼吸调息,小口小口规律性地咽,认为这是华池之水天上来,肾精所化,非常有营养的,以往传统都这样看。所以他说"原有不断之泉下贯于任脉以化精",化津液本身是一种不断之泉下贯于任脉以化精,"使任脉无热气之绕",这样"口中之津液尽化为精,以入于肾矣",这和气功家们的说法是一致的。如果下焦有热的话,津液向下和热相结就成为湿热。"唯有热邪存于下焦之间,而反化湿也"。他说这是不正常的,不是从水火之化,而从湿化,那不是有用的津液,而成没用的水湿。以往对湿热,脾运蕴湿的要清热利湿、清热化湿,往往涉及对下焦渗利了,对脾胃运化了,他说"单治脾何能痊乎!法宜补任脉之虚,而清肾火之炎",这个指导思想来主治这个病,"庶几"就有希望了,"方用易黄汤"。

治法:整个方固肾止带,清热祛湿。

方义分析:君药用山药、芡实。山药益肺补脾固肾。傅青主还认为,山药擅长于补和涩,收涩,又能够补,补脾固肾。特别能够用于补任脉,除了他以外,很多本草书没有这样提过,后来张山雷也提到山药对任脉的作用,但这是个人经验和体会。因为冲为血海,任主胞胎。所以从这个理论来看,山药常起固肾的治疗作用,能够补任脉。山药和芡实都有补脾作用,都有固涩特点,山药比芡实补肾多,收摄固涩少;芡实比山药固涩力量强,补益力量少。这两个相配常用于补任脉,能够收涩止带,这是他用药的经验。方里还配了白果,李时珍擅长于用白果治带下,经常把白果作为治疗带下组合当中很重要的一味药,认为它能固涩止带。黄柏、车前子,车前子酒炒入肾,可以清热燥湿和利湿,针对湿热带下。所以本方体现了补肾固肾和收涩结合,所以补涩兼顾。补涩、清利说明它四法具备。从补涩来看,以涩为主。清利、补涩相结合,又以补涩为主。易黄汤,药味虽然少,却成为治疗湿热带下的一个常用方。临床效果很好,傅青主自己讲,不管黄带、白带,都能用,但需调整加味。但相比完带汤来讲,应该说本方主要还是用于湿热带下。

过去易黄汤作为附方,不太作正方。但临床运用的时候,易黄汤在妇科临床运用在地位上不亚于完带汤,两个体现出一个偏湿热,一个脾虚结合肝郁,两个类型不同。

从产生这个方本身的理论来看,那段补任脉的观点,有时候不太好讲,就是说我们中医藏象学说讲的理论当中,包括经络学说。实际上在《黄帝内经》时代,气功理论和实践书中写得很多,所以当时针灸和气功不分,《灵枢》经很多讲针灸,里面谈了很多结合到气功的特点,经气循行这一感受很多是从气功来的。《素问》里边提到的真人、圣人、至人、贤人,是气功态的不同等级的反映。西汉以后,中医和气功逐渐分开。所以后来的医籍逐渐把气功的理论都附在后面,不放在前头,有些医籍就不写,到近代以来就写得更少了。而傅青主这样的医家,他本身很熟悉气功,他结合在医学书里写到不少这些方面。所以要分析很多医家,要看到他们的理论根源。像张景岳的《景岳全书》,就体现了宋明理学,理学就是道学和儒学的结合,所以他讲的很多治法,都是受一些哲学思想的影响。而倡导"阳常有余,阴常不足"的朱丹溪,他本身受道家影响很深,年轻时当过道士,老道士生病了,他下山去找医生,自己可能也有慢性病,一边治病一边学,最后成了一代宗师。傅青主的很多著作,也反映了明显的道家色彩。所以,他讲到上面的华池之水,可以怎么化生津液,怎么来补任脉,别人的书里就看不到,所以要知道他用药的一些特点。他的治疗跟前人的治法不同,应取其长。所以治湿热带下一般以清热利湿为主。而易黄汤的结构,重在补涩,辅以清利。本方特点是建立在带脉、任脉和带下关系的理论上,傅青主的这个理论基础是以补肾为主,辅以清利。而本方在临床上的确很有效,治湿热带下很多妇科老师都喜欢用易黄汤,这个方很有名,运用范围现在也越来越宽,除了妇科用,内科也用,临床观察的病例报道很多,还能治疗蛋白尿,本身有泌别清浊作用。所以不仅仅是在妇科的湿热带下方面运用。

辨证要点:湿热带下的特点是带下色黄,其气腥秽,舌苔黄腻。

随证加减:本方清利湿热的作用不是太大,所以湿重的,还可以加一些利湿药,偏热重的可以加清热药。带下时间长,还可以加强收涩作用。

261

第九章
安神剂

　　安神剂，主要治疗心神不安。心神不安以失眠为常见症状。但往往也包括了心烦，兼有心悸，甚至于怔忡这些常见表现。神志不安可以有虚证、实证，实证多是由于五志化火，引起了心肝的阳热亢盛，热扰心神造成心神不安；也可以兼夹有秽浊、痰浊这一类，引起心神不安。如果瘀血和热相结，瘀热互结，扰乱心神，甚至于闭阻心窍，也可以导致心神不安。这就是痰热造成心神不安的原因。实证，偏实证的，总的来说和热，和痰、瘀有关。虚证有心阴不足、心血不足，总的来说阴血不足，造成心失所养、心神不安。如果单纯血不养心，可以引起心神不安，兼有血虚证象。阴不足，除了心神不安以外，还可以有阴不制阳以后的虚热现象。

　　在治疗方面，偏于实证的，多以镇心安神为主，那实证、热证，同时也要伤耗阴血，所以在治法方面，镇心安神同时要结合滋补阴血，补充邪热造成的阴血不足。虚证方面心血不足，心血来源于肝血。所以血虚引起心神不安，都应心、肝同治。有阴虚导致心神不安，都心肾同治，因为阴的根本在肾。

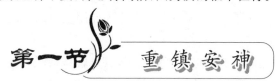

第一节　重镇安神

　　重镇安神剂，适用于心肝阳亢，热扰心神所致的心烦神乱，失眠多梦，惊悸怔忡，癫痫等。常用重镇安神药，如朱砂、磁石、珍珠母、龙齿等为主组方。火热内扰心神，所以常配黄连、山栀等以清热泻火；火热之邪容易耗伤阴血，故又常配生地黄、当归等以滋阴养血。

朱砂安神丸
（《内外伤辨惑论》）

　　【组成】朱砂五钱(15g)另研，水飞为衣　黄连去须，净，酒洗　六钱(18g)　炙甘草五钱半(16.5g)　生地黄一钱半(4.5g)　当归二钱半(7.5g)

　　【用法】上药除朱砂外，四味共为细末，汤浸蒸饼为丸，如黍米大。以朱砂为衣，每服十五丸或二十丸(3～4g)，津唾咽之，食后。（现代用法：上药研末为丸，水蜜丸每次6g，蜜丸每次9g，临睡前温开水送服；亦可做汤剂，用量按原方比例酌减,朱砂研细末水飞,以药汤送服。)

【功用】镇心安神,清热养血。

【主治】心火亢盛,阴血不足证。失眠多梦,惊悸怔忡,心烦神乱,或胸中懊憹,舌尖红,脉细数。

朱砂安神丸是重镇安神的常用方。

病机分析:朱砂安神丸证的产生,很多和情志有关。五志化火特别是情志不遂,造成气机郁滞,气郁化火,由肝火引起心火,也就是木能生火,母病及子,造成心火亢盛。心火亢盛引起心神不安,这是实证、偏实证失眠的一个主要原因。心火亢盛引起阴血不足,造成心神、心体失养。所以这类病证,开始可能是实证,多数情况下是虚实夹杂,以实为主。所以伴随有热扰心神,涉及热郁胸膈。心中懊憹、失眠、烦躁,伴随有心悸、怔忡,这是心火亢盛实证的一个主要表现。阴血不足可以加重心火。但是朱砂安神丸证主体上是心火亢盛,是以实证为主。

治法:本方以镇心安神为主,清热养阴兼顾。治法方面体现了三个方面,一是镇心,二是清热,三是养阴。所以有的说是镇、清、养三法。

方义分析:君药是朱砂和黄连,体现了镇和清的相结合。因为心神不安从根本来讲还是心火偏亢。朱砂本身既能清心,又能镇心。与黄连配合,清心力量更强。臣药是当归、生地。当归、生地能够养血和养阴结合,考虑到心火偏亢伤耗阴血。考虑到朱砂为硫化汞,容易伤脾胃,有一定毒性,用甘草能够保护胃气,可以缓和这种毒性,同时保护脾胃,避免这些药物伤胃,又能协助当归、生地扶正。

朱砂安神丸做成丸剂,服用时间不宜过长,达到一定效果就停。因为汞剂,蓄积以后有毒。国外有些人提出来朱砂不能入药,但目前来说,本方作为一种治法代表,还没有把它取缔。

配伍特点:泻心经,偏盛之火治标,补阴治本是次要的,所以整个是急则治标,体现了镇、清、养三法的结合。

辨证要点:运用当中应该是心火偏亢为主,病程较短,阴伤不太明显,这个方短期运用可以。

随证加减:如果夹痰,就会蒙蔽清窍,加远志、菖蒲开窍。有痰浊的,可以引起心神不安,也可以引起心窍闭阻。远志、菖蒲能交通心肾,实际上是防止痰热蒙蔽心窍,如果再加郁金,开窍作用更好。痰热可以造成心窍闭阻、神昏,如果痰浊重,神昏更重。痰火扰心就狂躁。可以用菖蒲、远志、郁金这类和一些清热化痰镇惊药相配,治疗烦躁、失眠、躁扰发狂。心火旺、心经热重,可以用清热药,莲子心、连翘、栀子都能入心经。如果阴血不足的因素多一些,那可以结合一些养阴药和养心安神药像酸枣仁、柏子仁这一类。

263

使用注意:本方不能做煎剂,剂量要控制,每次一般来说1g左右,不能多服、久服。脾虚和阴虚较重的并不适合使用,特别脾虚、脾胃不足的,用朱砂类还是要伤脾胃。

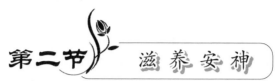

第二节　滋养安神

滋养安神类方剂,适用于阴血不足,心肝失养所致的虚烦不眠、心悸怔忡、健忘多梦等。常以滋养安神药,如酸枣仁、柏子仁、五味子、茯神、远志、小麦等为主,配伍滋阴养血药,如生地、当归、麦冬、玄参等组方。

天王补心丹
《校注妇人良方》

【组成】人参去芦　茯苓　玄参　丹参　桔梗　远志各五钱(各15g)　当归酒浸五味　麦门冬去心　天门冬　柏子仁　酸枣仁炒,各一两(各30g)　生地黄四两(120g)

【用法】上为末,炼蜜为丸,如梧桐子大,用朱砂为衣,每服二、三十丸(6~9g),临卧,竹叶煎汤送下。(现代用法:上药共为细末,炼蜜为小丸,用朱砂水飞9~15g为衣,每服6~9g,温开水送下,或用桂圆肉煎汤送服。亦可改为汤剂,用量按原方比例酌减。)

【功用】滋阴清热,养血安神。

【主治】阴虚血少,虚火内扰证。心悸怔忡,虚烦失眠,神疲健忘,或梦遗,手足心热,口舌生疮,大便干结,舌红少苔,脉细数。

天王补心丹证的产生,往往是由心肾阴虚,阴虚、阴血不足引起,侧重是在阴伤。传说是因为有位道士,也有的说是和尚,念经很用功,造成阴血内耗,天王很怜悯他,托梦告诉他这个方,吃了就好了,所以名为天王补心丹。

病机分析:天王补心丹证发生的原因往往是心肾阴血受损,阴血内耗产生虚热。所以造成既有心肾阴虚,又有虚热内扰,导致心烦、失眠,心体失养可以心悸、怔忡。根据心经有热的程度不同,严重的可以口舌生疮,大便干结。所以补心丹证,历来认为情志引起内热,伤阴,阴虚又产生火旺,而且火可以比较重。舌红少苔、脉细数,也是典型的阴虚有热的特点。

方义分析:本方君药、臣药合起来,实际上是生地、麦冬、玄参,相当于增液汤,养阴清热的基础方。结合天冬侧重补肾,滋补肾阴。这体现了本方是针对阴血暗耗,补心肾之阴血为主。酸枣仁、柏子仁、当归、丹参是养血安神。涉及心神不安,失眠、多梦,包括心悸,这类都是阴血不足,不能涵养心神,或者心体失养。酸枣仁、柏子仁是滋养安神的主要药物,枣仁本身也能养肝血,柏子仁养心安神还能补脾。当归、丹参养阴补血相结合,而且这方比较凉,其中当归偏温,当归、丹参能够活血,使凉而不郁。人参、茯苓,这里茯苓可以用茯神。人参可以补五脏,可以安神定志。茯神也是养心安神的常用药。远志、五味子可以收敛心神。本方用朱砂为衣,外面裹一点朱砂。整方以滋养安神为主,结合清心安神、镇心安神。在方义分析当中,桔梗是一个重点。因为天王补心丹,治疗病位以心为主。桔梗用来作使药,载药上行,使药力缓留于上部,这是使药运用的一个例子。以舟楫之剂,引经报使。整张方养阴力量较大,偏于补,可以心脾肾兼顾,实际上又气血兼顾。

配伍特点:滋阴补血治本,养心安神治标,标本兼顾以治本为主。

随证加减:失眠如果重,仅滋养安神不够,还可以结合重镇安神,用龙骨、磁石这类。心悸、怔忡突出的,如心律不齐,或者自己自觉症状心悸、怔忡,一般都涉及他觉症状。也可以用本方加养血、安神、定悸这类药。本方主治里过去还有遗精,因为肾阴不足有虚火,可能扰动精室。而且从病机来讲,心肾阴虚,阴虚火旺,既然心神不安,从水火既济角度,心神就可能不能控制肾精。可以造成水火不能既济,心肾不能相交,加上虚热扰动精室,所以产生失眠、多梦、遗精等,这可能性比较大,可加牡蛎、金樱子收涩。

在使用注意方面,这么多的阴柔之品,容易碍脾胃,脾虚、便溏、纳差者不宜使用。实际上本方也不能常服、久服。

酸 枣 仁 汤

《金匮要略》

【组成】酸枣仁炒 二升(15g) 甘草一两(3g) 知母二两(6g) 茯苓二两(6g) 川芎二两(6g)

【用法】上五味,以水八升,煮酸枣仁得六升,内诸药,煮取三升,分温三服。(现代用法:水煎,分3次温服。)

【功用】养血安神,清热除烦。

【主治】肝血不足,虚热内扰证。虚烦失眠,心悸不安,头目眩晕,咽干口燥,舌红,脉弦细。

酸枣仁汤治疗肝血不足,虚热内扰证。证型跟天王补心丹不同。

病机分析:病机是心肾阴虚火旺,肝血不足,可以有虚热,但一般临床上酸枣仁汤证虚热并不重。肝血不足不能涵养心神,不能涵养心体,所以心悸、失眠,往往伴随头目眩晕。头目眩晕是由于肝血不足,肝血不能上荣头面。心血虚,可以引起心悸,面白无华,脉细,涉及心主血的表现。肝血虚涉及头晕目眩、视物昏花,月经方面病变。血虚,包括心肝血虚两方面。现在肝血不足,不能涵养心神。心血还是由肝所藏之血而来。所以是肝血不足,造成血不养心,心神不安这样一个过程。有一定虚热反应,就会出现咽干口燥,可以有心烦。虚热迫津外泄可以有盗汗,相比阴虚引起虚热迫津外泄的话,天王补心丹证还更多见。它有明显的阴虚,可以有潮热、盗汗。酸枣仁汤相比,这个方面不如补心丹证突出。脉细或者脉弦都反映了血虚,肝血不足的表现。所以从主治证候分析来看,肝血不足,侧重是血不养心,这种失眠有内热,比较轻微。

治法:酸枣仁汤侧重养血安神、清热力量较小。不像天王补心丹,凉血、养阴、清热,全方较凉。

方义分析:酸枣仁这个药,一般用炒的酸枣仁,因为生的还治胆热失眠,但也有争论,有的说生的也可以,但传统习惯上用炒酸枣仁,它能够养肝血,归心肝经,主要养肝血,又有酸收特点,可以收敛安神,是个常用的疗效确凿的滋养安神药。茯苓,在本方可以用茯神。因为本方是《金匮要略》的,当时都叫茯苓,没有分茯神。用知母来清心,清热除烦。川芎辛温,有活血作用,在养血基础上有活血,带有调血特点。本方枣仁、川芎结合,还有发挥很好的调肝作用,既养血又活血,都入肝经。用甘草调和药性,保护脾胃。

配伍特点:在配伍方面,标本兼顾。本是由于肝血不足,标是由于阴血不足,伴有一点较轻的虚热,所以养血安神来治本,养中兼清,养肝血为主,补中有行,指的是川芎。这是酸枣仁汤配伍的特点。

类方比较:酸枣仁汤清热力量不强,寒温并用。对肝血不足,虚热不重的失眠,这是个常用方。如果虚热重,说明阴血不足,阴虚产生虚热,就应该考虑天王补心丹。这两个方临床应用病位不同,一个心肝同病,一个心肾同病。心肝同病强调肝血不能上荣头目,头晕目眩,视物昏花,这是肝血不足的表现,心肾同病反映心肾阴虚以后阴虚火旺,才有潮热、盗汗、遗精等,甚至于口舌生疮,大便干结,虚火旺,属于火热较重。这是这两个方运用方面的比较。

辨证要点:临床使用的时候,虚热表现往往是不突出的。辨证特点是虚烦失眠,头目眩晕,咽干口燥,舌红,脉细弦,热象并不很突出。

随证加减:虚热重,加一点清热药。如果有盗汗也说明有虚热迫津外泄,结合五味子、牡蛎益阴生津,止汗收敛。本方如果用于容易惊醒,易惊,要结合一点镇心安神药,龙齿、珍珠母作用比较缓。朱砂、磁石力量就强一点。如果血虚,肝血不足比较突出,酸枣仁就有所不足,可以结合养心安神、养血药,如龙眼肉、当归、枸杞子、芍药这一类。

第十章

开 窍 剂

开窍剂是针对窍闭神昏,神志昏迷为主症的一类病证。对神志昏迷,中医学在分类方面从虚实来分证,分为实证、虚证,也就是习常所说的闭证、脱证。开窍剂用于窍闭神昏,窍闭神昏属于闭证、实证范围。在临床上应用开窍剂,首先要区别是实证还是虚证,是窍闭还是脱证。一般临床上区分,实证的窍闭发生,都有一定的病邪,寒邪、热邪蒙闭,反映出来有寒、热的实邪证候,有神志昏迷,牙关紧闭,两手握固,有实证的特点,和虚证的手撒遗尿不同。

开窍剂的应用第二点注意,要区别属于寒闭还是热闭,相对地选用温开和凉开两类不同的开窍法。另外开窍剂在神志昏迷病变当中,可以发生于多种具体的疾病当中。比如凉开法,可以用于温热病邪,侵犯人体由表入里,热盛阶段造成热病内陷心包,或者用于温热病邪和痰相结以后痰热蒙闭心包。所以大的分类有邪热蒙闭和痰热蒙闭这两类。除此之外,可以用于像中风这类病证,中风发生以后有神志昏迷属于实热证型的,也可以用凉开法。另外在实热引起的神昏当中兼有肝风内动的,往往也结合开窍,特别像小儿的高热惊厥,这类往往结合清热开窍和凉肝息风,凉法配合。在温开法当中,可以用于寒邪、痰浊、秽浊这类的蒙闭心窍,导致突然昏迷,形成窍闭神昏。除此之外,像温开法也可以用于中风一类,它反映出来的是一种寒痰、秽浊蒙闭,这个类型可以用温开法。

在邪闭心窍方面,邪热、痰热蒙闭心窍,是属于热闭证的两个不同的类型,两者虽然不能截然区分,往往相互影响,但是往往在发生的具体病证当中有一定侧重。寒闭是寒湿、痰浊、秽浊蒙闭心窍,就要温通开窍。

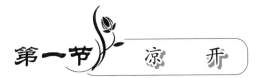

第一节 凉 开

热闭证,邪热蒙心窍,首先是神昏。但是神昏有程度的不同,神昏轻,极度的烦躁,邪热蒙闭可以燥扰。热扰心神,如果没有达到蒙蔽这种阶段,可以出现烦躁,谵语,在神昏的早期,高热,舌红,脉数,反映出热毒较盛。前面提到热毒概念的时候,曾提到热邪到一定程度,能够引起神昏,也是热毒的一类,需要解毒。热邪灼津为痰,导致痰热蒙闭,往往昏迷程度就深一些,这又是一个类型。所以提法上,有的方主治是强调邪热蒙闭,有的方强调痰热蒙闭。总体上都是由于邪热,再看它的兼夹、夹痰情况如何。当然由于高热之下,热邪伤津,筋脉失养,引起神昏,除了引起神昏之外还可以引起抽搐。有时高热引起肝风,称为热盛生风或者热极生风。这是热闭证常见的一些表现。

凉开方法主要讨论三宝,安宫牛黄丸、紫雪、至宝丹。重点放在三方使用的比较上,因为这三个方基本上都是用的成药,不作汤药使用,所以都不要求背组成,还是以掌握它的功效和主治证候特点作为重点。凉开共同的适应病证总的来讲是邪热内陷心包证。尽管具体的方在主治方面还有一点差别,也是同中之异,但是共同点首先用于邪热内闭心包证,其他比如中风、惊厥,感受秽浊,属于热闭的都可以用凉开的方治疗。

这里介绍一些在凉开法里的常用药物作为参考。当然凉开的方剂最基本的用药结构应该是清热解毒和芳香开窍相结合,像麝香、牛黄、犀角,犀角现在用水牛角代,这三个在一起就构成了凉开法应用的最基本结构。

凉开三宝当中,安宫牛黄丸和至宝丹都是以麝香、牛黄和犀角作为君药,所以麝香、牛黄和水牛角这三个构成了芳香开窍,清热解毒的结合。当然清热解毒还要涉及清热清到哪个层次,气分? 血分? 像水牛角擅长于清营血之热,特别是本身带点芳香特点,也能透窍、透邪,特别擅长于凉血保护心神。当然其他有些药,像郁金、安息香、冰片,开窍力非常强,这些药联用上去,开窍力量更强。清热解毒方面除了水牛角,还常用黄连、黄芩、石膏。黄连、黄芩苦寒,能够清热,清心;石膏能清热,擅长于清气分,清热同时能保护津液,所以有时候说是清热生津。紫雪丹里有三石——石膏、寒水石、滑石。石膏、寒水石、滑石都以甘寒为主,善于清气分之热,清热兼有保护津液的作用。

除了芳香开窍、清热解毒这两组是凉开的共性的药物之外,还要考虑一类开窍时醒神,热邪扰乱心神,在醒神同时还要安神,称为镇心安神药,镇心安神药也是这类方里常配的,作为辅助。

对于这类热病神昏,如果兼夹痰浊、秽浊,形成痰热蒙闭,昏迷程度可以较深,所以往往配一些清化痰热药。本身很多芳香开窍的药,也有一定的祛痰作用。这里所说清化痰热药像胆星、贝母、天竺黄这些都是有较强清热化痰作用的药物。雄黄这一类说它是截痰,也就是在祛痰开窍方面力量比较强。在这类方里面由于热邪灼伤津液使得经脉失养,有可能引起热极生风,热盛动风,所以配一些像羚羊角、玳瑁这一类的息风止痉药。这是大体配伍用药的一些规律,就是说常用药物在凉开法当中要结合这几个方面。

安宫牛黄丸(牛黄丸)

《温病条辨》

【组成】牛黄一两(30g)　郁金一两(30g)　水牛角浓缩粉一两(50g)　黄连一两(30g)　朱砂一两(30g)　梅片二钱五分(7.5g)　麝香二钱五分(7.5g)　真珠五钱(15g)　山栀一两(30g)　雄黄一两(30g)　黄芩一两(30g)

【用法】上为极细末,炼老蜜为丸,每丸一钱(3g),金箔为衣,蜡护。脉虚者人参汤下,脉实者银花、薄荷汤下,每服一丸。大人病重体实者,日再服,甚至日三服;小儿服半丸,不知,再服半丸。(现代用法:以水牛角浓缩粉50g替代犀角。以上11味,珍珠水飞或粉碎成极细粉;朱砂、雄黄分别水飞成极细粉;黄连、黄芩、栀子、郁金粉碎成细粉;将牛黄、水牛角浓缩粉、麝香、冰片研细,与上述粉末配研,过筛,混匀,加适量炼蜜制成大蜜丸。每服1丸,1日1次;小儿3岁以内1次1/4丸,4～6岁1次1/2丸,1日1次;或遵医嘱。亦做散剂:按上法制得,每瓶装1.6g。每服1.6g,1日1次;小儿3岁以内1次0.4g,4～6岁1次0.8g,1日1次;或遵医嘱。)

【功用】清热解毒,开窍醒神。

【主治】邪热内陷心包证。高热烦躁,神昏谵语,舌謇肢厥,舌红或绛,脉数有力。亦治中风昏迷,小儿惊厥属邪热内闭者。

安宫牛黄丸是治疗邪热内陷心包的代表方。

病机分析:主证强调邪热内陷,这个时候邪热夹秽浊,夹痰,往往还是有的。但是从这三个方的比较来看,是以热毒为主,邪热内陷于心包,所以这是安宫牛黄丸主证的特点。虽然治疗方法里面也有豁痰开窍,但是豁痰、祛痰方没有后面的方那么强,所以它是以清热解毒为主,认为是偏于热,痰热不是很突出,邪闭心包,会高热,烦躁,神昏,谵语。兼夹一定秽浊的话,可以加重神昏。热毒较重,闭阻气机,影响心神,舌为心之苗,故舌謇不语,或者热深厥深引起手足逆冷。一般安宫牛黄丸证,神昏的程度不是太深。过去的二版教材提到,安宫牛黄丸的主治是高热神昏,高热烦躁,神昏谵语,而至宝丹主治就不同,身热烦躁,神昏不语,不语说明昏迷程度比较深。

治法:因为安宫牛黄丸是凉开的代表方,所以功用是清热解毒,开窍醒神,以清解热毒为主,又可以芳香开窍。

方义分析:本方的君药牛黄、水牛角(过去用犀角)、麝香,这三个药中牛黄的清热解毒力较大,而且能作用于血分,凉血比较突出。麝香偏温,擅长于芳香开窍,开窍力应该说在这里最大。牛黄、麝香联用,开窍作用很突出,所以三个方里基本上只有紫雪把牛黄换成羚羊角,息风镇惊。在至宝丹和安宫牛黄丸里,牛黄、麝香联合开窍,水牛角清热解毒,解毒凉血,所以这三味合起来作为君药。

臣药有两组,我们一组一组讨论。黄芩、黄连、栀子这一组主要是增加君药清热解毒力量,通过增加清热解毒力量清心,保护心神。第二组中冰片、郁金增强麝香、牛黄的开窍作用。雄黄有祛痰作用,祛痰有助开窍,但在本方来讲,祛痰力量不是很大。朱砂、珍珠都有镇心安神作用,是考虑到在芳香开心窍,清心解毒的基础上镇心。现在一般金箔不用,中国药典上本方都不用金箔了,用蜜作为赋形剂。所以整个结构是以清热为主,清热解毒是非常突出的,清热力量很强,开窍是以芳香开窍,有一定的祛痰作用。

配伍特点:清热泻火,凉血解毒和芳香开窍并用,以清热解毒为主。实际上芳香开窍治标,根本还是热毒造成的,清热泻火,凉血解毒概括起来就是清热解毒。清热泻火是作为气分火热的提法,凉血解毒是涉及血分热毒的提法,清热、芳香、开窍并用以清热解毒为主。

辨证要点:高热,烦躁,神昏,谵语,加上有实热证候的特点,就是本方使用的基本依据。

服用方法:至于服用方法这一类,教材写的可供参考,转向脉虚这种情况要注意它是内闭外脱,由于正气消耗,造成内闭外脱可能性,所以要加人参汤送服。此外,临床用的时候可以配一点大黄末送服,如果兼腑实可以通腑泄热,如果不兼腑实,配一点大黄末,结合釜底抽薪,清解热毒更快。

使用注意:因为本方有镇心重坠的药物,所以孕妇慎用。

紫　雪
（苏恭方,录自《外台秘要》）

【组成】黄金百两(3.1kg)　寒水石三斤(1.5kg)　石膏三斤(1.5kg)　磁石三斤(1.5kg)　滑石三斤(1.5kg)　玄参一斤(500g)　羚羊角五两,屑(150g)　水牛角浓缩粉五两,屑(150g)　升麻一斤(500g)　沉香五两(150g)　丁香一两(30g)　青木香五两(150g)　甘草八两,炙(240g)

【用法】上十三味,以水一斛,先煮五种金石药,得四斗,去滓后内八物,煮取一斗五升,去滓。取硝石四升(2kg),芒硝亦可,用朴硝精者十斤(5kg)投汁中,微火上煮,柳木篦搅,勿住手,有七升,投入木盆中,半日欲凝,内成研朱砂三两(90g),细研麝香五分(1.5g),内中搅调,寒之二日成霜雪紫色。病人强壮者,一服二分(0.6g),当利热毒;老弱人或热毒微者,一服一分(0.3g),以意节之(现代用法:以上16味,石膏、寒水石、滑石、磁石砸成小块,加水煎煮3次。玄参、木香、沉香、升麻、甘草、丁香用石膏等煎液煎煮 3 次,合并煎液,滤过,滤液浓缩成膏,芒硝、硝石粉碎,兑入膏中,混匀,干燥,粉碎成中粉或细粉;羚羊角锉研成细粉;朱砂水飞成极细粉;将水牛角浓缩粉、麝香研细,与上述粉末配研,过筛,混匀即得。每瓶装 1.5g。口服,1 次 1.5～3g,1 日 2 次;周岁小儿 1 次 0.3g,五岁以内小儿每增 1 岁,递增 0.3g,1 日 1 次;五岁以上小儿酌情服用)。

【功用】清热开窍,息风镇痉。

【主治】温热病,热闭心包及热盛动风证。高热烦躁,神昏谵语,痉厥,口渴唇焦,尿赤便闭,舌质红绛,苔黄燥,脉数有力或弦,以及小儿热盛惊厥。

紫雪,过去说是出自《太平惠民和剂局方》,后来发现《外台秘要》记载有本方。紫雪,也叫紫雪丹。主治的仍然是温热病的热闭心包,以及热盛动风。

病机分析:和安宫牛黄丸相比,主证区别有两点。第一个,紫雪丹证的温热病发热,气分的热很明显,也就是说涉及神昏谵语,特别热盛动风,多少会涉及血分。但是像气分热伤津,口渴唇焦,尿赤便秘,特别口干口渴,属于气分热特点,到营血以后往往不渴。紫雪的临床主证,发热可以很高,高热烦躁,神昏谵语,同时有口渴唇焦,尿赤便秘的气分热盛的特点,所以有气营两燔,气血两燔这种特点。第二个,热邪伤津以后,有筋脉失养,惊厥,抽搐,热极生风的表现。小儿发生这种情况最多,小儿体质,现在说来叫神经系统不健全,传统说法叫脏腑娇嫩,容易造成热动肝风,产生热盛惊厥,抽搐,这种动风叫急惊风。

治法:紫雪和安宫牛黄丸比较,最突出的区别第一是气分热盛伤津特点还在。第二是由于热盛伤津,筋脉失养,造成热盛动风的表现,所以功用仍然要清热解毒,豁痰开窍,但是加上息风止痉。

方义分析:君药是羚羊角、水牛角、麝香,没有用牛黄。牛黄主要作用于血分,清热凉血解毒力量很强。在这个方证里面反映出是筋脉失养以后动风,所以牛黄换成羚羊角,整个方增强了息风镇惊的作用。臣药里面有三石,这三石我们一般都用于气分之热,而且以甘寒为主,甘寒可以保护津液,生石膏、寒水石、滑石,不但能透热,其中滑石有清热利水作用,还能使蒙闭心窍的邪热从小便排出。本方用升麻、玄参,在清热凉血之外,还有滋阴作用。整个臣药部分有一定的保护阴液作用,但是考虑到筋脉失养造成动风,所以既保护阴液,又息风镇惊,作为本方的特点。佐药中沉香、丁香、青木香既有行气作用,又增强芳香开窍作用。朱砂、磁石有镇心安神作用。既开窍醒神,又镇心安神。朴硝、硝石实际上是釜底抽薪,使热邪向下。甘草养胃,保护胃气。所以从这个组合来说,突出反映在两个方面,第一个是突出息风镇惊。第二是清气分大热的石膏、寒水石一类,和血分清热凉血的水牛角、玄参这一类的结合使用。不像安宫牛黄丸以营血分为主,而是针对气阴、气血这种邪热。这是紫雪和安宫牛黄丸两个主证的不同方面。从功效上来看,都是清热开窍,安宫牛黄丸清热力很强,紫雪突出在息风镇惊上。

配伍特点:清热开窍与息风止痉并用,而且祛邪的途径既开上窍,又通下窍。

辨证要点:高热,烦躁,神昏,谵语,这和安宫牛黄丸证是一样的。不同的是惊厥,是动风,这是它的特点。

随证加减:紫雪主治证候气分热盛伤津比较明显,所以有口渴欲饮,一般来讲,气分、气阴两伤明显,要用益气养阴的方,可以配生脉散,或者用成药生脉注射液。

使用注意:开窍剂都不可过量,中病即止,而且有清热通下的药,孕妇不宜使用。

至 宝 丹

（《灵苑方》引郑感方,录自《苏沈良方》）

【组成】生乌犀　生玳瑁　琥珀　朱砂　雄黄各一两(各30g)　牛黄一分(0.3g)　龙脑一分(0.3g)　麝香一分(0.3g)　安息香一两半(45g),酒浸,重汤煮令化,滤过滓,约取一两净(30g)　金银箔各五十片

【用法】上丸如皂角子大,人参汤下一丸,小儿量减。(现代用法:水牛角、玳瑁、安息香、琥珀分别粉碎成细粉;朱砂、雄黄分别水飞成极细粉;将牛黄、麝香、冰片研细,与上述粉末配研,过筛,混匀。加适量炼蜜制成大蜜丸,每丸重3g。口服,每次1丸,1日1次。小儿减量。本方改为散剂,犀角改为水牛角浓缩粉,不用金银箔,名"局方至宝散"。每瓶装2g,每服2g,1日1次;小儿3岁以内1次0.5g,4～6岁1次1g;或遵医嘱。)

【功用】化浊开窍,清热解毒。

【主治】痰热内闭心包证。神昏谵语,身热烦躁,痰盛气粗,舌绛苔黄垢腻,脉滑数。亦治中风、中暑、小儿惊厥属于痰热内闭者。

至宝丹的名称,原来叫至宝,在《灵苑方》都是叫至宝,丹字是以后加上去的,但是叫惯了,现在都叫至宝丹。

病机分析:主治证候为痰热内闭心包证。这强调的是痰热,不是邪热,邪热结合痰,所以痰浊、秽浊比较突出。临床上来讲,用于像流脑、乙脑等方面是比较多的,治疗中风神昏,用于开窍,也相对比较多。在中风方面要比前面所说的安宫牛黄丸用的几率高,它的豁痰力量较突出。在主治证候方面,神昏谵语,身热烦躁,这里一般都用身热。过去的教材曾经提到过,身热,神昏不语,不语就是蒙

闭程度更深了。夹痰的往往蒙闭程度较深。因为作为心,心是属于虚灵万应,虚灵万应最怕秽浊,所以昏迷的程度往往跟痰浊兼夹程度成正比。痰盛气粗,反映了痰重,也就是说呼吸气粗,可以兼夹有痰气互结的声音。除了热闭神昏这个阶段,小儿高热惊厥属痰热内闭者,中风属于痰热类型的,也可以使用。

方义分析:君药还是麝香、牛黄、犀角,体现了清热开窍相结合。当然牛黄除了能凉血清热解毒,还能够化热痰。本方用安息香,安息香、冰片配麝香,芳香开窍力量较大。芳香类药有化浊作用,所以功用上化浊开窍,再配合雄黄的豁痰。全方从清热力量来讲,没有用三石——石膏、寒水石、滑石,也没有用像黄连、黄芩、栀子,安宫牛黄丸里面芩、连用得多。所以整个方清热解毒力量应该说比前两个方力量小,但是从化浊开窍力量上看,要比前两个方大,所以化浊开窍放在第一位。琥珀、玳瑁,有镇心安神作用,包括朱砂清心、镇心。当然琥珀、玳瑁还能入血分,兼有化瘀作用。从本方特点来说,清热解毒力量肯定比前两个方小,豁痰开窍力量强,所以针对夹痰以后神昏的程度较深。

配伍特点:化浊开窍,清热解毒之中兼能通络散瘀,还镇心安神;但其中以化浊开窍为主,清热解毒为辅。

类方比较:三宝的把握,主要是主证方面主治证候的特点,从治法角度上,反映功效方面的一个侧重点。这样比较的话,安宫牛黄丸清热解毒力量最强,其中除了清热凉血解毒,还用了像黄连、黄芩这一类增加清热解毒的力量。紫雪丹清热力量也较强,能够清气分营血分的热,但它的清热有两个特点:第一个,用了一部分清气分热,清热保护津液的一类药,以三石为代表,反映出来气分之热还在,高热,口渴,烦躁;同时,紫雪丹强调的还有高热伤津以后动风,热盛动风,惊厥抽搐,所以功效方面,它是清热开窍、息风止痉相结合。至宝丹的特点,清热解毒力量要比前两方差,它突出在于化浊开窍,或者说化浊和豁痰的力量较强,适应病证临床上夹有痰热、秽浊这种特点,导致昏迷程度较深,而这类病人像乙脑、流脑在发生过程当中,面色如垢,比较脏,夹秽浊,昏迷来得快,程度又深。

辨证要点:强调痰盛气粗,反映兼夹痰浊程度较重。在临床上特点是昏迷程度较深。体温并不是太高,叫身热烦躁,不是高热烦躁。

随证加减:如果说身热较盛,也就是说热的特点较突出,可以结合清宫汤;邪热痰浊并重的时候,增加清热开窍之力,可以结合菖蒲郁金汤;如果兼瘀的话,舌象一般有瘀点,那昏迷程度即深,身上可有初期的发斑这类,还可以和犀地清络饮结合。这类高热神昏到一定时候,正气亏虚,容易内闭外脱,以脉象的虚弱为标志。有内闭外脱用人参汤。这是凉开法共同的一种随证使用方法。

使用注意:由于至宝丹芳香辛燥之品较多,容易耗伤阴液。所以如果神昏谵语有阳盛,同时伤阴较突出,阳盛阴虚的不适合使用。

病案举例:一脑炎患儿,当时一进院就是高热,很快神昏,昏迷程度也较深。西医的治疗策略是针对惊厥、抽搐,用镇静剂。镇静剂一用,神昏更厉害了,患儿开始还有一些反应,说胡话,最后就像植物人,什么反应都没了。当然我当时就跟他们西医讨论,我说你们对这类治疗是怕他烦躁、怕他惊厥,用镇静剂来控制,我这是要开窍,要叫他醒,你用镇静剂以后,会加重这种昏迷程度。因为患儿湿温的特点很明显,我结合豁痰开窍、清热祛湿,用了药以后小孩有点醒,又会抽搐。结果西医又用镇静剂,一用镇静剂又昏迷。当时我觉得不要轻易用镇静剂,用中医开窍,用西医的补液支持方法就挺好。后来干脆让患儿出院,住到安养院去,我以开窍方法为主,开窍息风。热象明显,配羚角钩藤汤这类可以镇惊;如果虚,配人参,或者参附汤,也配涤痰汤这一类。其实能用至宝丹最好,但是因为台湾只有安宫牛黄丸,我也只能用安宫牛黄丸来代替,但是也到处托人找至宝丹,后来终于找到了至宝丹,用了一个多月,那小孩醒了,也不抽搐了,而且能够起来稍微活动一下。从这里我们看出,这类开窍方法和现代医学用镇静方法,治疗上产生一种矛盾。像痰热、痰浊这类病变,产生精神疾患,涉及心神方面的,中西医在治法角度上是不一样的,这中间的矛盾,治疗方法的结合运用,将来还是一个很重要的科研课题。

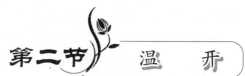

第二节 温 开

寒闭证有几种情况,如果突然感受寒邪,寒邪反映出脉迟苔白。寒邪闭阻气机,可以引起心窍不通,突然昏倒,不省人事。更多的是痰浊、湿浊、秽浊这类蒙闭心窍,使心窍不通,也可以发生。当中除了中风病过程发生的之外,还有这样几类情况,比如说山岚瘴气,都有湿浊、秽浊的特点,感受了以后可以引起闭阻气机。气机闭阻,心窍不通,出现突然昏仆,不省人事。或者有一类,像煤气中毒,或者像一些菜窖里、地窖里,产生的气也是秽浊、湿浊之气,如果人呼吸多了,也可以导致闭阻气机,造成心窍不通。另外在临床上有一种叫中气,中气就是突然情志郁结,往往这一类本身有痰,痰湿之气,像肝气不舒,痰气互结,痰气上逆,蒙闭心窍,在大怒之后痰气上逆,整个偏于寒的特点,从表现出来的兼症里反映出寒证特点,面色黑、青紫,这类也属于寒闭证的范围。寒闭证治疗要芳香化浊开窍。当然用温开药也可以治疗一些寒性凝滞以后,寒气互结胸部造成的胸痹,通过行气、化痰、温通能够解除胸痹。

温开,简单讲,即温通开窍。涉及中风、中寒、气郁、痰厥,性质上是寒证,针对寒邪痰浊内闭或者秽浊内闭。从用药来讲,温开是以芳香开窍为主,苏合香、安息香、冰片、麝香,同时要温里祛寒和行气相结合。因为性质属寒,首先用温里祛寒药针对疾病性质驱逐寒邪;行气药不仅有助于止痛,且行气药很多本身都有芳香特点,所以又有助于开窍,这两类药是组成温开方剂的主要结构。

苏合香丸(吃力伽丸)
《广济方》,录自《外台秘要》

【组成】吃力伽(即白术) 光明砂研 麝香 诃梨勒皮 香附子中白重者 青木香 丁子香 安息香 白檀香 荜茇上者 犀角各一两(各30g) 薰陆香 苏合香 龙脑香各半两(各15g)

【用法】上为极细末,炼蜜为丸,如梧桐子大。腊月合之。藏于密器中,勿令泄气。每朝用四丸,取井花水于净器中研破服。老小每碎一丸服之,另取一丸如弹丸,蜡纸裹,绯袋盛,当心带之。冷水暖水,临时斟量。(现代用法:以上十五味,除苏合香、麝香、冰片、水牛角浓缩粉外,朱砂水飞成极细粉;其余安息香等十味粉碎成细粉;将麝香、冰片、水牛角浓缩粉研细,与上述粉末配研,过筛,混匀。再将苏合香炖化,加适量炼蜜与水制成蜜丸,低温干燥;或加适量炼蜜制成大蜜丸。口服,1次1丸,小儿酌减,1日1~2次,温开水送服。昏迷不能口服者,可鼻饲给药。)

【功用】芳香开窍,行气止痛。

【主治】寒闭证。突然昏倒,牙关紧闭,不省人事,苔白,脉迟。亦治心腹猝痛,甚则昏厥,属寒凝气滞者。

苏合香丸是温开代表。苏合香丸又叫吃力伽丸,吃力伽指白术,提出来作为名字,有开窍同时要扶助正气的意思。

病机分析:苏合香丸证的病机是寒邪秽浊,闭阻机窍。机窍主要包括心窍,心窍闭阻可以不省人事,当然也包括牙关紧闭,这也反映了机窍被闭阻的特点。寒邪秽浊如果蒙闭心窍,对外反映为牙关紧闭、不省人事。如果胸中有寒凝气滞血瘀,引起心胸的疼痛,这叫胸痹。胸痹证,平素阳气不足,有痰浊,感寒之后,寒性收引凝滞,加重不通,造成疼痛。另外,如果寒邪凝滞在中焦,则脘腹胀痛,这是苏合香丸证候主要表现的一些方面。苏合香丸用治的病种很多,它不仅仅是针对窍闭神昏,我们刚才说心胸、脘腹因寒造成的剧烈疼痛,也是本方主治范围,至于阴寒内盛,则表现出苔白、脉迟。

治法:本方以芳香开窍为主。全方偏温,又有温通特点,所以是芳香开窍,行气止痛。

方义分析：芳香开窍主要针对什么？针对神昏。行气止痛主要针对阴寒凝滞而造成的从胸到脘腹的疼痛。本方开窍力量非常强。君药：苏合香、麝香、安息香、冰片，联合起来，使整个开窍剂开窍力量最强。再加上整个方里，有十个香，这十个香首先有助于芳香开窍；第二个这十个香都能行气，有很强的行气作用，行气有助于止痛。而方里的香，绝大多数都是温性的。温性能够祛寒、温通。所以苏合香丸从结构上来讲，就是芳香开窍、行气止痛。这两个特点体现得很突出，用药很集中。其他的如水牛角，有清心作用，清心有助于开窍，因为它本身有芳香特点，在整个方里配一点含量的水牛角，不影响全方的温通作用，而且寒热并用，使整方不至于辛温太过；朱砂，在开窍同时，结合安神；白术，在方里体现了治本，考虑到寒痰、寒湿、秽浊都和脾的运化有关，我们在芳香温通的同时，通过健脾来除湿，所以就有治本的特点。全方偏散，这里诃子有涩的作用，所以以温开、温通为主，兼有收涩。使本方不至温通、温散太过。

配伍特点：集诸芳香药于一方，既长于辟秽开窍，又行气温通，温中止痛，散收兼顾，补敛并施。所以本方可以用于窍闭神昏，也可以用于其他内科杂病，相比前面讲凉开法的三个方，它的使用范围更宽。

辨证要点：突然昏倒，不省人事，牙关紧闭，苔白，脉迟。不管是中寒、中气、中恶，出现的不同原因、不同的病证，有共同的使用基本依据，往往是一些面色青紫。特别是我们现在所说的有些秽浊之气中毒，或者是煤气、天然气这类的中毒，都符合这个特点。

使用注意：本方芳香温通力量很强，孕妇慎用。

补充：这里要说明，苏合香丸曾经是科研的重点，有个冠心苏合香丸，就是把苏合香丸整个方用药浓缩了，取了中间的一部分，用来治疗因寒凝、气滞、痰阻、痰气互结引起的心前区胸痛。在20世纪60年代针对冠心苏合香丸做了很多科研工作，后来又研制出冠心二号方，仍然是在苏合香丸基础上浓缩而来的，临床上对冠心病、心绞痛，偏于寒痰、痰气互结的心绞痛，效果还是比较确定的。

第十一章
理 气 剂

理气剂是治疗气的病变。从气的病变分类来看，大的分类有气的不足、气机运行失调两个方面。虚证都是由于气的不足，当然这个气的不足，生化不足与消耗太过，都可能导致。气的运行失调，是各种原因导致气运行的一种障碍。

从分类来讲，气的不足包括气虚、气脱。气虚是消耗太过，或者是生化不足造成的，气虚到一定程度可以引起气脱，这就是一类比较危重的证候。气运行失调方面，有气陷、气逆和气滞这几种形式。气陷表面上看是气机下陷，当升不升，但其产生的原因仍然是气的功能衰退，和气虚有必然的联系，气虚到一定的程度造成气机的下陷。因为气本身有固摄作用，阳气有五大作用，《中医基础理论》里讨论到气有气化作用，有推动作用，有卫外作用，有固摄作用，有温煦作用这五方面。固摄是其中很重要的一个作用，不能固摄就要下陷，所以这是在气虚基础上进一步发展造成的。气的运行失调有气逆和气滞，气逆反映出当降不降，气机上逆，反映在肺和胃居多：肺气上逆，胃气上逆。气滞是在局部运行时候，气机不畅或者是阻滞不通。气机阻滞，涉及肝气的郁滞，或者脾胃气机的郁滞。

按虚实来分，气不足的气虚、气脱以及运行失畅里面的气陷，都归于虚的部分。气逆、气滞，反映出实的方面。所以按虚实来分，气虚、气脱、气陷是虚证，气逆、气滞是实证。气虚要补气，气脱要益气固脱，气陷要升举。这三类治法在前面都讨论了，在补益剂里边讨论气虚、气陷，在气脱方面，温里剂的四逆汤后面附方谈到参附汤，反映的都是对气脱的治疗，生脉散也可以用于气阴不足，气脱、液脱这类病证的治疗，主要在补益剂里面。

气机运行失调就是我们理气剂所讨论的内容，气逆要降气，气滞要行气。所以这一章方剂分为两部分，第一部分是行气，针对肝脾为主的气机郁滞。当然也包括了其他脏腑和其他部位，但以肝脾气机郁滞为主。气逆的气机上逆，那要降气，第二节降气，以肺胃的气机上逆为主。所以这一章分为两节。但要注意的是具体到病人身上，一些具体病证，气滞、气逆往往相互影响，不能决然分开。因此我们后面讨论方剂可以看到，有些以气机阻滞为主的方，可以有气逆的特点。而以气逆为主要病机的方，它也有气滞的一些表现。所以这两个不是决然分开的，只针对病机的侧重不同。

所以理气剂总的来讲有行气、降气两个方面和相应的脏腑关系，降气和肺胃有关,宣降肺气与和胃降逆为主要治法。行气和肝脾有关,这是主要的,所以行气疏肝,行气理脾,这是主要的治法,当然这些治法要兼顾形成气滞的原因,是因寒形成的,还是因热形成的。或者在气滞当中兼有气虚,兼有阴虚这些的不同,就和体质特点或者病证的性质有关。

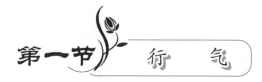

第一节　行　气

越鞠丸(芎术丸)

(《丹溪心法》)

【组成】香附　川芎　苍术　栀子　神曲各等分(各6～10g)

【用法】为末,水丸如绿豆大。(原书未著用法用量。现代用法:水丸,每服6～9g,温开水送服。亦可按参考用量比例做汤剂煎服。)

【功用】行气解郁。

【主治】六郁证。胸膈痞闷,脘腹胀痛,嗳腐吞酸,恶心呕吐,饮食不消。

越鞠丸是代表方。学习这个方的意义,主要是理解朱丹溪六郁学说的精神,以及治疗这种郁证的代表性治法。朱丹溪的主要学术思想有两个,第一个是以前面大补阴丸这个代表方为代表的"阳常有余,阴常不足"思想,要常补气阴,以滋阴降火的大补阴丸为代表。第二个是六郁的思想,以气血痰火湿食这六郁为代表的郁证,有关郁证的理论和治法,以越鞠丸为代表。这个方是治疗郁证的常用方,是个基础方,临床灵活运用,可以针对气血痰火湿食各类的郁滞。

病机分析:郁证的郁,它反映的是一种气血痰火湿食郁滞而有气机不畅,往往还不是一种不通,气机运行可以说不通,或者是不畅,这是程度区别。所以很多郁证在临床上反映出来的是功能方面的病变为主,有很多器质结构上查不出问题,它在气血津液郁滞不畅这种阶段。实际上很多病证当中,都有个从功能变化到实质结构变化的过程。所以戴元礼说什么叫郁呀? 郁,积聚而不得发越,就是这些气血痰火湿食积聚了,不能发越,郁是不能通畅的意思。并不是说到达癥、积这类有形的产物,它只是一种基础物质郁滞不畅阶段。

从越鞠丸证的形成来看,往往多和情志因素有关,也是现代多见郁证的一种病因特点。所以这个方应该说它的现代运用意义还是很大的。越鞠丸的名称为什么叫越鞠? 历来有两种看法,有一类认为,越鞠是从两个药物来的,"越"是指的这方里的栀子,栀子又称越桃,所以它别名又叫越桃。这方里的川芎又叫鞠芎,越桃、鞠芎各取一个字,叫"越鞠",这是一种说法。但是更多人认为它是从功效来命名的,"越"是个发越的意思。戴元礼本身就是朱丹溪的学生,他说这个郁证是一种积聚而不得发越,这个方能够发越、疏通。"鞠"是一种不通的意思,从文字上讲它是不通、不畅的意思,所以"越鞠"就是发越不通不畅。针对郁证,气血痰火湿食六郁来讲,越鞠就是反映这种功效,鞠这个字本身就有郁结、不畅、不通的意思。经常有人把这个字还当做名字,吴鞠通不就这个"鞠"吗?吴是他的姓,鞠通,"鞠"是不通不畅,"鞠通"把不通的给通了,那就"吴鞠通"了。所以这个越鞠就是发越,不通、不畅的能够把它疏通了,从功效出发。所以从方名也看得出这个方体现的功效。

这个方主治的证候是郁证,这类六郁证的形成,应该说七情,情志所伤往往是第一位的。其他饮食失节、寒温失宜等,这类因素影响到气机,饮食可以阻滞气机,寒邪收引影响气机,温热可以伤气,就导致了六郁证。而六郁呢,气血痰火湿食,这六个郁,各自专有所指,但彼此又相互影响。气郁指气机阻滞,对这个方证它的病位在哪里?有些参考书、教材认为病位主要在脾胃。这是由于朱丹溪自己说过,六郁核心是在脾胃,在中焦,郁在中焦。而且当中的症状、临床表现,多数也是在中焦。六版教材定义在肝脾这两个系统,五版教材则回避了这个问题,没有具体说哪个系统。对越鞠丸的认识,朱丹溪强调的是主要表现在脾胃,郁的重点在中焦,越到后来大家越强调肝和脾胃这两个系统,以肝脾的气机郁滞为主,然后继发引起其他的各类郁证,但其他血类郁证也可引起气郁。总之,后来都定位在肝和脾胃。这六郁的相互关系,朱丹溪说六郁之中气郁为先,因为气的运行非常重要,气行则血行,气血如果不正常运行,郁而可以化火。如果气滞不能很好运化,可以产生湿,湿聚就可以成痰。气机阻滞,运化无力,饮食减少,引起食郁。所以气郁是引起其他各类郁证的一个原因。反过来,其他各类郁证,也可以阻滞气机,造成气郁,所以它们相互影响。

教材从他原书里选了一些代表性症状,临床上不一定要局限、拘泥于这些症状。比如气郁,胸膈痞闷,那脘腹呢?肝脾是关联的,也会引起胀闷。血郁,当然原书没有直接提到刺痛,实际上气滞到一定程度,可以脘腹、胸胁刺痛。原书只提到胀,但是临床以血瘀为主的话,疼痛往往是刺痛。火郁,这种肝郁化火,肝脾、肝胃不和,就产生口苦、吞酸,反映出热的特点。这个湿郁,湿邪阻滞气机,水湿不得运化、输布,胸闷,湿聚以后可以成痰,泛恶呕吐,这是痰湿的一个表现。食郁,饮食减少,嗳腐不消化的东西。所以这是一些比较典型的代表性症状,拿来反映六郁。

方义分析:越鞠丸五个药治六郁,香附针对是气郁,它有行气解郁作用;川芎能够活血止痛,针对了血郁;栀子清热,清热泻火,针对火郁;苍术能够健脾燥湿,因为湿聚成痰,通过健脾燥湿,湿去有助于痰消。所以他没有专门用治疗痰郁的药,认为痰湿本是同类,用苍术一个药针对代替了。食郁,用神曲来消食。那作为临床用的时候,是不是这五个药?原书当然没有写,哪个用多少,各等分,是不是就各等分去用呢?实际上是很多方写各等分的,是提示你要灵活运用。

历来对这个方君臣佐使的讨论,没有得到一个很好的统一,有三种提法,都有道理。比如有一类说这个方里面,川芎、苍术应该作君药,为什么呢?这是根据朱丹溪说越鞠丸亦名芎术丸,根据这个,就说朱丹溪可能认为这两个药是主要药物。因为历来以药物命名的往往是说明作者、制定者比较重视这两个药在方中的地位。但是根据朱丹溪强调六郁之中气郁为先,这个又不符合。所以又一类的提法,是香附为君,因为它行气解郁为主,以它为君,其他的灵活运用来作为臣药、佐药。也就是说以气郁为主,同时又反映出其他的兼夹证候当中哪个突出,那再用哪一个作为臣药,再其次是作为佐药,根据君臣佐药的不同地位来确定用量,这是第二种看法。第三种看法,如果是气郁,那就香附作君,这个方本身是最基本结构,还可以增加一些行气药物,如行气疏肝这类药。如果说血郁,那香附和川芎联合作君。其他的药要根据这种血郁基础上又兼有什么表现,比如化热没有,脾胃状况等来确定,总之香附和川芎在血郁上联合作君。比如火郁的话,香附和栀子联合作君。湿郁、痰郁的话,香附和苍术联合作君。食郁,那香附和神曲联合作君。我看这个有点像什么呢?像我们国际上的联合国,香附就是个常任理事国,其他非常任理事国,那是轮流来的。就是香附作君药从不换,其他药跟香附联合当。像联合国五个大国是常任理事国,其他每次经常要变,其他经常要到期更换。所以这一个君药的选择,我觉得是比较合适的,就是说六郁之中气郁为先,治郁证,行气是非常重要的。由于在气血痰火湿食当中,六郁之中跟气郁的关系都非常密切,气郁可以引起诸郁,其他的郁也可以引起气郁,是有这个原因。

辨证要点:胸膈痞闷,这是气郁。由于气郁日久还可以引起血郁,这里我们用了胸腹刺痛和胀痛,饮食不消这个作为以气郁为主,兼有其他的一个代表。

随证加减:用药要根据六郁不同状况可以来调整。比如说气郁为主的话,香附量就增加,相应增加行气之品,如木香、枳壳、厚朴。香附主要是归肝经,再增加一些行气药针对脾气,体现肝脾同治,调理肝脾气机。血郁的话,川芎量增大,还可以增加桃仁、红花、赤芍,这里常用的川芎、赤芍、桃仁、红花是活血方里经常配伍的基本结构。如果湿郁的话,增加苍术用量,还可以用茯苓、泽泻,这就是燥湿利湿药相结合。火郁,在栀子基础上我们经常配黄芩、黄连,增加清热泻火作用。痰郁,在这个方基础上加瓜蒌、半夏作为代表,还要结合证候偏寒偏热,半夏治寒痰为主,如果治疗热痰、燥痰这里边还要相应的配伍其他药,瓜蒌擅长清化痰热,化痰而不燥烈。食郁,用神曲,加山楂、麦芽这些。这就是六郁当中灵活运用这个方大致的变化方法。

枳实薤白桂枝汤
《金匮要略》

【组成】枳实四枚(12g)　厚朴四两(12g)　薤白半升(9g)　桂枝一两(6g)　瓜蒌一枚,捣(12g)

【用法】以水五升,先煮枳实、厚朴,取二升,去滓,内诸药,煮数沸,分三次温服。(现代用法:水煎服。)

【功用】通阳散结,祛痰下气。

【主治】胸阳不振,痰气互结之胸痹。胸满而痛,甚或胸痛彻背,喘息咳唾,短气,气从胁下冲逆,上攻心胸,舌苔白腻,脉沉弦或紧。

枳实薤白桂枝汤出自《金匮要略》,类似的方还有瓜蒌薤白白酒汤、瓜蒌薤白半夏汤,和这枳实薤白桂枝汤形成了三个基本的治胸痹证的,胸痹痰气互结在胸的基本方,可以说基础方剂,其中最基本的是瓜蒌薤白白酒汤。这三个方各有侧重,我们后面要归纳它们运用的一个侧重。

病机分析:枳实薤白桂枝汤在这三个方当中,相比起来症状相对要重一些,它针对的病机是胸阳不振,痰气互结。当然严格讲胸阳不振、痰气互结还有一个气逆的问题,气机上逆,可以有气从胁下上抢心,上攻心胸。胸阳不振就不能够温化津液,津液会凝聚不固,产生痰浊,痰浊中阻可以阻滞气机,痰气互结在胸造成胸痹,从根本来讲是胸阳不振造成的。从病理产物来讲,有痰气互结。痰气互结、气机阻滞可以胸满而痛,甚至胸痛彻背,有放射的特点。胸痛彻背反映出一种气滞的特点,气滞要窜痛。喘息咳唾短气是指由于胸部痰气互结,造成肺气宣降失常,所以喘息咳唾短气。气机阻滞,从胸到胁,胸阳不振以后可以影响到两胁,因为肝的经脉是两胁布胸中,涉及胁下气机,郁滞冲逆向上,上攻心胸,也是一种放射痛,放射性特点。这三个方当中,就这个方的特点有气机上逆,所以这个方里用枳实降气。舌苔白腻,脉沉弦或紧,反映出整个证里偏寒,有痰气互结。

治法:针对这个病机,要通阳散结,祛痰下气。通阳,温通心阳,由于痰气互结是目前最突出的。疼痛,胸痛彻背,气逆抢心,是痰气互结,是标;胸阳不足,胸阳不通是本。

方义分析:这个方以瓜蒌、薤白两个联合起来作君,瓜蒌、薤白是《金匮要略》

治胸痹这几个方里共有的。是考虑到瓜蒌可以宽胸，有行气作用，宽胸行气，又能够化痰。薤白偏温，有通阳的作用，也有宽胸作用，主要用于温通胸阳。瓜蒌、薤白联合，针对了胸阳不振、痰浊阻滞。

枳实、厚朴都能降气，枳实还能够导滞，从导滞角度有助于消痰；厚朴能够行气宽胸，辛苦温，苦也能降，和枳实联合可以降气。桂枝在这个方中温通胸阳，桂枝、薤白相配，也是温通阳气，宽胸的常用的结构。所以整个方体现出针对胸阳不振、痰气互结，同时还有一个气机上逆这个特点。而瓜蒌薤白白酒汤是治疗以痰气互结的胸痹的基础方，薤白宽胸能够温通阳气，瓜蒌化痰散结宽胸，白酒布散药力，所以瓜蒌薤白白酒汤是这几个治胸痹的方的基础。如果痰浊重了，痰重产生胸痛，甚至于胸痛彻背，痰气互结以后有形实邪突出了，加半夏，这就是瓜蒌薤白半夏汤。枳实薤白桂枝汤里边，加了降气药，那它既有痰气互结，胸阳不振，又有气机上逆，加枳实、厚朴相应地降气，除了增加行气宽胸力量以外，还可以增加降逆的作用，这就是这三个方的不同之处。

配伍特点：寓降逆平冲于行气之中。它虽然是行气，但是它可以降逆，平气机治冲逆，恢复升降，恢复升降有助于治疗痰气互结，有助于消痰。而这个方用桂枝、薤白偏温，寓散寒化痰于理气之内，宣通痹阻，有一定胸阳不振，有寒。胸阳不振它才造成痰浊，才造成痰气互结，所以散寒化痰和理气结合，宣通痹阻。

辨证要点：胸痹轻重不同，有的可以疼痛，有的甚至于胸痛彻背，有些可以憋闷，这个气从胁下冲逆，上攻心胸，是指气机的上逆。舌苔白腻脉沉弦或紧，偏于寒，偏于痰湿。

随证加减：如果说寒重，寒重反映出什么？寒邪伤阳，那一般来说或者兼有手足逆冷或者遇寒则发，加干姜、附子。气机阻滞重，可以痞闷胀满，可以加重枳壳用量。痰浊重，舌苔白腻而厚，憋闷很突出，可以加半夏、陈皮，增加化痰的力量。

半夏厚朴汤

《金匮要略》

【组成】半夏—升(12g)　厚朴三两(9g)　茯苓四两(12g)　生姜五两(15g)　苏叶二两(6g)

【用法】以水七升，煮取四升，分温四服，日三、夜一服。（现代用法：水煎服。）

【功用】行气散结，降逆化痰。

【主治】梅核气。咽中如有物阻，咯吐不出，吞咽不下，胸膈满闷，或咳或呕，舌苔白润或白滑,脉弦缓或弦滑。

这是治疗梅核气的常用方,出自《金匮要略》。

病机分析:中医对梅核气的认识,有多类情况,这个方所主治的梅核气的病机是痰气互结。痰气互结,逆于咽喉。形成证候的原因,多和情志不遂有关。所以《金匮要略》上讲到,"妇人咽中如有炙脔,半夏厚朴汤主之"。情志不舒导致了肝气郁结,肝主一身之疏泄,若肝疏泄失常,肺胃可以失于宣降、和降。肝的疏泄失利,气机郁滞,导致津液的凝聚,津凝为痰。痰气互结,随着肺胃之气的上逆,逆于咽喉。因为咽喉这个部位相对属于一种最狭窄的地方,所以痰气郁结,随气机上逆,容易阻滞在这个地方。所以产生症状:"咽中如有物阻,欲吐不出,吞咽不下。"在咽喉这个地方有一种有形的东西阻滞,《金匮要略》讲如有炙脔。但在临床上包括两种情况。一个情况有些慢性咽炎本身有炎症,有渗出,有不同程度水肿,所以这个感觉是有形的。也有一种是无形的,痰气互结属于一种自觉症状,是感觉。那怎么知道痰气互结呢?它伴随有胸膈满闷,有气机阻滞,津凝为痰的特点。当然如果肺胃之气上逆,失去和降,可以咳嗽喘急,恶心呕吐,这个是一种伴随的兼症。而且用来表明它是属于气机失降以后肺胃产生的症状。从佐证来讲,舌苔的白滑,脉弦或者弦滑,都是一种气机阻滞、痰湿阻滞的特点。当然这类证候的临床表现,往往随着精神状况的改善,这个症状可以减轻。如果精神比较紧张,肝气郁结,情志不舒畅,它又会加重。有些病人跟别人谈话,心情很舒畅,在他高兴的时候你突然问他这个感觉,那些症状他可以没有了。如果他一注意,有时候又有了这种症状,有这个特点。所以从病机来看,它是一种表现在肺胃失和、痰气互结,逆于咽喉,本质是气滞津液凝聚,引起的肺胃失于和降。

治法:这个证候跟痰气互结、气机阻滞有关,需要行气。治法方面,还是结合降逆。前面在讲到理气剂概述时曾经提到过,行气和降气往往是结合的,在证候当中反映出来往往也是相互影响的。所以这个方要行气散结和降逆化痰双方结合,所以既有行气又有降逆。通过化痰来散结,解除这个梅核气。

方义分析:君臣佐使的分析历来有两种不同的看法,有的以半夏为君药,也有提到以厚朴为君药,认为作为行气,应该是厚朴作君药。但是多数认为半夏、厚朴可以合起来作君药。半夏降逆化痰,厚朴宽胸行气,也有降气作用,联合起来,对于解除痰气互结而上逆是一种基本结构。后世也经常用这种配伍基本结构,是一种痰气兼顾,行气降逆兼顾。

茯苓、生姜主要是针对痰,茯苓能够健脾除湿,消除生痰之源。生姜既能制约半夏的烈性、毒性,又有散水作用,有助于祛痰,又有和胃降逆的作用,和半夏相配也属于胃气上逆常用的一种配伍组合。苏叶既入气分又入血分,在这里能够理气宽胸,又能疏通气血。整个方反映了以针对痰气互结,化痰行气来散结,同时又有较好的和胃降逆作用。所以针对痰气互结造成痰气上逆,逆于咽喉的梅核气,是常用方,也是基础方。

辨证要点:梅核气的一个特点是咽中如有物阻,这个"如"字反映了他不一定有实质性的病理产物。因为痰气互结侧重于气的特点,要受情志的影响,可以时轻时重,反复发作。"如有物阻",感觉到一种吞咽不得,吞不下,吐不出,胸膈满闷,苔白腻,脉弦滑有力。苔和脉象反映出痰湿阻滞的特征。

随证加减:如果气郁比较严重,往往表现为胸膈满闷比较突出,有时候还可以涉及两胁,可以加香附、郁金行气解郁,胁肋胀满疼痛可以用川楝子、元胡疏肝行气止痛。如果痰气互结在咽喉,反复发作久了,也可以形成咽喉疼痛。一般这种梅核气咽痛不会很厉害,加玄参、桔梗增加散结作用,桔梗还可以开宣,使这个方开宣肺气利咽喉。玄参能散结,同时针对痰气互结有一定发热、疼痛当然更适合。

使用注意:如果属于气郁化火,热象很明显,甚至阴伤津亏的不适合,毕竟这个方偏温燥。

天台乌药散(乌药散)

(《圣济总录》)

【组成】天台乌药　木香　小茴香微炒　青皮汤浸,去白,焙　高良姜炒　各半两(各15g)　槟榔锉,二个(9g)　川楝子十个(12g)　巴豆七十粒(12g)

【用法】上八味,先将巴豆微打破,同川楝子用麸炒黑,去巴豆及麸皮不用,合余药共研为末,和匀,每服一钱(3g),温酒送下。(现代用法:巴豆与川楝子同炒黑,去巴豆。水煎取汁,冲入适量黄酒服。)

【功用】行气疏肝,散寒止痛。

【主治】肝经气滞寒凝证。小肠疝气,少腹引控睾丸而痛,偏坠肿胀,或少腹疼痛,苔白,脉弦。

天台乌药散是《医学发明》上的,主治寒疝腹痛。

病机分析:寒疝腹痛,这个寒的来源有实有虚,但是对于寒疝有个特点,不管是正气虚也好,阳气虚也好,或者是阴寒内盛,寒从中生,自身又偏于阳虚也好,它的诱发往往多和外寒有关。所以很多医家都反复阐述了寒疝由外寒引动这个机制。我们这里要讨论两个方,一个天台乌药散,一个暖肝煎,这两个都是治疗寒疝的常用方。而这两个方比较起来,证候特点上,天台乌药散以实证为主,是以对外寒的作用为主要的,所以它在功用方面反映了散寒止痛,体现外来之寒温必兼散。后面要讲到的暖肝煎，是肝肾不足，有肝肾阴寒，有这个基础，但发作往往也由外寒直中引发，但毕竟暖肝煎是虚实夹杂，这是这两个方证不同的地方。我们看天台乌药散，它是寒邪侵犯肝经，因为从肝脉来说，循少腹络阴器，肝经寒凝气滞，造成寒疝，以少腹疼痛牵引睾丸为其特征，这是天台乌药散证的主症。从舌象来说，舌淡苔白，脉沉迟也反映了寒证。天台乌药散证的发生都和外寒直中，阻滞肝经，造成肝经寒凝气滞有关，这是病机的特点。

治法：在治法方面，散寒止痛，祛除外寒。外寒入里了，要用散寒的方法，同时配合肝经的气滞，行气疏肝止痛，这从它的药的分组来看基本按照这样一个思路。

方义分析：这个方以乌药为君，乌药是温性的，是行气药，入肝经，能够行气疏肝，同时有较好止痛作用，作用在肝经，在下焦为主，能够温散寒邪。小茴香和良姜，能增强乌药这种散寒止痛作用，这都是能兼入肝经或者入肝经的药物。木香、青皮擅长于行气，木香侧重行脾气，青皮可以行肝气，结合起来那是从两胁到腹部到少腹，两药配合行气止痛作用范围较广。

这个方里面的佐药，巴豆、川楝子作为一组，它的配伍意义和使用方法是方解的重点。用川楝子和巴豆炒，然后去掉巴豆，这样用巴豆的大辛大热制约川楝子的苦寒，减少它的寒性。川楝子的运用在这里和槟榔相配，作为佐药来增强木香、青皮、乌药的行气止痛作用。所以这个方的止痛作用很强，不仅用于寒疝，对阴寒引起的包括脘腹、胁肋疼痛都有较好的止痛作用。巴豆的作用也能增强从乌药到小茴香、高良姜的祛寒作用，它大辛大热可以祛寒。所以本身这个方里川楝子是苦寒的，它用在这里既有去性取用和特点，也能够制约全方，防止温燥太过。当然和巴豆合用，炒了去掉巴豆，巴豆的辛热制约了川楝子一定的苦燥，这是巴豆、川楝子相配的意义。槟榔是个行气药，能下气，破气，阴寒在下焦凝结，在全方偏温的情况下，它这种下气增强了这种行气止痛力量。

天台乌药散，很重要的是散寒，温散寒邪和行气止痛相结合，选择的行气止痛药多入肝经，多走下焦，所以针对少腹疼痛、寒疝腹痛，偏于实证、寒证的，这是个常用方。

辨证要点：少腹痛引睾丸、舌淡、苔白、脉沉弦反映出主证加佐证，体现出实证、寒证的特点。

随证加减：寒疝有睾丸偏坠、肿胀，寒凝气滞比较突出时，可加上温肝散寒止痛，如荔枝核、橘核是治寒疝常用的。疼痛剧烈反映出寒邪较重，还有手足逆冷等表现，这就要增加温阳祛寒作用，加肉桂、吴茱萸等，肉桂善温下焦，吴茱萸也能温肝散寒，走肝经。

使用注意：这类疝痛也可以由湿热导致，如果湿热下注引起疝痛，那是要用行气的方法，行气止痛和清利湿热相结合，这不是这个方适宜的，这是运用方面。

暖 肝 煎
《景岳全书》

【组成】当归二钱(6g) 枸杞子三钱(9g) 小茴香二钱(6g) 肉桂一钱(3g) 乌药二钱(6g) 沉香一钱(木香亦可)(3g) 茯苓二钱(6g)

【用法】水一盅半，加生姜三、五片，煎七分，食远温服。（现代用法：水煎服。）

【功用】温补肝肾，行气止痛。

【主治】肝肾不足，寒滞肝脉证。睾丸冷痛，或小腹疼痛，疝气痛，畏寒喜暖，舌淡苔白，脉沉迟。

暖肝煎是《景岳全书》上的，也是常用方。暖肝煎，顾名思义能暖肝，除了温之外，要注意它这个证候有肝肾不足，寒滞肝脉。

病机分析：比较天台乌药散来讲，天台乌药散证一般正气亏虚不明显，暖肝煎证是肝肾不足，反映了阳气、阴血都不足。但是从暖肝煎证来讲，以阳气不足产生的阴寒为主，自身阴寒内盛，这个基础是主要的。所以阳气阴血虽然都不足，偏重于阳气的不足为主。那这样本身有阳气不足就有内寒，容易遭致外寒，又有外寒引动，所以张景岳强调这种寒疝一般都有外寒才引动。寒滞肝脉、内外之寒结合，造成寒凝气滞，可以小腹疼痛，睾丸冷痛。那这类痛由于有虚寒的特点，所以一般是喜温畏寒，由于寒凝气滞，所以疼痛、疝痛发作还是比较重的，疼痛比较突出。除了寒疝腹疼痛，一般的少腹受寒的冷痛这个方也能用，可以有畏寒喜暖这个特点。从舌淡苔白，脉沉弦反映出有寒证的一个基本特点，那这个方证实际上是虚实夹杂，既有内寒的基础，又有外寒的诱因，所以是虚实夹杂证，而且这类证也容易反复发作。

治法：在治疗方面，这个方考虑到标本兼顾，一般肝肾不足有阴寒内盛这种特点，它是个本，外寒引动，内外之寒相加，寒滞肝脉气机阻滞，疼痛是个标，标本兼顾。所以这个方里用的药，体现了温散和温补相结合，阳气阴血也是兼顾的。虽然说止痛力量比天台乌药散小，但是对于这种长期反复发作的，虚实夹杂的，有肝肾不足又是寒滞肝脉的，这个方照顾比较全面。

方义分析：肉桂和小茴香都有温里散寒作用，作为治疗里寒，肉桂既能温阳，又能祛寒，小茴香是侧重于散寒止痛，这两个联合起来作为君药。

当归、枸杞体现了补，当归偏温，能够养血，又能够有活血作用，是个活血也能止痛的药。枸杞擅长于补养肝肾阴血。所以这一组臣药肉桂、小茴配合,体现阴阳兼顾,而且温补结合。第二组臣药为乌药和沉香,乌药能够行气散寒止痛,治疗寒疝疼痛乌药是常用药;沉香能够行气,特别擅长于温下焦之寒,行气,也有止痛作用。

茯苓和生姜这两味药,考虑由寒凝气滞津液可以壅滞,实际上这两味相配,具有舒展津液的作用,生姜还能增加散寒力量,两个作为佐药。

全方相配是温补结合,阴阳双补,所以能够适合于久服。比起天台乌药散来说,这类寒疝反复发作,所以相对服用时间要长一些,药物总体上比较平和,阴阳双补,温补结合。

辨证要点:作为肝经因寒而气滞,少腹疼痛或者寒疝腹痛,这是主症。辨证当中,是属于外寒内寒的结合,内寒是基础,肝肾不足、畏寒喜暖这个特点,是内生之寒的基本表现。

随证加减:这个方结构上虽然温补结合,但如果有一些气虚特点,或者阳虚比较严重,内在的肝肾阴寒重,手足逆冷这类,还需要增强它的温阳益气作用。寒重,加附子、干姜、吴茱萸。这个方行气之力较缓和,若气滞重而疼痛比较突出时,要加香附、青皮、橘核,这些都是能够作用于肝经,而且行气止痛力量比较确凿的。

287

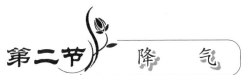

第二节 降 气

降气针对的部位是以肺胃为主,以肺气上逆的咳喘,胃气上逆的嗳气、呕吐、呃逆这些方面的表现为主。降气方剂实际上还是结合了其他一些治法,只是以降气比较突出而已。

苏子降气汤
《太平惠民和剂局方》

【组成】紫苏子 半夏汤洗七次,各二两半(各75g) 川当归去芦,两半(45g) 甘草燸,二两(60g) 前胡去芦 厚朴去粗皮,姜汁拌炒,各一两(各30g) 肉桂去皮,一两半(45g)[一方有陈皮去白,一两半(45g)]

【用法】上为细末,每服二大钱(6g),水一盏半,入生姜二片,枣子一个,苏叶五叶,同煎至八分,去滓热服,不拘时候。(现代用法:加生姜二片,枣子一个,苏叶2g,水煎服,用量按原方比例酌定。)

【功用】降气平喘,祛痰止咳。

【主治】上实下虚喘咳证。痰涎壅盛,喘咳短气,胸膈满闷;或腰疼脚弱,肢体倦怠;或肢体浮肿,舌苔白滑或白腻,脉弦滑。

苏子降气汤是临床治疗上实下虚的常用方。

病机分析:主治症候可以划分为两个部分,一个上实一个下虚。这个方是以上实为主的,也就是说是咳喘的一种发作期。很多反复发作的慢性咳喘病证,在治疗的时候要根据它发作期和稳定期的不同,采取相应的治疗措施。那作为苏子降气汤证的上盛反映的是痰涎壅盛,苏子降气汤证往往由外邪诱发,所以它也可能存在一定的表证,但这个时候,应该说用这个方的时候,表证很少或者已经不明显了。它是上盛,肺气失于肃降咳喘短气痰多。痰阻气机导致胸膈满闷,所以咳喘痰多、胸膈满闷归纳起来是上盛的基本特点。那这个痰是哪里来的呢?痰往往是平时就有阳气不足,不能温阳化气,痰湿积聚,湿聚成痰,等到有诱因,特别是有外邪引动那就表现出咳喘加剧,痰多清稀。当然这个方一般用于发作期,上实为主。

下虚是从病人的体质和哮喘稳定期的表现反映出来的。下虚是虚在肾气、肾阳,肾阳不足不能温化,水湿得不到温化,既能变成痰浊,也可能水泛肌肤成浮肿。因为水湿内停,阳气不足,一有外邪,外邪引动内饮,除了痰多清稀,还可以产生浮肿。但是这个苏子降气汤证它是上实为主,下虚为辅,有可能出现浮肿,这不是必见证。肾阳、肾气不足,则肾精也会不足,因为肾阳是内寓肾精之中,而这个肾精不足化气也就不足,肾精化为气。腰疼脚弱是反映出肾虚的一般见证,肾气不足就呼多吸少。所以这个方子的下虚,集中在呼多吸少,腰痛脚弱,这两个症状是主要的。

从上实下虚比较起来,控制上实是当务之急,所以这个方说起来上下同病、上实下虚,治疗是上下同治,标本兼顾,以治上为主,治标为主的,这是对证候的分析。当然作为辨证的佐证,舌苔白滑、白腻、脉弦滑,这都反映了既有寒邪同时痰湿较重。

治法:治疗方面的特点,一个是降气化痰相结合;一个是上下同治,以治上为主。

方义分析:君药是苏子,苏子降既能气止咳平喘又能温化寒痰,针对性质属寒的寒痰壅肺造成的这种咳喘。这个方针对的咳喘实际以喘为主,所以在这个方里苏子是两方面兼顾的,既能降气平喘又能化痰止咳,温化寒痰止咳。臣药用了半夏、厚朴、前胡,半夏、厚朴在这里行气化痰兼顾,是行气化痰宽胸的常用结构。前胡能够降气又能化痰,能够增加、增强苏子的降气化痰力量。佐药中,肉桂和当归是方义分析的重点,肉桂在这里能温肾,针对下虚,温肾能温阳化气。痰湿的形成和平素阳气不足,不能温阳化气以致水湿停聚有关。同时肉桂还长于温肾纳气,治疗呼多吸少。肉桂还能够畅通血行,和当归相配合,体现了治气调血,这个方在这点上很突出,也很受后世医家的推崇。不是说光治肺气失降,像这种反复发作的哮喘,本来有宿积外寒引动,都是气郁、气滞日久,气滞日久很容易影响到血,由气及血。就像现代医学所讲,咳喘到后来逐渐由肺气郁滞失降到心血瘀阻。现代医学认识由肺及心,很多肺源性心脏病这类,实际上在中医是一种由气及血的过程。治气降气要调血要活血,所以肉桂有一种温心活血,温经活血的作用。和当归相配,当然作用这方面相互协同,体现了整个方调气又结合活血,治气结合活血这个特点。这是肉桂在这个方里的三个作用,一个温阳化气,有助于治疗痰湿;第二个能够温肾纳气,针对呼多吸少以及肾阳不足;同时又体现有一定的温通血脉的作用,和当归合作,体现了气病治血。

苏子降气汤的方义分析中,其他的药从中药的知识来理解来解释,比较容易。肉桂、当归是比较特殊的,所以这类运用当中特殊的一个配伍意义,在这类方的学习和体会当中应该是重点。当归这个药《神农本草经》上说它治咳逆上气,说它能治咳嗽。就是说当归直接用于咳嗽。实际上这个方在时间较长的咳嗽病人,防止气病及血,配当归这个思路是很好的。加上它比较润,这个方里半夏、厚朴包括像苏子、肉桂这类都偏于温燥,用这个当归既能气病治血,又较润,有一个润燥作用。当归、肉桂,都是佐药。生姜、苏叶是服法里面,往往加来作药引子的。生姜在这方里配苏叶有散表作用。这类证候往往外寒引动内饮,用一定生姜、苏叶可以散表,生姜还能制约半夏的烈性、毒性,和半夏相配这个方又反映了一些和胃降逆的特点。我们说过咳喘严重,肺气上逆可以引起胃气上逆,所以它降肺和胃可以相结合。生姜和大枣相配,内可以调气血,外可以和营卫。用甘草来保护卫气,和大枣相配,有补气安中的作用,补气安中,调和药性。苏子降气汤,后世方书很多都加陈皮,加陈皮体现了增加理气化湿作用,现在一般苏子降气汤用的时候都用陈皮。在以前,宋代以后,有的方里用陈皮,有的不用陈皮,至《医方集解》把它固定下来,它证实有陈皮。那后来出的很多书,基本上认为用苏子降气汤都加陈皮。

配伍特点:它是一个以降气平喘和祛痰止咳功效为主的方,治下虚是次要的。这个方是急则治标为主,虽然标本兼顾,是急则治标为主,治下虚力量是不足的。所以要知道它是治疗一种由外寒引动以后的发作期的痰饮,而且自身又有肾阳不足、肾气不足的特点。上下并治、标本兼顾,以治上治标为主。

类方比较:这个方实际上是用于有这种寒痰壅滞,有外邪引发之后这个发作期,发作期一般是表证很轻的情况下。所以这个方和小青龙汤比较的话,小青龙汤的病机来说也有外寒引动内饮的特点,内外相引,饮动不居,所以小青龙汤证的特点是表里同病,那就是说外感风寒表实证引动了内在的寒饮,那是表里俱重,它有咳嗽,咳喘,痰多清稀,胸膈满闷,甚至于有胃气上逆。外来表现有恶寒发热,恶寒重发热轻,头身疼痛,无汗。小青龙汤证是表里同治,表里兼顾的。而苏子降气汤是体现了上下同治,标本兼顾,以治上、治标为主的,苏子降气汤证表证很轻,如果表证明显的话,这方光是有点苏叶、生姜,散表是不够的。

辨证要点:在临床看来用这个方治疗咳喘,往往以喘为主。咳喘痰多稀白,胸膈满闷,呼多吸少,苔白滑,脉滑。

随证加减:如果咳喘,痰多阻滞气机严重,肺失肃降,导致了痰多喘甚,那增加泻肺平喘的力量,像桑白皮、葶苈子这类有泻肺平喘的作用。喘急比较严重,特别它有上实下虚,所以稍微动则气喘,气喘说气短难续,这个因素有两个:一个是咳喘较重,还有一个是肾不纳气,所以这个方里应该加纳气平喘药,体现了标本兼顾,增强治下虚,增强纳气的作用。胡桃肉擅长于温肾,温肾有纳气作用;沉香降气,和方中肉桂相配,擅长于增加肉桂的纳气作用;诃子收敛,也有助于纳气归肾。肾阳虚的寒象突出,表现为四肢逆冷,增加附子、补骨脂这些温阳。如果说肾阳虚引起了水湿泛滥,有水肿、小便不利,那可以在温肾阳的基础上再加利水药,所以方中可加附子,还可以加像猪苓、泽泻一类的利水药。

定 喘 汤
(《摄生众妙方》)

【组成】白果去壳,砸碎炒黄,二十一枚(9g)　麻黄三钱(9g)　苏子二钱(6g)　甘草一钱(3g)　款冬花三钱(9g)　杏仁去皮、尖,一钱五分(4.5g)　桑白皮蜜炙,三钱(9g)　黄芩微炒,一钱五分(6g)　法制半夏三钱(9g)如无,用甘草汤泡七次,去脐用

【用法】水三盅,煎二盅,作二服,每服一盅,不用姜,不拘时候,徐徐服。(现代用法:水煎服。)

【功用】宣降肺气,清热化痰。

【主治】风寒外束,痰热内蕴证。咳喘痰多气急,质稠色黄,或微恶风寒,舌苔黄腻,脉滑数者。

定喘汤是临床治疗表里同病,外有风寒,内有痰热的常用方。

病机分析:这里要注意定喘汤证的痰热壅肺,这个痰热是哪里来的?痰热的产生一般有两种情况:一种情况是热邪入里,煎灼津液,导致了痰热,这是一类痰热的形成;还有一类是自身痰湿较重,痰湿较重加上肺气闭郁,这痰湿郁久了自身

要化热,这样形成的一种痰热。在临床上区别的话,热邪煎灼津液,炼液为痰这种痰热,一般咳痰量少,可以是黄痰,黏稠,甚至于难以咳出。如果是痰郁化热,肺本身宣降失常,痰湿壅滞,郁而化热,那这类也是咳唾黄痰,也可以比较黏稠,但是量多,咳出来并不困难,这是临床一个区别。定喘汤证的痰热都是后者。所以临床上这类病人咳的痰量并不见得少,所以这个方也有一定的化痰作用。

定喘汤证是一种表里同病。这个方证在典型状况下是外有风寒,明显有一组恶风寒的特点。由于风寒外束,肺气宣降失常,痰热内蕴使痰郁化热,加重了肺气失于宣降。在表里同病当中,使用这个方的阶段,应该说是以内在痰热内蕴为主。如果表寒明显,甚至于表寒还重,那这个方要加味了,因为它散表力量是不够的。那作为痰热内蕴,可以哮喘咳嗽,痰稠而黄,舌苔黄腻,脉来滑数,这都反映了痰热特点。刚才我们说到在临床用这个方,它和这种热邪煎灼津液,咳痰量不多,黏稠,难咳出,这是有不同的,相对这个痰量比较多,这是我自己在临床上的观察体会。

治法:这类证往往是反复发作的,往往是历来有痰湿较重,所以郁而化热。在治疗方面要表里同治,即要宣肺降气,宣肺包括了散寒,降气当然侧重在止咳平喘。对痰热来讲,当然要清热化痰。所以这是个表里同治的方,既强调宣降肺气,又要清化痰热。

方义分析:这个方体现了一种寒热并用。麻黄、白果联合起来作君。麻黄辛温,在这里有两个作用:一方面用来散风寒;一方面有宣肺平喘的作用。当然这就涉及这个证候究竟风寒有多少。如果风寒明显,麻黄量增大,可以用生麻黄。当然如果说外面风寒体现表实证,也比较突出,光麻黄不够,还要增加发散风寒的药物。白果是平性的,白果有收敛肺气,有润肺的作用。麻黄、白果相配,既能增强平喘作用,又能够制约麻黄不至于发散太过,这类病人内在有痰湿,外有风寒,痰湿郁而化热,往往这类病人反复发作。临床上有些反复发作的老年性慢性支气管炎,那这个证型很多。在治疗当中要把握它的表邪多少,如果说表邪没有,很轻微,表证不明显,那这个时候麻黄侧重用来宣肺平喘,那可以用炙麻黄,用炙麻黄和白果相配,作为君药;如果表邪较轻,那也可以用麻绒,缓和它发散的烈性。麻黄、白果相配是方义分析当中的重点。

臣药是苏子、杏仁、半夏、冬花。这类痰的形成是本身有痰饮,痰郁才化热的。那痰饮形成是来源于津液不化,那没有化热之前是偏于寒的。所以苏子、杏仁、半夏、冬花,总的来讲,杏仁平性,其他都是偏温性的,起到温化作用,同时苏子、半夏都有降逆作用,杏仁也能降肺气,和麻黄相配,宣降协同,而且有较强的化痰作用。这个痰热它本质上是肺气闭郁,郁而化热,所以这个使用和一般的清

291

化痰热方法不同。这个方里边实际上是化痰药和清肺这类方药的结合,既考虑到痰原来形成的根本,因寒而不化,寒饮、寒痰的特点,又考虑到郁而以后化热,形成现在痰热壅肺,所以用黄芩和桑白皮来清肺热,清化痰热。黄芩擅长于清肺热,桑白皮既能清肺,又能降肺气,它有化痰作用,但是比较润,所以也使得整个方剂不燥,能缓和一定的燥性。用甘草作使药,养胃气,调和诸药。

从定喘汤的结构分析来说,它有它的特点:第一个是麻黄、白果的宣敛,也就是一散一收、一宣一敛,这种结合方式,既宣肺平喘,又不使它辛散太过,因为白果本身比较润,有一定的化痰作用。说到白果,在20世纪的二三十年代,人们发现它治肺结核作用非常好。在日本的杂志上,曾经报道过一个故事。在20世纪二三十年代,肺结核当时是很棘手的病,所以研究所一个很有名的治肺结核的医生,一生都在研究这个。因为那个时期没有链霉素、异烟肼这类,但中医对肺痨来说有一定的经验,所以他们也用各种方法研究。有一个病人已经是肺空洞,处于肺结核晚期了,他认为这个病人已经不能治了,就告诉他,尽量现在治,但是希望不大,很困难,当时估计生存时间只有三个月左右了。后来这个病人也就没抱什么希望就走了。过了半年,这个病人又来了,看起来挺健康,又找他检查一下,他一检查觉得恢复得挺好,非常奇怪,问吃什么啦?病人就告诉他,人家给了一个偏方——白果,完整带壳的白果放在菜油里泡,泡两个礼拜,两周后拿出来,一天早晚都吃一颗,他这样坚持了半年,越来越好,恢复得比较好,那是我们五六十年代医学杂志上谈的,所以开始重视白果这在治疗结核方面的作用。

全方是一种温化方法和清化方法的结合,对于痰湿壅滞以后,治疗咳喘证当中寒温并用,是针对痰郁化热的一种治法,针对痰热,尤其是热邪煎灼津液造成,可以外邪入里化热,煎灼津液,那是痰和热的结合,痰郁化热。所以这个方里边化痰针对的咳嗽,痰量还是可以比较多的。

配伍特点:散收合方,宣降协同。既有散邪的一些特点,又有收敛,体现麻黄、白果的相配。宣降协同,这个方里有宣的方法。有麻黄宣发,也有苏子、半夏的降气,桑白皮的泻肺气,杏仁的利肺气,是一种宣降协同的。又是表里同治,以治里为主的,寒热并用。整个方寒热并用,表里同治,散收结合,宣降协同,有这样的一个配伍特点。

类方比较:苏子降气汤证和定喘汤证都是以肺气上逆、肺失宣降为主,苏子降气汤的降气是以降肺气为主,治疗咳喘的。定喘汤反映的是表里同病,以里为主;苏子降气汤是上下同病,以上为主,上实为主,而苏子降气汤证这种咳喘,痰多是清稀的,性质是寒痰,定喘汤的咳嗽,痰可以多但黄稠,而且是热痰,痰蕴化热。苏子降气汤、定喘汤临床使用都用得多,比较而言,定喘汤用得更多,它名字又叫定喘汤,所以人们有些咳喘了,痰多,都开这个定喘汤。所这个方,灵活运用的话,寒热痰多,气逆咳喘,都可以用这个方调。我在台湾看他们治咳喘,包括西医搞科研,研究老年性慢性支气管炎治疗的新药,好多医院首选就是定喘汤。因为这个方就算你辨证上寒热稍微差一些,副作用不是那么大,所以这个方临床上使用率很高,当然我们还是强调这个方要辨证,痰热才用。如果没有痰热,黄芩、桑白皮的量要调整,或者不用,用的话,使它的量适中,使全方温而不燥,适合久服。

辨证要点:哮喘咳嗽,痰多色黄,微恶风寒,舌苔黄腻,脉滑数。这类滑数脉象的出现,一般来讲,如果痰热证当中,不是热重就是痰多,所以这个方证,它全身性来说并不发热,在临床上,有一定的微恶风寒,而是痰量较多。

随证加减:如果没有表证,可以减轻麻黄用量,或者用炙麻黄;如果痰量很多,黄稠,可以增加清化痰热药;如果肺热重,反映出有发热明显,可增加石膏清气分热,清透肺胃之热,还可以加鱼腥草清热解毒。

使用注意:如果内在没有痰热,或者属于肺阴虚,兼有肺阴虚特点,当然这个方不适合使用。

旋覆代赭汤

(《伤寒论》)

【组成】旋覆花三两(9g)　人参二两(6g)　生姜五两(15g)　代赭石一两(6g)甘草炙,三两(9g)　半夏洗,半升(9g)　大枣十二枚,擘(4枚)

【用法】以水一斗,煮取六升,去滓再煎,取三升,温服一升,日三服。(现代用法:水煎服。)

【功用】降逆化痰,益气和胃。

【主治】胃虚痰阻气逆证。胃脘痞闷或胀满,按之不痛,频频嗳气;或见纳差,呃逆,恶心,甚或呕吐。舌苔白腻,脉缓或滑。

旋覆代赭汤是治疗胃气上逆的常用方,以和胃降逆为主要特点。

病机分析:旋覆代赭汤在《伤寒论》里提到治疗胃气上逆,"心下痞硬,噫气不除者,旋覆代赭汤主之"。"心下痞硬"并不满痛,按起来有一定抵抗感,那说明有一定的有形实邪,那是痰,有痰浊。强调的心下,其实是胃了,这个方原来的运用,"或吐","或汗吐下以后,心下痞硬,噫气不除"。那就说在治疗当中,经过一个误治,特别是吐下以后,伤及胃气,造成了这种胃虚有痰这个病机,痰是个痰水、痰湿的意思,并非是指咳嗽咳出这个痰。所以在胃虚基础上,胃虚有痰,造成

293

胃气不和,引起了呕吐、呃逆,或者干呕。噫气不除,包括像嗳气,但胃气上逆也可以呕吐。嗳气、干呕本属同类了。历来人们讨论这个方治噫气,包不包括呃逆?一般认为这个方也能治呃逆。因为,张仲景说呃逆,这是"客气动膈"。"客气动膈"就是病邪引起冲动膈肌,造成肺胃之气上逆了。所以呃逆两方面因素都有,有外邪侵入因素,或者吃一些不恰当东西,过冷,或者引起肺胃之气上逆冲动膈肌,这就呃逆了。但是作为嗳气、呕吐,这个胃气上逆,旋覆代赭汤也是常用的。

病机分析:从病机来讲,由于汗吐下引起胃气虚弱,胃气虚弱当然脾胃运化水湿能力减弱,湿聚成痰,痰阻滞气机,引起心下痞硬。胃气虚弱,又结合痰造成胃气上逆,所以呕吐、嗳气、呃逆都可能发生,随着胃气上逆了。从舌象来讲,舌苔的白腻,脉缓,或者脉滑,反映了这种胃虚有痰湿。

治法:针对胃虚有痰湿,那就要和胃降逆与化痰的方法相结合,益气和胃,降逆化痰。

方义分析:这个方旋覆花为君,代赭石为臣。"诸花皆升,旋覆独降",旋覆花有降气作用,又有化痰作用。在这方里针对了有痰阻气机导致的上逆,化痰降逆兼顾。臣药代赭石,是和胃降逆的常用药,它是矿石类药,可以重镇和胃。但这个方证里,胃气已经虚了,代赭石不宜量大,那就要增强旋覆花的降逆作用。

生姜、半夏在这个方里,化痰降逆消痞兼顾,又是一个小半夏汤。生姜凡是用来和胃降逆,量都很大。生姜用做药引子,调和营卫、调和脾胃,一般都就用很少,五片、七片,量都很少。用来散寒,大多数用三两左右,像张仲景用的特点就三两左右,他那个时期的三两,我们现在就10g左右吧!但用来和胃降逆止呕,一般来说,都比三两大,有四两的,这个方用到五两,吴茱萸汤里用到六两。所以,生姜在用来散寒当中的用量,和这个和胃降逆的用量相差可以达到一倍,这是仲景用药的一些特点。那可以指导我们现在在用生姜不同功效的时候,掌握它用量特点的不同。姜枣在这个地方,应该说生姜和大枣相配,能调和脾胃。人参在这里是补脾益气,加甘草,增强人参的补气作用,又能调和诸药,而且又能防止代赭石之类矿石类药物伤胃气。

整个方归纳起来,体现了降逆化痰,益气和胃。这里又反映出了张仲景是善于用协同配伍的一些基本结构。要注意方子里代赭石用小量,生姜用大剂量。

辨证要点:呕吐或嗳气频作,也就是说胃气上逆很突出了,或者呃逆,兼心下痞硬。这里心下痞硬,有一种闷塞不舒的感觉。那是由于痰浊阻滞胃气。苔白腻,脉缓或滑,反映出胃气虚,胃虚有痰。

随证加减:如果胃气不虚的话,当然人参、大枣就不要用,代赭石用量可以增大。如果咳嗽痰多,加陈皮、茯苓。加陈皮、茯苓这个方也就结合了燥湿化痰的二陈汤。

橘皮竹茹汤
(《金匮要略》)

【组成】橘皮二斤(15g)　竹茹二升(15g)　大枣三十枚(5枚)　生姜半斤(9g)
甘草五两(6g)　人参一两(3g)

【用法】上六味,以水一斗,煮取三升,温服一升,日三服。

【功用】降逆止呃,益气清热。

【主治】胃虚有热之呃逆。呃逆或干呕,虚烦少气,口干,舌红嫩,脉虚数。

橘皮竹茹汤和旋覆代赭汤相同的地方,都是以胃气上逆为主的;第二个相同,都是误治以后,胃气虚弱。都是以胃气上逆为主要表现,都有胃虚的特点。它也是《金匮要略》上的,但橘皮竹茹汤主要是益气和胃清热相结合,治疗胃虚有热。

病机分析:从主治来讲,胃虚指的胃气虚,胃气虚,胃中有热,引起胃气不和,所以胃失和降,呃逆和干呕都可以发生。《金匮要略》说,"哕逆者,橘皮竹茹汤主之"。它主治说得非常简单,就"哕"一个字,这个哕指什么呢? 历代医家讨论都不一致,谈这个哕说得比较多的是干呕和呃逆,哕,干呕、呃逆。那干呕、呃逆实际上都没有有形实邪,是一种气机上逆。当然我们现在说,如果这个方不是干呕、呃逆,而是呕吐,黏液这些比较多,还是可以在里边配化痰之品。它是从一个基础见证,胃虚有热,没有强调有形实邪这个角度来展开的,那就和旋覆代赭汤形成一个比较。都是胃虚,一个有热,这个热或者是误下当中正虚内陷的这个化热,或者本身会有一种热邪,有各种原因,我们前面讲过胃热的形成了,各种原因形成胃热,和它的胃气不足、胃虚同时存在。胃虚表现是虚烦少气,纳差。一般有这种热,会有虚烦,少气气短。舌一般红嫩,脉虚数,胃虚有热的舌脉和前面旋覆代赭汤证那种没有热象的,可以比较一下。

治法:要益气清热,同时降逆止呃。

方义分析:橘皮能够理气和胃;竹茹可以清热和胃,当然竹茹清胃热之外,还擅长于清胆热,还能利胆,清胆热。胃气上逆很多都和胆有关,所以人们说,"胃本不呕,胆木克之则呕"。很多呕吐当中,特别偏热的,偏热类型,或者口苦,都和胆胃不和有关。这个方里橘皮、竹茹作君药,可以清胃热,和胃降逆,但橘皮、竹茹这两个药要达到比较好的和胃效果的话,必须量大,一般用到20g,用量要大。如果小剂量达不到和胃降逆的作用。所以橘皮竹茹汤里橘皮、竹茹的用量,是在它常用量范围内剂量较大的。人参补气,这个是对气虚,生姜能够增强和胃降逆止呕作用。生姜、大枣又能调和脾胃,和人参结合针对了这种胃虚。甘草增强人参补气作用,调和诸药。这个方非常平和。由于竹茹量较重,偏一点凉性,所以起到益气清热和降逆止呃这个作用。

配伍特点:整个方偏凉一点,补而不滞,清而不寒。

类方比较:从病机、用药方面和旋覆代赭汤比,两个都是胃虚,一个有痰,一个有热,有热所以用竹茹来清泄胃热,所以橘皮、竹茹、生姜结合,起到和胃作用。因为胃气上逆没有实邪,没有强调实邪,和旋覆代赭汤不同,旋覆代赭心下痞硬,有痰,所以它用半夏和生姜来结合,化痰散水结合,它又有实邪。橘皮竹茹汤是胃虚有热,它没有反映实邪,所以它不用半夏,这是这两个方的比较。

辨证要点:呃逆,或者呕吐,舌红嫩,脉虚数,这是证治要点。

随证加减:胃热往往要伤阴,如果涉及气阴两伤,这个方有益气的人参,没有益阴的麦冬、茯苓、半夏、枇杷叶,这一类可以结合进去。为什么呢?胃热兼气阴两伤,这个胃气上逆,往往会加重,所以增加像半夏和胃降逆。胃热,胃气上逆,如果没有气虚特点,那可以去人参、甘草、大枣这类甘温之品,加柿蒂以后,它能够增加和胃力量,特别在治疗呃逆的时候。呃逆还可以由实热,或者虚寒引起,这个方都不适合。实热或者虚寒引起,虚寒引起呃逆,用丁香柿蒂汤。

第十二章
理 血 剂

理血剂适应的病证是血瘀证和出血证,分为活血祛瘀和止血两节。使用注意第一点,瘀血或者出血要辨明原因。因为引起瘀血、引起出血有很多原因,所以首先要了解,不是见血止血。第二点,分清标本缓急,也就是说引起瘀血和出血的原因清楚了以后,看这些原因和结果之间,标本缓急是哪一个,所以治疗要抓重点。第三点,活血祛瘀的药容易伤耗正气,所以往往要配补养气血的药物。第四点,止血的方,由于血溢脉外,往往离经之血会造成瘀血,所以治疗出血要防止血止留瘀,要结合一些少量的活血药物,所以活血祛瘀的药,这类方里边都有一些。最后要注意的是,这些破血,促进血行的药物,妇女在经期时,或者月经过多者和孕妇要慎用,或者忌用。

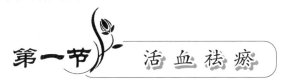

第一节 活血祛瘀

活血祛瘀剂,用于多种瘀血证。我们要了解瘀血形成的原因。首先,气滞可以引起血瘀,"气行则血行,气滞则血滞"。针对这个情况,很多活血化瘀方当中都配行气之品。另外,血瘀的造成和寒热病邪有关,热邪煎灼血液使它浓缩,可以导致瘀热互结,这种热结可以造成血瘀。因寒也可以导致血瘀,寒性收引凝滞,可以造成血行不畅,甚至于血瘀。外伤也是引起血瘀很常见的一类原因,外伤导致出血,哪怕不是开放性的,也可使血液离经造成瘀血。此外,血的运行要靠气的推动,所以在气虚不能推动血液运行情况下也可以导致气虚血瘀。痰和瘀都是常见的病理产物,而且是有形的一种病理产物,痰属于津液凝聚不布,瘀属于血液运行不畅,这两者往往相互影响,痰滞可以导致血瘀,血瘀阻滞可以引起津液不能输布,所以痰瘀往往相互结合、相互影响。特别在 20 世纪 80 年代,痰瘀学说得到重视,这个方面研究得很多,所以在很多治疗痰湿或者痰结这类病证当中也配一定活血之品,在瘀血病证当中也配一些调畅津液的药。这是常见瘀血形成的原因,当然如果细分,瘀血形成原因还很多,但是从大的原因来说有这样一些。

桃核承气汤

（《伤寒论》）

【组成】桃仁去皮尖,五十个(12g)　大黄四两(12g)　桂枝去皮二两(6g)　甘草炙,二两(6g)　芒硝二两(6g)

【用法】上四味,以水七升,煮取二升半,去渣,内芒硝,更上火,微沸,下火,先食,温服五合,日三服,当微利。（现代用法:做汤剂,水煎前四味,冲芒硝服。）

【功用】破血下瘀。

【主治】下焦蓄血证。少腹急结,小便自利,甚则谵语烦躁,神志如狂,至夜发热;以及血瘀经闭,痛经,脉沉实而涩者。

桃核承气汤是治疗血热互结的。血热互结形成瘀热,互结在下焦,所以又把这个方证叫下焦蓄血证。

病机分析:桃核承气汤出在《伤寒论》,原来是治疗伤寒之邪由表入里化热,由经传腑,从太阳经到太阳腑膀胱。瘀热互结在膀胱,这个膀胱,其实是代名词,指下焦,指瘀热互结,蓄血在下焦。因为膀胱本为水腑,如果说瘀热在膀胱水腑的话,那它不会不影响水液的气化,不会不影响水液的代谢,但从表现方面,张仲景特别强调"小便自利",把小便通畅作为鉴别诊断。说明这个不是在水分,而是在血分。瘀热在下焦,过去都叫膀胱蓄血证,现在很多叫下焦蓄血证。具体病位呢？认为是在下焦,包括肠道,包括胞宫在内的下焦,不是膀胱。蓄血可以发生在脏腑器官组织,但提到下焦蓄血证的话,那就是专门指桃核承气汤证。这是一个特殊的约定俗成,专指桃核承气汤证。

由于血蓄在下焦,所以少腹急结,甚至于疼痛。由于它蓄血部位可以在胞宫,所以现在这个方妇科方面用得很多,如闭经、痛经、胎盘滞留等。由于它蓄血部位可以在肠道,所以也经常用于治疗肠梗阻。少腹急结,是蓄血在下焦这特定部位造成的。血热互结,血分有瘀热就造成烦渴这种热象,至夜发热,这是血热的特点。"心主血";"血者神气也";"脉为血府,血舍神",血热扰乱心神,可以出现谵语如狂这一类精神症状。但一般提如狂,不提发狂。如狂反映出像狂一样的极度烦躁,或者神志短期的失常。舌红、脉沉实,也反映出热证的特征,或者脉涩,属于血流不畅。所以这个证从性质来讲,偏于实证、热证;热的层次在血分,血热互结部位在下焦。当然,在临床上不一定有明显的外邪入里化热,循经传腑的过程。现在有些感染性的疾患,如果出现这类下焦症状,也作为血热互结下焦,以下焦蓄血证来辨治了。

治法:从桃核承气汤的证候分析来看,血热互结没涉及水分,在血分,在下焦,所以要因势利导,用攻逐的方法,逐瘀泻热,清热和活血、泻下相结合。

方义分析:这个方叫桃核承气汤,桃核即桃仁,"承气"指它内含一个调胃承气汤。桃仁活血化瘀,总体性质比较平和,除了活血化瘀,也有润肠作用;和大黄相配,大黄可以荡涤下焦的实热,自身能入血分,有活血化瘀作用,所以体现了一个逐瘀和泻热的结合,这两个是君药。芒硝和桂枝作为臣药,芒硝配合大黄,增加它的泻热通腑,泻热作用;桂枝和桃仁相配,增加活血作用。按《伤寒论》的原义,外邪入里化热,循经传腑,如果还有一些外邪,桂枝还可以祛除外邪,如果临床运用时候有一定表邪,那当然桂枝量可以适当增大,而且这里用桂枝,还可以使整个方凉而不郁。甘草,既可以保护胃气,相当于调胃承气汤里的意义,又能够和胃、调胃气,缓和硝、黄的泻下力量,又能调和寒热两类药,既是佐药,又是使药。

辨证要点:那这个方在运用当中,少腹急结,小便自利,是用来鉴别的。瘀热互结下焦,下焦少腹急结,甚至于可以腹痛,腹痛拒按,因为它偏实证,脉沉实,因为血运不畅,也可以出现涩脉。

随证加减:妇科常用这个方结合四物汤养血调血,治疗血瘀证;气滞明显,则胀痛比较突出,特别胀可以加香附、乌药、枳实、青皮一类的行气药,增加这种行气止痛作用;如果说因跌打损伤影响下焦血络,导致瘀血化热,血热互结,那就需增加活血化瘀作用,常加当归、赤芍、红花、三七,其中三七既能活血又能止血,是外伤常用药。

这个方泻热逐瘀,解除下焦的瘀热,但是如果瘀热向上,可以扰乱心神,如狂、烦躁;或者血热向上,血热可以化火上攻,引起吐血、衄血这种上部血热现象,那可以加凉血药,同时引血下行,生地、丹皮,这是常用的凉血药,栀子、牛膝可以引热下行,牛膝也有活血作用。

原方治疗表邪入里化热,循经传腑,所以如果表证未解,一般来说,应先解表。这个方硝、黄并用,有明显的攻下力量,所以孕妇不能够使用。

血府逐瘀汤

(《医林改错》)

【组成】桃仁四钱(12g)　红花三钱(9g)　当归三钱(9g)　生地黄三钱(9g)　川芎一钱半(4.5g)　赤芍二钱(6g)　牛膝三钱(9g)　桔梗一钱半(4.5g)　柴胡一钱(3g)　枳壳二钱(6g)　甘草二钱(6g)

【用法】水煎服。

【功用】活血化瘀,行气止痛。

299

【主治】胸中血瘀证。胸痛,头痛,日久不愈,痛如针刺而有定处或呃逆日久不止,或饮水即呛,干呕,或内热瞀闷,或心悸怔忡失眠多梦,急躁易怒,入暮潮热,唇黯或两目黯黑,舌质黯红,或舌有瘀斑,或瘀点,脉涩或弦紧。

这个方是体现活血化瘀方法的一个比较典型的代表方,也是《医林改错》作者王清任有名的五逐瘀汤之首。通过这个方的学习,可以了解在活血化瘀方面很有贡献的王清任的一些学术思想。

病机分析:原书主治是"胸中血府血瘀"。这个方用药体现了行气活血兼顾。病机是血瘀为主,兼有气滞。所以把它叫胸中血府血瘀,气机郁滞证。当然,要学习血府逐瘀汤,首先要了解"血府"是什么。王清任所处的晚清时期,西方医学传入中国,为中西汇通的前期,受《解剖学》的影响,很多医家开始寻找中医理论里讲的那些病位,相当于西医的什么。王清任也在找血府在哪个地方。他由此创造了一些理论,那本书不厚,但里面他的理论挺多,但由于他这个理论大家并不接受,所以说他《医林改错》越改越错。但他这种探索精神、实践精神非常令人敬佩。为了寻找血府,为了寻找在解剖上一些和中医符合的概念,他走了很多地方,从他的老家河北玉田,一直走到新疆,走了全国很多地方,经常跑到冤坟岗,甚至刑场上去看死人的解剖器官。在封建时代,这些做法还要偷偷摸摸的。当然血府这个概念他有些误解,他看了死了的人,不管外伤也好,其他也好,不管怎么出血,体内积血,他认为横膈膜下面有个凹陷,低处,很多那个地方攒了一块血在那里,很多死亡的人都有这个特点,特别是外伤。那他说这是血府在膈膜低处,膈膜低处总有积血,那这个血就是血府的瘀血。所以他这个方,治疗"胸中血府血瘀",就是指膈膜低处那块瘀血。当然人们现在扩大了它的治疗范围,可以说一身的上下瘀血,以它为基础加减,都可以治疗。

血府逐瘀汤的病机,胸中血瘀,血瘀主要在胸部为主,兼有肝郁气滞。肝经循两胁,布胸中,气滞可以导致血瘀;胸中血瘀之后又可以引起气滞,这是气血之间互相影响的关系。瘀血阻滞胸中,不通则痛,胸痛,瘀血阻滞胸中,清阳不升,头部气血逆乱,导致头痛。它的主治非常多,在《医林改错》中,用这个方治疗的病有三十九种,涉及的面非常广。

把书中三十九种主治病证分类,有五个大的方面。第一个就是头痛、胸痛,当然他还创制了通窍活血汤,也是治头痛的。这个方主治里也能治头痛,哪一类头痛呢?应该说是瘀血阻滞的头痛,瘀血阻滞,清阳不升,头部气血逆乱造成头痛,原书里他采取的排除法,他说无表证、无里证、无气虚、无痰湿,这个方就能用,疗效很好。从后世实践来看,这个方治疗胸痛、头痛由瘀血造成的很有效,当然这种头痛、胸痛有一个瘀血特点,刺痛,痛有定处,再结合舌象、脉象辨证。

他用血府逐瘀汤治疗的第二个方面,可以概括为情志病变。很多精神情志方面,肝郁化热,或者瘀热扰心,肝气郁结也可以母病及子,气郁化火扰心,造成热象,急躁易怒、烦躁等。这个方能够行气活血,恢复肝气的疏泄,气机舒畅了,不郁而化火、扰乱心神了,那就可以解决急躁易怒了。

第三个方面,是瘀血阻滞以后引起的心胸的一些异常感觉,比如说心悸、心慌,原书主治写的"心忙"(心的工作很忙)。这忙字意思概括了心悸,比如跳动快了,自己感觉很慌,心悸、心慌,这也是他创造的名词,后来没有人用过这个名词。

第四个方面,瘀血化热,也是他用血府逐瘀汤主治的一个方面。另外这个方还可以用于瘀血化热,原书里写的表现是"晚发一阵热"。晚上入暮一阵发热,血为阴分,热在阴分,瘀血化热,晚发一阵热,入暮潮热,晚上一阵发热,这是瘀血郁而化热。瘀血阻滞,新血不生,心体失养可以心悸,心神失养还可以导致失眠。瘀血化热,也可以造成热扰心神,也可以失眠,原书也写本方治失眠。

第五个方面,原书主要从舌象、脉象来把握。舌质黯红,脉涩,所以说明有瘀血阻滞。

原书三十九种病非常多,有些病也很怪。归纳有五种:一个头痛、胸痛;一个胸中异常感觉;一个瘀血化热;一个神志方面,引起神志方面症状;再加舌象、脉象。此外,肝气不舒以后产生肝胃不和,胃气上逆,或者瘀热影响到胆胃之气上逆,引起呃逆,干呕。原书也写到了顽固呃逆从瘀论治。血府逐瘀汤主治证涉及很多,归纳起来以五个方面为主,都是由血瘀气滞导致的。

治法:针对这种情况,要活血化瘀、行气止痛。过去还说是活血化瘀,行气开胸止痛。

方义分析:王清任实际上是运用了很多前人的基础方和基本的配伍组合,组成了这个方。《医林改错》中,活血化瘀类的方里,用得最多的,是川芎、赤芍、桃仁、红花,当归用得也不少,当归当然既是活血又是养血的。川芎、赤芍、桃仁、红花这四个药,是公认的活血化瘀药。他说,选这个活血化瘀药有四个标准,第一要疗效确实;第二个要副作用少,那活血、破血这类药很多,这里尽可能找临床上副作用很少,很安全的;第三个,这些药不要难找,有的医生开的药很好,但来源稀缺,找都找不到。这四个药是很普遍的,很好找的;第四点,要价格很便宜的。所以他炫耀的指导思想有点类似葛洪组方用药简便廉效的特点。

君药、臣药为桃仁、红花、川芎、赤芍,加牛膝,牛膝有活血作用,还能引瘀血下行,胸中血府血瘀,引瘀血下行,所以君药、臣药结合,体现了活血化瘀为主。这个方里两组佐药:第一组是养血的当归、生地,考虑瘀血阻滞生机,瘀血阻滞,新血不生,当归、生地能够养阴补血,补充阴血不足,生地又能够清瘀血所化之热,有清热作用,这几方面都照顾了,如果瘀热重,可以加凉血药,或者加重生地用量;佐药的第二组是气药,桔梗在这里,开宣肺气,开宣胸中气机,还可使药力缓留于胸中,既是佐药,又是使药。枳壳降气,擅长于胸、脘腹气机不畅,有降气作用,枳壳、桔梗一配,一升一降,畅通胸中气机,气行则瘀化,气行则血行。柴胡这个药,一方面可以疏理肝气,针对由于肝气郁滞,导致情志方面的一些变化,而且柴胡和枳实相配也有调整气机、肝脾兼顾,一升一降的作用,柴胡和枳壳相配也有一升一降,对胸胁这种疼痛,那不是四逆散里的调气的结构吗?只不过是用枳壳代枳实而已。这里边有甘草,有芍药,只不过用赤芍,基本上有个四逆散的结构在里面,所以这一组柴胡、桔梗、枳壳体现了升降气机,又能调和肝脾气机,是行气的,前面一组活血药,和这一组行气药相配,体现了活血化瘀和行气止痛相结合,当然很多活血化瘀药本身通过化瘀,也能够达到止痛作用。甘草在这个方里是使药,它能够养胃气,安定中气,而且甘草配合芍药还能够止痛,还可以治疗胸痛。所以整个方体现了活血化瘀为主,行气为辅,是一个常用的活血化瘀方。

这个方是个复方,思路是活血化瘀的基础方桃红四物汤,加上行气疏肝理脾的四逆散两个合成,加点载药上行,开宣肺气,开宣胸中气机的桔梗,可以引瘀血下行的牛膝两相结合,就是桃红四物汤和四逆散结合加桔梗、牛膝。桔梗使药力缓留于胸中,牛膝可以引血下行,两者既是使药,又分别兼臣药、佐药作用。有的教材把整个桃红四物汤当君药,把行气的四逆散当臣药。君臣配合,体现了活血化瘀为主,行气为辅。桔梗、牛膝,既载药上行,畅通气机,又引血下行,增强活血化瘀作用,作为佐药。甘草兼作佐使。

配伍特点:气血并治,以活血为主,它祛瘀为主,还兼有养血,邪正兼顾。在治气、行气方面,升降兼顾,等于是升降并施。既有柴胡、桔梗的升,升举气机,又有枳壳的降,一升一降是配合的,这是血府逐瘀汤的一个配伍特点。

辨证要点:胸痛、头痛,痛有定处,舌质黯红或有瘀斑,脉涩或者弦紧。从临床运用来讲,用这个方,疼痛在主治当中占有很重要地位的,当然这个方除了胸痛、胁痛、头痛这些也能用。这个方加味,妇科也常用,因为它是活血化瘀为主的。这是使用的基本依据,从痛有定处、舌象、脉象来确定瘀血的性质。

随证加减:瘀血也有新病、久病的不同,瘀血时间长了,容易久病入络,所以要加一些活血化瘀通络药,所以这个方里当归可以用归尾,另外可以加全蝎、山甲、地龙这一类。三棱、莪术能增加化瘀作用,因为这两味药都带破血特点,要瘀积较重才使用。在行气方面,这个方配的四逆散,力量比较缓和,光靠一升一降,在行气和止痛方面力量都不足,那加入肝经行气止痛作用确凿的,川楝子、青皮、香附这一类可以适当使用。这个方在妇科方面多用于经闭、痛经这一类以血瘀为主者,用在妇科方面,因为涉及下焦病变,桔梗载药上行,所以可以不用桔梗,然后加一些活血止痛药如泽兰、益母草、香附等。如果血瘀气滞形成有癥块,那是有形实邪,那除了活血之外,还可以加水蛭、䗪虫这一类有破血消癥作用的药。

在运用当中这个方因为活血化瘀行气的,孕妇一般忌用。

补阳还五汤

(《医林改错》)

【组成】黄芪生,四两(120g) 当归尾二钱(6g) 赤芍一钱半(5g) 地龙去土一钱(3g) 川芎一钱(3g) 红花一钱(3g) 桃仁一钱(3g)

【用法】水煎服。

【功用】补气,活血,通络。

【主治】中风,气虚血瘀证。半身不遂,口眼㖞斜,语言謇涩,口角流涎,小便频数或遗尿失禁,舌黯淡,苔白,脉缓无力。

这个方的学习意义,第一个,它是治疗中风后遗症的常用方;第二个,这个方体现了王清任气虚血瘀理论,针对气虚血瘀理论用益气活血法,这是个代表方。因为在此之前没有医家明确从理论上提出气虚血瘀这个病机。王清任针对这种气虚血瘀的理论,创造了益气活血的方法,这是他在活血化瘀方面的一个贡献。

病机分析:补阳还五汤从名称来讲,补阳还五是一种比喻。如果把人体的阳气比作全部是十分,相当于我们现在的百分之百,半身不遂,在王清任认为是半身无气,半身无气不能推动经络气血运行,造成半身痿废,偏瘫,半身不遂。通过这个方益气活血,恢复半身元气,这里指后天元气。所以治疗半身不遂,反映了恢复半身的元气,是"还五",就是补充了百分之五十的意思,这是一种比喻。

那就说明从名字来讲,是阳气不足,这里主要指气虚,这个方主治气虚血瘀证。中风发生半年以后,进入后遗症阶段,中风发生以后在半年内,是恢复期,恢复期依靠人体自身的正气,能够恢复很大一部分功能。包括半身不遂、口眼歪斜这类症状,自己能够恢复一部分,有一部分不能恢复,半年后再恢复比较缓慢,很困难。这个方用于中风后遗症有比较好的疗效,而且一般公认,用于中风恢复期症状应该说更好,有些临床统计,把后遗症和恢复期症状混同起来,这是不对的。现在我们临床上还强调,在中风病人体温正常、血压正常以后,越早上这个方越好,这个方上得越早,后遗症遗留越少。

从病机来讲,中风以后经络之气大虚,王清任说经气大虚。经气大虚就不能推动,心要行血,不能推动经脉中血液的运行,造成脉络的痹阻,那就造成不能濡养,失去血脉濡养就会痿废不用,所以半身不遂、口眼歪斜、语言謇涩。这个上肢跟下肢比较来说,当然下肢痿废、瘫痪更重一些。半身不遂造成的原因,是中风之后经气大虚不能行血所造成的。在临床上有些医家如岳美中先生认为,这个方对于右半身的瘫痪效果特别好,左半身要差一点,这是他个人的体会。整体来讲,气虚以后,失去固摄,它既不能推动又失去固摄,那对津液来说,由于气虚失固可以小便失禁或者小便频数,包括口角流涎。口角流涎当然有两个原因,一般来说,口眼歪斜以后,会造成不能够固摄唾液,再加上气虚不摄,这些因素都有。苔白、脉缓是反映了偏虚证。

用补阳还五汤有一个前提,就是说中风发生以后,对中风这个肝阴不足、肝阳上亢、肝风内动这个病机控制了以后,体温基本正常,血压恢复正常,这种时候尽早快用这个方。当然现在也有一些看法认为,血压高时同样可以用。但是在我们实践当中看,血压仍然偏高的情况下,肝阳偏亢,肝阳上亢的病机还比较突出,大剂量的黄芪还比较温燥,王清任用黄芪都是四两到八两,相当于120~240g,那么大剂量的黄芪对于血压在较高情况下并不适合。所以我们一般用的指标就是血压、体温基本正常,就开始用这个方。但是在临床上用得越早越好,及早使用,减少中风后遗症。

治法:它的主治证候是个气虚血瘀证,所以在治疗方面要补气活血通络。这个方虽然大的分类是属于活血祛瘀这一章,但是是通过补气来活血、通络,从它提法上来讲,它没有直接提活血化瘀,而是提活血通络,主要是其中的活血药用量较小。黄芪这个补气药,比起活血药的总量,黄芪是它们的5~10倍。所以整个方是补气为主,通过补气达到活血通络,活血力量比较小,主要起到通络作用,所以从功效强调补气活血通络。

方义分析:全方通过益气来通络,来活血,体现出气能行血。这里边的黄芪一般用生黄芪,量大。黄芪有固摄作用,所以说它能固摄经络之气。中风之后经气大虚,不但需要补气,还要固摄经络之气。所以利用它大剂量生用有固摄的特点,作为君药,王清任本人要求黄芪的用量至少是2~4两,最大到8两。从开始起用渐渐增加用量。现在大家共同认识最早开始的时候一般用30g,加到60g,最大可以加到120g,在使用时渐进。

臣药这一组桃仁、红花、川芎、赤芍、当归尾。桃仁、红花、川芎、赤芍在血府逐瘀汤里都有,这是王清任喜欢用的四大金刚,加上归尾,当归尾擅长于通络。这些用量都不大,和黄芪那种120~240g差很远。我们现在使用一般是3~6g。地龙在这里擅长于通经络。全方体现了以补气为主,活血通络为辅,结合起来体现了益气活血法。当然在服法方面,这个方要久服,运用当中它是要久服才有效,因为毕竟活血通络药物药量小,黄芪益气活血通络,能够振衰起废,它是一个缓治过程。而这类病到后遗症阶段要恢复是比较缓慢的,所以王清任提出来一般隔几天当中吃上个一两付、两三付。那就是说像现在我们用这个一开始的时候吃几付,有效以后巩固一般一周吃两付,或者吃四五付,基本恢复了,都还要坚持一段时间才能巩固疗效。

配伍特点:重用补气药与少量活血通络药相配,使气旺血行治其本,祛瘀通络治其标,这是治本的,这是它的配伍特点。

辨证要点:半身不遂、口眼歪斜、舌质黯淡,它有血行不畅的证象。苔白、脉缓无力,这个是作为辨证要点。张锡纯也很赞赏这个方,但他写过一个病案,通过那个病案他特别强调诊脉鉴别对于能不能用这个方非常重要。他说诊脉当中,如果脉是有力的,甚至于有力还挺长,那不能用这个方。方中有剂量较大的黄芪,黄芪升提,容易使得阳气升提太过,或者中风复发,或者加重症状。他说他曾经看到一个地方,有个当地医生遇到病人有半身不遂、口眼歪斜这个症状,中风以后。病人给他看,当地医生开了个方,就补阳还五汤,也是用黄芪量用得很大的。张氏他诊脉,脉是弦长有力,有实象,他觉得这个不能用,而那个医生还是用了那个方。看病人吃了以后,没有很久就一下恶化昏迷了。所以他描述了这个过程,用这个方体会就是脉象很重要。所以这个临床可以作参考。张锡纯本身在中风的治疗方面也是很有创造的,所以他这个体会,是临床的有得之谈。

随证加减:在中风后遗症具体用这个方当然还要结合发生的部位,比如上肢功能逐渐恢复慢,比较差,桑枝、桂枝这类加进去,下肢加牛膝、杜仲。一般说来,发生半身不遂,下肢如果说症状不是很重的话,恢复快;上肢因为功能锻炼比较方便,但是这类病人用补阳还五汤很重要一点是引导他做功能锻炼,坚持做功能锻炼恢复得更好,再结合针灸。当然病程长,苔腻这个方不适合,很多病人找到你看的时候,不是说中风以后半年,很多是中风以后一年两年,还是在床上不能下来,这种时候他脾也虚了,脾的运化差了。而且半身不遂时间长呢,也开始有津液的壅滞造成痰湿阻滞,苔腻,这类开始出来了。所以用这个方要配合治脾,病程越长还可以用结合后面治风剂的小活络丹一类,绝非简单的就这一个方这几个药就能治好。这个方有时候我们把它看做用治中风后遗症的一种基础方,因为它对于夹湿、夹痰,或血瘀日久,这个方对于经络中的湿痰、死血这类的缓治治疗还不够。所以久病要加一些水蛭、虻虫这类行血力量大,甚至于有破血作用的药,量不宜大,要配方久服。语言不利加菖蒲、远志、郁金化痰开窍;口眼歪斜如果恢复得慢,结合牵正散。痰多、苔腻可以加半夏、天竺黄这类。如果畏寒严重,特别是那些久久卧床的,那就要增加温阳力量加附子。脾虚除了加党参、白术这些益气健脾之外,适当要配合山楂这一类消食,山楂本身也能化瘀。

长期卧床的病人,摄入营养往往不够。配合这个方要进行功能锻炼,当然现在有一些小型器械,另外要针对他是哪些方面的力量差,重点而且循序渐进地进行锻炼。我们一般就是说,开始他手握的力量、提东西的力量,作为上肢来说这是个标志。握要多大的力,然后看这个他能够觉得提得起来,能够坚持的时间有多长,以后逐步的增加。像这类病两个礼拜看一次或者一个月看一次,逐步给他增加,病人信心很要紧。多数能够恢复,恢复的程度和他中风以后的时间有关,如果开始吃这个方上得晚恢复就差。现在全国各地都很重视这个方的运用,包括有些海外人士办的中医医院,一般都比较公认这个方的作用。我们用这个方结合全面调整治疗,有些年纪比较大的也能恢复很多。曾经最严重的病例一个七十几岁的老太太,中风以后已经是第三年了,还是卧床不起,第三年才来看病,最后治疗到可以天天自己拄拐棍,能够自己上公园,还能够自己乘公共汽车到学校来看病。这个跟精神状况和引导之后她的信心、功能锻炼很重要,坚持针灸也配活络丹这类结合。前后集中治疗了两三年,后来也经常在吃点药。所以这样能够改善生活质量,延长寿命。有的病人这个方用得早,可以基本没有什么后遗症。有些中风病人,以中医药为主治疗的,中风之后很快就中药上去了。而且对中风控制以后,中药上得早,血压、体温一控制马上上补阳还五汤,到最后什么后遗症都没有的例子很多。

使用注意: 在使用当中,刚才我们说阴虚阳亢、痰阻血瘀这一类不适合使用,阴虚阳亢当然这个时候不能大剂量黄芪助阳、助升举。痰阻血瘀,单用这个方不行,痰阻血瘀还是要结合化痰通络。

复元活血汤
《医学发明》

【组成】柴胡半两(15g)　瓜蒌根、当归各三钱(各9g)　红花、甘草、穿山甲炮,各二钱(各6g)　大黄酒浸,一两(30g)　桃仁酒浸,去皮尖,研如泥,五十个(15g)

【用法】除桃仁外,锉如麻豆大,每服一两,水一盏半,酒半盏,同煎至七分,去滓,大温服之,食前,以利为度,得利痛减,不尽服。(现代用法:共为粗末,每服30g,加黄酒30ml,水煎服。)

【功用】活血祛瘀,疏肝通络。

【主治】跌打损伤,瘀血阻滞证。瘀阻胁下,痛不可忍。

复元活血汤主治跌打损伤。原书此方是治跌打损伤,损伤胸胁,痛不可忍。但现在临床使用,远远超出了胸胁。这个方对各个部位的损伤,特别是躯干部位的损伤没有内脏损伤时,这个方基本都有效,这类报道很多。

病机分析:李东垣制定这个方的主治,原来是跌打损伤,损伤胸胁。瘀血阻滞在胸胁,气滞血瘀络阻,使得胸胁瘀肿,瘀血肿胀,那肯定疼痛非常剧烈。当然用这个方一般来说首先要检查有没有骨折,有没有内脏损伤,如果有,那要首先中西医结合治疗,而且如果有外部的开放损伤,那也要进行处理。

治法:活血化瘀,疏肝通络。疏肝是疏理肝气,通络是活血化瘀和通络相结合。

方义分析:这个方原来就是针对胸胁外伤,胸胁是肝经循行分布的地方。所以它直接涉及疏理肝气,疏通肝经经络,所以大黄、柴胡相配作君药。当然从另一个角度来讲,跌打损伤造成瘀血以后,我们说肝主一身之疏泄,肝气疏泄可以帮助血液运行,而且活血化瘀药也多入肝经,在活血化瘀通络的同时用疏肝理气,这也是行气以活血的一个常用证治方法。大黄、柴胡相配,在方中用量很大,大黄用一两,柴胡用五钱。李东垣用药来说是很少的,你看他配很多方,他用到一钱、两钱的时候很少,经常都是用几分。在这个方里大黄一两、柴胡五钱,可见并不是说李东垣什么用量都用得小,他都是根据证候的特点来的。大黄在这个方里的用法很重要,它是要用酒制大黄,这样它更多地能够入血分活血化瘀。柴胡和大黄结合有两个作用,一是活血化瘀和疏肝行气相结合。活血化瘀和疏肝行气相结合,体现了气血兼顾,行气有助于活血。第二是大黄在这里有一定的通腑泻下作用,逐瘀血下行,外伤之后要攻逐瘀血下行。而柴胡除行气外,从气机角度来讲,它是升提的,和大黄相配,一升一降,使气机通畅;同时柴胡归肝经,能够引导这些活血通络药物入肝经,有引经作用。作者李东垣他自己写这个方解中,他说柴胡为君,后来引起讨论。柴胡没有直接的活血化瘀作用,主要是行气疏肝,行气疏肝在活血化瘀方里还是为了帮助这些活血药物发挥作用。有的书上是大黄为君,现在我们教材是认为大黄、柴胡合起来为君,活血行气兼顾,而且这两味药用量也大,也说得过去。

桃仁、红花、穿山甲是臣药,起到一个活血化瘀通络的作用。桃仁、红花在前面几个活血化瘀方都有;穿山甲有一定通络作用;当归在这里和瓜蒌根配,当归能止痛,能养血,瓜蒌根能生津润燥。由于受伤之后产生血瘀,通过化瘀当然能生新,这两味药润燥补血能够补充阴血的不足。瓜蒌根有散瘀作用,既能散瘀又能润燥,所以说它能够"续绝伤",续绝伤就是说外伤常用,既能散瘀又能生新。配了当归以后,要散瘀生新,又能够止痛。加上瘀血阻滞以后,外伤瘀血容易引起化热,在这个方里瓜蒌根偏凉还能够清解血瘀所化之热。用甘草为使调和诸药,同时在大剂量大黄使用同时,甘草也可以保护脾胃。

这个方主要还是体现活血祛瘀,有大队药物有活血作用。在这里大黄酒制以后,还是以入血分活血化瘀为主,结合疏肝通络。这个方后来就成为外伤,特别是躯干部位外伤用来化瘀通络止痛的一个常用方。

配伍特点:升降同施、调畅气血,实际上气血兼顾的,体现在两个君药的关系上。另外活血当中兼有养血,所以祛瘀又兼顾生新,活血,活中寓养,这样瘀去新生。升降同施,调畅气血,这是复元活血汤配伍组方的一种特点。

辨证要点:胁肋瘀肿疼痛,瘀血阻滞,外伤引起肿胀疼痛。

随证加减:这个方里选的这些活血药大都比较平和,如果瘀血较重,疼痛剧烈,三七是经常用的,乳香、没药、元胡这类药活血止痛力量较强,也常结合使用。如果疼痛、胀痛突出,当然柴胡的行气力量还不够,结合行气活血、气血兼顾的香附、川芎、郁金、青皮这类,针对气滞严重胀痛突出的。

使用注意:使用注意有两个方面。第一,以利为度,强调大便稀了,得利就可以痛减。临床上一般大便稀了,疼痛可以减轻。那如果大便稀了,但疼痛没有减轻怎么办呢?这种情况往往是大黄没有酒制或者酒制的程度不够,所以如果大便稀了,这个方不能再用,再用要换个方,或者调整方中大黄的用量,减少大黄用量。第二,一定要注意水酒同煎。用四分之一的酒,四分之三的水,用酒把这个药泡一泡,泡了以后再煎熬,煎了以后倒出的药病人喝的时候,由于在煎熬过程中酒精的挥发,酒气不大了,根据病人的酒量,可以在他喝药的时候适当给他兑点酒,作药引子,增加这种活血化瘀和药性布散的力量,在临床上用这个方根据病人酒量多少喝一点很有好处。比如这个病人能够喝二两白酒,那你兑在汤药里边,至少兑个五钱才行,让他喝,喝了以后有时候他本身跌打损伤以后躺着,迷迷糊糊的容易睡,这个由于用水酒同煎,大黄泻下力量也会得到一定控制。所以等他睡一下,休息醒来他疼痛就缓解得比较明显了。跌打损伤有很多都有发热,常伴随有一些整体或者局部的这种发热,这个方有大黄和瓜蒌根,对我们现在说的外伤引起感染,它们有这种清热和控制感染的作用。

温 经 汤
(《金匮要略》)

【组成】吴茱萸三两(9g) 当归二两(6g) 芍药二两(6g) 川芎二两(6g) 人参二两(6g) 桂枝二两(6g) 阿胶二两(6g) 牡丹皮去心,二两(6g) 生姜二两(6g) 甘草二两(6g) 半夏半升(6g) 麦冬去心,一升(9g)

【用法】上十二味,以水一斗,煮取三升,分温三服。(现代用法:水煎服,阿胶烊冲。)

【功用】温经散寒,祛瘀养血。

【主治】冲任虚寒,瘀血阻滞证。漏下不止,或血色黯而有块,淋漓不畅,月经不调,超前延后,或逾期不止,或一月再行,或经停不至,而见傍晚发热,手心烦热,唇口干燥,少腹里急,腹满。舌质黯红,脉细而涩。亦治妇人宫冷,久不受孕。

这个方是作为妇科冲任虚寒、瘀血阻滞这类证候的一个常用方。近二十年,从各种报道来看,温经汤治疗内科,包括男科的一些疾病也有越来越常用的趋势,应用的关键是把握它的病机。

病机分析:温经汤的主治比较复杂,虚、寒、瘀、热,反映出来病机的因素比较复杂,所以在病机分析当中,关键是把握它证候复杂病机的一个主线,冲任虚寒是它的一个本质。冲任虚寒,实际上涉及肝肾虚寒,肝肾阳气不足。

我们先从它在妇科方面的治疗来看,它原来出自《金匮要略》,治疗妇科病患。从妇科方面治疗出发,一般都是提冲任虚寒,冲为血海,任主胞胎。当然作为男科、其他内科疾患治疗,辨证都从肝肾虚寒论治。冲任虚寒以后,寒凝气滞,虚寒是阳虚的本质,阳虚阳气失去温通,寒凝气滞,产生少腹里急、腹满、月经不调、久不受孕,这是寒凝气滞以后不能摄精成孕。从月经不调来看,可以月经延期,可以月经量多,又可以月经量少,甚至于经闭。总之,用月经不调来概括它。这类月经不调,是由于寒凝气滞血瘀,同时冲任虚寒以后,阳气不足不能固摄,加上瘀血阻滞,造成血不循经。所以这类型涉及月经过多、提前、一月再行,这种有两个因素,有虚寒失去固摄;有瘀血阻滞,血不循经,溢出脉外。所以既有瘀血证又有出血证。从本质来讲,应该说虚寒,阳气不足,不能温通,这是根本。当然阳气不足以后,继发生化乏力,也可以导致阴血不足,加上又有出血倾向,阴血更受损伤。所以从虚的方面来讲,冲任虚寒、阳气不足是根本,可以继发又伴随着阴血不足。阴血不足,就可以造成有这种阴不制阳,产生虚热的因素。虚热也要从两个角度考虑,可以有阴血不足,阴不制阳产生虚热内生,所以反映出手足烦热、傍晚发热,有虚热表现。也可以有瘀血化热,所以人们历来觉得这个方配伍考虑的方面很多,配得非常妙,它建立在病机分析比较细,也就是说它考虑到临床上冲任虚寒时间长了,那这类病往往出现的证候不是单一因素,有月经不调,它可以和虚寒之后寒凝气滞血瘀有关,同时又和瘀血形成以后有关。温通无力可以月经延期甚至于闭经、痛经这一类,虚寒不能固摄或者瘀血阻滞,血不循经,那又可以造成经血过多、提前、一月再行,甚至于崩中、漏下。所以不调,这个虚象是双向的。由于它的病机是既有虚寒又有瘀血,又可以形成出血。同虚寒的整体基础上瘀血化热,阴血不足以后又产生虚热,都是围绕一种复合的病机,本身是个复合的病机。所以这个方配伍看起来比较复杂,但临床运用针对它具体情况

309

调整比较灵活。

病机分析始终围绕冲任虚寒开始造成的寒凝气滞血瘀,瘀血阻滞以后,新血不生。冲任虚寒以后也不能化生阴血,以及我们说虚寒失于固摄,瘀血阻滞,血不循经,这些因素结合在一起,那就有四个方面,一个虚,一个寒,寒是由虚产生,也就是说阳气不足,寒从中生,寒是由虚产生。虚有阳气不足为本,又兼继发含有阴血不足,瘀是寒造成的结果,热是瘀血化热以及阴血不足造成。所以虚、寒、瘀、热四者相互关系的理解是病机分析的基础。所以对温经汤证证候病机的一个特点是把握,寒、瘀、虚、热错杂。

治法:针对寒、瘀、虚、热错杂,治疗方面要温经散寒、养血祛瘀。

方义分析:这个方用药比较多,一组一组来分析。这个方用吴茱萸、桂枝作君药,正是考虑到寒是引起瘀血很重要的一个因素,它是一个温经散寒、养血祛瘀的方,很多具体临床见证都和寒有关。吴茱萸归肝经、肾经、胃经,从归经来看,它可以温散肝肾之寒,温散肝肾之寒就可以温冲任。桂枝可以温通经脉,既有温阳气作用,又有温经活血的作用。当归、川芎和丹皮这一组作为臣药主要在于化瘀。当归能养血止痛,川芎血中之气药,既能活血也能行气止痛,丹皮同时能够散瘀清虚热,像唇口干燥,手足烦热,往往是化热了。佐药里可以看做三组药,第一组阿胶、芍药、麦冬,这主要是补益阴血,针对阳气不足以后引起阴血不足,当然这个阴血不足也和这种瘀血导致出血有关。这里边的阿胶既能滋阴养血,又有止血作用。芍药益阴养血也有止痛作用,麦冬可以清热润燥,也和这些益阴养血药相配增加养阴力量。这是这一组,既养血又兼有止血作用。人参可以看做佐药的第二组,人参益气,是考虑到内生之寒,温必兼补,要温补结合,吴茱萸、桂枝主要是温散,和人参相配,内生之寒,虚寒,温必兼补,温补阳气。它和当归、芍药这些相配气血双补,针对虚的方面。所以前面几组药体现了温通、温养、化瘀结合益气止血。佐药的第三组是半夏和生姜相配,这是方义分析中的一个疑点、难点。因为从病机来讲,冲任虚寒是阳气不足,冲任虚寒直接引起的寒凝经脉导致血瘀,半夏、生姜是针对它的寒,虚,瘀,还是虚热?似乎虚寒瘀热都对不上。历来对半夏、生姜的认识,特别是半夏,有这样一些不同看法。第一个认为这个方里边,有一部分滋腻的药,像芍药、阿胶、麦冬,包括像当归这类能够滋阴养血,用这类药加半夏,可以使得补而不滞。像张仲景用药,用到麦冬的很多方他都要加半夏,竹叶石膏汤、麦门冬汤这些,喜欢用半夏减少养阴、滋阴药的滋腻。因为半夏偏温燥,能够使得滋而不腻,历来的方论里,有这样一些说法,也合道理。因为这个方没有反映出痰,也没有反映出很明显的胃气上逆,所以你光用燥湿化痰、和胃降逆不好解释,所以这是第一个说法。第二个说法呢,像我们方剂界的权威王绵之教授,他写过一段文字,意思就是半夏和胃降逆,能够降阳明的胃气上逆,阳明是多气多血之府,冲脉和阳明经脉相通,半夏能够和降阳明经,有利于下焦这种气血不足。通阳明,和冲任,有这个作用,这个提法人们也觉得有道理。第三个说法认为这种虚寒证包括有一个生化不足的问题,寒性收引凝滞,运行阻滞,现在主要针对血液,瘀血。但作为气血津液来说,气血津液都会受影响。瘀血阻滞,可以小腹冷痛,冷痛本身除了血瘀反映出气滞。那作为津液来讲,必然要受影响,而张仲景用药,半夏、生姜同用的方非常多,有一部分是直接针对了用它和胃降逆,燥湿化痰这类作用,也有一些用来转输津液。所以后来对于半夏,后人都说,脾在运化水液当中半夏有转输津液作用,是一种疏通。小柴胡汤证虽然有胆胃不和,胃气上逆,我们从它主治来说,并没有一种明显的痰湿,但里边也配生姜、半夏。在讲小柴胡汤的时候我们提到过,它有转输津液的作用。所以吃了小柴胡汤不但和解少阳,散半表之邪清半里之热,调和胆胃,而且它也能起到疏通三焦水道的作用,上焦得通,津液得下,胃气因和,濈然汗出而愈,那说明半夏、生姜,相当于小半夏汤的结构,转输津液,畅通水道。那在这里全方考虑到温补,温养,温通同时还有温化,温化水液。所以半夏、生姜应该从这几个方面看,而且从仲景组方用药特点来讲,它这种疏通三焦水道,转输津液的思想是很显著的。所以有人归纳《伤寒论》整个张仲景学术思想的一个很重要的方面是温养阳气,化津液。所以这个方里应该是气血津液兼顾,不是说不考虑津液。

这个方药味虽然虽多,针对的病机也比较复杂,但有条主线,是虚寒、阳气不足造成的。这样它以温补为主,像吴茱萸、桂枝既有温散作用,又有温通作用,也有温补和温化。温化往往指津液,温通指的是气机或者是血液,瘀血,温补指温补阳气。当然这个方同时有虚的话,有阳气不足,阴血不足,还有补益阴血效果。再加上它有虚热,所以有丹皮,像麦冬这类本身还能清虚热。这样整个方体现了温经祛寒为主,结合养血祛瘀。全方应该说温通、温养是为主的,而直接的化瘀是为辅的,这与我们前面学到的几张活血化瘀方有点区别,特别和血府逐瘀汤、复元活血汤这些又不同,那两个方都是以活血化瘀为主的,补阳还五汤是通过益气来活血,这个方温补为主,当然它有温通作用。这是温经汤的一个方义分析。

配伍特点:温经祛瘀并用,温中寓通,温中寓补,温中寓清。温中寓通、温中寓补这个很清楚,温中寓清是指的清虚热的麦冬、丹皮这一类,这个在方中运用是比较次要的,当然温中寓清它还指除了虚热之外,如果虚热不明显也可以用,量少一点,它可以制约吴茱萸、桂枝避免过热,这是这个方配伍的特点。结合半夏、生姜和这些桂枝相配,还有温化水液,温化疏通津液的作用。

辨证要点：这个方主要的用途，就是用在月经不调，妇科方面，包括下焦虚寒，宫寒不孕，小腹冷痛，有一定的虚热。但临床使用不一定全都有，基本用于妇科方面，虚寒引起的血瘀、月经不调、小腹冷痛这类，当然舌象、脉象有一定的瘀血表现——舌黯红，脉细涩。

随证加减：这个方是妇科一个常用方，现在应用的方面比较宽。在有些报道还可以运用于男科，用于阳痿，用于不育。那是考虑到虚寒本身有阳气不足，阳气不足如果不通兼有瘀血，瘀血也可以导致阳痿，瘀血阻滞以后导致肝的疏泄不利，可以影响到宗筋，肝主筋。对男性来说，它涉及生殖器生机活力这个方面，不只是阳气温养还有疏泄生机活力的问题。所以这个道理和逍遥散疏肝来治疗这种阳痿道理是一致的。在随证变化方面，如果寒较重，里面丹皮、麦冬偏凉的可以不用，换成艾叶、小茴香温暖下焦，或者桂枝改为肉桂，增强温阳祛寒力量，治里寒力量最强。寒凝气滞会表现出疼痛加重，香附、乌药都性温，又能行气止痛。如果以出血为主，月经过多、漏下不止这类出血可以去丹皮，它有散血作用，加炮姜、艾叶增强温摄作用。如果气虚比较突出，还可以增加黄芪、白术、人参、黄芪并用。虚热严重，光靠丹皮、麦冬退虚热不够，还可以加银柴胡、地骨皮这一类常用退虚热的药。那就是说围绕着它的寒、虚、瘀、热几个方面，看侧重哪方面灵活的运用加减。

使用注意：如果它属于实热，那就不是虚寒，或者没有瘀血，这个方绝对是不对证了。另外这类冲任虚寒绝非一日形成，病程较长，要注意保护阳气。所以服药期间忌食生冷，避免伤脾胃阳气。

生 化 汤
《傅青主女科》

【组成】全当归八钱(24g)　川芎三钱(9g)　桃仁去皮尖,十四枚(6g)　干姜炮黑,五分(2g)　甘草炙,五分(2g)

【用法】黄酒、童便各半煎服。（现代用法：水煎服，或酌加黄酒同煎。）

【功用】养血祛瘀，温经止痛。

【主治】血虚寒凝，瘀血阻滞证。产后恶露不行，小腹冷痛。

生化汤是《傅青主女科》上的。这个方除了中医大夫知道，老百姓好像都知道。香港、台湾地区不少人都知道生小孩后都要吃这个药，成了常规，药店则把它当保健类药品卖，剂量也很固定。其实，这种现象是不对的。吴鞠通对这种现象就深恶痛绝，他非常厌恶这种现象，他说这个是治病的，怎么可以乱吃呢？产后本身就有很多证候，实热证候、血热证候各方面都有，不应该这样乱吃。所以要正确把握生化汤的运用。

病机分析:产后要失血,一般失血以后,血虚则气必少也,气血互生,相互依附,所以更容易受寒。所以在过去,历来生活条件较差的情况下,很多基层的一些产妇,生了孩子都自发把头包起来,防止外感,这个是有一定道理的。但现在生活条件好了,保暖条件好了,不一定要像过去那样。但作为产后来说,伤血、血虚,而且血虚之后,容易影响到气不足,卫外不固,所以更容易感受寒邪。受寒之后,寒性收引造成恶露排出不畅,造成瘀血。所以血虚、血瘀、受寒这三个因素是这个病机构成的基本因素,血虚寒凝、瘀血阻滞造成恶露不行、小腹冷痛,主治上主要是这两个方面。其原因是受寒,基础是血虚,症状有瘀血,这就是这三者的关系。

治法:就这个方体现的功用,就是养血治其本,化瘀治其标,温经是解决形成瘀血的原因。所以养血祛瘀,温经止痛,是这个方的功效。

方义分析:在这个方的配伍中,当归是大剂量的,一般用全当归大剂量,原书用 24g,这是它的一个特点。因为全当归既能养血又能活血。所以作为产后阴血损耗要补,受寒瘀血阻滞,恶露不行或不畅要化瘀,所以这方名就叫生化汤。这一味药就体现了既能生血又能化瘀,生生化化故名生化。臣药川芎、桃仁也是常用做活血化瘀止痛的药物,川芎、桃仁在这方里增强当归的活血止痛作用。炮姜可以温经止痛,血虚受寒,一方面如果有瘀血阻滞出血不止,它还能够止血,作为温经来说有助于化瘀,同时炮姜又有止血作用。还有就是用黄酒,这个方是要用黄酒帮助药力布散的,整个全方主要入血分,帮助活血,药力很好布散。甘草用来调和药性和养胃气。

配伍特点:这个方在配伍上养血活血兼顾,配伍特点寓生新于化瘀之内,活血化瘀而能生新,所以叫生化汤。

辨证要点:产后恶露不行、小腹冷痛指的是产后受寒,一般有一定受寒的历史。

随证加减:如果不是恶露不下,恶露已行,恶露不多,就是说比较通畅,阻滞不重,腹微微痛,减少桃仁,有当归、川芎这类就够了。郁滞重表现在疼痛剧烈,冷痛剧烈,加蒲黄、五灵脂,是后面要讲到的失笑散,也是活血化瘀散结止痛的一个基本组合,有温通化瘀散结止痛的作用。元胡、益母草也是常用的,益母草也是产后常用来排除恶露的。当然除了疼痛,小腹冷痛当中冷感比较明显,有些就可以加些肉桂,除了炮姜,加肉桂可以增加温阳祛寒作用。如果疼痛见胀痛,气滞就比较明显,加行气止痛的药。

使用注意:在使用当中,在血热,产后血热型并不少,它也可以出现血热引起恶露不行或者疼痛,血热有瘀滞的不宜使用。出血不止又有汗出、气短、神疲这个说明气虚很突出,属于气虚不摄这一类的,那本方不适合了。

生化汤在使用当中还是要注意,如果没有血虚血滞偏寒,没有这类证候,就不应该随便用。但这个现象已经很难控制,我发现南方一带农村都有这样的习惯,四川农村用得也很多。现在在其他一些华人地区,好像也都用这个,我想这些和什么有关呢?生孩子以后阴血损耗是个普遍现象。而过去生活条件差一些,前面一代人生活条件更差一些,容易受寒,血虚之后引起气虚卫外不足容易受寒,所以要补,对养血化瘀结合防止受寒导致瘀血阻滞,有一定意义。但现在什么人都用这个方,这种泛化是不适合的,特别有些产后的感染、热证、血热这类并不适合。我们作为中医,还是应该宣传如何正确使用这类药物的。

失 笑 散
（《太平惠民和剂局方》）

【组成】五灵脂酒研,淘去沙土　蒲黄炒香,各二钱(各6g)

【用法】先用酽醋调二钱,熬成膏,入水一盏,煎七分,食前热服。(现代用法:共为细末,每服6g,用黄酒或醋冲服,亦可每日取8～12g,用纱布包煎,做汤剂服。)

【功用】活血祛瘀,散结止痛。

【主治】瘀血停滞证。心腹刺痛,或产后恶露不行,或月经不调,少腹急痛等。

本方出自《太平惠民和剂局方》。与其说它是一个方,不如说失笑散一直是一个基础方剂,实际上反映了基础配伍的一个药组的作用。

病机分析:蒲黄、五灵脂相配,主治瘀血停滞,瘀血阻滞包括各类瘀血阻滞的疼痛。心腹,心指胸,从胸到腹瘀血阻滞,产生以疼痛为特点的,都可以使用。在妇科方面,也是常用的一个组合,用于瘀阻胞宫,或者瘀血阻滞心胸到脘腹,偏重于实证的疼痛,这是一种基本结构。瘀血阻滞疼痛一般刺痛,而且痛的部位比较固定,这是证候特点。

治法:从主要作用来说,是活血化瘀、散结止痛结合。这种瘀血疼痛以肝经血瘀多见,肝经布胸中,可以走少腹、小腹,最后络阴器。所以分布范围来讲,这个躯干瘀血阻滞都和肝经血瘀有关。而翻一翻《中药学》的活血化瘀药,一二十个药都入肝经,全部都入肝经,所以说以肝经血瘀为多见。

方义分析:这两个药是一个小组合,五灵脂活血化瘀还有散结作用,止痛力量明显,散结止痛作用很好。但是五灵脂运用一般情况是胃气还比较正常,如果胃虚或者脾虚失运就不合适。它味道臭秽,容易碍脾胃。蒲黄是一种双向调节,既有活血化瘀的作用,又有止血作用。所以这两个药相配,体现了活血化瘀同时能散结,一般我们用川芎、赤芍、桃仁、红花相配,说它们是活血化瘀的一种基本的组合,不强调散结。五灵脂擅长于活血,力量较大,散结止痛比较突出。所以这两个药看起来很简单,服用之后不知不觉之间疼痛消失,哑然失笑,所以叫它失笑散,就是说它活血止痛的疗效比较确切。用酒和醋帮助活血,那就帮助散结,帮助药力的布散。

辨证要点:胸腹刺痛,从胸腹,指的从胸一直到腹部,内科杂病当中胸腹刺痛。月经不调,是瘀血阻滞造成的月经不调,或者阻滞不通则痛,少腹急痛。

随证加减:它们作为一个小的组合,在临床运用当中,当然要和其他药物相配,增强活血化瘀作用,我们常说的当归、川芎、桃仁、红花、赤芍这一类可以结合使用。血瘀又兼血虚,可以配四物汤。要再增加止痛力量,像乳香、没药、元胡是经常用的,和香附、川楝或者金铃子散结合,可以增加行气活血力量。偏寒,寒凝气滞血瘀,特别是少腹疼痛,炮姜、艾叶、小茴都可以作用于下部,温经散寒止痛。

桂枝茯苓丸
《金匮要略》

【组成】桂枝　茯苓　丹皮去心　桃仁去皮尖,熬　芍药各等分(9g)

【用法】右三味,末之,炼蜜和丸,如兔屎大,每日食前服一丸(3g),不知,加至三丸。(现代用法,共为末,炼蜜和丸,每日服3～5g;亦可水煎,用量按原方比例酌定。)

【功用】活血化瘀,缓消癥块。

【主治】瘀阻胞宫证。妇人素有癥块,妊娠漏下不止,或胎动不安,血色紫黑晦黯,腹痛拒按,或经闭腹痛,或产后恶露不尽而腹痛拒按者,舌质紫黯或有瘀点,脉沉涩。

桂枝茯苓丸是个很有名的方,治疗瘀血阻滞胞宫,载于《金匮要略》。

病机分析:从病机来说,关键是抓住瘀血阻滞胞宫。妊娠瘀血阻滞胞宫,有胎动不安,漏下不止这个特点。当然等一下我们要讨论是否妊娠?或者说是不是一定是妊娠?那这个历来还有分歧。我们现在临床运用,大多数并不是用于妊娠,而主要是瘀血阻滞胞宫,经脉阻滞以后,血溢脉外,形成漏下不止。所以从病机来说,关键是瘀阻胞宫,导致血离脉道,漏下不止。瘀血阻滞这种加上漏下不止,如果妊娠的话,这是胎元失养不固,造成胎动不安。当然这个方也可以治疗瘀血阻滞引起的经闭、腹痛。如果产后由于瘀血阻滞,恶露不下或不尽,导致

315

腹痛,这个是实证了。那实证腹痛拒按,仍然是瘀阻胞宫、瘀阻下焦了。那这个特点呢?瘀血是本,出血是标,出血是由瘀血阻滞血离脉道造成的,所以这种出血有瘀血特点,血色紫黑而黯,腹痛拒按。从舌质上来讲,因为这瘀阻胞宫也不是很短时间形成,所以紫黯而有瘀点,脉沉涩。这主要都反映出血的这个本质里面是由瘀血造成,这是现代一般对桂枝茯苓丸病机的认识。而瘀阻胞宫引起的这种胎动不安,这是根据《金匮要略》上那个对原文的描述来的。

《金匮要略》上的这段话,历来把它看做主治瘀阻胞宫又有妊娠,造成下血不止的一个根据。但对这段话实际上不同的理解,就会有不同的结果。比如"妇人宿有癥病,经断未及三月,而得漏下不止",也就是说妇人本人就有癥病,瘀血阻滞,月经断了,没到三个月,而漏下不止,"胎动在脐上者,为癥痼害"。关键点在这里,这说明胎动如果说在脐上,应该是不止三个月了,如果是怀孕到胎动在脐上,一般不会三个月,所以他说没到三个月,而漏下不止,胎动在脐上,那不是怀孕,而是瘀血,是"癥痼害"。后面这段实际上是个鉴别诊断,"妊娠六月动者",妊娠到六月而又胎动了,那在妊娠之前的三个月的月经都是正常的,他说这是"胎也",这才是胎。"下血者,后断三月衃也",就是说之所以现在经断没有到三个月而漏下不止,这个下血,也就是说只有月经断了,三个月这时就胎动在脐上,这是瘀血。所以这一段"妊娠六月动者,前三月经水利时,胎也。下血者,后断三月衃也"。这一段它是个比较。什么情况是胎?什么情况是瘀血?前提都是什么呢?胎动在脐上。所以"下血不止者",也是说指的前面"宿有癥病,经断未及三月,而得漏下不止,"这种情况,"所以下血不止者,其癥不去故也,当下其癥,桂枝茯苓丸主之"。按照这段的意思,它是在区别,就是有这种胎动在脐上,而月经停止还没到三个月,又产生漏下不止了,这是癥病,"癥痼害"。如果说妊娠,也就是月经停止六个月,胎动达到脐上,月经停止前三个月,月经都比较正常,这才是怀疑妊娠。所以这一段实际上是把有下血不止,同时有胎动的感觉,哪种情况是胎?哪种情况是"癥痼害"?是癥块,瘀血造成,进行个鉴别诊断。不应该把它看做都是妊娠有癥病,这是对整个经文理解的问题。比较起来,五版的《金匮要略》教材讲到这一段的时候比较客观,是谈到这里的一个鉴别诊断问题。但直到现在,从理论分析方面,多数认为是妊娠有胎加上瘀血阻滞"癥痼害"同时存在,所以瘀血阻滞,血离脉道导致漏下不止,同时血不养胎造成胎动不安,它是这样的。

关于这一段有两种理解,而我们现在临床运用情况来说,多数不是用在妊娠。当然我们也认为,既有受孕、怀胎之后,又有瘀血阻滞,也可以用这个方,用来缓消癥块,祛除了瘀血,既能保胎,又通过"通因通用",引血归经,不致溢出脉外。所以有胎无胎都能用,更多的是用在无胎的。这是对桂枝茯苓丸证的一个认识。

治法:这张方是体现活血化瘀为主,结合消痰利水,来缓消癥块。由于这癥块的形成不光是瘀血,癥块的形成是痰和瘀的结合。

方义分析:癥块,是瘀血为主结合津液凝聚成痰,痰瘀相结合形成的。这个方里用桂枝作君药。桂枝在这里有两个作用:一方面温通血脉,有化瘀和活血的作用;一方面可以温阳化气。桃仁和桂枝相配,增加它的活血作用,活血以消癥,为臣药。丹皮和芍药看做佐药,丹皮有散瘀作用,同时可以制约桂枝的辛温,不至于温之太过。因为这个药作丸药,服用时间较长,温得太过容易动血。芍药有益阴养血作用,又能缓急止痛。当然在仲景时代,赤、白芍是不分的,所以在《神农本草经》讲到芍药的时候,可以利小便,破阴结,利小便包括疏通津液,破阴结包括了活血,利血痹。芍药、丹皮同用,既有活血作用,同时又能防止过于温通,同时芍药还能够缓急止痛。茯苓也是佐药,和桂枝相配,可以增加温阳化气,利水消痰,那是考虑针对了痰和瘀是形成癥块的一个主要原因。白蜜调和药性,作为使药,调和、缓和药性。全方以活血化瘀为主,结合了消痰利水,形成了能够缓消癥块的一个常用方,也是名方。

服用方法:这个方用法很讲究。这些药做成像兔屎大的丸药,一次吃一丸,一般不做汤药,取其缓消的意思。如果做成汤药,那下血力量较强,所以用起来并不安全,尽管很多报道里也用汤药,我觉得这个方还是遵照它原书缓消癥块这个特点,用丸药,而且用量也要很好斟酌。

配伍特点:寒温并用。就是桂枝、桃仁、丹皮、芍药相配,体现了寒温并用,体现了通因通用。瘀血阻滞,引起漏下不止,那通过活血化瘀,缓消癥块,消除漏下的原因,达到止血的目的,这是通因通用的一个例子。

辨证要点:运用要点是少腹有癥块,出血血色紫黑晦黯,腹痛拒按。腹痛拒按很重要,反映出有形癥积的阻滞。现在常用于妇科的一些有形癥块,像子宫肌瘤这一类病,起到渐消缓散的作用。

随证加减:如果说瘀滞较重,包括了病程时间长和检查中间子宫肌瘤这类比较大这种情况,如果缓消的话,要增加活血化瘀力量。当然肌瘤大的话,现在临床可以做手术,但这类包块有个特点,很多手术后又长。我觉得手术后基本恢复正常了,还可以用一些缓消的药物,防止再长。出血多,当然要增加止血药物。当然这类病人很多也兼有肝气不舒,所以配合吃点疏肝理气的药物,也是需要的。

317

第二节 止 血

出血的适应病证是针对血溢脉外的出血证。那作为出血证和脏腑相关来说,不外乎与肝不藏血、脾不统血有关。肝不藏血,多为血热为主,血热使得肝的疏泄太过,肝旺导致肝不藏血,表现为血热妄行出血。脾不统血呢?脾主统血表现为脾气固摄血液,使血循经而行不离脉道。如果脾气虚,或者脾阳虚,脾不统血,也可以导致出血。肝不藏血的,一般偏于热证、实证。有时候肝旺和血热,可以由阴不足而导致,肝阴不足产生肝热,产生肝不藏血,但多数和血热和实证有关。脾不统血和虚证有关。所以从出血特点来说,肝不藏血大都血色鲜红,病势来得比较急,有一组相应舌脉的热证、实证表现。脾不统血呢?血色黯淡,血质清稀,病程较长,伴随有脾阳虚和脾气虚的一组佐证。对出血还要考虑到它的部位,不同的部位在配伍药物方面,有特定的一些用药习惯。所以既要考虑它出血虚实这个原因,也要考虑到部位。引起出血的原因是很多的,因寒、因热、因外伤、瘀血,瘀血阻滞可以导致出血。在这里主要是从不同部位出血,再结合出血的虚实属性,选择一部分方剂作为代表。

十 灰 散
《《十药神书》》

【组成】大蓟 小蓟 荷叶 侧柏叶 茅根 茜根 山栀 大黄 牡丹皮 棕榈皮各等分(各9g)

【用法】上药各烧灰存性,研极细末,用纸包,碗盖于地上一夕,出火毒,用时先将白藕捣汁或萝卜汁磨京墨半碗,调服五钱,食后服下。(现代用法:各药烧炭存性,为末,藕汁或萝卜汁磨京墨适量,调服9~15g;亦可做汤剂,水煎服,用量按原方比例酌定。)

【功用】凉血止血。

【主治】血热妄行证。呕血、吐血、咯血、嗽血、衄血,血色鲜红,来势急暴,舌红,脉数。

十灰散是治疗血热出血为主的一个常用方。

病机分析:主证的病机是血热妄行,血热妄行应该说上下全身都可能出现。上面吐血、衄血、咯血;向下的包括便血、尿血;体表血热也可以导致发斑、皮下出血。它总体血色鲜红,来势急暴,舌红,脉数。但十灰散主治,以上部出血为主,血热妄行出血相对上部较多。当然这类迫血妄行，往往是热病过程当中出现的证候之一。

治法：这个方常用来治疗血热妄行出血，以止血功效为主，体现出一种凉血止血的特点。

方义分析：这个方用了十个药炒炭烧灰存性使用。大蓟、小蓟作君药，善于凉血止血。荷叶、侧柏叶、白茅根、茜草根都能够止血，都能凉血止血。君药、臣药，作为第一组药物，是以凉血止血为主的。棕榈皮炒炭以后变棕榈炭，有收涩止血的特点，所以清热凉血和收涩止血是相结合的。那目前它是出血为主，出血为标，火热迫血妄行为本，上部出血，通过清热泻火，使得火热从下焦排出，这个方里配伍栀子、大黄，能清热泻火，引血下行。栀子可以清热利水，大黄可以清热泻下，分别从大小便排出上部的火热，这样能够引热下行，减少热迫血在上部妄行的出血之势。这个方里配一点丹皮，丹皮既有凉血作用，又有散瘀作用。全方清热凉血、收涩止血，一派寒凉药。在止血的同时，用丹皮可以防止凉而气机郁滞，使全方凉而不郁，所以这个方是凉血止血为主的。它原方用散剂叫十灰散，那就是药都用来炒炭，有的说烧灰存性，烧灰一定要注意不是全灰化，而是炭化，标准是它或者是烤，或者是炒，造成药物、药材，外面焦黑，里面焦黄。过去加工都预先制备，刚刚炒出来以后有的拿个纸包，或者拿碗扣在土地上，要求扣一夜，让大地的阴气吸收燥热之气，吸收尽炒炭的燥热之气，然后把它做成散剂，这是十灰散的加工。如果把它用做汤剂也可以，但功效就变了。用做汤剂就是清热泻火为主，因为栀子、大黄和丹皮这类，清热泻火和凉血止血相结合，清热泻火，引热下行，是清热为主，有止血作用，但是邪热旺盛时候，用这个汤剂，很多看法就是君药变大黄、栀子了，然后凉血药物就成臣药了。收涩和化瘀药，使它凉而不郁的就是佐药了，所以药物配伍变化，剂型不同，药物配伍关系可以发生变化。这个方要注意它的一个使用，是用藕汁和萝卜汁磨京墨调做散剂吃。藕汁和萝卜汁本身都有清热作用，同时能够通气降气，有助于邪热向下。京墨是一种非常高级的墨，松树的烟收集以后，用皮胶（皮胶是动物胶，包括阿胶一类的，牛、驴这皮都可以做）与多种香料做成的。过去说京墨的作用，墨是黑色的，血呈红色的。出血用京墨类的黑的水色，出血红，火色，水克火。当然这个是一种说理工具，实际上京墨这类上等墨，本身含有很多止血成分，墨含炭类的，有吸附、收涩作用，原料里的上等墨的皮胶这一类本身就能止血，还有一些材料，人们说也能止血，所以它的吸附止血作用，加强全方的一个止血力量，所以应该按这个来理解。

配伍特点：这个方集凉血、清降、化瘀于一方，凉血止血、清热泻火以及使用凉而不郁的丹皮,这集中在一方。但全方以凉血止血为主的,凉血止血力量较强。

辨证要点:这种血热出血证,主要是血色鲜红,一般来势比较急,舌红苔黄,脉数,这反映了血热出血的一些特点。

随证加减:如果气火上逆比较突出,那这种血热较盛,其出血势头也会比较严重,加大大黄、栀子的用量,把它作为君药,刚才谈到了做汤剂,引热下行,控制血热势头比较好。而如果出血来势比较凶,还可以用牛膝、代赭石引血下行。牛膝本身引血下行,代赭石是擅长于降肝胃之气,那用它降气,气的下行有助于血的下行,十灰散一般要预先制备。

咳 血 方
(《丹溪心法》)

【组成】青黛水飞(6g)　瓜蒌仁去油(9g)　海粉(9g)　山栀子炒黑(9g)　诃子(6g)

【用法】上为末,以蜜同姜汁为丸,嚼化。(现代用法:共研末为丸,每服9g。亦可做汤剂,水煎服,用量按原方比例酌定。)

【功用】清肝宁肺,凉血止血。

【主治】肝火犯肺之咳血证。咳嗽痰稠带血,咯吐不爽,心烦易怒,胸胁作痛,咽干口苦,颊赤便秘,舌红苔黄,脉弦数。

咳血方是治疗肝火犯肺之咳血证的常用方。

病机分析:咳血方主证的病机是肝火犯肺。肝火当然很多原因都可以引起,特别是情志郁结,气郁化火,造成肝热、肝火。那本来肝火会引起肝气升发太过,升发太过,同时肝火上炎,木火刑金,造成肝肺同病。肝肺同病,这里边有两组病理过程:一个热邪煎灼津液,成为这种热痰的特点,咳嗽痰稠色黄,这种热痰咳吐不爽;另一方面肝火犯肺,灼伤肺络,咳嗽痰中带血。这是肝火犯肺,肝肺同病,引起津液被热邪灼伤,出现痰热;灼伤肺络,出现出血,结合起来,咳痰带血。怎么知道肝火犯肺呢?因为有心烦易怒,胁肋作痛,咽干口苦,颊赤便秘这类肝火循经上炎的这个表现,至于舌红苔黄,脉弦数,也是肝火的佐证了。

治法:这个方具有清肝宁肺,凉血止血的作用。

方义分析:君药是青黛和栀子,这两个药都可以清肝火,青黛擅长于清肝胆之火,栀子清三焦,而且又利水,所以这两个药物能够清泻肝胆的实火。过去人们说这个方,主要是治本,没有止血之药,而能治疗出血,一般都这样提。严格地看,这个方尤指其止血作用,李时珍《本草纲目》里面,比如这个方里面的青黛,它直接提到它凉血止血,能够治多种出血,栀子炒了以后,炒栀子也有止血作用,那诃子也有止血作用,《本草纲目》里也有止血作用。治本应该体现在哪里呢?治病求本,体现在咳血是肺络损伤,它是肺病治肝,肝肺同治。从这个道理讲,治病求本。不是说全方无止血之药,而是通过治病求本,清肝宁肺达到止血的目的。

瓜蒌仁清热化痰,是针对热痰,还能宽胸。海粉这个药比较特殊,过去在五版教材,包括五版以前的教材,主要都写海浮石。海浮石实际上是从《医方集解》才开始改的,从元代《丹溪心法》,一直到明代《医方考》,都是用海粉,海粉是海中的一种海兔的卵群带,现在不太好收集,所以到清代汪昂觉得药源不太好收集,就用跟海粉作用类似,能清化痰热和软坚的海浮石来代替,这是从《医方集解》开始的。但是这个方出处是《丹溪心法》,原书用的是海粉。海粉能清化痰热,又能软坚,现在都用海浮石代海粉。那青黛、栀子清肝热,清肝火,又有止血作用。瓜蒌仁、海粉清热化痰,针对痰热,起到宁肺的作用。用诃子收敛,既有止血作用,增加止血力量,又能防止这种痰热咳嗽耗伤肺气太过,作为佐药。全方体现了治病求本,主要是对咳血从肝论治,肝肺同治,所以体现了清肝宁肺这个特点。

配伍特点:寓止血于清热泻火之中,一般说它不专用止血药,当然这个方里专长于止血的药是没有,兼有止血作用,所以治病之法体现在肝肺同治,以治肝为主。

辨证要点:运用当中,咳血是主证,伴随有胸胁作痛,舌红苔黄,脉弦数,是有肝火的佐证。

随证加减:如果兼有阴伤,增加养阴的沙参,麦冬养阴清热。痰多,只用瓜蒌仁、海粉不够,加川贝、天竺黄、枇杷叶,不但能够清热化痰,还能够带润肺作用。

使用注意:出血、咳血有多种原因,阴虚火旺类型的,肺肾阴虚火旺,这个方不合适;脾虚便溏兼者,脾气虚,或者阳虚者,这个方有栀子、青黛等,偏于苦寒,也不适宜。

小 蓟 饮 子

(《济生方》,录自《玉机微义》)

【组成】生地黄　小蓟　滑石　木通　蒲黄　藕节　淡竹叶　当归　山栀子　甘草各等分(各9g)

【用法】上㕮咀,每服半两(15g),水煎,空心服。(现代用法:做汤剂,水煎服,用量据病证酌情增减。)

【功用】凉血止血,利水通淋。

【主治】热结下焦之血淋、尿血。尿中带血,小便频数,赤涩热痛,舌红,脉数。

这个方实际上是根据导赤散作为基础方,加味配伍而成的。

病机分析:小蓟饮子证的病机是热聚下焦,也就是下焦热邪和膀胱水液相结,水热互结,造成的血淋和尿血。血淋和尿血是两个病名。血淋证表现出尿中带血,同时伴有尿频、尿急、尿痛,如果仅仅是小便带血,没有尿急尿痛,特别是没有疼痛,就称为尿血。小蓟饮子主治的血淋和尿血都是热邪经过下焦和膀胱水分相结,阻滞膀胱气机,这样热聚在膀胱,使气化失司就产生小便频数,赤涩热痛,小便短赤,涩滞不畅,有烧灼感,疼痛。热伤血络,可以产生尿血,如果伴随尿急、尿痛,是血淋。从整体来看,舌红脉数,反映了这种出血是偏于热证、实证为主。

治法:在治法方面,这个方凉血止血,利水通淋,能清利小便之热,使血热从小便排出,同时达到止血的目的。

方义分析:小蓟饮子里面的君药我们认为是小蓟,历来讨论当中就古代的方论和古代写到小蓟饮子的方书都不一致,有医家以生地为君,根据是认为生地量最大,它能够清热凉血,又能养阴,像这种热邪迫血妄行,引起尿血,除了形成尿血、血淋,需要清热凉血止血之外,同时它也使阴血受到了损伤,所以从这个角度认为生地可以作君药,而且它用量最大,这是一个主要理由。比如六版教材,就以生地为君。也有医家认为小蓟为君,那是由于小蓟直接有凉血止血作用,小蓟除了凉血止血,还有凉血止血不留瘀的特点。而这个方的主治,是以血淋尿血为主,生地是清热养阴,也有凉血作用,但从针对主治上来说,还不是直接的止血,所以从这个方应该以小蓟作君药。更何况从生地自身来说,在这个方里量最大,这是后世更改了用量的。考证历代的方书,最早记载小蓟饮子的是《玉机微义》,这个书里各药全部用的是各等分,也就是说由医家根据具体情况,根据血热的状况,根据尿频尿急尿痛的状况,以及伤阴的状况,自己来调整用量,并不是生地用量最大,所以在这里因为生地用量大而作为君药的理由就不成立了。

臣药生地、蒲黄、藕节增强小蓟的止血作用,分别从凉血止血、收涩止血这些角度增强它的止血作用,用蒲黄还能使得整个方凉血不留瘀血。佐药是用来利水通淋,像滑石、竹叶、木通、栀子都有这种利水作用,能够清热利水,利水通淋使得热邪从小便排出。栀子当然能增强这种清热泻火,泻血热的作用。用当归有两个意义,一个是当归能养血,和生地相合考虑这种血热引起伤耗阴血,同时当归能止痛,还能引血归经。甘草作为使药,能调和诸药,当然本方如果用生甘草梢,还有助于止淋痛。所以整个方是凉血止血为主的,以利水泻热为辅的,所以是治疗淋证(热淋、血淋)以及尿血的常用方剂。

配伍特点：全方目的在止血，但止血之中寓以化瘀，这样使血止而不留瘀，止血之中兼有一定的活血作用，使得凉血止血以后，不留瘀血，另外全方的清利作用也很强，清利之中寓以养阴，像生地以及当归的养血，是利水不伤正，不伤阴血，因为利水之药也容易伤阴，所以它相配以后，有利无弊。

辨证要点：以尿血、血淋为主，判断它是热证的佐证依据是舌脉，舌红脉数。

随证加减：如果血淋，小便疼痛明显，还可以加上琥珀，增加通淋止痛作用，尿血如果日久一般气阴两伤，利水容易伤阴，要减少利水药，加上益气养血止血的太子参、黄芪、阿胶之类，增加扶正，同时增加止血作用。

使用注意：血淋、尿血除了热证之外，也可以有偏于虚寒类的不能固摄，虚寒寒性收引引起的血淋、尿血或者不能固摄或者收引凝滞。还有一类阴虚突出，以阴虚火旺，虚火为主的，以及气虚不能固摄的，这些类型都不适合使用本方。

槐 花 散
（《普济本事方》）

【组成】 槐花炒(12g)　柏叶杵,焙(12g)　荆芥穗(6g)　枳壳麸炒(6g)各等分

【用法】 上为细末，用清米饮调下二钱，空心食前服。（现代用法：为细末，每服6g，开水或米汤调下；亦可做汤剂，水煎服，用量按原方比例酌定。）

【功用】 清肠止血，疏风行气。

【主治】 风热湿毒，壅遏肠道，损伤血络证。便前出血，或便后出血，或粪中带血，以及痔疮出血，血色鲜红或晦黯，舌红苔黄脉数。

槐花散是主治风热湿毒壅遏在肠道，损伤血络的一个基础方。

病机分析：风热湿毒根据临床表现的不同分为两类，一类是风热邪毒，一类是湿热邪毒。这种热毒，壅遏在肠道，损伤血络，共同特点都是便血，从病名来说，分为肠风和脏毒两类。肠风这个名字，它这个风不是外来之风，是形容它的这种出血的特点来的，血色鲜红，来势比较急暴，甚至于还有喷射的特点，往往是近血，先血后便，这是肠风的特点。肠风本质上仍然是血热壅遏在肠道，损伤血络，迫血妄行。湿毒这类形成叫脏毒，历来对脏毒这个名词概念不统一，有的提到脏毒，指它非常秽浊，下血乌黑，秽浊。有的认为脏毒概念包括了这种湿热壅遏气血，不但有这种出血兼脓，而且局部还可以红肿，比如讲我们现在这种肛门痈在古代它也叫脏毒，所以脏毒的概念并不统一。在这里脏毒主要指的是针对这种下血颜色比较晦黯，比较污浊，而且出血是点滴，不是像肠风证可以出血量多，喷射。从便血过程来看它是一种先便后血，是属于远血，这两类便血病机有一定差别，肠风以热为主，中医辨证认为兼夹肝风，所以有这样的出血特点。脏

毒以湿热邪毒为主,是湿热壅遏在肠道造成的,而这个方作为一个基础方,对这两类便血都可以治。这和它用药特点有一定关系。槐花散在用药上,既有凉血清热作用,又能清除湿热,排出湿热积滞,所以肠风脏毒这两类便血都能治疗。

治法:这个方本身是以治肠风为主的,很多方书提到它能清肠,清肠道之热,止血,疏风行气,更有利于清解血热,有利于解除湿热。

方义分析:槐花这个药是凉血止血的,擅长于治便血,既用于血热这种肠风便血,也有燥湿作用,所以它也能用于脏毒便血。配合侧柏叶,侧柏叶是凉血止血的,而且侧柏叶上下各部血热出血都可以使用,作为臣药。在这个方里,荆芥穗有疏风作用,这里的疏风不是解表,而是荆芥穗能够疏肝,畅通气机,有利于肠道肠风脏毒之邪,有助于解除。在方中和枳壳相配,荆芥穗善于升,疏通,疏风,善于升散。枳壳擅长降,宽肠下气,能够有助于肠风脏毒,血热之邪、湿热之邪通过行气向下排出。这两个药结合一升一降,疏通肠道气机,达到宽肠降气,升降气机这个作用。所以这个方的荆芥穗、枳壳相配,后来也就成为治疗便血里常用于治血调气的结构。

配伍特点:寓行气于止血之中,寄疏风于清肠之内,疏风有升散的特点,清肠则要结合宽肠降气,相反相成。

辨证要点:便血,血色鲜红,舌红,脉数,主要是肠风的特点,临床运用较多是用于肠风。当然针对脏毒这种出血这个方可以配,但脏毒历来概念不同,有很多脏毒也有发生在痢疾的过程中。

随证加减:如果这个方用于痢疾过程中,那要配伍清热解毒、调气活血之品。如果便血量多,特别像肠风下血,喷射式,出血多,荆芥穗可以用荆芥穗炭,再加地榆炭、黄芩炭、棕榈炭之类,在清肠止血基础上,增加收涩止血之力。下血较甚往往伴有肛门灼热,可以加黄芩、黄连。脏毒下血,出血污秽,多偏湿热,所以要加除湿的药物,比如燥湿的苍术,渗湿的茯苓。如果便血时间长了,会使阴血不足,可以加地黄、当归这类药。

使用注意:这个方不适合久服,因为这种下血日久,往往虚实夹杂,如果它偏重于虚为主,气虚阴虚,或中焦虚寒这类,这个方就不能使用。

黄 土 汤

(《金匮要略》)

【组成】甘草　干地黄　白术　附子炮　阿胶　黄芩各三两(各9g)　灶心黄土半斤(30g)

【用法】上七味,以水八升,煮取三升,分温二服。(现代用法:先将灶心土水煎过滤取汤,再煎余药。阿胶烊化冲服。)

【功用】温阳健脾,养血止血。

【主治】脾阳不足,脾不统血证。大便下血,先便后血,以及吐血、衄血、妇人崩漏,血色黯淡,四肢不温,面色萎黄,舌淡苔白,脉沉细无力。

黄土汤主治证候是脾不统血,我们前面曾经讨论过归脾汤,归脾汤脾不统血是脾气虚不统血,黄土汤反映的是脾阳虚不统血,有中焦虚寒的基础病机。而主要这种中焦虚寒,反映在阳气不能固摄阴血上,造成一种慢性的出血。

病机分析:主治证候由两个部分构成,第一个部分是出血特点,这类阳虚出血,在部位方面一般下部出血居多,下部出血包括消化道的出血,便血,包括妇科方面的,月经过多、月经提前、量多、虚寒型的月经不调或者崩漏。从部位来说以下为主,当然临床上用于皮下出血这类也有,但是以消化道的和妇科出血最为多见,血的颜色一般比较淡,这是出血的特点。病程来讲一般来说病程较长,而且有时候随着体质情况反复发作。这第二个方面它是全身性虚寒见证,比如说四肢不温,四肢清冷,同时消化道出血可以伴随腹痛喜温喜按,腹痛往往是绵绵作痛这一类,有中焦虚寒的基本见证,面色较淡,舌质较淡,脉沉细,这都反映出长期出血使阳气虚衰不能固摄,加上阴血又不足,出血造成阴血不足。这是黄土汤证的病机分析。根本是脾阳不足,脾阳不足以后一方面不能固摄,一方面也影响脾胃运化,出血以后也进一步可以伤耗阴血,所以这类证候不但阳虚,继发的也有阴虚,阴血不足的表现。

治法:针对病机的阳虚脾失健运,同时阴血不足,表现为出血,它的功用体现以温阳健脾为主,同时有养血止血。

方义分析:灶心土,又叫伏龙肝,在这里作为君药,这个药现在在城市也不太好找,因为乡村才有烧柴灶。灶心土它在柴灶里面烧,长期经过烘烤,带有温涩的特点。过去取这灶心土,用量一般来说都比较大,我们过去在基层工作用,一开始泡水的时候,起码是二两,甚至有些群众用的时候还用二两以上,用多用到半斤。过去陈修园等医家用这类温涩的灶心土甚至用到一斤,把药在水里泡,有的是加了水熬一下,反复过滤,过滤以后,用这个水再来煮其他的药,是这样使用的。目前城市里,生火能源改变了,很难找到这个药,清代陈修园就提出来可以用赤石脂,认为效果还不错。但有些医家主张赤石脂代替它时,煎熬以后不必过滤,液体比较混浊认为还可以保护消化道的黏膜。从临床运用观察,现在用赤石脂先煎了汤不必要过滤,而且用赤石脂一般量都比较大。在20世纪七八十年代人们还用过盖房子的红砖,来先泡水煎熬然后反复过滤,代替灶心土煎汤过滤的水,也有这样的用法。黄土汤是名方,所以必须要了解这个代用的方法。

325

这个方里臣药是附子和白术,附子、白术起到温阳健脾作用。中焦虚寒,脾胃阳虚了不能健运,加上出血,那阴血就会亏虚。所以附子、白术联用,温阳健脾既能促进气血的生化,又能纠正阳虚这个本质,病本是阳虚,病标是出血。

这个佐药有两组,生地、阿胶,生地能够养阴,能够养血,阿胶也能够有养血作用,补血作用,所以结合应用,第一方面可以扶助正气,补充阴血损伤以后的血虚,所以体现养血为主。第二个方面,因为是慢性病阳虚失血,这个方服用时间相对长一些,阿胶、生地都比较柔润,还能制约附子、白术包括灶心土的温燥之性,阿胶还能增加止血作用。对黄芩的认识,历代医家不同,一个认为黄芩本身就能止血,实际上很多本草书里都认为黄芩能止血,直接治疗出血,有止血作用。第二个,用黄芩和生地相配,制约附子、白术这些不至于过于温燥,是把它看做佐制药。第三个方面,黄芩擅长于清肝胆,清肝有助于止血,陈修园提出,阳不能固摄出血之后,阴血不足又可以产生阴不制阳这种热,实际上就是说的脾不统血造成失血以后,打破肝藏血和疏泄的平衡,肝体阴用阳的平衡,肝藏血不足,肝失去柔润,枯木则刚脆,形成继发的肝旺,促进了肝不藏血,那黄芩在这里又有清肝止血的含义。整个总体上的病机,它是属于阳虚不摄血,在温阳健脾摄血的基础上,又考虑到继发病机,针对继发病机肝旺可以用它清肝止血。当然这个方里黄芩,炒一下,止血作用就更好。我们一般开黄土汤,黄芩炒用,这样使它更加发挥止血方面的作用。黄土汤里的黄芩的意义,历来是方义分析讨论得较多的问题,归纳起来,刚才说的几个方面都是有道理的。

甘草在这里既有益气补中的作用,和附子相配针对虚寒,是一种温补结合,针对虚寒,温必兼补,又能调和诸药,调和阴阳两类药物。整个方药味不多,体现的治法是以温阳健脾来扶正,又结合温摄,这个方有很强温摄作用,所以不仅仅是治本,是标本兼顾的,它既能够针对脾胃虚寒,温补结合,同时它也有温摄治标止血的作用,就成为治疗虚寒型的出血,特点是下部出血的一个常用方。从这个方的配伍里面,也反映出仲景用药很精练,就是既针对病机治本,又能针对出血治标。

配伍特点:寒热并用,标本兼顾,刚柔相济。寒热并用是指的这个方里既有附子、白术、灶心土这种刚药,温热药,又有阿胶、生地这类阴柔之品,还有黄芩苦寒,也是体现寒热并用。标本兼顾是指出血,有止血、收涩、温涩的这些药物治标,又有养血,补养阴血,再加甘草和附子相配,温补结合治本,同时也有助于针对脾胃的虚寒,阳气的不足。

类方比较:黄土汤和归脾汤都是临床常用于脾不统血的代表性方剂。黄土汤针对的是脾阳虚。这个方反映了阳气不足以后,不能固摄而出血,又加上不能温养,阳虚之后化生阴血不足,阴阳互根,所以它又伴随阴血不足。治法反映出治疗中焦虚寒,温涩,温以祛寒,涩以止血。灶心土具有突出的温涩作用,和温养相结合,全方温涩、温养,又有一定的清肝止血作用,是这样的配伍结构。归脾汤主要用于心脾两虚,它治疗的失血、出血的机制是益气养血止血,用益气来固摄,脾气虚不统血。同时它兼有养心安神作用。除了用于脾不统血之外,它可以针对脾气虚不化生血液,血不养心所造成相应的心神病变,所以它是一个益气健脾和补血养心相结合的一个方。这两个方都能用于脾不统血,但是它的使用范围不同。而且摄血的角度是阳虚不摄血和气虚不摄血的差别。治法方面温阳摄血,益气摄血,是它们的一个治法差别。

黄土汤治疗脾阳虚不统血,我们过去讨论的**理中丸**主治里有三个方面,第一个是基础的中焦虚寒见证,第二个可以治疗阳虚失血,第三个可以治疗像阳虚之后继发的病后多涎唾、小儿慢惊这一类。那理中丸治疗的阳虚失血应该指它通过温阳益气健脾的方法,能够用于阳虚失血,它作为一种基础方针对基础病机,不是一个具体的常用方。所以它还要经过一些加味,针对具体中焦虚寒出现的情况来加味,结合一些温摄药物来运用。所以黄土汤和理中丸性质不同,一个是常用方,一个是基础方。

辨证要点:血色黯淡,这是虚寒出血的特点,舌淡苔白脉沉细无力,这是一个常见的虚寒型的舌脉表现。

随证加减:临床运用要根据它具体情况来变化。比如病程较长,反复发作,有时候如果出血量多,要加强止血的作用,比如加白及、三七,这两味药比较好的止血作用,内在的、外伤的各种出血都常用。气虚比较突出可以加人参,增加全方的温补作用。中焦虚寒出血,虚寒较重,往往有脘腹疼痛、喜温喜按、寒凝气滞作痛,加炮姜炭既有止血作用,而且可以温中,加强温通的作用。

使用注意:阳热证的出血,当然不宜使用,这个方主治的是脾胃阳气不足,中焦虚寒这种特点的出血。

第十三章
治 风 剂

凡是以辛散祛风或息风止痉药为主组成,具有疏散外风或者平息内风作用,治疗风病的方剂统称为治风剂。从这个定义来看,包括了辛散祛风,这是指的疏散外风;息风止痉是平息内风。所以风病引起的有外风、内风两类。外风和外邪有关,内风和体内的阴阳平衡这种协调关系被打破有关。所以分类上治风剂这章分为疏散外风和平息内风两类。

针对两类的风病,原因不同,治法上反映了外风宜散,内风宜息这样不同的特点。外风宜散是指疏散外来的风邪,针对有外来风邪引起的病证;内风宜息是恢复它的阴阳平衡,特别是针对肝风,内风都直接由肝的阴阳平衡失调引起肝风内动,所以息风要恢复阴阳的平衡。

治风剂使用注意:首先要分清风邪是外来的还是内生的,其次要考虑主次。特别是内风来讲,阴阳失衡或者邪热伤阴,导致筋脉失养,动风;或者本身有阴虚,导致阴不制阳、肝阳偏亢、肝阳化风。所以这个虚实两者要看主次在哪方面,来确定相应配伍、用药的侧重。风为百病之长,所以还要兼顾病邪的兼夹。而且风邪侵犯,往往正气有一定损伤。内风本身就有虚实夹杂的特点,所以病情的虚实侧重,也是运用祛风和治风剂要考虑的因素。

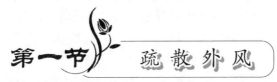

第一节　疏散外风

从适应病证来讲是指的外风致病。由于外风致病,风为百病之长,往往兼夹其他外邪一起致病。而且作为涉及病位比较广泛。虽然"伤于风者,上先受之",以上部为主,但是由于兼夹的不同可以在各个方面发生,所以说病位较广。

川芎茶调散
《太平惠民和剂局方》

【组成】薄荷叶不见火,八两(240g)　川芎　荆芥去梗,各四两(各120g)　香附子炒,八两(240g)[别本作细辛去芦,一两(30g)]　防风去芦,一两半(45g)　白芷　羌活　甘草爁,各二两(各60g)

【用法】上为细末,每服二钱(6g),食后,茶清调下。(现代用法:共为细末,每次 6g,每日 2 次,饭后清茶调服;亦可做汤剂,用量按原方比例酌减。)

【功用】疏风止痛。

【主治】外感风邪头痛。偏正头痛,或巅顶作痛,目眩鼻塞,或恶风发热,舌苔薄白,脉浮。

川芎茶调散是常用方,出自于《太平惠民和剂局方》。主治证候是外感风邪头痛。

病机分析:川芎茶调散治疗头痛的功效很确切。其争论主要集中在外风头痛为主,那能不能治疗内风头痛?过去医家讨论当中,根据他们临床实践的体会有些分歧。那我们首先从外风头痛角度来分析这个方主治证候的病机,运用当中再考虑它可以治疗多种头痛。现在这个方临床上可以用于外风,比如说感冒以头痛为主的,表证较轻的,这是一个常用方。从用药组成来讲,它的药物性味以辛温为主的。所以相对用于外感偏风寒头痛。用于风热这类头痛,这个方经过加减变化,也是可以使用的。现在除了用于外风头痛以外,神经血管性头痛、偏头痛也可以使用。外风头痛,外邪属风,风邪循经上犯,"伤于风者,上先受之",这样阻遏了上部的清阳、头部的清阳之气,气血逆乱,头部气血逆乱就造成头痛、目眩这一表现。由于风为外邪,所以出现恶风发热、脉浮这类兼见的表证。

那从这个主治,外风头痛来看,可能有些同学要说,这带有解表剂的特点。比如《医方集解》、《成方切用》都是把它放在解表剂里面。这个应该怎么看呢?这个方名叫川芎茶调散。制定这个方的作者把它立足于川芎为治头痛之要药上,川芎祛风止痛,辛温能升散,所以从这点上它主治集中在头痛上,特别是外风头痛,所以放在这治风剂里面,主治以头痛为核心是比较适合的。另一方面在临床使用当中,并不强调外邪。我们国内常用的一个新药——"太极通天液",基本组方就是川芎茶调散,调整用量而已。那它治疗既可以用于外感风邪头痛,也可以用于现代医学讲的神经血管性头痛、偏头痛,也能取得明显的效果。所以根据这些情况,放在治风剂比较恰当。

方义分析:既有外来风邪,又造成头痛气血逆乱,所以这个方里以川芎作君药,当然如果说外来风邪偏风寒的话,过去有很多医家,还有现代秦伯未,这些医家认为羌活、白芷,可以作君药,或者羌活、白芷联合川芎作君药。也有些医书里,把薄荷、荆芥作君药,认为薄荷量最大,所以这个不统一。但主证以头痛为核心,风邪引起,那应该川芎作君药,方名又是川芎茶调散。所以用川芎这个活血行气止痛,针对风邪引起头部气血逆乱来说,川芎作君药对于主病主证比较适合。

臣药是薄荷、荆芥,薄荷在这方中用量很大,为什么用量大呢? 全方偏温,薄荷一个能够清利头目,一个能够制约大队的辛温药物,使它们不至于升散太过。从现在临床使用来看,人们现在把这个方用于风寒、风热,甚至于包括内伤头痛也使用。那特点就把薄荷量增大,它自身清利头目,又能够制约其他的温燥药,使全方接近于寒热平衡。现在有些治头痛,利用这个方为基础方的一些中医新药,就利用这种思路,调整薄荷用量,调整全方的寒热平衡,适合于久服。所以薄荷既有臣药意义,又有佐药意义了。荆芥也是常用于清利头目的,有较平和的散风作用。

这个方里面羌活、白芷、细辛、防风都有辛散祛风以及止头痛的作用,止头痛力量比较集中,药味多,涉及太阳经、阳明经,结合川芎以后,涉及少阳、厥阴经。细辛涉及少阴经。头面主要涉及一些经脉都有针对性的药物,所以有分经论治的特点。所以这批佐药是增加止痛力量。使药里面有甘草,起到调和缓和药性的作用。服用的时候用茶清,当然有的写清茶,《太平惠民和剂局方》原方上写的是茶清,是茶水的意思。茶本身可以清利头目,还可以引热下行,可以制约这个方里的温燥之性,通过一定的利水排出这种燥热。实际上也起到调节方中药物的寒热偏性的作用,所以现在在制药当中,把这个茶作为一味药,而且量都比较大。这是川芎茶调散的配伍。

这个方用于时间较长,较顽固的比如头风这类病,它本身有较强的止头痛作用,又加上川芎和祛风药结合运用,还体现了"治风先治血,血行风自灭"这个道理。所以历来这个方就成为治疗外风头痛的首选方,一个代表方。现在治疗范围逐渐扩大了。在运用当中,其中薄荷和茶这两味是来调节全方寒温偏盛的一个重要组成,自身还能够清利头目,所以灵活调整后应该说除了风寒,也常用于风热头痛。和菊花、僵蚕结合以后就成了菊花茶调散,治疗偏于风热类型。

配伍特点:是集众多辛散疏风药为一方。辛散疏风的药相当多,力量集中。同时升散中寓有清降,配有茶清、薄荷使得疏风止痛而不温燥。

辨证要点:以头痛为主,兼有外风特点,当然现在没有外风特点,它也可以用。兼外邪往往有恶风鼻塞,苔薄白,脉浮。

随证加减:如果风寒明显,大剂量的薄荷就要减少,加苏叶、生姜帮助发散风寒;偏于风热常加僵蚕、菊花、蔓荆子一类,菊花茶调散,就是侧重在菊花、僵蚕,使得全方转向辛凉特点;如果夹湿,加苍术、藁本这一类。头风头痛是指的这种疼痛剧烈,且反复发作,时间很长的头痛。要加重川芎的活血通络止痛作用,也可以加一些桃仁、红花增加化瘀力量,那头风头痛一般病程较长,久病入络要注意活血通络,加地龙、全虫通络止痛。有些顽固头痛还夹痰,除了头痛之外,有闷胀,伴随眩晕这个特点,那要增加祛痰,特别要加祛风痰药如僵蚕这类,如果偏热,胆星祛痰;偏寒,制南星这类也可结合使用。

使用注意:气血不足的,或者肝肾阴虚阳亢的,阴虚阳亢,肝风内动,肝的升发太过,可以引起头痛、眩晕这一类。这个方不适宜,误用可以导致肝阳更亢。

大 秦 艽 汤
《素问病机气宜保命集》

【组成】秦艽三两(90g)　甘草二两(60g)　川芎二两(60g)　当归二两(60g)　白芍药二两(60g)　细辛半两((15g)　川羌活　防风　黄芩各一两(各30g)　石膏二两(60g)　吴白芷一两(30g)　白术一两(30g)　生地黄一两(30g)　熟地黄一两(30g)　白茯苓一两(30g)　川独活二两(60g)

【用法】上十六味剉,每服一两(30g),水煎,去渣,温服。(现代用法:上药用量按比例酌减,水煎,温服,不拘时候。)

【功用】疏风清热,养血活血。

【主治】风邪初中经络证。口眼㖞斜,舌强不能言语,手足不能运动,或恶寒发热,肢体挛急,苔白或黄,脉浮数或弦细。

大秦艽汤也是很有名的一个疏散外风的方,反映了中医的特色。主治风邪初中经络证。这里的风邪指的是外风,又有的说它指的是真中风。而风中经络说明比较轻浅,而且又加上初中,那这类病证包括了现在所讲的如面瘫、颜面神经麻痹等,从现代医学来看是病毒感染。病毒感染用大秦艽汤治疗和西医比的话,这个优势就出来了。现代医学治疗病毒感染就是激素加维生素,而中医治疗的效果非常好。

病机分析:从病机来讲,风邪能够侵袭经络,而且是属于越过体表皮毛,直接侵犯到经络,说明体表营卫空虚,所以往往是在很疲劳情况下受风,连续工作很紧张,疲劳这种情况,气血营卫不足,筋脉空虚,外邪乘虚而入,外邪侵袭经络以后痹阻气血,筋脉不通了。那造成局部的肌肉筋脉失养,气血痹阻,局部的肌肉筋脉失养了以后,就造成以口眼㖞斜,舌强不语或者手足不能运动。筋脉空虚,又有风邪阻滞,气血不通,失养的一方就被正常的一方牵引过去,口眼㖞斜了。那筋脉痹阻不通,局部失养那就可以造成失去一种正常运动能力。分析它的形成病机,外风乘虚内犯是一个方面,风中经络;经络气血空虚,正气不足,加上瘀血阻滞。为什么呢?经络不通。经络为气血运行之路,外邪侵袭以后造成痹阻气血,所以既有这外风特点,又有气血不足,虚的特点,加上经络不通,筋脉失养,虚实夹杂,原因当然以外风为主了。

331

那这个方要疏风清热,热是哪里来的? 比如像面瘫发作的时候,往往局部口眼歪斜,病侧那一侧会有发热的特点,有的整体还有一种寒热的表证特点,更多的是病患一侧颜面局部有发热特点。那我们考虑是风邪阻滞,痹阻经络,邪郁化热。

治法:针对这个情况,驱邪就要疏风,疏风清热。用药往往是寒热兼顾的。它既要考虑到疏风温散,又要考虑到郁而化热的清热。养血活血,养活考虑了本身经络空虚,外邪才能侵犯;活血考虑了治风要治血,血行风自灭。活血药帮助祛风散邪药发挥作用。

方义分析:君药是秦艽,秦艽有发散风邪作用,但是和其他发散风邪药不同,秦艽作用的层次较深,它能够透泄经络之风。秦艽经常在透邪方面,治疗像骨蒸潮热这一类,虚热之邪在筋骨较深,它也往外可以透,说明它作用部位较深。它和一些散风药结合,大都能够透,散风,透层次较深,在这里主要疏散外风。如果配退虚热的,白薇、地骨皮、知母,或者滋阴药物如鳖甲,这些相配就形成一种退虚热结构,秦艽有这个特点。

臣药这一组是集中了一批升散风邪的药物,而且也涉及头面多个经络。羌活太阳经,独活少阴经,细辛少阴经,白芷阳明经,独活趋下、偏下,防风为风药之卒徒,归多经,从散风来说,有时说它是十二经都到。这一组药物,根据不同经络,增强秦艽的散风作用。但是这些药散风主要侧重在风寒了。

考虑到营血的空虚,气血的不足,佐药有两组,熟地、当归、芍药、川芎,是用来和白术、茯苓气血兼顾,益气健脾,养血活血相结合。针对正气亏虚,邪犯越过体表,风邪中经络。当然白术、茯苓还有一个除湿作用,风邪中经络,我们说以风为主,有的时候还可以夹湿,夹湿可以用白术,用苍术也可以。生地、石膏和黄芩,是用来清热,风邪郁而化热。那黄芩清泄少阳,也就是说由表到半表半里,它能散半里之热。石膏涉及阳明之热。石膏、黄芩配合生地,也能制约大队的温燥药物。当然生、熟地同用,这里意义不太一样了。熟地、当归、芍药、川芎呢,是四物汤,四物汤实际上用来养血活血。生地主要是清热,既能增加益阴养血作用,又能够清泄郁而化热,清泄风邪郁滞,气血痹阻化热。甘草能调和药性。

这个方药味比较多,但是在临床上它照顾的面比较宽。风邪初中经络,有正气不足,营血亏虚,所以它有一组养血健脾祛湿的药物。散风照顾到各个经络,风邪郁而化热又有清热药,所以照顾比较全面。大秦艽汤一般用汤剂。这种风邪初中经络开始的时候用汤者荡也,祛风清热,养血活血,祛风清热力量较大。

辨证要点:以口眼歪斜,舌强不能言语,手足不能运动,这组风邪阻滞经络,气血痹阻,局部失养的表现为主。可以兼有微恶风发热,有表邪的特点。至于苔薄微黄,脉浮数,往往是风邪郁滞化热的表现。

随证加减:初起的时候,如果没有内热,这里石膏、黄芩可以不用。原书说天阴加生姜,那就是说加发散表邪的作用。伴随有心下痞闷加枳实消痞。

使用注意:这个方不能够用于内风,内风宜用调和阴阳,恢复阴阳平衡的药,不能用这种温燥的药。

现在这个方还结合外用,比如颜面神经麻痹,用鳝鱼的血外擦患处,疗效相当好。早用中药结合外用,以后间使针灸,可以恢复得比较彻底。这是临床使用的一个体会。《黄帝内经》所讲,如果正面风再大,它问题不大。虚邪贼风,从后至项来,那这个影响最明显。比如像开汽车这些,窗户似开非开,开得不大,那股风刚好侵袭某个局部,面部的一个局部,加上疲劳很容易发生这个。一受风以后有的几小时,局部发热,口眼歪斜,眼睛闭不拢,有流眼泪,口水包不住,开始很快,开始有局部发热,发热有表证的特点。所以这时候用大秦艽汤就很适合,应该早用,同时外擦鳝鱼的血。现代医学治疗这个病,因为是病毒性感染或者用激素,或者用维生素,主要方法就是这个。我们有些用中医方法以后,恢复一周之内就很好了。一天天看着眼睛就能够闭上了,伸出来舌头以鼻正中线为标准,看歪的舌头,纠正过程很快。所以这个方是中医治疗疗效确凿的、很有特色的一个方。当然到局部寒热没有的时候,就可以结合针灸。在局部有发热的时候,针灸不适宜。当然面瘫发生之后,在治愈以后将来的防护也很重要。如果说短期内一两年又遇到吹风,有的时候也会复发。这是这张方临床运用的情况。

小活络丹(活络丹)
(《太平惠民和剂局方》)

【组成】川乌炮,去皮、脐　草乌炮,去皮、脐　地龙去土　天南星炮,各六两(各180g)　乳香研　没药研,各二两二钱(各66g)

【用法】上为细末,入研药和匀,酒面糊为丸,如梧桐子大。每服二十丸(3g),空心,日午冷酒送下,荆芥汤送下亦可。(现代用法:以上六味,粉碎成细末,过筛,加炼蜜制成大蜜丸,每丸重3g。每次1丸,每日2次,用陈酒或温开水送服;亦可做汤剂,剂量按比例酌减,川乌、草乌先煎30分钟。)

【功用】祛风除湿,化痰通络,活血止痛。

【主治】风寒湿痹。肢体筋脉疼痛,麻木拘挛,关节屈伸不利,疼痛游走不定,舌淡紫,苔白,脉沉弦或涩;亦治中风手足不仁,日久不愈,经络中有湿痰瘀血,而见腰腿沉重,或腿臂间作痛。

小活络丹也是《太平惠民和剂局方》里的方。

333

病机分析: 从主治证候分析来看,它主要针对两类病,这两类病一个是风寒湿三气杂合而至始为痹,风寒湿痹证。一个是中风的,相当于中风后遗症。共同特点是日久不愈,或者治疗不得当,或者没有治疗。到最后都形成如中风之后,可以造成半身不遂,依靠人体正气在恢复期那段时间内能够恢复一大部分。因为病较轻,能恢复一部分,但是经络中气血瘀滞就会影响到津液的输布,到一定程度就造成瘀血、痰浊,痰瘀交结。所以日久不愈以后,气血瘀滞,津液凝滞,痰瘀交阻,到这个阶段就有运动障碍,往往在局部有一些器质性的病变。经络中有湿痰、死血,可以不仁不用,所以反映出肢体筋脉疼痛,麻木拘挛,甚至于变形,关节屈伸不利。那这个时候治疗呢? 用一般的温通筋脉的方法不够,后来病程较长不是外风了,是有病理产物造成的,气血的瘀滞,痰凝痰瘀的结合。从开始的不用到肢体筋脉疼痛,拘挛,屈伸不利,那是既涉及筋骨,不是开始的风邪、开始的风寒湿,而是到肝肾,肝肾有时候也亏虚了。屈而不伸叫筋病,伸而不屈叫骨病,古人这样分了。那涉及肝肾,涉及筋骨,病理产物阻滞是主要毛病。那长期的治疗用小活络丹就不是说吃几天,而是服用时间较长。用缓治来驱逐骨节经络的湿痰、死血,解除这个痰和瘀。这个方子以祛邪为主,往往配合其他扶正之品。这个小方是以祛除筋骨经络湿痰、死血为重点。

治法: 祛风除湿,化痰通络,活血止痛,祛除病理产物是它主要的功用。

方义分析: 君药是川乌、草乌,有较强的祛风除湿作用,也有较强的止痛作用。经络湿痰、死血痹阻之后,不通则痛,疼痛是很突出的。由于内在气血、痰瘀这类的阻滞,外来气候风寒湿变化可以内外合邪,加重病情,反复发作就越来越重。所以用川乌、草乌有较强的祛风止痛作用。天南星这里一般都用制南星,可以祛风化痰,增强川乌、草乌的祛风湿作用。由于病程较长,瘀血瘀滞时间较长,所以说它往往是死血了,用了乳香、没药,有较强活血止痛作用。用地龙来通络,既能除湿,祛痰湿,又有通络作用。服用的时候用酒配合,促使药物的布散。所以此方整个比较突出的是风湿,湿痰瘀血兼顾。风湿痹阻经络以后,瘀血痰湿它是兼顾的。同时配合通络药,长期服用,有一种缓治,助消化的特点。而且这个方止痛作用比较强。虽然它是缓治,但用川乌、草乌、南星这类还是比较辛温燥烈,所以一般来说还要配合一些制约药或者汤药配伍服用,单服这个不宜,而且不能量太大。因为这个方药力峻猛,体质壮实的可以,如果有些病程久了,体质亏虚了,更要注意用量,还要配合扶正之品。阴虚有热的不适合这个方。孕妇也不适合使用,川乌、草乌有一定的毒性。小活络丹是传统固定配方的常用的成药,也是中国药典上一个确定的中药药典方。

关于散外风的作用,小活络丹比较特殊一点,它不仅仅是散,散的力量并不是很强,而是针对经络的湿痰、死血,祛风寒湿,同时化痰活血通络这方面作用比较强。适合于痹证日久,中风以后气血瘀滞日久,往往具有像骨节这类不仅仅是不用,还可以变形,屈伸不利,功能障碍明显的这个特点。这个方是常用方,有成药的。

牵 正 散
《杨氏家藏方》

【组成】白附子　白僵蚕　全蝎去毒,各等分,并生用

【用法】上为细末,每服一钱(3g),热酒调下,不拘时候。(现代用法:共为细末,每次服3g,日服2～3次,温酒送服;亦可做汤剂,用量按原方比例酌定。)

【功用】祛风化痰,通络止痉。

【主治】风中头面经络。口眼㖞斜,或面肌抽动,舌淡红,苔白。

牵正散主治风邪中于头面经络。

病机分析:从病因来讲有内外两个原因,首先第一个,太阳外受风邪,太阳是指的太阳经脉,外来风邪侵袭太阳经脉,结合阳明内蓄痰浊,阳明属于阳明经脉,那阳明经脉有手阳明、足阳明,手阳明、足阳明经脉是环绕口唇入牙龈;太阳经脉行入目内眦,眼角内侧。所以内外合邪,外受风邪,内蓄痰浊,风和痰相结合形成风痰。这样风痰阻在头面经络,头面经络受风邪阻滞,局部的气血不能运行,造成筋肉失养。正常的一侧,功能照常发挥,而筋肉失养的一侧迟缓不用。因此两边牵拉力量不同造成口眼歪斜,这是病因引起的病机病理过程。所以牵正散是以口眼歪斜为主症,病因是风痰。往往外来风邪是外因,又有体内的一种痰湿体质因素。

治法:针对这个病机,我们确定治疗方法,要驱除风痰,就要祛风化痰。风痰阻滞经络要结合通络,这样达到通络止痉。

方义分析:用白附子作君药,白附子有很强的祛外风作用,能够祛外来风邪。从归经来看,也能归阳明经。在本草书里讨论白附子祛风很迅速,广泛运用于风痰证。全蝎、僵蚕这两味药,全蝎是有一定毒性的,白附子也是有一定毒性的,白附子、全蝎使用当中要注意用量不可太大。全蝎止痉,缓解痉挛力量非常强,擅长于通络止痉;僵蚕是祛风痰常用的药。这两味结合作为臣药,就能祛风止痉。这个方用药三味,但服法中还要用热酒,用热酒来服,热酒既能畅通血脉,有一定活血作用,又能够帮助药力布散,所以是佐使之品。

类方比较:大秦艽汤主治是外风初中经络,主治证候当中也有口眼歪斜,那这两个方运用上又怎么区别呢?大秦艽汤主治外风初中经络,侧重点在"初"这

个字,那初起就有一定的表证,就像颜面神经麻痹,初起往往是病毒感染,所以局部可以发冷、发热,有恶寒、发热,有一定的表证。同时这类患者,体质一般都有气血不足,所以大秦艽汤既配伍了祛风止痉药,又配伍了益气养血药,解表祛风力量较强,这是它的特点。而牵正散在使用初起属于风痰阻滞经络,久病风痰阻滞经络都可以使用。大秦艽汤证病程日久,不能恢复的,表证已去,也可以用牵正散来祛风止痉,或者和牵正散结合使用。所以牵正散使用,它通络止痉力量强,不论初病、久病都可使用。一般来说,不强调表证,往往表证不明显的时候使用。这是牵正散和大秦艽汤使用上的侧重不同。

配伍特点:这个方药少力专,祛风痰的药和祛风通络止痉的药结合使用,止痉的力量很大。

随证加减:牵正散在使用当中我们一般用散剂,但配方的时候可以根据它的病情不同,适当加减化裁。比如说初起的时候,外风比较明显,可以加羌活、防风、白芷。但久病入络,经络阻滞更加严重,可以加蜈蚣、地龙这类虫类药,帮助通络止痉,同时结合桃仁、红花、天麻,天麻擅长于祛风,桃仁、红花擅长于活血,体现治风兼治血的作用。这个方广泛地应用在颜面神经麻痹、三叉神经痛、偏头痛这些病当中。

使用注意:口眼歪斜原因可以有多种,我们这里所用的是风痰阻滞经络所造成的口眼歪斜,可以用牵正散。如果气虚血瘀造成的口眼歪斜,比如说中风后遗症需要益气活血通络,例如我们前面所讲的补阳还五汤证,牵正散就不宜使用。如果肝风内动,肝阴不足、肝阳上亢引起肝风内动,导致的口眼歪斜也不宜使用。因为这个药比较温燥,所以在使用当中一定要针对辨证的结果属于风痰阻滞经络的病证。

玉 真 散

(《外科正宗》)

【组成】南星 防风 白芷 天麻 羌活 白附子各等分

【用法】上为细末,每服二钱(6g),热酒一盏调服,更敷患处。若牙关紧急,腰背反张者,每服三钱(9g),用热童便调服。(现代用法:共为细末,每次3~6g,每日3次,用热酒或童便调服;外用适量,敷患处。亦可做汤剂,用量酌定。服药后须盖被取汗,并宜避风。)

【功用】祛风化痰止痉。

【主治】破伤风。牙关紧急,口撮唇紧,身体强直,角弓反张,甚则咬牙缩舌,脉弦紧。

玉真散也是祛风痰风毒效果较好的一个名方,是《外科正宗》上的方,这个方不作考查要求,自学为主。

病机分析:玉真散的主治是破伤风,原书强调主治破伤风。当然原书还提出玉真散还可以治疗疯犬咬伤,也就是现在所讲的狂犬病,那为什么能够治疗这个呢?从破伤风主治反映出来风毒阻滞经络了,造成牙关紧闭,口撮唇紧,身体强直,角弓反张。牙关紧闭,口撮唇紧是一种苦笑状。身体强直,角弓反张,都是经络有风毒阻滞之后,不能和柔活利所致,这个病很严重,往往发展很快,危及生命。

方义分析:玉真散有较强的祛风止痉作用。这个方里面,散风的力量,较强的有羌活、防风、白芷,可以作用于太阳经、阳明经。口撮唇紧,角弓反张这涉及太阳经、阳明经脉所过之处。用羌活、防风、白芷来辛散祛风。同时用白附子、南星,这两味是常相须的祛风痰较好的药。当然这两味用的时候用量要慎,不能太大,因为有一定毒性。李时珍说天麻是"祛风之神药",有较强的祛风平肝作用,也有止痉作用。这六味药相配,用热酒作为药引子来调服,用法上,玉真散既能够外用,也能够内服。

病案举例:学员们注意玉真散的主治,了解一下,遇到这类破伤风病人,或者狂犬病病人时以备急需。因为现代医学治疗破伤风,或者狂犬病,已经有一定的抗毒素,比如破伤风抗毒素、狂犬病的抗毒素,这些都有生产,也有很好的效果。但是我们国家幅员辽阔,人口众多,广大农村地区使用这些药物的条件往往受到一定限制。这类生物制品保存时间一般为两周,价格比较昂贵,所以很多基层医院不配备这类抗毒素。一旦有此类病人,交通不发达的地区运输、寻找这类抗毒素比较麻烦。我在三十年前,刚刚学校毕业没多久,遇到一个病例,印象特别深刻。当时一个二十多岁的年轻人患破伤风,发作以后症状很明显,特别是苦笑状。四肢强直,角弓反张,这个程度还不是很重。口撮唇紧的苦笑状很明显。当时医院要打电话各处联系,寻找破伤风抗毒素。因为原来的药由于时间长,已经失效了,因为那个地区很久没有这类病人了,一旦有病人的话,原有储备的往往两周后就失效了。而且当时交通不便,找专人出去找这个药回来,时间起码是两三天,这是在偏远的一个山区里。但这个病发作非常快的,很快可以化燥伤阴了。当时是我在军队的医疗队,在这个医院遇到这个病人,部队就问中医有什么方法,那我们说刚从学校出来,没有实践过,只有试一试。就内服、外用玉真散,结果一周左右,居然挽回了病人的生命,得到了痊愈。直到现在,追踪这个病例还是一切都正常。所以在急用的时候,玉真散之类的方,很具有中医的特色。

337

消 风 散

《外科正宗》

【组成】 当归　生地　防风　蝉蜕　知母　苦参　胡麻　荆芥　苍术　牛蒡子　石膏各一钱(各6g)　甘草　木通各五分(各3g)

【用法】 水二盅,煎至八分,食远服。(现代用法:水煎服。)

【功用】 疏风除湿,清热养血。

【主治】 风疹、湿疹。皮肤瘙痒,疹出色红,或遍身云片斑点,抓破后渗出津水,苔白或黄,脉浮数。

消风散也是《外科正宗》上的一个方。消风散主治主要涉及我们现在所说的皮肤科的一些疾病。在原书里面提到消风散主治,是主治疮疥,疥癣的疥,长疮的疮,疮疥、瘾疹。《外科正宗》原书里面,它所讲的疮疥、瘾疹实际上是比较广泛地概括了瘙痒性的皮肤病,那包括多种皮肤病了。现在这个方也常用于比如荨麻疹、湿疹、药物性皮炎、神经性皮炎、过敏性皮炎等等皮肤病。现在我们把这类皮肤病按照性质往往概括为风疹、湿疹两大类。

病机分析:主治证候是风疹、湿疹。那风疹,风为阳邪,郁滞体表,往往化热,所以风热浸淫到肌肤,造成风疹的发生。湿疹呢? 风邪夹湿,或者人久处湿地,体质本身有痰湿体质,这样风湿相合浸淫到血脉,郁滞肌肤也可以化热,这是风疹、湿疹形成的一个基本的机理,和风、湿化热有关。主治提到了皮肤瘙痒,疹出色红,遍身的云片斑点,抓破以后可以渗出津水。从舌苔、脉象来看,苔白或者黄,脉是浮数的。从主治证候来说,皮肤瘙痒,体现了外风的一个很重要特点。中医历来讲痒自风来,由痒这个症状归结出病机偏重于风。疹出色红,是体现有热,皮疹色红是风湿郁滞肌表腠理化热,所以疹出色红。遍身云片斑点,云片说明它发生的部位,全身各处都可以发生。消风散使用时往往以中上部使用为多。伤于湿者下先受之,下部除湿力量较小,全方祛风力量较大。抓破以后渗出津水反映出有湿。从主治看,体现出风、湿、热这个特点。苔白或黄和脉浮数也体现出有化热的现象。

治法:治法方面,要疏风除湿,清热养血。疏风除湿是驱除病因,风湿郁滞肌表化热,需要清热,解决病理过程的重要环节。养血是风湿热郁滞肌表,可以伤耗人体阴血。整个方体现了疏风除湿,清热养血这个特点。

方义分析:这个方用药较多,我们把它分成几组。第一组,荆芥、防风、牛蒡子、蝉蜕,都有发散作用。荆芥擅长于祛风止痒,而且药性较平和,不燥。防风称为风中之润剂,走十二经,也就是遍布全身都能到达,也擅长于祛风除湿。牛蒡

338

子擅长于祛上部的风邪,同时有清热和解毒作用。蝉蜕是个散风很好的药,擅长于止痒。所以这四味药是以祛风为主,在全方作为君药,这里当然也有个分工合作,四味药同用也可以减少单味药的用量。臣药分两组,苍术、苦参和木通,共同特点是除湿。大家知道苍术是辛温的,既能散寒除表湿,又善于健脾燥湿除内湿,因为这类病人虽然病发于表,往往体内也有内湿的体质因素,所以燥湿用苍术。苦参是苦寒的,也擅长于燥湿,燥湿力量较强,而且是治疗皮肤病的常用药。除湿应当多给出路,既于中焦燥湿,又要结合下焦渗湿利水。用木通擅长于利水,使水湿从下焦排出。所以臣药第一组是在于祛湿,和前面君药相配,风湿兼顾,针对风疹、湿疹。石膏和知母是臣药的第二组,石膏、知母擅长于清阳明气分之热,在这里清热是针对了风湿郁于肌肤,郁而化热,针对了热邪。所以君药和臣药这三组相结合,风湿热兼顾,很好地针对了病机。佐药是当归、生地、胡麻仁,看起来似乎和风疹、湿疹这类皮肤病的关系不是非常密切,但是配伍在这个方里,从整体看非常重要。当归、生地、胡麻仁在这里的作用有三个方面:第一个,风疹、湿疹,风湿化热过程当中,热伤阴血,往往会一定程度造成阴血不足,当归可以养血,生地可以养阴,也有养血作用,生地也能协助石膏、知母清热,胡麻仁能养血润燥,这三味药结合,可以针对因为风湿化热,对阴血损伤所造成的不足。第二个,当归、生地、胡麻仁的养血润燥还可以制约苦参、苍术这类温燥药,使它们不至于温燥太过,也就起到佐制药的作用。第三个,当归在其中还有活血作用,活血作用和治风药同用,体现了治风先治血,血行风自灭这个思想。也就是说风湿郁滞肌肤的时候,活血药对肌肤气血津液,特别血液的运行郁滞有缓解作用,活血药有助于祛风药发挥作用。这是方义分析当中的疑点,也是一个重点。使药甘草,在方中起到一方面益气补气保护脾胃,保护中焦,另一方面起到调和诸药的作用,是使药也兼有佐药的意义。

辨证要点:风疹、湿疹反映出来的皮肤病,我们讲了重点:一个瘙痒,一个湿疹还会抓破以后渗出津水。但这个方擅长于止痒,比较起来,擅长于以皮肤瘙痒为主症,而且整个证候一定程度上偏热证,所以疹出色红,脉浮脉可以偏数。

随证加减:风热较重,往往表现出来口干,舌边尖红,这种时候仅仅用一点黄芩、石膏、知母来清热是不够的,要重用石膏,加银花、连翘疏散风热。如果湿,风湿郁而化热,这湿热偏重,湿热容易阻滞气机,阻滞气机就产生胸脘痞满,也就是病人兼有胸部、胃脘痞闷胀满,舌象表现出来可以苔黄腻,黄腻反映湿热,可以加车前子、地肤子这些渗利湿热之品。如果血分热重,我们前面说石膏、知母善清气分之热。血分热重,主要表现在皮疹上,色红,红比较突出,而且热扰心神,导致发热烦躁。舌质红,甚至于绛,舌质红绛说明它开始入营血了。那这个时候除了清气分热之外,更重要的还要清热凉血,所以可以加生地,重用生地凉血清热。或者加擅长凉血的赤芍、紫草,同时还可以凉血,不造成瘀血。

使用注意:这类风疹、湿疹偏于热的,这个方可以使用。如果偏于寒的就不宜使用,而且服药期间应该忌食辛辣、鱼腥、烟酒、浓茶这些刺激之品。同时这类疾病往往容易反复发作,而且发作也有一定的季节性,往往一治,缓解了,明年又来了,要考虑到体质因素、季节因素这些。我在临床观察,这类病人发作的时候治疗,缓解以后不等于就好了,平时的治疗很重要。平时往往会有一定营卫不和的特点,所以可以服用桂枝汤加蝉蜕。它既有抗过敏作用,也使这类病人在一定程度上防止疾病复发。

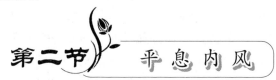

第二节 平息内风

在《黄帝内经》里面,外风和内风是不分的,都是风,遇到风就要散。到唐代的时候,仍然外风、内风是不分的。到宋金元这个时期很多人对内风、外风提出了疑问,很多医家提出了自己的看法。刘完素第一个提出来了这种风跟热有关,不是外来风,跟体内有热有关。那李东垣认为风这类证候跟虚有关。那朱丹溪认为动风这类,当时还不叫肝风内动,他说不是外来风,而是跟痰有关。明代张景岳在《景岳全书》里面,那就对内风提出来跟气血痰三者有关,而且他明确地指出来中风非风,就是说这种内风引起的中风不是外来的风邪,中风非风,跟气血痰有关。但把整个病机很清晰地描述出来的,应该说是明末清初的叶天士,他才提到肝肾阴虚,阴不制阳,阴虚要阳亢,阳亢肝阳化风。所以,对内风的看法,历史上经过了一二千年才把内风、外风分开。到了清代以后,相应的各种治疗方法就比较丰富了。清末民国初期张锡纯的镇肝熄风汤对于中风有很大贡献。

这里所谈的就是说平息内风,这个内风和外风是要严格区分的。那作为内风呢,有几类,第一类,热极生风。热极生风一般是在热病的极期,热病以发热为主的外感热病,发展到极期阶段,往往以高热为特点,可以高热灼伤津液,筋脉失养造成动风,这种热极生风治疗要凉肝息风,代表方是后面要讲的羚角钩藤汤。第二类肝阳化风,肝肾阴虚,阴不制阳造成肝阳上亢,肝阳上亢引起了气血上逆,肝阳化风,那只有滋补肝肾之阴平肝达到息风的作用,所以叫平肝息风。第三类,阴虚风动,阴虚风动是温病的后期,这和羚角钩藤汤证热极生风不同,一个是极期,一个是后期。热病的后期到这个时候,热病伤阴,人体的真阴亏损了,阴伤程度较重了,那就是说筋脉失养的程度也很重了,这是以虚证为主。因此,我们叫阴虚风动,要滋阴息风,这是以虚证为主,平息内风应分别采用凉肝息风、平肝息风以及滋阴息风三种不同治法。

羚角钩藤汤
(《通俗伤寒论》)

【组成】羚角片钱半(4.5g),先煎　霜桑叶二钱(6g)　京川贝四钱,去心(12g)　鲜生地五钱(15g)　双钩藤三钱(9g),后入　滁菊花三钱(9g)　茯神木三钱(9g)　生白芍三钱(9g)　生甘草八分(2.4g)　淡竹茹五钱,鲜刮(15g),与羚羊角先煎代水

【用法】水煎服。

【功用】凉肝息风,增液舒筋。

【主治】肝热生风证。高热不退,烦闷躁扰,手足抽搐,发为痉厥,甚则神昏,舌绛而干,或舌焦起刺,脉弦而数。以及肝热风阳上逆,头晕胀痛,耳鸣心悸,面红如醉,或手足躁扰,甚则瘛疭,舌红,脉弦数。

羚角钩藤汤是俞根初的《通俗伤寒论》上的一个名方。学习本方的意义就是要学习对于热极生风的基本治法和配伍的特点。同时这张方,也是在前人治疗类似证候的基础上一个有突出特点的方,后世医家说他是发前人之未备,也就是说俞氏在前人治这类证候的基础上,有很多开创性的东西,配伍结构也相当严谨。

病机分析:主治证候是属于热盛动风证,也有称它为热极生风证,是温热病邪传入厥阴,厥阴是肝,也就是热病引起风,风气通于肝,内风多把它归纳为肝风的范围。肝经热盛、热极动风从本质上讲是温热病邪伤耗人体的阴液,阴液缺乏了,使得筋脉不能和柔。本来筋脉应当是既有阳刚又有阴柔,活动自如。失去阴液濡润之后,阳刚太过,所以造成了热极动风,可以有像手足抽搐这类动风现象。从证候来看,往往伴有高热,这是温病达到极限阶段,以高热为特点。高热就要扰动心神,造成轻则烦躁,重则神昏的心神病变。同时我们刚才讲到,热病伤耗阴液以后,造成筋脉失去濡养,手足抽搐。当然抽搐程度要根据热病的热盛的程度以及筋脉失养程度,严重的可以有角弓反张。本证舌象:舌绛而干;脉象:脉弦数。舌绛而干说明伤及阴血了,脉弦数是肝热的特点。

治法:从方药组成来看,羚角钩藤汤是以清肝热,凉肝息风为主,结合增液舒筋的方法。因为热极动风,根本来说是热,所以清热凉肝是重点。而动风又跟热邪伤损阴液有关,因此增液舒筋是辅助的治疗。

方义分析:羚羊角擅长于清肝息风,可以清热镇惊,是常用的清肝热镇惊的药物。钩藤可以祛风、息风、清肝。这两味药结合起来作君药,清热凉肝息风力

341

量较大。

臣药是桑叶和菊花，是本方方义分析的重点，桑叶这味药既能够清肝，又能够肃肺。我们前面在桑菊饮里边讨论过，肝肺是升降之外轮。人体升降出入，古人比作一架车，车的外头两个轮子是肝和肺，车轮间的那根轴是脾胃，脾胃是升降的中枢，心肾是升降的两根杠杆，升降之根本，决定方向。那桑叶能够清肺肃肺，使得肝气升发不至太过，肝肺是升降的一对矛盾。在桑菊饮中用桑叶、菊花，是为了通过清肝平肝帮助清肺肃肺，而在羚角钩藤汤里用桑叶菊花重点不同了，桑叶、菊花不是君药，是臣药了。那它是通过清肺肃肺，帮助清肝平肝。这点在学习当中要仔细体会，体会用药针对病机出发，针对脏腑气机升降出发。菊花有平肝作用，也有降肺气作用。过去很多医家提到，各种花类的药物，本身都有宣扬、疏泄的作用，宣扬、疏泄向上，菊花可以摄纳下降，摄纳下降又肃肺又平肝，这是菊花的特点。桑菊同用多入肝经、肺经，共同体现了协调肝肺升降的作用。在这里可以协助羚羊角、钩藤两味君药增加平肝力量。

佐药，这里分为三组：第一组芍药、生地，要注意这里的芍药，一般用生白芍、生地，原书里边用的是鲜生地，鲜生地养阴清热力量强，用生白芍，也是益阴养血作用好，不是用炒白芍。这两味相结合，增加增液舒筋力量，益阴养血，增液舒筋。而且芍药和后面的甘草同用，可以酸甘化阴，芍药和甘草相配，这种滋阴养血力量发挥更好。川贝、竹茹这两味药是佐药的第二组，是考虑到热病过程当中，热邪对津液的作用有两个方向，一方面可以伤耗津液，所以要用生地、芍药来滋阴养血，一方面热邪又可以煎灼津液，炼液为痰，为什么要重视这个问题呢？在热病过程当中，造成热痰之后很容易蒙蔽心窍，加重神昏。我们在开窍剂里边已经讲到过，开窍剂凉开法中凉开三宝——安宫牛黄丸、紫雪丹、至宝丹，共同都有窍闭神昏，因热所造成。而单纯的热邪造成神昏，热闭心包，比起痰热蒙闭的昏迷程度要深得多。所以这种热病到极期阶段，配川贝、竹茹清热化痰，有助于解除热痰，防止加重神昏。茯神是佐药的第三组。用茯神养心安神，安神定志，考虑到热邪影响心神，轻则烦躁，重则昏迷，心神受伤，所以用茯神养心安神。这三组药都是佐药，分别在清热凉肝息风基础上，考虑到三个次要方面。甘草作为使药，一方面它和芍药可以酸甘化阴，一方面可以调和诸药、益气和中。

本方配伍精当，考虑方面非常全面，法度很严谨，所以人们说这是补充了同类之未备，什么叫同类之未备？同类方里没有考虑到这么全面的方剂。所以它是在治疗热病，温病到极其阶段，热闭神昏，引起筋脉失养、动风抽搐的一张很有名的方。

辨证要点：一般是热极生风导致，都会高热烦躁、手足抽搐。这八个字的证候,高热是根本,烦躁是影响心神,手足抽搐是突出反映了热伤阴血,筋脉失养。舌绛而干、脉弦数,舌绛而干是涉及心营病变,涉及阴血亏损,脉弦数是肝热的脉象。

随证加减:教材提到邪热内闭,神昏谵语,这个意思就是说除了手足抽搐,热盛动风之外,热闭心包证突出,神昏谵语明显,可以与开窍剂紫雪丹、安宫牛黄丸,结合使用。这两个方都有清热开窍作用,紫雪丹还擅长于息风镇惊。一般这类病证小儿在高烧阶段很容易动风,因为小儿的神经系统比较脆弱,伤阴也比较快,容易抽搐。我们所讲的急惊风,小儿引起神昏抽搐,结合紫雪丹更为适宜。安宫牛黄丸也是常用来配合羚角钩藤汤开窍的。如果动风严重,抽搐剧烈,可以结合全蝎、蜈蚣,在热病过程当中发生抽搐剧烈,这是针对性较强,镇惊力量较大的一个小方。这种热邪伤津,往往可能伴随大便秘结,可以配大黄、芒硝,用这个方调生大黄末也可以,不仅能够通便,而且能够引热邪从下焦找一条出路。在临床运用当中,还要考虑到这种热邪引起动风抽搐,热邪所居,按温病卫气营血辨证所居的病位在哪里。如果气分热盛,它往往表现出在高热同时汗多,那就配伍清气分热的石膏、知母。如果血分热盛,热入血分,不但抽搐神昏,同时还可以伴随有皮肤发斑,舌绛很明显。舌绛、发斑这都是在热入血分时候常见,比如现在说的败血症的这种阶段,可以加清热凉血药,结合犀角地黄汤。现在来说可以加水牛角、丹皮、紫草,为什么说配水牛角、丹皮、紫草呢? 清热凉血药很多啊,而这三味药它凉血止血而不留瘀血,都有一定的活血作用,既能凉血止血又能够不留瘀血。另外这类病人往往温热病邪到极期阶段,尤其是神昏,可以伴随有痰热,温热病邪炼液为痰,虽然有贝母、竹茹清热化痰,还可以增加一些清化热痰力量较强的药,如果神昏,喉咙里有痰鸣声响,我们说它是喉间痰壅,严重的可以引起呼吸不畅、窒息。中医历来用一些较强力量的清化痰热药,比如说竹沥水,姜汁、天竺黄这类。这个方用生地、芍药来益阴养血,伤阴如果严重,比如舌体很干,可以加重清热养阴力量,常用的有玄参、麦冬、天冬。

使用注意:要考虑到阴虚风动不能使用,也就是说温病到后期了,以虚为主了,不宜使用这个方。我们说羚角钩藤汤以实证为主。当然虚实本身是相对的,因虚可以致实,因实可以致虚。比如说气血不足,运行不畅的话导致气滞血瘀了,但是反过来实证要伤耗正气,因实致虚。所以严格讲临床上任何疾病都是虚实夹杂,但是总有一个主要矛盾。所以相对来说这个方是以实证为主,如果遇到动风是阴虚风动,就像我们后面要讨论的治内风第四个方大定风珠,那是以阴虚为主的,病邪、实邪很少了,那用这个方不适宜,不但它的滋阴增液的力量不足,而且这个方里边祛邪清热息风,祛邪的力量太大,所以往往伤耗正气,所以对于纯阴虚风动的不宜使用。

镇肝熄风汤

《医学衷中参西录》

【组成】 怀牛膝一两（30g） 生赭石一两（30g），轧细 生龙骨五钱（15g），捣碎 生牡蛎五钱（15g），捣碎 生龟版五钱（15g），捣碎 生杭芍五钱（15g） 玄参五钱（15g） 天冬五钱（15g） 川楝子二钱（6g），捣碎 生麦芽二钱（6g） 茵陈二钱（6g） 甘草一钱半（4.5g）

【用法】 水煎服。

【功用】 镇肝息风，滋阴潜阳。

【主治】 类中风。头目眩晕，目胀耳鸣，脑部热痛，面色如醉，心中烦热；或时常噫气，或肢体渐觉不利，口眼渐形歪斜；甚或眩晕颠仆，昏不知人，移时始醒，或醒后不能复原，脉弦长有力。

镇肝熄风汤出于张锡纯的《医学衷中参西录》。张锡纯是清代末年、民国初年的医家，是个临床家，他对中风很有研究，一生中用了大量的精力，在临床上总结丰富经验的基础上，形成了很有名的镇肝熄风汤。

病机分析： 本方主治类中风，"类"就是说这是内风，不是外风，外风是真中风，作为中风，病机是肝肾阴虚，肝阳上亢，肝阳化风。肝肾阴虚一般来说是有体质因素，长期的慢性疾病，消耗肝肾之阴，肝肾阴虚，阴不能制阳导致了肝阳的上亢。在一般的肝阳上亢阶段，可以表现出头昏目眩，目胀耳鸣，脑部热痛，面色如醉，这是教材主治的第一段。这很多都是张锡纯《医学衷中参西录》里的原文，也就是说在肝阳上亢早期，气血会上逆，气血上逆较轻的时候头昏目眩，现在这个时候量血压多数血压升高了，目胀耳鸣，经常脑部热痛，往往这种遇劳则发。由于气血上逆，面色如醉，面红，一看这个嘛，同学们都可以知道高血压病人发作，容易有这种特点。但这个阶段还不是类中风发生的阶段，应该说是风阳上扰，阴虚阳亢阶段。肝阳上亢继续发展，就会造成肝阳化风。当然肝阳化风一般来讲会有很多诱因，我们前面讲肝肾阴虚和体质因素和其他慢性疾病造成有关，但是到肝阳化风阶段，在临床上看很多都有一个诱发因素。诱发因素较多的是有情志因素，情志影响加重了肝气的上逆，使阳亢达到化风的程度；或者饮酒，或者疲劳，或者血压升高，在肝阳上亢这种阶段还继续劳累的话，就加重了阴虚阳亢。肝阳上亢在诱因的作用下化风表现主要是气血逆乱。气血逆乱，气血上冲，《黄帝内经》上讲"血之与气，并走于上，则为大厥"。厥是倒仆、昏倒，血之与气并走于上，气血逆乱向上，这就造成类中风，也叫卒中。这个还有程度的不同，中风轻证叫中经络，中风重证叫中脏腑。所以教材主治里面除了肝阳上亢前面一段话，头目眩晕、目胀耳鸣、脑部热痛、面色如醉之外,后面也讲到了肢体渐觉不利,口眼渐形㖞斜,实际是很多病人自己感觉得到的。很多病人感觉到拿东西手突然往下掉啊,或者口眼扯动,伸出舌头中间不正了,说话有的时候圆不转了。这是一种中风轻证出现,中风轻证出现谓之中经络。有些几十多次轻证发作以后容易形成重证发作,也有些肝阳化风气血逆乱以后,一发作就是重证,中脏腑,猝然倒仆,昏不知人,然后经过抢救,醒后不能复原,往往虽然醒过来了,就是不能复原,这个时候半身不遂,语言謇涩,口眼㖞斜这些症状就出现了。

教材主治写得很多,把它一分析,实际上是描写了三个部分,一个部分是肝阳上亢,这个阶段,是阴虚阳亢表现出来了,有时候叫中风先兆。中风发生以后呢,有中经络轻证、中脏腑重证两类,总的来讲都是一种肝阳化风证。

治法:针对肝阳化风,治法方面要镇肝息风,滋阴潜阳。为什么要镇肝息风?现在的主要矛盾是肝阳上亢以后,肝阳化风,气血随之上逆,用张锡纯的话说气血上冲,这时候当务之急,虽然从根本来讲,它是肝肾阴虚,应该滋阴,但是从整个证候来讲,是虚实夹杂,本虚标实,既有虚证,肝肾阴虚为本,又有标实之证,而且其标实证,是抢救要解决的当务之急。所以,这个证候特点,一定首先要了解它是一种虚实夹杂,本虚标实证,而且以标实为主。

方义分析:这个方选用的药物,应该说是张锡纯在实践中经过多年的反复体会总结出来的。君药用怀牛膝,在《医学衷中参西录》里边记载了张锡纯的原话,他说他屡经试验,治疗中风这个证以怀牛膝为最佳。认为其既能补肝肾又能引血下行,能够阻止气血上冲,擅长于引气血下行。代赭石入肝经、胃经,能够降胃气之上逆,能够平肝气之上逆,降肝胃,这两味药都偏于平性,代赭石是降肝气的上逆,降肝胃之气上逆,怀牛膝引血下行,两药合用,能够直折气血上逆之势,所以在方中是君药。

臣药分两组,第一组龙骨、牡蛎。龙骨、牡蛎也能平肝潜阳,都能潜阳。而这两味药张锡纯在使用当中他有一个体会,他认为这种本虚标实之证在发生中风的时候,脉来一般都弦长有力,发作的时候是标实为主,脉来弦长有力,比较弦硬,说明是气血上冲之势很激烈,但是他配方就要用的这个龙骨、牡蛎,他说能够使得脉象弦硬之势能够变得柔和。而且龙骨、牡蛎都擅长于潜阳,牡蛎还能滋阴潜阳,所以这两味药和怀牛膝、代赭石结合起来,实际上在降气血上逆的同时起到潜阳镇逆作用,增强了君药怀牛膝、代赭石的降逆力量。臣药第二组,龟甲、芍药、玄参和天冬,这四味药共同特点都是滋阴的,滋补肝肾的阴血,龟甲能够滋阴,同时龟甲是介类,能够潜阳,白芍能够滋阴养血,养肝血,玄参、天冬能够滋阴清热,所以这四味药联用,滋阴力量很强,滋阴达到柔肝,同时还能够清热。原来

345

张锡纯开始的时候,就把这八味药,君药、臣药各四味加甘草,把它作为治疗肝阳化风的一个基本方剂。张锡纯这个医家很实事求是,我觉得非常可贵之处是他能够在临床总结的时候,既写他成功的经验,也能写他失败的教训,这个很不简单,在古书里面极少是这样总结自己的经验。他说他开始就用这八味药为主,用在这种肝阴不足,肝阳上亢,肝阳化风这个都有效。但是后来发现开始有效,以后逐渐有些病人好了一阵反而过来加重,比原来还厉害。他考虑之后根据肝脏的生理特点又加了三味药,茵陈、川楝子、麦芽,这是他从临床的一些失败当中,得出的一个体会。他说什么呢?考虑到肝为刚脏,体阴用阳,肝脏的生理特点,喜条达恶抑郁。前面的药镇肝潜阳力量很强,镇肝降气血上逆这个力量很强,用量很大,龙骨、牡蛎潜阳力量也较大,这种镇肝潜阳作用,对于喜条达,恶抑郁这种肝脏特性是不利的。所以他当时用的原话说它是压而不服,反而激起反动之势,反过来,反攻倒算,以后症状反冲起来更重。所以他用了很形象的"压而不服"这四个字,那怎么办呢?他认为要做疏通工作,要遂其肝性,就是顺遂肝的疏泄条达之性。为什么选择茵陈、川楝子、麦芽呢?这三味药共同特点是都能疏肝,你既要把它镇压,使它气血不上逆,不作乱,同时还要疏通、顺遂它的生理特点,主疏泄、喜条达、恶抑郁,也就是说因势利导。顺遂肝性,安抚,和镇肝熄风汤的镇肝相结合,他后来讲用了这三个药以后则无斯弊,就没有这种副作用了,这是从实践总结出来的。而且从理论上讲,也是非常恰到好处的,茵陈既能清肝,又能够疏肝,川楝子也是常用的苦寒清肝药,既能疏肝也能降肝,麦芽这味药要注意用生麦芽,不是炒麦芽,生麦芽有较好的疏肝作用。所以这个方的后三味茵陈、川楝子、麦芽,是佐药。再加上甘草,能够调和诸药,养胃气,甘草结合麦芽相配,可以保护胃气,防止金石药物伤胃,防止代赭石、龙骨、牡蛎这些介类、矿石类药物伤胃气。

这个方配伍考虑得比较全面,无论从实践方面来看,从理论方面来看,那都是有相当水平的一个方。因此这个方出来之后,后世非常推崇,中风后遗症以及中风发生的时候中医治疗时往往是个首选方。

配伍特点:本方是标本兼顾,治标为主的,一定要注意标本兼顾,治标为主。一旦气血上逆得到纠正了,就可以换方了,也就是在气血上冲,中风或者中风先兆发生之时使用。气血肝阳已经平逆了,当然就要换方了。标本兼顾,治标为主,这是本方的主要配伍特点。在此基础上还要注意本方配伍里一些有共性的方面,对于在此之前这种类似于镇肝息风这种方法来说,这又开辟了一条途径,特别是针对气血上逆这一点,这是张锡纯的一个创造。也就是兼顾到肝脏的生理特点,刚才讲了茵陈、川楝子、麦芽,顺遂肝性,这也是这张方配伍当中很重要的一个特点。

辨证要点：头部眩晕、脑部热痛、面色如醉、脉弦长有力。为什么拿这几点做辨证要点呢？这也带有一个治未病的思想，开始先兆出来的时候，这个方就要早用，个人体会也是在临床这个方上得越早越好，因为它涉及后遗症问题。对于现在很多脑血管意外，包括脑血管痉挛、脑血栓、脑出血这些，只要属于肝阴不足，肝阳上亢，肝阳化风的都可以使用。但是如果说发作期缓解下来，进入恢复期或者后遗症阶段，那这个方就不宜使用了。这是运用本方的一个特点。我们临床上对比过，用得早的后遗症可以大大减少，有的甚至于没有什么明显后遗症。所以运用当中辨证要点就写到我们教材主治的前一部分，并不是说后一部分不重要，后一部分来说本方在临床用得还更多，应该说明一点，也就强调前一部分中风先兆出现就可以及早使用。脉弦长有力，这里要注意区别有很多虚证的中风，这个方在降气血上逆之势力量较强，这不适合用于虚证，所以脉弦长有力强调标实为主，这是要注意的。

随证加减：热象明显，心中烦热或者体温有点升高可以加石膏、栀子。如果痰多，病人昏迷，喉中痰鸣，这类病证也很多，要注意这个方本身没有什么化痰力量，所以痰多用本方时一定要加胆星、竹沥，有清化痰热作用。如果尺脉重按虚的，加滋补肝肾的如熟地、山茱萸。

使用注意：中风也有气虚血瘀类型的，气虚血瘀比如像补阳还五汤这类证候，不能用这个方。在镇肝熄风汤的使用当中，辨证非常重要，当然这类病人在临床如果我们遇到痰浊比较重，昏迷程度较深，也可以结合至宝丹和它使用，这样可以增强化痰力量。

病案分析：中医的中风这个病在现代医学来说，包括脑血管意外的多种病，尤其是脑血栓和脑出血。在现代医学治疗上，它是要在诊断上比较准确之后，才可以采取相应的治疗方法。而且中风发生的时候，特别是初起，在某些医疗设备条件差一点地区，现代医学一时往往难以区分是哪一类病，那就要观察，但这样容易延误病机，延误病情了。用镇肝熄风汤，我个人体会只要中医的病机属于肝阳上亢、肝阳化风、气血上逆，就应当及早使用，以免这个病人昏迷日久造成病势不可逆，这类的临床病例教训也很多。

我记得上个世纪 80 年代初，我的老师，学校的第一批四大教授之一的彭履祥教授，内科专家，他本人就治了很多这类中风，也喜欢用镇肝熄风汤，他本人对自己体质也比较了解，有一次他就跟我还有他另一个助手都讲到，他今后可能会发生中风，他发生中风一定要及时用中药治疗，说"就你们来开方，不要等西医检查、诊断报告，容易耽误时机，两个同时进行"。他后来有一次比较劳累突然在开

347

会的时候就中风了,中风以后,由于他的地位,立刻组成了省里专家组,中西医联合诊治会诊,就是无法确定是脑出血还是脑血栓。西医的结论是:要观察。当时我和他的儿子在,因为当时我们都是低年资的,就不可能在医疗组给他用中医来治疗了,这样就一直昏迷到半年后,在西南医院专家也来看他以后,说当初就不是脑出血,应该按照脑血栓治疗,但是后来昏迷到一年以后去世了。这个病例给我的教训是,中医的辨证清楚了,就应当及早用镇肝熄风汤之类治疗。这件事过去不久以后,正好接到电报,我母亲本身也是高年资的西医,七十多岁中风,因为她也是比较有影响的专家,组织特殊对待,成立了医疗组给她治疗。我赶到北京的时候,她已经昏迷八天了。西医对于她是脑出血、脑血栓还没有下确切诊断,所以还是观察。因为我也是学医的,医疗组跟我商量,我说你们检查诊断照常进行,我用中医方法先用中药,用胃管喂饲中药,母亲当时那个症状证候辨证比较明显,用镇肝熄风汤。结果我在北京住了第22天的时候,要回成都了,我母亲已经能挂着拐杖到楼梯边送我了,但那时候西医仍然还没有确诊,所以我体会在现代医学还不能确诊的情况下,中医根据辨证论治,"有是证则用是方",及早用药,这样可以中西医互补。母亲后来恢复以后,有一定的后遗症,但基本上自己还能行动,生活能自理,后来活到了80多岁,多活了十年左右。

天麻钩藤饮
《中医内科杂病证治新义》

【组成】天麻(9g)　钩藤(12g)　生决明(18g)　山栀　黄芩(各9g)　川牛膝(12g)　杜仲　益母草　桑寄生　夜交藤　朱茯神(各9g)

【用法】制煎剂服。(现代用法:水煎,分2～3次服。)

【功用】平肝息风,清热活血,补益肝肾。

【主治】肝阳偏亢,肝风上扰证。头痛,眩晕,失眠多梦,或口苦面红,舌红苔黄,脉弦或数。

天麻钩藤饮是个常用方,是现代医务工作者总结出的,思维方法上带有中西医结合的特色。天麻钩藤饮出在《中医内科杂病证治新义》这本书里。这本书出在1956年,是胡光慈先生继过去中西汇通派的思想,再归纳、解释,运用中西医结合理论拟订的方剂。主治证候当中写了高血压头痛、眩晕、失眠,这是采用他的这本书原书的主治。

病机分析:当然我们从现代病机的角度分析,此方主证应当是个肝阳偏亢、风阳上扰证。本身肝肾阴虚、肝阳上亢,并没有造成整体气血上冲情况下,产生的一种风阳上扰,也就是说肝阳上亢较轻,风阳上扰,引起的主症是头痛、眩晕、失眠。主治证候是这样一个情况,根本来说跟肝肾不足有关。风阳上扰,风为阳邪,阳主动、主热,所以偏重于热证。胡光慈在这本书里,他把这个证,根据过去中医传统的理论把它叫肝厥证。病因是平时阴虚,往往由体质和其他慢性疾病引起肝肾阴虚。阴虚有一定阳亢,怎么样造成由阳亢达到风阳上扰呢?都会有一些诱因发生。从平素的肝肾不足,阴不制阳,引起阳亢,再加上产生郁怒忧思,气郁化火就会发怒,加重这种肝阳上扰,过分劳累也是发生这类证候的一个诱因了。

治法:根据这个病机,肝阳上亢要平肝;风阳上扰,开始有动风表现,要息风,所以平肝息风是个主要治法。清热活血是考虑到这个证候总体风阳上扰热证表现为主,那风阳上扰一定程度上会产生气血的上逆,根本来讲,还是由肝肾不足所造成,所以治法有三个,结合起来,顺其主次是平肝息风、清热活血、补益肝肾。

方义分析:天麻是我们治疗内风头痛眩晕的常用药,《本草纲目》说天麻是"治风之神药",但是要说明,天麻没有多少补性,它是一种有平肝息风这类作用,治疗头痛眩晕的常用药,不能当补药用,现在很多药膳这个药,是药物资源的一种浪费,也是没有普及药物知识使人们对其产成的一种误解。钩藤,它是治内风的,治风速度很快,祛风速度很快,这两个联合,起到平肝息风作用,为君药。

石决明也是个清肝平肝常用的药,和川牛膝联用,川牛膝能够引血下行,有一定的防止气血冲逆的作用,所以这两味药是协助天麻、钩藤,起到平肝息风作用,同时牛膝也能活血。杜仲和桑寄生是补益肝肾的药,那补益肝肾药很多,为什么选这个呢?所以这里又体现出胡光慈先生的中西医结合思想。从中医的药性解释,都是针对了病机,选用药物还是很合拍,而且他书上写到,当时的实验研究里边,上述天麻、钩藤、石决明、牛膝、杜仲、桑寄生都具有降血压作用,而且的确在中医长期临床上,也有很多人在使用这类药物治疗高血压,所以选择药物方面,既符合中医的病机治法特点,同时又吸收了现代实验研究中比较有效、公认的成果。

杜仲、桑寄生是天麻钩藤饮的佐药的第一组;栀子和黄芩是佐药的第二组,考虑到这个方里边,涉及肝阳偏亢的肝经有热,栀子、黄芩能清肝热,清肝热有助于肝阳的折降,有助于平肝。这个方里用益母草,益母草是调经活血利水的药。调经活血利水的药,怎么用到这个高血压里边呢?所以也是学习方义分析的一个疑点,原著里边谈到了,选择药物里边,特别如牛膝、益母草这类,当时模仿了或者受启发于西医治疗高血压要扩张血管和利尿的方法,像牛膝能够活血,益母草能够利水,所以选择益母草有活血利水作用在这里,作为佐药。夜交藤、朱茯神,也是佐药,起到安神定志的作用,考虑到肝阴不足、肝阳上亢,引起风阳上扰

349

偏热证这种情况下心神不安,而主治证候当中,这个方也能擅长治失眠,除了眩晕、头痛,也能治失眠,所以用夜交藤、朱茯神可以用来安神定志。

从整个全方结构来说,考虑到肝肾不足以后肝阳偏亢,也考虑到肝阳偏亢以后肝风内动,较轻的肝风内动,风阳上扰了,所以镇肝息风、清热活血,再配一定的补益肝肾药物,所以标本是兼顾的,当然还是以治标为主的,针对了高血压属于阴虚阳亢化风这个类型,确实在临床上被广泛使用,疗效也比较确实。所以这张方就成为中西医结合的比较成功的一个范例。从这个方看,我们现在在研究新药当中,如果采取这张方这种构思方式,以中医辨证为主,适当结合现代医学研究成果,这个路是有效的。但是如果说抛开了中医的辨证结果,纯用现代的研究,那就不会像这张方这样有那么好的影响和效果。

辨证要点: 它主要用于头痛、眩晕、失眠,他原书说用于高血压引起的这类的疾病。至于舌红苔黄,脉弦或数,都是反映出肝热的一些特点。

随证加减: 如果肝阳上亢较重,头痛、眩晕较重的,这种平肝、清肝、息风力量不够,可以加羚羊角,现在也有用山羊角代羚羊角的,加龙骨、牡蛎增加潜阳作用;肝火偏亢,肝热明显,热象明显的,舌红脉数比较典型,急躁易怒,那可以加龙胆草,夏枯草也是清肝的常用药;如果说阴虚明显,脉弦而细,说明阴血不足,可以加生地、枸杞子、何首乌这些,增加滋补肝肾的力量。当然从中西医结合的观点来看,结合现代研究,在高血压后期很多血管硬化阶段,可以加海藻、槐花,针对血管硬化这个软化作用比较好。这类阴虚阳亢,头痛、眩晕、失眠病人,有些往往伴随大便秘结,可以适当地配合用一些大黄,或者和当归龙荟丸结合运用,结合运用效果更好。

大 定 风 珠
(《温病条辨》)

【组成】生白芍六钱(18g) 阿胶三钱(9g) 生龟版四钱(12g) 干地黄六钱(18g) 麻仁二钱(6g) 五味子二钱(6g) 生牡蛎四钱(12g) 麦冬连心,六钱(18g) 炙甘草四钱(12g) 鸡子黄生,二枚(2个) 鳖甲生,四钱(12g)

【用法】水八杯,煮取三杯,去滓,再入鸡子黄,搅令相得,分三次服。(现代用法:水煎,去渣,入阿胶烊化,再入鸡子黄,搅匀,分三次温服。)

【功用】滋阴息风。

【主治】阴虚风动证。手足瘛疭,形消神倦,舌绛少苔,脉气虚弱,时时欲脱者。

大定风珠是《温病条辨》上的方。这个方在临床使用的几率来说,现在相对较少,但由于我们开始在讲平息内风的时候曾经提到过,内风典型的三种类型:热极生风、肝阳化风、阴虚风动三种类型。作为体现出治法的完整性以及在温病学说的辨证论治,体现卫气营血辨证论治全过程,治法的完整性来说,这个方有一定代表性,所以一直保留在教材里边。因为这类阴虚风动证,到温病的后期真阴亏虚这种情况,在现代的病房里比较少。因为真正到温病发展过程到极期,然后延续之后,达到正气亏虚,现在都有补液各种现代中西医结合方法,一般不容易到这种程度。因为在热病发展过程当中,在吴鞠通他们当时那个时代,现代医学还不发达,都是以纯中医治疗,有发生这类情况的,所以这个方要从治法角度来理解它。

病机分析:这种阴虚风动证见于温病后期。羚角钩藤汤也是温病当中的常用方,但它是针对温病极期。这后期作为温热病邪来说,已经发展到如强弩之末,病邪已经不多了,用吴鞠通的话讲,这个时候"邪已去八九,真阴仅存一二",也就是说,邪虽然不重了,但阴亏也非常严重了。真阴,一般来说叫肝肾之阴,谈到真阴亏虚,是根本之阴极度亏虚了,肝肾之阴虚,水不涵木,那就是说肾阴不足不能滋养肝阴,肝阴不足不能濡养筋脉,造成虚风内动了,所以这个时候这风主要反映在手足瘛疭。证候表现我们分两部分。所谓的阴虚风动这个风,虚风内动,手足瘛疭是一种手足搐搦、蠕动的表现,不自主地在搐搦,这种动风、瘛疭范围很小,没有多大力量,搐搦,一种蠕动,无意识蠕动。那么怎么知道真阴亏虚呢?真阴亏虚,温病到后期迁延日久,形体极度消瘦,形瘦神倦,脉来非常虚弱,加上舌绛少苔,这些都反映出来一种真阴不足。阴不足,气也会受到影响,所以实际上气阴两亏,以阴虚为主,因为温病伤阴,阴虚为主了,脉细,非常虚弱。时时欲脱,这是气虚,也就是说,神志时而清醒,时而昏迷,这种时时欲脱,是气阴两伤,真阴亏虚。所以在这个阶段时,它是一种真阴亏虚,根本来说肝肾阴虚,水不涵木,温病到后期所造成的一种邪已经不多了,正虚为主,所以说它"病邪已去八九,真阴仅存一二",是这样的证候。

治法:治疗上采取滋阴息风,要大剂量的滋阴养血类药物,紧急填补真阴的不足,用吴鞠通的原话讲"以大队浓浊(他形容滋腻的这些药叫浓浊)之品,填阴塞隙"。填补真阴,缺少、空隙把它都填满,"以大队浓浊,填阴塞隙",再结合用介类潜阳镇定,所以这个方体现出温病学派治疗温病后期阴虚风动用药的一些特点。虽然治法、功用我们简单地都叫做滋阴息风了,但是这个滋阴息风特点,吴鞠通在他《温病条辨》原著里讲得比较清楚。其特点是以大队的浓浊填阴,浓浊者,也就是大队滋阴力量很强的一些滋腻的药来填补阴血,这是当务之急,针对"真阴仅存一二"这种状况。而结合潜阳,这种阴不足难道不阳亢吗?但这种温

351

热病邪引起阳亢那个邪并不多了,不能运用很强力的镇潜方法,而是用介类的药物,比如讲牡蛎、龟甲、鳖甲这类介类贝壳类的药,能够潜阳镇定,这两个属于大法,息风是用介类,滋阴是用浓浊的,这种结合,是吴鞠通他自己在《温病条辨》里讲到的特点。

方义分析:君药是鸡子黄和阿胶。鸡子黄从仲景时代开始使用,吴鞠通对这个药,发挥较多。认为既能交通心肾,又能滋养肺肾,中间它也能补脾胃,滋养脾胃,上中下兼顾,和阿胶相配,用来填补真阴。

臣药是芍药、地黄和麦冬。这三味是常用的既能益阴养血,又有清热作用的药,因为温病后期不是温热病邪还有一二吗?既能滋阴养血,又能够清热,这是作为臣药。

佐药用来潜阳,所以阴不足阳亢那个潜阳力量来说,这个方里虽然龟甲、鳖甲、牡蛎用了三个,但地位来说还是次要的,全方大队的药物都是以滋阴为主的,龟甲、鳖甲和牡蛎这三味药,龟甲、鳖甲性味都偏平性的,牡蛎偏于寒性,鳖甲和牡蛎都有咸寒的作用,咸寒能够入肾,跟龟甲都能入肾。同时在这里用,都用介类,吴鞠通也有一个解释,当然这个解释仅供参考,他认为介类这种潜阳效果比较好。他是根据什么呢?擅长于用介类来潜阳的话,他是遵照喻嘉言的用法,喻嘉言比喻,他说"畜鱼千头者",千头不一定正好一千个了,他认为养很多鱼,养鱼很多那个塘子,必置介类,一定要放一些像贝甲之类的这类东西在池中,因为它可以沉降,他说一打雷一动网,其他鱼都要乱翻,如果说有介类在其中其他鱼都比较平稳,不会乱翻,他来形容介类这种药物潜阳作用很好。吴鞠通也基于这类的一个思想,擅长于用介类了,这是这三味药用来潜阳的原因。麻仁在这里可以养血润燥,也是用来增强前面的滋阴药物的作用,它也有润肠作用,用来增强前面的滋阴药物的作用。五味子,味酸,和甘草合用,可以酸甘化阴,同时五味子也有收敛阴液的作用。甘草,既能调和药性,又能够保护胃气。

整个方配伍体现了以滋阴养血为主,滋补肝肾之阴为主,介类潜阳为辅这样一种基本结构。

配伍特点:就是以两个大队滋阴药物为主,配予一定的介类药潜阳,这样以滋养为主,息风为次,有寓息风于滋养之中这个特点。

类方比较:这个方比较的话,应该和羚角钩藤汤比较,因为都是温病过程当中的使用方剂,羚角钩藤汤是温病发展到极期阶段,以高热为特点,这个前提产生的四肢抽搐这种动风,所以它是清热凉肝息风为主,以增液舒筋为辅结合的一种治法;而大定风珠呢,它是大队的滋阴药物填补真阴,然后这个方里,用三甲类介类来潜阳,相对潜阳力量就弱,清热力量更弱了,所以是滋阴为主,起到息风作用的。这个是和羚角钩藤汤在病机治法方面的比较。

辨证要点:第一个是神倦,往往还是严重的时时欲脱,极度疲倦,经常神志不清,时时欲脱,手足瘛疭蠕动,瘛疭就是讲有的说活动不利,有的说是无意识的搐搦,舌绛苔少,脉虚弱,这都是正虚为主了。

随证运用:这个方考虑以阴虚为主,但是有气少、气喘这种情况,那气虚也较严重,这个方里边补气之力不足,所以可以加人参。常自汗,反映气虚,人参补气,龙骨、小麦这类收敛心气,和牡蛎相配也有敛汗作用;气虚的心悸,也可以加人参、小麦、茯神这些安神,收敛心气结合;如果有明显低热,还可以与地骨皮、白薇结合起来退虚热。这个方现在临床使用的几率不高,但这个方子代表了滋阴息风的一个治法。

第十四章
治 燥 剂

凡以轻宣辛散或甘凉滋润药物为主组成,具有轻宣外燥或滋阴润燥等作用,用以治疗燥证的方剂,统称治燥剂。从这定义看,燥证有轻宣辛散和甘凉滋润两类治法,这两类治法分别针对了燥证的外燥和内燥两类病证。风寒暑湿燥火,燥是外感六淫之一。对燥的认识历史上有一个过程:对于内燥认识比较早,早在《黄帝内经》以及汉代张仲景的《伤寒杂病论》里都已经有内燥的治疗方法和方剂,比如我们后面要讨论到的麦门冬汤,那就是治疗内燥,滋阴润燥的一个典型方剂。对于外燥,这方面理论和实践的探讨产生比较晚,较早的是清代初年的喻昌(字嘉言),他提出外燥燥邪为病的问题,《黄帝内经》病机十九条里边没有燥,所以喻嘉言还补充了一条相应的燥邪为病的经文。后来在历史演变过程当中,王肯堂的《证治准绳》里开始有一些治疗外燥的方出现,一直到清代初期《医方集解》才有了外燥分类,但外燥的代表性方剂的出现是在清代的中期,吴鞠通的《温病条辨》里,他利用参苏饮改造组成的杏苏散,一般认为是治疗外燥,特别是凉燥的典型方剂,所以由此看来,对外燥的认识有一个过程。燥首先分外燥和内燥两类,内燥本质是阴液不足,人体失去津液濡润的现象,那一点大家很好理解。那对于外燥里边的这种凉燥,初学的学员往往不好理解。

第一节 轻宣外燥

轻宣外燥剂,适用于外感凉燥或温燥之证。

杏 苏 散

《温病条辨》

【组成】苏叶(9g)　半夏(9g)　茯苓(9g)　前胡(9g)　苦桔梗(6g)　枳壳(6g)　甘草(3g)　生姜(3片)　大枣(3枚)　杏仁(9g)　橘皮(6g)　(原书未著用量)

【用法】水煎温服。

【功用】轻宣凉燥,理肺化痰。

【主治】外感凉燥证。恶寒无汗,头微痛,咳嗽痰稀,鼻塞,嗌塞,苔白,脉弦。

杏苏散是治疗外感凉燥的一个代表方。

病机分析:病机是指它是治疗外感的凉燥证。燥作为外邪来讲,都是秋天发生,所以称之为秋燥。秋燥容易伤肺,风寒暑湿燥火,燥属于金,肺也属于金,同气相求,所以燥易伤肺。秋天的气候介于夏天和冬天之间,在初秋的情况下,往往前面连着夏天,这个时候秋阳以暴,太阳还比较充裕,气候仍然比较炎热,所以初秋容易感受的温燥,它是以伤津为主;但深秋就和初秋不同,深秋的气候特点是后面接着冬天,因此有些人把这种凉燥称做"燥为次寒",比寒次一等,或者又叫"小寒",因为这个时候西风肃杀,气候开始比较寒冷了。所以这时候感受的外燥都偏于寒,把它称为凉燥。杏苏散的主治就是外感凉燥证。

从主治的这个证候来讲,外感凉燥,像恶寒无汗、咳嗽,这我们都好理解,燥易伤肺嘛,肺失宣降咳嗽,包括头微痛,这些都好理解,但是鼻塞咽干,在深秋的时候,感受偏于寒性的燥邪,鼻子阻塞,咽喉干燥,这个应该类似于津液缺乏的表现,但反过来主治里又有咳嗽痰多清稀,这又像小青龙汤证那种寒饮内停咳嗽痰多清稀的表现,所以这一点是初学杏苏散这个方、初学凉燥治法很难理解的方面。要理解这个问题,我们要从燥的本质来看,燥的本质是缺乏津液濡润的现象,称之为燥。人体津液缺乏,可有整体性的,可有局部性的。比如内燥,外燥当中产温燥,它都是一种整体性的缺乏津液濡润,所以产生口干、鼻燥这些缺乏津液濡润的燥象。但凉燥之邪本质上是感受外寒,也有寒性的特点,同学们学过《中医基础理论》里边六淫的一个发病特点,寒性收引凝滞,使气机郁滞,津液不能布散,津液凝聚在局部不能布散,局部没有用的津液很多了,咳嗽痰多清稀了,寒饮内停,而需要津液濡润的地方得不到布散,无法输布到那里去,反而产生鼻塞咽干、咽喉干燥这种感觉,所以凉燥证和单纯的外感风寒证的不同就在这个方面,凉燥证的本质是津液凝聚不布。津液的布散从《黄帝内经》上讲,有很多环节,《素问·经脉别论》有段话,叫做"饮入于胃",喝下水到了胃,"游溢精气,上输于脾。脾气散精,上归于肺",所以要输布到肺,通过肺的宣降使津液布散,"通调水道,下输膀胱。水精四布,五经并行",所以由于外感凉燥,肺气宣降失常,肺气闭郁,津液不能正常的宣降布散,停聚在局部,产生一定的寒痰,因此咳嗽痰多清稀,但是咽喉、口腔、鼻腔得不到津液濡润就鼻塞、咽塞、咽喉干燥。这是理解杏苏散证候进行病机分析的一个关键,如果这一点不理解的话,很难弄懂它的一个主治,以及和外感风寒证的区别。至于它的舌象、脉象,舌苔是白的,那偏于寒了;脉弦是有痰,大家知道《诊断学》里边,弦脉可以主痰湿了。这是杏苏散证的病机分析。

治法:针对这个病机,由于凉燥是指邪从外而来,那外来之寒,温必兼散,所以要轻宣,所谓轻宣是向外面宣透、宣散这个意思;那对内有津液凝聚就要理肺化痰,理肺是恢复它的正常宣降,化痰是通过温化寒痰的方法以祛痰,所以全方是偏温的。

方义分析:这个方里的君药是苏叶和杏仁,所以方名叫杏苏散。苏叶是辛温的,首先它的作用可以发散,擅长于发散风寒,通过发散风寒,解除凉燥之邪,当然苏叶还有理气作用,可以理气,苏梗特别能理气宽胸,但苏叶在这里主要是发散,用量比正常量范围内偏大一点,因为苏叶中等量理气,大剂量是发散,小剂量能够解郁,可以疏通气血解郁,它是又入气分又入血分的,杏仁能够降肺气也能化痰。通过刚才病机分析我们知道,外来凉燥之邪使肺气闭郁是关键,所以以苏叶这种辛温之品轻宣凉燥,杏仁降肺气,宣通了肺气,津液能够布散,而且主症当中咳嗽是个很重要的症状,所以杏仁降肺气,因此起到止咳化痰作用。

臣药有前胡、桔梗、枳壳。前胡是表里同治的药,对表来讲它有一定的辛散作用,辛散可以协助苏叶的解表,前胡也能够散表邪,增强苏叶的散表作用,同时前胡又可以降肺气,有助于止咳,增加杏仁止咳作用。桔梗、枳壳这一组是宣通气机的,桔梗这味药擅长于开宣肺气,也能化痰利咽喉,桔梗开宣肺气,配杏仁,这两个药是宣降肺气的常用的基本组合,因为肺气以宣降为顺,桔梗的宣肺,杏仁的降肺,一宣一降,恢复肺气正常的宣降;枳壳能够宽胸,能够理气,理气侧重在降气,桔梗宣肺来宽胸,枳壳通过降气来宽胸,两个相结合,又是一升一降,这就成为了长期以来临床上人们习惯使用的一种升降气机的组合。大家知道,气的通畅在人体非常重要,"气行则血行",气行则津液布散,如果胸部、脘腹气机阻滞了,那津液就凝聚,就会不得布散,气机阻滞,瘀血就会产生,所以很多治痰湿的方、治瘀血的方,都利用了桔梗、枳壳一升一降这个作用。桔梗、枳壳相配,这种基本的配伍结构是在宋代就已经形成了,所以我们前面所讲到的败毒散以及参苏饮里面都有桔梗、枳壳这种基本组合,到王清任的血府逐瘀汤治疗瘀血,也有桔梗、枳壳这种组合,血府逐瘀汤,就是用桔梗和枳壳一升一降,来畅通胸中气机,协助瘀血的消散。所以这一组臣药,桔梗、枳壳是大家理解方解中的又一个重点,这是臣药。

佐药有三味药,半夏、陈皮和茯苓。半夏是燥湿化痰、和胃降逆的,本方以咳嗽为主症,同时津液凝聚,往往还痰多,半夏既能化痰,又能使肺胃之气下行,又能和胃降逆,又能止咳嗽了;陈皮是理气的,又能化湿,化湿有助于祛痰;茯苓健脾渗湿,有助于针对生痰之源的脾胃,脾为生痰之源,这是治本的。半夏、陈皮、茯苓,加上后面甘草,就是治疗痰湿的一个基础方叫二陈汤。生姜和大枣,也属于佐药,可以调和脾胃、调和营卫,从外来凉燥之邪侵犯体表来说,用姜枣调和营卫,能够疏通体表的气血;那痰湿的产生跟脾胃运化的功能不足也有关系,姜枣能够对内调脾胃,这也是从前面讲桂枝汤的时候就提到的这种常用配伍。甘草在这个方里主要作为使药,那是用来调和药性,调和诸药,而且有益气补脾作用。

这个方配伍运用了前人很多的基本配伍结构,所以大家读到这个方,可能看到有些眼熟,可以回想一下,有点像前面的什么方呢? 实际上这个方就是由解表剂第三节里边,扶正解表,治疗虚人外感风寒的参苏饮改造而来。参苏饮产生在宋代,这个方产生在清代的中期。参苏饮和这个方的区别有三味药的区别:参苏饮里边有人参、木香、葛根,这个方没有;这个方里边加了杏仁,参苏饮没有,差别就是这一点。吴鞠通是怎么把参苏饮改造成了杏苏散的呢? 他加杏仁,是由于这个方要增加它的降肺气,结合苏叶、桔梗,他要加强宣肺降气止咳这个作用,因为秋燥咳嗽,咳嗽症状非常突出,所以加强止咳作用;参苏饮主要是用于老年人,或者体质比较虚的人,有风寒咳嗽;这个方它没有强调要体虚,不是用于虚人外感,所以把人参就去掉;他去掉木香,是由于唯恐木香太温燥,而且参苏饮里用了人参,用木香以后有助于补而不滞,这里没有用人参,所以把木香去掉了。所以这两个方,一个是宋代公元一千年左右的方,一个是十九世纪的方,这中间差了将近八九百年的历史,后人怎么样用前人的方改装呢? 在配伍上稍作调整,治疗范围就产生变化,这也是我们在灵活运用方剂当中应当学到的,或者体会到的一些方法。

辨证要点:辨证要点首先是它有明确的表证,表证偏于风寒,燥为次寒,或者说小寒了,所以恶寒无汗。恶寒发热中间以恶寒为主的偏风寒方面,无汗反映出它是一种外感风寒,仍然属于表实证的阶段。我们前后比较,从学麻黄汤这个基础方治疗外感风寒表实证之后,像小青龙汤,包括败毒散、参苏饮,这些都是外感风寒表实证,在这个地方仍然是表实,恶寒无汗。咳嗽痰稀,而且一般来说量较多,这是辨证当中它寒痰的特点。咽干,这个代表了鼻塞、嗌塞,咽喉干燥,代表了津液不能布散,局部缺少津液濡润的现象。苔白、脉弦。

当然杏苏散作为临床运用,不只可用于凉燥,也可用于各种季节的外感风寒轻证。这里指的外感风寒的轻证,当然还是属于表实证的范围。在外感风寒证中,以咳嗽为主要表现的,那不光是在秋季,其他季节里出现,也可以使用。

随证加减:如果恶寒较重,恶寒比较重的,单用苏叶解表力量不足,应该加羌活,羌活在发散表寒药当中力量较大;如果通过发汗以后,表邪疏散,或者一定程度疏散了,咳嗽仍然不止,就说明这是剩下肺气宣降失常,特别是肺气失于肃降上逆咳嗽不止,那就不必要再用苏叶来发散了,因为表邪已经较轻了,把苏叶改成苏梗,刚才讲了,苏梗它侧重在理气;如果头痛兼眉棱骨痛,那太阳经的头痛用羌活,阳明经的头痛用白芷,金元时代李东垣都总结了,"太阳羌活,阳明白芷",那阳明经经过眉棱骨,眉棱骨痛,所以加白芷;如果风寒郁而化热,有热象,或者咳痰开始偏黄了,反映出有热的现象,那这个方里要加黄芩、桑白皮清化热痰。

配伍特点:治法严格分是三个法,主要部分也就是温宣外燥,然后宣降肺气止咳,对外燥温宣、温散,对肺气不宣的咳嗽,宣降肺气,以杏仁为主了。那作为痰湿,津液凝聚不布,用温化,所以我们往往用三个字概括它——"温、宣、化",是它治法的纲领。这三个字具体内容呢? 温是温散表邪;宣是宣肺止咳;化是化痰,温化寒痰,这是它的特点。

如何理解温燥与凉燥的本质区别:过去很多学员在学到这个方的时候,说杏苏散发散风寒好理解,但说到它属于燥,那燥怎么还咳嗽痰多清稀呢? 单纯风寒,咳嗽痰多清稀却又是鼻塞、嗌塞、咽喉干燥呢? 而的确在深秋季节有这种现象,很多病例有这种现象。对杏苏散来说,对它这个燥的认识很重要。杏苏散证凉燥的这个燥,不应当看做整体津液的不足,而是整体津液由于气机郁滞之后凝聚不布,不布导致局部的津液得不到输布。我把凉燥和温燥这两类的本质作个比喻,可能有助于大家理解。温燥,就像俞根初说的,初秋的时候,秋阳以暴,天气、整个气候很干燥,我们水库里的水就因此减少了,城里自来水厂的,知道自来水就没有源头了,整个城市整体上缺水,造成干燥,这是温燥的本质。凉燥的本质是什么? 津液布散上的问题。比如说由于某种原因,输送自来水的管子爆了,或者部分地区阻塞了,爆的地方可以汪洋大海,可以造成津液停聚在局部,反映出来这个地方津液停聚在肺,那咳嗽痰多清稀,是有用的津液变成无用的病理产物了,但是另一个应当输布津液去濡润的地方,由于津液停聚局部不得布散,而使某些地区缺乏津液濡润,所以有的地方水管爆了变成汪洋大海,有的地方人们拿水桶去等着提水喝,这是一个道理。所以凉燥的本质就是津液凝聚不布所造成的,这是理解温燥凉燥区别当中一个关键问题。

桑 杏 汤
《温病条辨》

【组成】桑叶一钱(3g)　杏仁一钱五分(4.5g)　沙参二钱(6g)　象贝一钱(3g)　香豉一钱(3g)　栀皮一钱(3g)　梨皮一钱(3g)

【用法】水二杯,煮取一杯,顿服之,重者再作服。(现代用法:水煎服。)

【功用】清宣温燥,润肺化痰。

【主治】外感温燥证。身热不甚,口渴,咽干鼻燥,干咳无痰,或痰少而黏,舌红,苔薄白而干,脉浮数而右脉大者。

杏苏散和桑杏汤都是重点方,也是应全面掌握的方。桑杏汤产生于《温病条辨》,《温病条辨》上把桑杏汤和前面讲的杏苏散作为一对,是治疗外燥的常用方、代表方。

病机分析：桑杏汤治疗的是温燥，外燥当中的温燥，那也就是说这类证候产生的季节是初秋的阶段，初秋的阶段前面连着夏天，这个时候阳光还比较强烈，所以说秋阳以暴，燥热比较重，秋阳以暴，气候干燥，会伤耗人体津液，肺中津液被损伤，影响肺气不宣。温燥作为外邪侵犯人体，六淫外邪侵犯人体会有表证，所以可以微微地有头痛、发热这些表证。但是桑杏汤证病邪比较轻浅，所以说身热不甚，有发热，有头痛，但不重，外邪较轻，它主要表现在温燥之邪影响肺气不宣，以咳嗽为主症，那咳嗽由于燥邪引起咳嗽，燥邪伤及肺的津液，肺津受灼，肺津受损伤，因此咳嗽表现出来是干咳无痰，或者痰少而黏，这在初秋季节是经常发生的，干咳，或者有一点痰，很少且黏稠，不容易咳出来，燥痰特点是：咳的痰可以起丝丝，严重的咳久还可以带血，咳伤肺络以后，痰中带血丝，至于口渴，咽干鼻燥，这个表现是反映了燥伤津液之后，肺卫系统津液不足。温燥的本质属于热邪，外来带有风热特点，燥热和风热这类都偏于热，所以有舌质红，舌边尖红；舌苔薄白而干，薄白是正常苔，偏干一点是津液损伤，薄白是说明邪没有入里，还在体表卫分，还没有入里；脉浮数而右脉数大，浮数也是燥热初犯人体，是卫分有邪的表现，右脉数大，右脉是主肺有燥热伤肺这种表现。桑杏汤的主治证候的病机分析主要包括两方面：一方面是外有燥邪，虽然程度不重，毕竟是外邪侵袭卫分；第二方面，肺气不宣，是外有燥邪阻遏体表，肺气宣发不利。至于津液受伤，产生的主要表现为干咳无痰，咳嗽痰少而黏等等。

治法：考虑到祛邪是一个很重要的方面，而且要恢复肺气的宣降，同时要补充津液的不足。因此这个方的功用是清宣温燥，润肺止咳。清宣这个"清"是清热的清，"宣"有散的意思，使外邪向外散，清宣温燥；止咳要润，因为津液不足，燥热伤津，所以润肺止咳，止咳当然还包含降肺气止咳。

方义分析：前面讲杏苏散，苏叶和杏仁相配作君药，这里是桑叶和杏仁相配，都用杏仁，因为共同的主症是咳嗽，咳嗽是肺气失于肃降，那用杏仁帮助降肺气。苏叶换成桑叶之后，桑叶擅长于轻清宣透表邪，宣透燥热之邪，所以这两味君药结合，反映了既祛表的燥热之邪，又能够降肺气止咳，针对了病机的主要方面。

臣药豆豉、栀子皮。淡豆豉有两种，淡豆豉是在发散当中很平和的一个药，一种是用麻黄水加工的，一个用青蒿水加工的。这里是用青蒿水加工的，偏一点凉性，能帮助桑叶发散。栀子皮，大家知道栀子是一个清热泻火药，又能清热利水，用它的皮有一种以皮治皮（表）的含义，认为既能清热又能有一定的散邪作用。淡豆豉、栀子皮都能帮助桑叶发散，发散清宣温燥，作为臣药。

佐药，在解决了这种燥邪侵犯体表，解决了肺气不降之后，还要考虑一个润

359

肺问题,所以这个功用,也就是治法的第二方面润肺兼有止咳作用。贝母就是很好的润肺化痰止咳药;沙参也能够养阴润肺,也有一定的化痰作用;梨皮呢,梨皮主要能够润肺,秋天梨皮往往用它润肺能够止咳。所以像贝母和梨皮呢,现在贝母梨膏这一类也是这样的一种基本结构的应用。

配伍特点:杏苏散我们在治法上归纳了三个字"温、宣、化",桑杏汤体现的特点我们也可以把它归纳为三个字,以桑叶、淡豆豉、栀子皮为代表,体现了清;以杏仁为代表宣降肺气,体现了宣;然后贝母、沙参、梨皮共同特点都能润肺,体现了润。总的说来就是"清、宣、润"三个字。

与杏苏散相比,桑杏汤的"清"实际上也是清散,轻清宣透,向外散邪,不过药性偏于寒凉;"宣"是一样的,因为都是秋燥咳嗽,所以都用杏仁;杏苏散强调"化",是温化寒痰,桑杏汤强调的"润",是润肺化痰。所以对于外燥的两个最基本最常用的方,如果我们把它们对比的特点弄清楚了,外燥的特点和治法我们都能掌握了。

类方比较:大家一看桑杏汤就会想起桑菊饮。桑菊饮的主治证候也是咳嗽,而且说它的发散表邪也是轻清宣透,而且主症也是咳嗽。那这两个方运用当中有什么区别呢?区别还是很明显的。首先两个咳嗽造成的病邪有区别:桑杏汤,是外来的燥热之邪侵犯人体造成的,燥邪伤津液很突出,这类证秋天,尤其是初秋较多;桑菊饮,是风温初起,或者外感风热初起,这类证春天较多,当然,如果在其他季节里出现风热,桑菊饮也可以使用。从临床表现来看,都有咳嗽,但桑菊饮证的咳嗽没有强调咳嗽无痰干咳,或者很少,痰少而黏啊,这个没有,所以桑菊饮的燥象不明显,虽然说作为温热都会伤津,但桑杏汤的伤津要比较突出和严重,桑菊饮强调的是对外发散风热,恢复肺气的宣降,是以宣降肺气为主的,它润肺养阴生津力量较弱;桑杏汤的润肺养阴力量较强,比如沙参、贝母、梨皮,都有较好的润肺作用。所以两个方比较,都有宣降肺气止咳作用,但发散表邪作用桑菊饮强,而润肺力量桑杏汤强。也就是说,肺津缺乏的干燥症状是桑杏汤证比较重,这样在临床选择运用的时候就可以区分开了。在常用的季节上,刚才说了,也有一定的区别。

辨证要点:表证不是太重,干咳无痰,或痰少而黏,右脉数大,这是运用的基本依据。

随证加减:如果外感燥热较重,表现的发热较明显,有寒热现象,表证明显,特别是发热也较重,又不出汗,那就要加重它的发散力量,这个方里虽然有桑叶、淡豆豉、栀子皮,有一定发散力量,但是解表力量都不太强,可加薄荷、荆芥,这一点可以回过来理解当时讲银翘散的时候,荆芥穗是辛而微温的,荆芥也是辛而微温,在辛温解表药当中,它的力量是最平和的,但是它的发散作用就比其他辛凉药要强,所以加薄荷、荆芥能增加发散表邪作用。咽干而痛是说明什么?是说明伤津之后,或者肺气不宣之后,咽喉气机郁滞不通,不通则痛,所以加牛蒡子、桔梗能够清热利咽喉。燥邪很容易伤损血络,造成衄血,秋季感受燥热之邪以后,比如咳嗽都可能痰中带血了,如果燥伤肺络引起鼻衄,加白茅根、旱莲草。如果皮肤干燥,说明初秋的时候燥热较重,燥热较重首先表现出来口干,病人口干舌燥比较严重,甚至于皮肤干燥,那津液损伤程度就较重了,方里可以加芦根、天花粉,芦根既可以清热又可以生津,天花粉也是常用的生津止口渴的药。

使用注意:这类轻宣的方剂,解表的方剂,药量宜轻,《温病条辨》上讲,"轻药不可重用,重用必过病所",用药量大了,它往往超过疾病的需要了,治气分的,量小走表,如果药量大,它偏于走里了,过去我们讲过,包括银花、连翘这些药都是这样,我们说花一类的轻清宣透,都指的用量较小,过去我们强调过,像银翘散虽然银花、连翘各一两量,但整个用量一次才用六钱煎熬了,如果银花、连翘用汤药各用二两,这样一两、二两这样一次用,那是治疮疡肿毒的了。对于桑叶、菊花,这一类的很多都有这个特点,用量大了,药过病所,不一定在表了,往往兼顾到里了。但这个方治燥热之邪在表为主,所以我们要注意用量要轻,不可重用。前面我们也讲过,一个多功效的中药,功效发挥的方向,你在配方的时候要有控制因素,不见得你心里想到用它起什么作用,它就会起什么作用。用量大量、中量、小量,分别是控制它功效发挥方向的一些重要因素。从这个方里,我们也能体会这一点。

361

清燥救肺汤
(《医门法律》)

【组成】桑叶经霜者,去枝梗,净叶三钱(9g)　石膏煅,二钱五分(8g)　甘草一钱(3g)　人参七分(2g)　胡麻仁炒,研,一钱(3g)　真阿胶八分(3g)　麦门冬去心,一钱二分(4g)　杏仁泡,去皮尖,炒黄,七分(2g)　枇杷叶一片,刷去毛,蜜涂,炙黄(3g)

【用法】水一碗,煎六分,频频二三次滚热服。(现代用法:水煎,频频热服。)

【功用】清燥润肺,养阴益气。

【主治】温燥伤肺,气阴两伤证。身热头痛,干咳无痰,气逆而喘,咽喉干燥,鼻燥,心烦口渴,胸满胁痛,舌干少苔,脉虚大而数。

清燥救肺汤也是重点方,它是治疗外感温燥卫分、气分同病,同时气阴两伤的这类证候的一个常用方。这个方出自于《医门法律》,是前面提到在温燥证理论上、实践上贡献很大的医家,清代初期的喻嘉言的方。而且这个方往往也作为他对燥邪、燥证研究的一个代表性的成果。

病机分析:本方治疗温燥伤肺的重证。前面桑杏汤证,温燥之邪较轻,仅仅伤及卫分。而清燥救肺汤证燥邪较重,温燥伤及肺脏,不但伤到卫分,而且伤到气分,这是温燥重证的特点,卫气同病。同时燥邪要伤人的阴液,要伤气,所以温燥重证也是一种气阴两伤证。所以这个方的病机特点是邪实正虚。从证候分析来讲,温燥伤及卫分,有一定的表证,所以头痛身热症状明显。而且由于卫气同病,气分热邪形成,所以身热可以较高,在临床上发热可以有 38℃ 以上,甚至于38.5℃、39℃。温燥伤肺,涉及肺气被燥邪闭郁,肺气失于肃降可以咳嗽,甚至于气逆而喘,肺气上逆严重有咳嗽,同时可以发作气喘。如果气机郁滞,气机不利,可以有胸满、胁痛,这都是温燥伤肺的临床表现。那气阴两伤呢?燥邪伤阴,同时咳嗽也要耗气,所以从正虚角度来看,咽喉干燥,鼻燥,心烦口渴都是燥热引起阴伤的表现。从气逆而喘可以看出也伤气了,而且从舌象、脉象来看,舌干少苔是阴伤,脉虚大而数,虚大是气伤。

这个方证从病机来看是温燥伤肺以后气阴两伤证。所以从证候和前面的桑杏汤比较,从燥邪来讲,这是温燥伤肺的重证,病邪较重。从病位来讲,不仅在卫分为病,而且涉及气分,是卫气同病。从正虚来讲不仅有一定阴液损伤,而且是气阴两伤,这是这个证候的特点。

治法:这个方要清燥热,要润肺养阴和益气相结合,气阴兼顾。当然它还是养阴为主,在扶正方面,同时又兼顾气虚。是气阴双补以养阴为主,因为毕竟是燥热。要清燥热之邪,要卫气兼顾,卫气两清了。

方义分析:这个方里以桑叶为君药,但燥热重证单以桑叶为君行吗?这里首先要说明,桑叶要重用,这是清燥救肺汤的一个特点。针对这种温燥的重证,桑叶重用,它既能够清透,而且清肺力量也较强。

石膏和麦冬这两味药作为臣药。石膏是善于清气分之热的,在这个方里用石膏,体现了针对卫气同病,针对的燥热重证。麦冬养阴生津润肺,也是和石膏经常相配的。比如说在竹叶石膏汤里,石膏、麦冬就是清气分热,养阴生津兼顾结合的基本结构。

佐药分两组,第一组人参、胡麻仁、阿胶。人参在这里补气,和麦冬相配,气阴兼顾,气阴双补,这是很多方里气阴双补的一种基本结构。竹叶石膏汤,后面要讲的麦门冬汤,包括生脉散这些气阴兼顾方都是人参、麦冬同用为基本结构。胡麻仁能够养血润燥,同时还能润肠,润肠通便有助于肺气的肃降下行,肺和大肠相表里。阿胶在这里,一方面可以滋阴养血,针对燥热伤阴;另一方面,燥热之邪很容易灼伤肺络,引起严重的咳血。如果有出血,阿胶还可以止血。佐药的第二组,杏仁和枇杷叶,杏仁、枇杷叶都能化痰止咳,肃降肺气。甘草,一方面它可以调和诸药,作为使药;一方面可以益气和中,保护脾胃,防止石膏这一类寒凉之品伤胃。可以说是佐药兼使药了。

配伍特点：配伍当中,清、宣、润、降四法并用。首先这燥热之邪是外邪,所以它有宣透表邪作用,用大量桑叶加上石膏、麦冬这类可以清卫分、气分热的药物体现出宣和清相结合,清燥热;润是体现这个方里面滋阴润肺为主;降是降肺气,治疗咳喘,枇杷叶、杏仁都是降肺气,又能止咳化痰的常用药物。所以全方宣、清、润、降四法并用,而且气阴双补。

这个方配伍考虑的方面比较多,虽然大剂量桑叶向外宣散,但配有益气之品,能宣散而不耗气。清热的药用了石膏,石膏大辛大寒,但清热又有甘草相配保护脾胃,清热不伤中,中指的是中焦脾胃。这个方里有阿胶、麦冬这一类滋阴养阴的滋腻之品,有一些滋腻的,但因为和这种宣散的桑叶这些同用,就不会过于滋腻,滋润不腻膈。

炮制特点：要注意两点:一个是桑叶在这个方里和在桑杏汤、桑菊饮中用量都不同,它用量较大。为什么呢? 既要它宣透表邪,还要清肺。石膏,原方用煅石膏,喻嘉言认为煅石膏可以有一定收敛特点,认为和大剂量桑叶这样宣透作用的药同用,有一点收敛作用,这是一个相辅相成的用法。当然我们现在用这个方,一般用生石膏更多,生石膏要先煎,用煅石膏反而相对来说少一点。这是原方用量、炮制上的一些特点。

类方比较：清燥救肺汤是治疗温燥重证的一个常用方。在临床使用当中,在初秋季节感冒以发热为主,咳喘为主又有气阴不足明显的,这是很好的一张方子。清燥救肺汤和桑杏汤这两个方都是治疗外燥里面温燥证的常用方,这两个方比较,首先从病邪的轻重程度来看,桑杏汤是治疗温燥初起阶段,温燥程度较轻的一个方。而清燥救肺汤治疗的是温燥重证。从病邪部位来看,按照卫气营血辨证,桑杏汤证基本上是在卫分,在皮毛,在表为主。而清燥救肺汤证是卫气同病,很大一部分病邪已经进入气分,所以这是所不同的。再从燥热之邪伤及人体正气的程度来看,桑杏汤证较轻浅,燥热有一定伤耗肺脏阴液。而清燥救肺汤证,伤阴程度重,而且又有伤气,所以在正虚方面体现出气阴两伤的特点,所以治法方面要气阴双补,气阴兼顾。这是桑杏汤和清燥救肺汤的区别。

辨证要点：身热,发热比较明显,而且比桑杏汤证的发热要高。它也可以干咳无痰,气逆而喘,所以它不是一般的咳,咳比较严重,甚至于可以兼喘。舌红少苔,是阴液不足,脉虚大而数,是气虚,这反映出气阴两伤。

随证加减：这个方有杏仁、枇杷叶降肺气,止咳,平喘。但作为燥热伤津,可以炼液为痰,所以这个清化燥痰的力量不足,如果痰明显,一般燥痰都是黏稠,痰即使多也难以咳出,要加川贝母、瓜蒌清化痰热,因为这两味药都是清热化痰力量较强的。川贝母除了化痰,还能润肺;瓜蒌除了化痰还能宽胸理气,也可以解决针对这种咳喘形成的胸胁疼痛胀闷。如果发烧较高,那要适当加重清热药的用量。因为到气分以后,很容易走向营血分,所以加羚羊角、水牛角这类,它退热力量较快,防止燥热之邪由气分入营分,甚至是血分了。这是临床运用的一般情况。

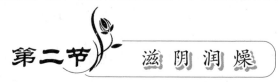

第二节　滋阴润燥

这一节总体的治法叫滋阴润燥。也就是说它针对的是内燥,本质是阴液缺乏,人体失去津液濡润。这种阴液缺乏可以侧重在某个局部,但往往是整体的阴液缺乏。适用病证,可以按三焦来分,从病位辨证的,也可以结合所属脏腑来分。上焦,上燥,多数指肺燥,多数指肺脏的津液缺乏造成的肺燥证;中焦有脾胃,胃为水谷之海,饮入于胃是津液化生的源泉,从本源来说,那中焦津液不足都是胃阴不足;下焦,阴液不足都涉及肾燥,肾脏以及大肠在下焦,所以在辨证方面要结合具体的脏腑,具体的上中下病位来辨证。

增 液 汤

（《温病条辨》）

【组成】玄参一两(30g)　麦冬连心,八钱(24g)　细生地八钱(24g)

【用法】水八杯,煮取三杯,口干则与饮令尽;不便,再作服。(现代用法:水煎服。)

【功用】增液润燥。

【主治】阳明温病,津亏便秘证。大便秘结,口渴,舌干红,脉细数或沉而无力。

增液汤的组成,在历史上很多方里早就运用了。但单独给它起名字,把它升华出来组成一个基础方,是从吴鞠通的《温病条辨》开始的。学习增液汤的意义,我觉得有两个方面:第一,这张方在《温病条辨》上治疗阴液不足造成的便秘,通过该方学习我们可以理解大便秘结治疗的多种方法,尤其是增水行舟这种方法。大便秘结,大家一般比较习惯使用清热通腑的方法,但这种阴液不足,肠道失去濡润造成的大便秘结,中医学上叫无水舟停,肠道里面津液没有了,大便排不出来,就像河道里面没有水了,船就搁浅了。所以加水它自然可以,增水可以行舟,这是很有中医特色的一种治法。第二,这三味药是一种滋阴清热的一个基本结构。这是一张基础方,我们前面学习的很多方,里面都包含有增液汤,在方剂学学习当中掌握这种配伍关系、基本组合是非常重要的。因此,这是学习增液汤的两个意义。

病机分析：在原书《温病条辨》上，它主治证候叫阳明温病，津亏便秘。阳明指胃肠，足阳明胃、手阳明大肠，也就是说温热病邪影响到胃肠，特别是肠道，影响到大肠导致阴液亏损，阴亏液涸，阴液被温热病邪消耗，使大肠失去润泽，导致大便的秘结，这种叫做无水舟停。这种病如果你单用大黄、芒硝这类攻下的话，往往反而泻不下来，因为泻还要通过津液——人体自身的津液，才能通便。如果一味光是苦寒泻下，伤及脾胃阳气，反而可以洞泄寒中，突然伤耗阳气。增液汤证这种津亏便秘，它兼有口干，是津液亏损的一个表现。舌干红，缺乏津液。脉细数，甚至于沉而无力，都是正气不足的象征。

要注意，因热导致秘结当中一定要区分两类情况：有的是属于热实互结为主，整体津液损伤还不是太严重的；有的就是以津亏为主的，无水舟停的，这两类治法上要区分开来，不能误用。但是作为便秘说，当然还要辨证，除了热秘以外还有寒秘，因寒可以造成便秘啊，而且由气滞也可以导致便秘。这都需要辨证，针对辨证的结果，针对性采取一定治法。决不能见到便秘就用苦寒，这在讲泻下剂我们也强调过的。

治法：这个方的功用是增液润燥，以补充阴液为主的，这个方滋阴兼有清热，滋阴力量较强。

方义分析：这个方里重用玄参作君药。玄参在这里有三个作用：第一个它可以养阴增液，玄参咸寒，滋阴增液力量较强，能补充阴液的不足，在这里作为主药；第二个针对了这种阳明温病大便秘结，咸寒之品咸可软坚，玄参还可以软坚，软坚可以增加润下的力量；第三个作用，玄参咸寒，可以泻火散结，也有解毒作用。所以玄参主要体现了滋阴增液，软坚润下，泻火散结这三方面的作用。生地作为臣药，养阴增液润燥作用比较强。用麦冬作为佐药，麦冬主要补脾肺之阴，养阴清热。三味药联用，增液润燥力量很强，是历代医家喜欢运用的、常用的一种滋阴增液的基本结构。我们学过的方里有很多都有这样的结构，学到泻下剂的时候，有个新加黄龙汤，也是《温病条辨》上的，吴鞠通就把这个增液汤装在这个新加黄龙汤里面。温病学派很喜欢用这三个药，清营汤里面也有这三个药，清营汤是温热病邪初入营分，要清营解毒，透热转气，这个方，清营分之热，营分之热要消耗营阴，那要通过滋阴增液，滋阴清热来补充阴液。那玄参、生地、麦冬这三个药，清热滋阴力量较强，配在清营汤里面起到补充营阴的作用。我们后面还要讲到养阴清肺汤、百合固金汤，这些方里面都包含有玄参、生地、麦冬这个增液汤。说明这三个药，是清热滋阴润燥的一个基本组合，是广泛使用的一个基础方。

配伍特点：从原书《温病条辨》主治来看，本方重用而且单纯用这种养阴药来治疗便秘，这是寓泻于补的方法，它起到了泻下大便的目的，但是没有用泻药，所以配伍特点有一种寓泻于补的特点。又有人说本身这三个药都是养阴的,都有补阴的作用,以补药之体作泻药之用,既可以攻实,通下大便,又可防虚,防虚就是说它可以养阴清热,又防止这种热邪继续伤阴。所以总结配伍特点是:寓泻于补,以补药之体作泻药之用,既可攻实,又可防虚。

辨证要点:原书里主要治疗无水舟停,阳明温病损伤阴液所造成的便秘。所以大便秘结,口渴,舌干红,脉细数是使用的基本要点。

随证加减:如果燥邪较重,光用润的方法大便不下,当然还可以加一些大黄、芒硝,增液汤如果加上大黄、芒硝叫增液承气汤。这也是增液汤后面的附方。如果阴虚则阳亢,阴不足以后虚火上炎,这个方也可用于因虚火上炎引起的牙痛。因为其中大剂量运用玄参,玄参能滋阴降火,如果再加上川牛膝引血下行,丹皮散瘀凉血作用,结合起来可以治疗虚火上炎灼伤血络引起的牙痛,甚至于牙龈出血。这个方还可以治疗阴虚而虚火上炎这种类型的慢性咽喉炎、反复发作的口腔溃疡及慢性牙周炎等。这个方作为基础方,还经常在放化疗治疗过程当中配合运用。

麦 门 冬 汤
(《金匮要略》)

【组成】麦门冬七升(42g) 半夏一升(6g) 人参三两(9g) 甘草二两(6g) 粳米三合(3g) 大枣十二枚(4枚)

【用法】上六味,以水一斗二升,煮取六升,温服一升,日三夜一服。(现代用法:水煎服。)

【功用】清养肺胃,降逆下气。

【主治】

1. 虚热肺痿。咳嗽气喘,咽喉不利,咯痰不爽,或咳吐涎沫,口干咽燥,手足心热,舌红少苔,脉虚数。

2. 胃阴不足证。呕吐,纳少,呃逆,口渴咽干,舌红少苔,脉虚数。

麦门冬汤是张仲景的方,是个重点方。

病机分析:在仲景的《金匮要略》里,用麦门冬汤可以治疗虚热肺痿。虚劳肺痿有阳虚、阴虚的不同,这是偏于阴虚引起的虚热造成的这个肺痿。肺痿往往以咳唾涎沫为特点,仲景用这个麦门冬汤是治疗肺阴不足。教材里把这个麦门冬汤的主治归为两条,第二条是胃阴不足导致胃气失和上逆的呕吐、呃逆。这两条从根本来讲都和胃阴不足有一定关系。胃为水谷之海,饮入于胃,是阴液产生的一个来源,如果胃阴不足,土不生金,肺阴得不到接济,可以造成肺阴不足。肺阴不足可以影响到肺的肃降功能,肺肃降障碍可以咳唾涎沫。这里从这个证候分析来看,肺痿这个咳唾涎沫,应该说有两个原因:一个原因首先是虚火灼伤津液,本身肺阴不足,使得肺肃降乏力,一可以引起咳逆上气,二可因肺脏肃降乏力以后,肺不布津而咳唾涎沫;同时阴虚以后可以产生虚热,虚火灼伤津液也可以咳唾涎沫。虚热肺痿,除了咳逆上气咳嗽,咳喘,可以咳唾涎沫,肺痿证本身还伴随咽干口燥,手足心热,舌红少苔,脉细数,反映出肺胃阴虚和一般阴虚证的共同特点。所以第一条虚热肺痿要考虑到虽然病位反映直接在肺,从根本来说是肺胃阴虚。

主治证的第二个方面,胃阴不足引起的呕吐、呃逆。胃为阳土,古人比喻胃是土,土生万物,居于中央。这个土,古人看有高的有低的,高的把它称做敦阜,低的叫卑贱,卑贱的卑加上肉月旁那就是脾了。所以高的地方胃叫阳土,阳土太阳光多,就容易伤阴,阴不足;阴土,脾是阴土,低的,低的容易水湿流去,所以认为阴土喜燥恶湿,喜欢干燥怕水湿,一有水湿,就易湿困脾土;胃相对较高,那太阳多,容易干旱,高的地方的土喜欢津液的润泽,怕燥。这样中焦脾胃,形成一种胃降脾升,胃喜润恶燥,脾喜燥恶湿,又是燥湿相宜,升降协同,形成中焦一个平衡。现在胃阴不足了,那胃气就会不和,不协调,产生胃气不能正常和降下行,反过来胃气上逆,结果呕吐、呃逆或者吃不下东西,纳少。这都是胃阴不足引起的胃气不和。另外胃阴不足以后也可以产生一般的阴虚见症,胃阴不足,口燥咽干,口渴,咽喉干燥,舌红少苔脉细数,和前面肺胃阴虚讲的一样了,都是阴虚的基本表现。所以麦门冬汤的主治写成两条好像很复杂,在张仲景《金匮要略》里,也是从胃阴不足、肺阴不足两个方面来运用的。但是把它病机一整理就比较清楚了。关键是胃阴不足导致的肺胃阴虚了。实际上根本的是胃阴不足,然后可以继发到肺胃阴虚。因此,虽然呕吐、呃逆这种胃气上逆和肺气上逆这个肺痿不同,但病机相同,都涉及肺胃的阴伤,异病同治,都可以用麦门冬汤来治疗。

治法:清养肺胃,降逆下气。清养肺胃,针对了肺胃有阴虚而虚热,降逆下气,针对了肺气上逆和胃气上逆,共同起到降逆下气的作用。

方义分析:麦冬作为君药,在这个方里用量很大,原书用七升,应该说是张仲景用麦冬最大量的方,而且历代医家讨论都认为这个方如果麦冬用量少了,起不到作用。在这里大剂量麦冬既可以养胃阴,又可以补肺阴,肺胃同治。而且胃阴充足以后,培土可以生金。从全方来说,作用于肺胃是以胃为主的,所以全方配伍有一个体现培土生金的特点。

这个方的臣药是人参,补脾胃之气,而且和后面粳米、大枣、甘草相配,是补脾胃的常用组合。麦冬、人参相配,既使气阴兼顾,又以胃为主,兼顾到肺,培土生金。

佐药有两组,第一组是半夏,方义分析当中理解半夏的作用是个重点。第一方面,半夏可以作用于肺是因为它有化痰作用,同时它擅长于降胃气之上逆,和胃降逆,止呕吐,这是常用的。胃气上逆止住了,胃气和降下行也有助于肺气和降下行;第二方面,半夏在这里和麦冬相配,一升半夏,七升麦冬。这类胃阴不足往往气也不足的病人,大剂量养阴药往往容易腻膈。为使全方滋而不腻,有少量的辛温药半夏的话,能够使这些补阴药滋而不腻,这点又是这个方非常被后世称道的地方。少量微辛的辛温的半夏和大剂量的甘寒的麦冬,使麦冬滋而不腻,这是很好的一种配伍组合。喻嘉言非常称赞这种配伍方法,说它这个作用非半夏之功,是擅用半夏之功,这话说得很巧妙。指整个方作用并不单纯是半夏的作用,是擅长于用半夏、麦冬相配以后产生的综合作用。粳米和大枣是佐药的第二组,仲景用粳米养胃生津,化生津液。用大枣可以补脾胃,和人参相配,加上后面的甘草就形成补脾胃安定中焦一个常用组合。甘草在这里还能调和诸药。

这个方里面的人参,现在很多人喜欢把它换为西洋参,因为西洋参偏重于气阴双补,偏一点微寒,所以对这个证候更为适合。

使用注意:肺痿有虚寒、虚热不同的证型,对于虚寒肺痿本质上阳气不足导致津液不化、不布,张仲景用甘草干姜汤这类治疗,不能用麦门冬汤。

养阴清肺汤

(《重楼玉钥》)

【组成】大生地二钱(6g)　麦冬一钱二分(9g)　生甘草五分(3g)　玄参钱半(9g)　贝母去心,八分(5g)　丹皮八分(5g)　薄荷五分(3g)　白芍炒,八分(5g)

【用法】水煎服。一般日服1剂,重证可日服2剂。

【功用】养阴清肺,解毒利咽。

【主治】白喉,阴虚燥热证。喉间起白如腐,不易拭去,并逐渐扩展,病变甚速,咽喉肿痛,初起或发热或不发热,鼻干唇燥,或咳或不咳,呼吸有声,似喘非喘,脉数无力或细数。

病机分析:这个方过去是治疗白喉的一个主方,也是它的特长。白喉曾是烈性甲级传染病,主要表现是喉间起白如腐,咽喉肿痛,鼻干唇燥,咳或不咳,呼吸有声,似喘非喘,脉细数或数而无力。白喉这个病的形成,从病因病机来讲,和内外因素都有关。这类患者本身有阴虚阴液不足的基础,又感受外来的燥气疫毒,燥气疫毒就是外来的传染因素,内外合邪造成了疫毒阻滞在咽喉,喉间起白如腐。既有燥热疫毒又有阴虚的基础,咽喉肿痛。

治法:从症状来看反映出肺系的燥热疫毒,所以养阴清肺汤功用是养阴清肺,利咽解毒。也就是说养阴清肺治其本,还可以利咽散结化痰同时解毒,能够消除疫疠之气。

方义分析:这个方组成主体有我们前面讲的基础方增液汤,生地、玄参、麦冬。在这个方里,这个增液汤起到了滋阴清热的作用,而其中的玄参还能散结解毒。这个方里丹皮、芍药、贝母、薄荷起到辅助作用,丹皮能够清热凉血散瘀,所以有助于散结。芍药益阴养血,增加增液汤滋养阴液的作用。同时芍药、甘草也能缓急,同时能止痛。贝母、薄荷,贝母长于化痰,贝母也能散结,有助于消肿,消除咽喉肿痛;薄荷能够散邪,在这里针对了燥热疫毒之气,增加玄参的解毒作用。而且薄荷的发散,有助于祛邪。甘草在这里调和药性,和芍药相配,也能酸甘化阴,又能缓急止痛,这是配伍的一个大致情况。

临床运用:现在白喉这个病很少见了,但这个方由于它功能清肺养阴、利咽解毒,所以在临床上作为异病同治,急性扁桃体炎、急性咽喉炎属于热毒较重的,又有阴血亏虚的,这种阴虚热毒型,用养阴清肺汤为基础可以治疗。鼻咽癌这类疾病作为阴虚热毒型还是比较多的,特别是一些放疗、化疗以后,人体往往气阴不足,特别是阴伤,放疗、化疗以后也有感受邪毒的特点,所以用这个方养阴清热解毒,对放化疗后的辅助治疗有一定的意义。

百合固金汤
(《慎斋遗书》)

【组成】熟地　生地　当归身各三钱(9g)　白芍(6g)　甘草(3g)各一钱　桔梗(6g)　玄参各八分(3g)　贝母(6g)　麦冬(9g)　百合(12g)各一钱半

【用法】水煎服。

【功用】滋养肺肾,止咳化痰。

【主治】肺肾阴亏,虚火上炎证。咳嗽气喘,痰中带血,咽喉燥痛,头晕目眩,午后潮热,舌红少苔,脉细数。

百合固金汤是治疗肺肾阴虚、虚火上炎证的有名的重点方剂。

病机分析:肺和肾在生理方面有个金水相生的关系,肺为水之上源,肺的宣降布散津液的功能正常,能够源源不断地供给肾脏,而肾脏内含元阴元阳,肾阴对五脏之阴来说,五脏之阴非此不能化,非此不能滋,非肾阴不能滋,肾阴又要作为肺阴接济的一个来源,那这两脏在阴虚方面,在阴液的补充方面,往往相互影响。因此,如果肺阴不足,不能够滋养肾阴,会导致肾阴亏损;如果肾阴不足,不能上养接济肺阴,也会导致肺阴不足。不管上述哪种情况,日久都会导致肺肾同病——肺肾阴虚。

百合固金汤的主治证候是肺肾阴虚,阴虚阴不制阳,导致虚热,那虚热以上炎的形式出现就叫虚火,虚热上炎造成肺失宣降,肺失宣降以后,就会产生肺气上逆的咳喘。虚火上炎要是灼伤肺络,就会导致咽喉的燥痛,还可以出现咳嗽、痰中带血等症。虚火上炎,还可有潮热、盗汗一组基本的虚热表现。至于舌红少苔、脉细数,这是虚热的一般舌脉表现。

治法: 针对这个情况治疗就要滋养肺肾,根据金水相生的理论,滋养肺肾的同时止咳化痰。

方义分析: 君药用百合、生地、熟地这三味药。百合这个药,能入心肺,能够清心,也能够润肺;生地清热凉血养阴,熟地可以滋补肾阴,这三味药组合,体现了肺肾同治,滋养肺肾这种基本结构。臣药是麦冬、玄参。麦冬擅长补养肺胃之阴,玄参能够滋阴,又能够清热泻火散结。在滋养肺肾基础上,针对虚火上炎可以降虚火,增加养阴力量。当归、芍药增加益阴养血的作用,贝母是清肺、润肺、化痰、散结的常用药,桔梗能够宣肺止咳,也能化痰,这都是佐药。甘草用来调和药性,甘草和桔梗相配还能够清利咽喉。

整个百合固金汤是标本兼顾的,也就是说既考虑到滋养肺肾治其本,又考虑到虚火上炎灼津成痰,灼伤肺络,所以用它要降虚火,在滋阴基础上降虚火,化痰散结。

配伍特点: 第一个特点是滋肾保肺,也就是说它是肺肾同治,金水并调的。它是以金水肺肾同治,金水并调来润肺止咳,以润为主。第二个,在滋养肺肾的同时,它兼有凉血止血,宣肺化痰的作用。这样标本兼顾,但以治本为主。

辨证要点: 病位重点主要在肺,所以咳嗽气喘、咽喉燥痛是一个最基本表现。舌红少苔、脉细数是反映阴虚证型阴虚虚火的基本舌脉。

随证加减: 如果痰多色黄,要增加清化痰热的作用。这个方里面虽然有贝母,但是清热化痰力量并不强,所以可以加胆星、黄芩、瓜蒌皮,增加清化痰热的作用。如果咳喘肺气上逆比较严重,那增加杏仁降肺气,五味子敛肺气,或加冬花。如果出血多,咳嗽痰中带血量多要去掉桔梗,桔梗开宣对出血不利,可以增加凉血止血的力量,白及、白茅根、仙鹤草、藕节,甚至于阿胶这些都可以加。百合固金汤也可以跟其他基础方配合使用,我在临床遇到像肺结核阴虚虚火上炎这个类型,咳血量多,色红,那可以和朱丹溪的咳血方合用,用这个方的同时,咳血方是个丸剂,病人可以含化,当然也可以把咳血方结合配伍在百合固金汤里边,这两个方结合使用,效果更好一些。

第十五章
祛 湿 剂

祛湿剂在教材里面是很大的一个章节,因为湿病在人体是很重要的一类疾病。很多疾病与津液的运行、化生、代谢异常有关。所以水湿病变在很多疾病当中,都可以为主发生,或者兼夹发生。

水湿的病变,分类来讲,我们一般都用痰、饮、水、湿四类来归纳它,最基础的是湿。湿一般分类都有湿热、寒湿这类性质的不同。在治法上,要考虑到上中下的三焦,要三焦分消。湿聚可以成痰成饮,饮邪泛滥可以成水,为水气病。作为痰饮的饮,一般分类很多都遵循张仲景分为四类,也就是说它分为悬饮、溢饮、支饮、痰饮这四类,这个饮邪是指湿聚成饮停留在某一个局部。有些方,比如我们前面讲的十枣汤,可以治疗悬饮,小青龙汤是表里同治,对内来说它也可以治疗寒饮内停。这章的痰饮水湿,水饮方面的病的治疗方剂相对多一点。除了我们说湿和饮之外,痰一般分为五类,寒痰、热痰、燥痰、湿痰、风痰。作为痰来讲,我们有祛痰剂,专门讨论这个五类痰,那是在后面讲。所以这个祛湿剂主要讨论的是湿邪为病以及一部分治疗痰饮的方,以及治疗水肿病、水气病的方。水一般分为阴水、阳水两类,我们这个祛湿剂里治水往往以阴水为主,特别在温化寒湿这一节里边。

从祛湿剂的定义来讲,凡以祛湿药为主组成具有化湿利水、通淋泄浊等作用,能治疗水湿病证的方剂,统称为祛湿剂,这是笼统的一个提法。因为治疗水湿的病变,一般来说都考虑三焦分消,都给水湿以出路。在治法方面,在上焦宜开宣,上焦要开宣,开宣肺气,气行则湿行,气行则湿化;中焦一般用苦燥或者芳化,苦燥指的苦温燥湿,或者苦寒也有燥湿作用。苦温针对偏于寒湿;苦寒针对湿热,清热燥湿;中焦苦燥,芳香可以化湿,所以中焦治法里也有用像白蔻、藿香、菖蒲这些带有芳香特点的药,芳香化湿;下焦一般排出水湿,用淡渗利湿,利水作用的药。因此上焦开宣、中焦芳化湿邪以及燥湿,下焦淡渗,就构成了三焦分消治疗水湿的大的角度的基本治法。

对于湿邪为病,在辨证当中,要首先分清外湿、内湿,因为湿的产生有内外两种因素,一类比如说久处湿地,环境潮湿,或者涉水淋雨,过河涉水或者淋雨感受外湿,这类都是属于湿从外来的范围。内湿呢?由于湿邪是要靠脾胃的运化,不是说人体吃下去的水,那就是有用的津液,是要靠脾胃的运化才能转化为津液输布全身,如果脾胃运化功能障碍,脾失健运水液就会转化,就会形成水湿。由于水湿的形成有外湿、内湿两类,外湿我们要祛、要散,内湿要消,也就是说既要通过芳化苦燥淡渗祛除水湿,更重要的是恢复脾胃的运化功能。所以治湿的方法还要结合具体的部位、具体的脏腑,以及根据它兼夹的因素来具体决定。

我们在学到《中医基础理论》的时候,谈到湿邪最容易阻滞人体气机,所以在配伍用药的时候,都配理气之品使气机通畅,气行则湿化,有助于祛湿。使用祛湿剂的时候,要考虑到祛湿剂有很多是由芳化苦燥之品组成,容易耗伤阴津,所以如果阴虚津液亏损、阴虚体质,或者病后体虚的人以及孕妇等使用祛湿剂要慎用,或者两相兼顾。比如阴虚夹湿证这个类型还是比较多的,所以两方面既要照顾到阴液,又要考虑到消除水湿病邪,这两者兼顾。所以整个湿病治法应该说是比较复杂的。

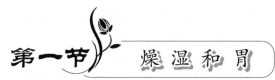

第一节 燥湿和胃

湿气归脾,通过脾运化水湿,燥湿和胃剂这一节的方剂主要适应病证是湿浊内阻脾胃不和。也就是以内湿为主,湿浊阻滞在中焦,造成脾胃不和引起升降失常,所以配伍的药物以苦燥芳化之品为主。前面讲到了结合行气健脾,而且由于我们说湿虽然是来源于内外两类,外湿、内湿,往往内外之湿相互影响。由内湿的病变,脾胃运化功能障碍产生内湿,内湿往往可以招致外湿。这类病人外面气温稍有变化,往往内外合邪,可以出现周身酸楚疼痛这些外湿的表现。外湿侵犯人体,也可以影响到内在的运化水湿功能,也可以产生内湿。比如说感受外湿之后,头昏、头痛、头重、肢体酸楚,这种情况往往脾胃运化功能受影响,可以产生纳呆、苔腻、胀闷,内外相互影响。所以我们配伍行气来帮助化湿、健脾来运湿的同时,要考虑如果兼有表湿,还要及时配合解表药。

平 胃 散
《简要济众方》

【组成】苍术去黑皮,捣为粗末,炒黄色 四两(120g)　厚朴去粗皮,涂生姜汁,炙令香熟 三两(90g)　陈橘皮洗令净,焙干 二两(60g)　甘草炙黄 一两(30g)

【用法】上为散,每服二钱(6g),水一中盏,加生姜二片,大枣二枚,同煎至六分,去滓,食前温服。(现代用法:共为细末,每服4~6g,姜枣煎汤送下,或做汤剂,水煎服,用量按原方比例酌减。)

【功用】燥湿运脾,行气和胃。

【主治】湿滞脾胃证。脘腹胀满,不思饮食,口淡无味,恶心呕吐,嗳气吞酸,肢体沉重,怠惰嗜卧,常多自利,舌苔白腻而厚,脉缓。

平胃散是一个基础方,主要治疗湿滞脾胃证,这个方出处,历代说是《太平惠民和剂局方》。但是近年来大家比较确定,在《太平惠民和剂局方》之前,在《简要济众方》里面就有平胃散这个组成。但由于《太平惠民和剂局方》的影响较大,是宋代相当于政府颁布的一个成药典,很多教材就没有改过来。平胃散以燥湿为主,兼以和胃,是基础方,后世常常用这个基本的组合,放到其他的常用方里边,起到燥湿和胃,祛除湿邪,恢复气机升降的作用。

病机分析:这个方的名称为什么叫平胃散?平胃说明胃不平,怎么不平呢?这里要注意,这里所说的胃,是一个理解的难点,这里所说的胃我认为它是以胃概脾,也就是包括了脾胃,特别还指的是脾。因为中医历来运用名词有一词多义,有广义、狭义的不同。比如胃这个字,有的时候运用胃,说胃失和降,胃主受纳,那就是指的我们吃下来,吃东西以后腐熟水谷,受纳腐熟水谷的具体的胃,那是最狭义的一个胃。如果说胃痛,就是具体的胃。但有些情况下中医又用胃来概括脾胃,比如说病人消化很正常,说他胃气不错,这里所说的胃不仅指装东西这个胃,也包括了脾,包括了整个消化功能的概括。这个时候以胃可以概脾,以脾也可以概胃。我们经常讲中医五脏系统肝心脾肺肾,这个时候的脾包括脾,运化的脾和受纳的胃,包括消化道都概括在脾这个大系统里边。胃也是这样,比较广义的胃是概括了消化系统。而胃最广义的,有的时候还可以用来反映人体的生机活力。比如说摸脉,脉来从容和缓,我们说这是有胃气,这个时候的胃气不是指的消化系统,也不是指的具体的胃,而是指的整个有生机活力,有胃气则生,无胃气则死。面色明润含蓄,有胃气,如果真脏色出来了,就没有胃气。这时候的胃是一种极广义的概括人体生机活力的概念。在这里平胃散的胃,实际上就是整个消化系统的意思。既称之为平胃,说明不平,怎么不平呢?过去古人举例子,把脾和胃比喻为土,土生万物,高的地方叫敦阜,就是胃,低的地方叫卑贱,就是脾,平胃散是说脾不平,不平是高了还是低了?实际上是脾低了,相对胃高了,所以水往低处流。意思是脾运化功能差了,水湿就容易困脾,所以平胃散的名称实际上是指提高脾的运化能力,来消除水湿。因为消除水湿有助于提高脾的运化能力,提高脾的运化能力又有助于消除水湿,这是相互影响的。脾主运湿,可是湿气归脾,湿邪又能困脾。所以在这个基础方里,体现出除湿而运脾的相互结合。

湿滞脾胃证的病机主要是脾失健运,或者湿困脾,脾健运作用减弱,或者脾

373

失健运以后产生湿邪。那脾失健运可以不思饮食,口淡无味。脾失健运,水湿阻滞在脾胃以后,首先引起中焦气机升降的失常。胃气不降,胃气上逆,就呕吐;脾不升清,就会泄泻,嗳气、吞酸。湿邪阻滞气机,又可以导致脘腹胀满。水湿容易伤阳气,湿邪阻滞清阳,可以表现出人没有精神,怠惰嗜卧,肢体有沉重感。舌苔白腻而厚,白腻反映出有寒湿的特点,有脾不运化,产生湿的特点,脉缓是反映脾的运化乏力,这是平胃散的主治证候分析。

治法:平胃散主治证候是湿邪阻滞脾胃,引起脾胃的气机升降失常。针对性的治法是燥湿运脾,恢复脾胃的运化,通过燥湿解除湿邪的困滞。我们讲到概述时提到过,除湿药和行气药往往要相互配合,所以在治法当中也结合行气来和胃,恢复脾胃的正常升降。

方义分析:平胃散里边用苍术作君药,苍术有较强的燥湿作用,能运脾燥湿,既能燥内湿,也有辛温发汗作用,也有祛除表湿的作用。用厚朴作臣药,厚朴是苦温药,苦温可以燥湿,厚朴又带一定芳香特点,也能化湿。君药、臣药相配合,苍术、厚朴结合是燥湿运脾的一个常用组合。陈皮作为佐药。陈皮善于疏理气机,理气又能化湿。到明清以后,很多方剂的配伍当中,都很喜欢加陈皮,陈皮比较平和,而且理气对升降补泻来讲,是一个多向协助作用,很多补泻升降方里都喜欢配陈皮。比如四君子汤是益气健脾的基础方,在五味异功散里就配了陈皮,有助于增强它的益气健脾作用;用在泻的方里边,后面要讲到的如消导剂,消食的方里往往也配陈皮,理气化湿,有增加消食药消导的力量;在升举的方里面,比如补中益气汤,治疗气虚清阳下陷,也配陈皮;从降气的方来讲,比如苏子降气汤,苏子降气汤的作用主要是降肺气上逆治疗咳喘,但配陈皮也助于气机下行。所以陈皮的作用在升降方面,就像是要在地上打一根桩桩向下,垂直的直接往下,打起来很费劲,往下打一下,摇一摇,打一下,摇一摇,就容易下去,或者要把一根地下钉的木桩拔起来,完全垂直向上拔,很费力气,拔一拔,摇一摇,再拔一拔,摇一摇,它就容易出来。陈皮起的作用,就是疏理气机,摇一摇的这个作用。所以别小看这个药物,配在其中,对疏理气机,不管帮助运脾还是化湿,都是很重要的。甘草是使药,可以有补脾作用,也可以调和诸药。整个方配伍药味不多,配伍很精当,成为燥湿运脾,治疗湿困脾胃的基础方,后世的很多方剂,都运用这些基本结构。

辨证要点:脘腹胀满、舌苔厚腻,是指的湿邪阻滞的部位是中焦,湿阻气机以后,脘腹胀满,是平胃散证中往往出现的。脾不健运,湿邪阻滞,舌苔厚腻反映出湿浊阻滞的特点。

随证加减:作为湿,要区别是寒湿还是湿热。水湿郁滞,可以化热,如果阳气不足,多产生寒湿,性质不同治法也不同。如果属于湿热,一般舌苔是黄腻的,加黄芩、黄连,和平胃散相结合,这样就侧重在清热燥湿,针对中焦的湿热;如果属于寒湿,阳气不足不能温化,加干姜温脾胃阳气,草豆蔻也能燥湿,同时有温中作用;如果水湿产生,同时兼有饮食积滞,可以加重湿阻中焦,这样要配合山楂、神曲、麦芽这些消食药同时使用,体现标本兼顾;如果气滞比较严重,本方只有厚朴、陈皮行气、理气不够,可加木香、砂仁增加行气和胃作用。平胃散证当中,胃失和降,胃气上逆的呕吐,脾不运湿以后的泄泻,是常见的。如果偏重在呕吐,胃气上逆,可以加藿香、半夏,那加藿香、半夏这个方就是不换金正气散,增加化湿和胃止呕的作用;泄泻比较重的话,增加茯苓、泽泻以渗湿止泻,能利小便以实大便。

使用注意:如果阴虚气郁的,或者脾虚比较明显的,不能用本方,或者不能单独使用,因为毕竟本方比较温燥。

【附方】

不换金正气散(《易简方》) 藿香 厚朴 苍术 陈皮 半夏 甘草各等分(各10g) 上为散,每服四钱(12g),水一盏,加生姜三片,煎至六分,去滓热服。功用:解表化湿,和胃止呕。主治:湿浊内停,兼有表寒证。呕吐腹胀,恶寒发热,或霍乱吐泻,或不服水土,舌苔白腻等。

不换金正气散从组成看就是平胃散加藿香和半夏。藿香对外有辛温发表作用,可以祛外在的风寒湿邪,对内有化湿和中作用,兼祛表里之湿;半夏擅长于燥湿化痰,擅长于和胃降逆。所以这两味药加进去以后,整个这个方起到了一定的变化,比如第一个变化,因为有藿香,所以增加了解表化湿的力量,可以用于兼有表证。第二个变化,因为增加了和胃止呕的作用,全方功用就是解表化湿,和胃止呕。主治仍然是湿困脾胃,但是此方还兼有表寒证,临床表现为呕吐、泄泻,升降失常,呕吐更突出。恶寒发热是兼表证的现象。霍乱吐泻,不服水土。霍乱是中医的霍乱名称,不是现代医学的霍乱名称,是吐泻交作,也可以用不换金正气散作为一个基本方剂;不服水土,很多都产生胃肠道的反应,产生升降失常,所以也可以这个方加减使用。

藿香正气散

(《太平惠民和剂局方》)

【组成】大腹皮 白芷 紫苏 茯苓去皮 各一两(30g) 半夏曲 白术 陈皮去白 厚朴去粗皮,姜汁炙 苦桔梗各二两(各60g) 藿香去土,三两(90g) 甘草炙,二两半(75g)

375

【用法】上为细末,每服二钱(6g),水一盏,姜三片,枣一枚,同煎至七分,热服,如欲出汗,衣被盖,再煎并服。(现代用法:散剂,每服 9g,生姜、大枣煎汤送服;或做汤剂,加生姜、大枣,水煎服,用量按原方比例酌定。)

【功用】解表化湿,理气和中。

【主治】外感风寒,内伤湿滞证。恶寒发热,头痛,胸膈满闷,脘腹疼痛,恶心呕吐,肠鸣泄泻,舌苔白腻,以及山岚瘴疟等。

这是一个很有名的常用方,这个方出自宋代《太平惠民和剂局方》,这张方里套的有平胃散,不过由于它以治内为主,把苍术改为白术。里面还套着二陈汤:半夏、陈皮、茯苓、甘草,所以藿香正气散是一张复合方剂,也就是说运用前人和在同时代的一些成果组合成的方。在现代藿香正气散应用很广,也有现代新剂型的成药,包括藿香正气水、藿香正气液,也有传统的藿香正气丸。

病机分析:藿香正气散的主治证候,是一种表里同病,它体现了一种表里同治。对外来讲,是外感风寒;对内,内伤湿滞的本质,有类似于平胃散湿滞脾胃、脾不运化的这个特点。我们分开看,外感风寒的表现,还是一种外感风寒表实证,所以恶寒发热、头身疼痛、无汗。那风寒表实证,由于性质是风寒,恶寒发热,一般来讲,初起是恶寒重,发热轻的,头痛可以头身酸楚,沉重的头痛,那为什么这样呢? 由于有内伤湿滞,跟一般风寒就有一定差别,我们说过内湿可以引动外湿,内外相互影响,内在湿重的人感受风寒的时候,可以由外来之邪引动内湿,产生这种表湿症状,这是常见的。所以本方的一组表证,恶寒发热无汗加头身酸楚疼痛,或者头沉重疼痛,有点类似于解表剂讲过的九味羌活汤证的特点。只不过藿香正气散全方表里同治,侧重是治疗内伤湿滞,所以在内伤湿滞方面用的药比重较大。内伤湿滞,内主要指的脾胃,湿阻脾胃,造成升降失常,脾的升清,胃的降浊,气机升降失常,就可以造成或者恶心呕吐,或者肠鸣泄泻。湿阻滞气机以后,从胸膈到胃脘都可以胀满作闷,严重的气机阻滞不通,不通则痛,还可以脘腹疼痛。从脉象来讲,如果表证很明显,表里同病,恶寒发热头痛这些明显,可以出现浮脉。那舌苔呢? 苔白腻,反映出内湿,这是藿香正气散主治证候分析的一个大体情况,体现出一种表里同病,外来是风寒之邪,内伤湿滞,湿邪阻滞中焦、升降失常,这是本方的病机。

治法:针对这个病机,我们对外要采取辛温解表方法,发散风寒;对内要采取化湿、燥湿结合,治湿要理气,所以要行气,恢复中焦升降叫和中,所以本方的功用是解表化湿,理气和中。但要说明,本方主治是以治里为主的,但临床使用的时候,表证明显不明显,实际上现在都可以使用,关键在个别药味上作一些调整。

方义分析:君药是藿香,藿香本身就表里同治的,偏于辛温,有芳香特点,辛温可以解表,芳香可以化湿,力量较强,所以表里同治。我们教材上臣药是健脾理气和胃的药,把它放在臣药的地位,然后其他地位次一点的放在佐药的地位上,但我们这里讲另一种结构,大家可能更好理解一点。把藿香看做君药,它带领的两支人马,要解决表里两方面的问题。表是风寒,有白芷和苏叶来增强藿香的解表作用,苏叶有辛温发散作用,对内也有理气作用,白芷可以辛温解表、辛温发散,同时还能止头痛,所以苏叶、白芷在这个方里,增强藿香的解表作用,针对表邪、针对表寒。在这个基础上,另一队人马,相当于要解除体内的湿邪,解除体内湿邪,达到化湿理气和中作用,除了直接祛湿之外,这个组合里边要考虑到水湿治法当中三焦气机的通畅,桔梗可以开宣肺气,治上;大腹皮可以行气利水,治下,给水邪以出路;作为中焦的作用来说,这里就配了一个平胃散和二陈汤,白术、陈皮、厚朴和后面的甘草这四味药,相当于平胃散里边把苍术换成白术,可以起到健脾除湿作用,方里的半夏、陈皮、茯苓和后面甘草就是祛痰的基础方二陈汤,起到燥湿化痰、和胃降逆作用,就是治疗湿痰。上面说这两个基础方作用的部位主要是中焦,再配合前面讲的,上面桔梗的开宣,下面大腹皮的降气利水治下,实际上,上中下三焦结合,上中下三焦分消,治内湿力量很强,而且由于用了白术、茯苓这一些药,又起到了一种标本兼顾的作用。怎么说呢?内湿产生跟脾不运化有关,白术擅长健脾燥湿,茯苓擅长健脾渗湿,和甘草相配以后,可以起到健脾益气除湿的作用,所以全方按这个配伍结构理解它,既体现出标本兼顾、表里同治,又体现出三焦分消的特点,三焦都兼顾到了,同时在除湿基础上,行气力量也较大。整个藿香正气散治内湿方面的用药比较多,表里同治,治内是为主的,当然我们在临床使用的时候,可以表里两组药,灵活运用。

辨证要点:恶寒发热是表证,因为藿香正气散的原书主治它表里同病,所以典型的兼有表证,外感风寒证,呕吐泄泻是这个方主治常用的方面,脾胃不和,是湿阻中焦造成。那怎么知道湿阻中焦,湿重呢?舌苔白腻可作为一个基本的依据。

随证加减:藿香正气散是常用方,当然如果用成药就不好加减了,现在很多藿香正气散的水剂、胶囊剂、丸剂等,用得极为普遍,疗效都不错的。当然,如果开汤剂,适应性、针对性更强一点。如果说表寒重,有些重感冒,外感风寒比较重的,这个方里唯恐藿香、苏叶、白芷它这个解表力量尚欠不足,还可以加香薷,香薷也表里同治,对外可以发散风寒,对内可以化湿和中,增强藿香的解表力量。气滞脘腹胀痛,是说它湿邪阻滞气机如果比较突出,气滞之后不通则痛,胀、痛加木香、元胡,擅长于行气止痛,行气有助于化湿,同时直接有止痛作用。

藿香正气散历来的变化方剂很多,温病学派在藿香正气散的基础上,针对湿热,一部分方也结合寒湿,形成了一个系列加减方,五加减正气散。这个在温病学的教学当中是要重点讨论的,所以在我们基础课《方剂学》里边不作讨论了。

使用注意:湿邪为病,我们前面讲到,要分湿热、寒湿。藿香正气散主治的这个类证,因为外有风寒,里又湿邪阻滞脾胃气机,升降失常的吐泻,这个是常用方,本质上还属于偏寒,全方偏温,针对偏于寒湿的。如果是湿热霍乱之泄泻,也就是说吐泻由湿热造成的,此方就不宜使用。

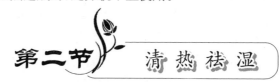

第二节　清热祛湿

清热祛湿,这个治法适用于湿热证。湿热的来源,可以有多个方面,一个外来气候因素,比如夏天,特别是长夏,是多雨季节,外来湿热,容易使邪气从外而入,湿热外感;另外可以内生湿浊,阳热偏盛之体,可以湿热互结形成湿热证,为湿热内盛或湿热内蕴;另外有些湿邪郁遏也可以化热,所以湿热由外、由内,都可以产生。在病证里边,整个湿热证候一般大体上可以分为三个大类:一个是湿热在表,湿热外来,外感,在表;第二个湿热内蕴,或者湿热内盛,往往是以中焦为病变中心,湿热归脾,以中焦湿热为基础,湿热阻滞中焦,可以熏蒸四旁,引起全身的其他部位的湿热反应;另外作为下部来讲,临床常见湿热下注,造成下部的湿热证候。按病证归类来说,以体表偏上的湿热,外邪引起居多,为湿温病初起;对内,"大凡有湿热发生,脾胃首当其中",湿热往往以脾胃为病变中心,即使外来湿热形成了,往往也影响脾胃,造成湿热内蕴、湿热内盛;在下部,以湿热下注为主要表现。这是湿热证的一些病位特点。

治疗湿热的用药,以清热利湿为主,"治湿邪利小便"是很重要的一个治法,有的说"治湿不利其小便,非其治也"。治湿,不管是湿热、寒湿,利水是给邪出路的方法,当然祛湿,"气行则湿行,气行则湿化"。治湿热很重要的就是宣畅,就是畅通上中下三焦的气机,又要结合理气药;另外湿邪阻滞,如果和有形实邪阻滞呢?特别因为往往影响中焦为病变中心,影响胃肠道,所以和有形实邪阻滞,还可以结合寒下方法,泻下湿热积滞,也是一个祛除湿热的常用治法;另外在有湿热的情况下,可以伤人的正气,热邪伤阴,湿热可以化燥,所以也应该结合补益药,或健脾,或者补益阴血,都是常用的配伍。有一部分方剂像连朴饮、二妙散,这些是以清热燥湿药为主的。治湿热总体是两类——清热利湿、清热燥湿,都是常用的、为主的方法,但是用得更多的是清热利湿。

湿热病非常复杂,在临床辨证方面也比较麻烦,这是由湿热的病性决定的。

比如湿在中医分类里,病邪分类中,湿是阴邪,热是阳邪,所以阴阳两种病邪结合在一起,湿热交结一起是非常多的,有的交结难解,形容它如油入面,油和面搅和在一起怎么分得清?在辨证当中,就产生阴阳两种病邪交结在一起,难以确认的状况。所以初学方的运用和主治的时候,在临床就很难理解,不像单纯的寒证、热证那样比较好认,热证发热就是发热,寒证恶寒就是恶寒,热证发热汗出汗多,或者热实互结,大便秘结;或者协热下痢泄泻。湿热证,有个特点,往往出现一些矛盾症状,我有时候打个比方,就说它有点阴阳怪气,怎么叫阴阳怪气呢?湿为阴邪,热为阳邪,阴阳两种病邪交结在一起。你说像阳邪,又不全像;像阴邪,也不典型。比如举几个常见的湿热症状。湿热,热证要发烧,要发热,但一学到湿热症状,主治描述经常就有身热不扬,体温不高,透不出来,病人觉得热,一量体温,并不很高,而稍稍有点热。比如出汗,热证要出汗,热迫津液外泄要出汗,但是湿热出汗,汗出后面要加两个字,往往"不畅",想出汗,又出不透,很难受,因为夏天是闷热、湿热的季节,人就有要出汗出不透,汗出不畅,正常情况下都有,在病理状况下,往往出汗,汗出不畅,甚至于出汗不是全身,"但头汗出",说出汗,病人他说,我只是头上一阵出来,过了下午就不出了,这是湿热的矛盾的特点。泄泻,湿热下注可以造成泄泻,而且湿热是痢疾当中发病率较高的一种致病因素,湿热痢疾比其他痢疾要多,湿热引起泄泻,往往泻而不爽,虽然泻,但是伴随里急后重这些气机阻滞的特点,热伤津液,人要口干,但是后面有一句,"不欲饮",口干不想喝水,又是矛盾的,所以我们归纳,比如身热不扬,汗出不畅,泻而不爽,口干不欲饮,这些表现都是湿热阴阳两种对立的病性的,对立病性这个病邪交结在一起产生的一种矛盾状况,这就造成了在临床辨证的时候有一定的难度。但是湿热为病,产生影响的病种是很多的。所以在《温病学》当中,专门有湿温,像薛生白的《湿热病篇》,专门研究湿热病的治疗,在这个方面积累了丰富的经验。

379

茵 陈 蒿 汤
(《伤寒论》)

【组成】茵陈六两(18g)　栀子十四枚(12g)　大黄二两去皮(6g)

【用法】上三味,以水一斗二升,先煮茵陈,减六升,内二味,煮取三升,去滓,分三服。(现代用法:水煎服。)

【功用】清热利湿退黄。

【主治】湿热黄疸。一身面目俱黄,黄色鲜明,发热,无汗或但头汗出,口渴欲饮,恶心呕吐,腹微满,小便短赤,大便不爽或秘结,舌红苔黄腻,脉沉数或滑数有力。

茵陈蒿汤是个名方,是《伤寒论》上的方,它的主治说起来非常简单,湿热黄疸,就四个字,从一千八百多年前的《伤寒论》到现在,作为湿热黄疸,湿和热并重的黄疸,这个方一直作为首选方剂,疗效是确定的,但这个方我们要注意它的性质,它是基础方,张仲景有很多基础方,通过基础方的学习,告诉你一些治法用药的一些特点,所以它是治疗湿热黄疸的基础方。

病机分析:治疗黄疸,首先黄疸要分阴黄和阳黄。以湿热为主的,一般称为阳黄;寒湿为主称为阴黄。寒湿往往阳气不足,不能温化,水湿郁滞,又发黄;湿热就是湿热熏蒸肝胆,胆汁外溢发黄。茵陈蒿汤主治的湿热黄疸,首先从湿和热的比较来讲,我们把它叫湿热并重,这点要注意。因为治疗湿热证,首先要分清湿和热的多少,有湿重于热的,有热重于湿的,有湿热并重的,作为黄疸也要区分。茵陈蒿汤治疗湿热黄疸,湿热怎么会发生黄疸? 外邪入里化热,邪正相争要化热,加上本身脾胃就有湿浊的基础,比如脾胃运化能力差,或者水湿滞体,脾胃湿多本身内阻,湿不得下泄,湿没有出路。外邪入里化热,热又不能外达,这样湿热就会交蒸,交蒸在哪里呢? 交蒸在中焦。湿热,特别内在的湿热都是以脾胃为病变中心的,湿热交蒸就要熏蒸四旁,熏蒸肝胆使胆汁外溢,胆汁正常的疏泄发生障碍,外溢肌肤,就成发黄,这是湿热熏蒸肝胆使胆汁外溢发黄,是茵陈蒿汤证黄疸形成的基本机理。当然这里就涉及外邪入里化热,和脾胃湿多内阻,内外两种因素的结合的成因问题。外邪入里化热,热不及时的外透,湿浊阻滞时又不能够及时的排泄,所以湿热交蒸,形成了熏蒸肝胆。湿热交蒸熏蒸肝胆,除了胆汁外溢发黄,形成黄疸之外,还可以伴随一系列的湿热表现。湿热很炽盛可以发热;如果热邪较重伤津,可以口渴欲饮;如果说湿热熏蒸没有向体表熏蒸,这个时候外邪还没完全入里,可以无汗;即使湿热熏蒸出汗,往往但头汗出,一般上部、头部出汗为主,不会全身出汗;湿热阻滞气机,使中焦气机升降失常,也可以恶心呕吐,这里我们提到湿热引起的呕吐;腹部微微胀满,也是湿邪阻滞气机所造成的;大便不爽,或者秘结,都是中焦湿热阻滞在胃肠,如果和胃肠糟粕相结合,就会造成大便秘结,阻滞气机,气机不利,大便不爽;小便短赤,中焦湿热下注,影响膀胱气化可以造成小便短赤;一般舌象、湿热舌苔都为黄腻,脉来沉数,或者滑数,因为是湿热并重的,所以沉数、滑数反映出热象明显。这是湿热黄疸比较典型的一些表现。

治法:因为黄疸形成是湿热在中焦熏蒸肝胆,所以要清热利湿退黄。

方义分析:茵陈长期以来已经成为治黄疸的首选药物,可以说不管是湿热黄疸、寒湿黄疸,都可以用茵陈,茵陈有较好的利胆退黄作用,在这个方里,茵陈可以清热利湿。茵陈还有疏肝作用，疏肝有助于利胆，同时茵陈清热利湿，有助于消除引起黄疸湿热病因，给湿热以出路，从小便排出。所以茵陈在这个方里作君药，它的作用有两方面，一个针对致病之因，清热利湿，一个是疏肝有助于利胆。臣药栀子，栀子苦寒，能够清热泻火，同时它也有利胆退黄作用，特别是栀子有利水作用，能够增强茵陈的清利湿热作用，使湿热从小便排出，这是给湿热增加出路。佐药是大黄，大黄是多功效的，大黄可以泄下热结，可以活血化瘀，可以凉血，能够清热解毒，也能利胆退黄，大黄本身就有利胆退黄作用，同时在这个方里，大黄利用它的清热通腑力量，可以使湿热从肠道排出，大黄、栀子相配以后，可以使湿热之邪从大小便排出，增加出路。所以这个方的构思，是从多方面的祛除湿热之邪的，而且三味药都是寒凉性质的，都具有较强的清热利胆退黄作用，因此，就成为治疗湿热黄疸的一张很有名的基础方。后世有很多治黄疸的方剂都以这个方作为基础，使用很广泛。

配伍特点：利湿和泄热并进，也就是说它除湿的力量、清热的力量都较强，这是本方第一个特点，因为它针对了湿热并重，利湿与泄热并进，栀子、茵陈、大黄三个药都能清热，都能起到利胆退黄作用，泄热与利湿并进。其二，为了祛除湿热之邪，它采取通利二便，前后分消，也就是说使湿热从大小便排出，增加湿热的出路。

辨证要点：湿热黄疸是阳黄证，教材主治里写的一身面目俱黄，黄色鲜明。历来古代比喻，"黄色鲜明如橘汁色"，阳黄证，比较明亮；阴黄证，黄而晦黯。怎么知道是阳黄、是湿热呢？舌苔黄腻，脉沉数，或者滑数有力，以实证为主，这是基本的舌脉依据。

随证加减：茵陈蒿汤证属于湿热黄疸，前面我们谈到湿热往往要考虑它的湿热偏重，是湿重于热，还是热重于湿。茵陈蒿汤是个基础方，主治证候是典型的湿热并重。如果遇到湿热有偏重，比如湿重于热要增加利湿力量，加茯苓、泽泻、猪苓这一类淡渗利湿之品；如果属于热重于湿，热象较重，可以加黄柏、龙胆草；如果由于湿热阻滞肝经，胁痛明显的加柴胡、川楝子，这是运用加减的一般方法。

【附方】

1. 栀子柏皮汤（《伤寒论》）　栀子十五枚（10g）　甘草一两，炙（3g）　黄柏二两（6g）　上三味，以水四升，煮取一升半，去滓，分温再服。功用：清热利湿。主治：黄疸，热重于湿证。身热，发黄，心烦懊憹，口渴，苔黄。

栀子柏皮汤是由栀子、黄柏、甘草三味药组成，也是张仲景《伤寒论》的方。栀子柏皮汤里面黄柏和栀子联用，也就是清热力量增强了。由于没有用茵陈，所以它的利湿力量相对减弱,所以本方用于阳黄证的热重于湿证。阳黄证热重于湿表现在发热、黄疸、发黄,同时心烦懊侬比较突出,配栀子可以清热除烦;口渴明显,苔黄,和茵陈蒿汤相比,栀子柏皮汤是用于湿热黄疸里面热偏重的类型,也是个基础方。

2. 茵陈四逆汤(《伤寒微旨论》) 甘草 茵陈各二两(各6g) 干姜一两半(4.5g) 附子一个,破八片(6g) 功用:温里助阳,利湿退黄。主治:阴黄。黄色晦黯,皮肤冷,背恶寒,手足不温,身体沉重,神倦食少,口不渴或渴喜热饮,大便稀溏,舌淡苔白,脉紧细或沉细无力。

茵陈四逆汤是治疗阴黄证的。阴黄证的特点:黄色比较晦黯,有的说晦黯如烟熏,有一组阳气不足的寒象。比如四肢不温,手足冷,皮肤冷,背恶寒,这种寒湿可以引起身体沉重,神倦食少。由于是阴黄证偏于寒湿,所以口不渴,或者由于津液不能布散,虽然口渴但不喜欢冷饮,喜欢热饮,可以伴随大便稀溏,一般舌淡苔白,脉沉细。所以伴随一组阳虚水湿不化的表现。茵陈四逆汤也是一个治疗黄疸的基础方。

八 正 散
(《太平惠民和剂局方》)

【组成】车前子 瞿麦 萹蓄 滑石 山栀子仁 甘草炙 木通 大黄面裹煨,去面,切,焙,各一斤(各500g)

【用法】上为散,每服二钱(6g),水一盏,入灯心,煎至七分,去滓,温服,食后临卧。小儿量力少少与之。(现代用法:散剂,每服6~10g,灯心煎汤送服;汤剂,加灯心,水煎服,用量根据病情酌定。)

【功用】清热泻火,利水通淋。

【主治】湿热淋证。尿频尿急,溺时涩痛,淋沥不畅,尿色浑赤,甚则癃闭不通,小腹急满,口燥咽干,舌苔黄腻,脉滑数。

八正散出自《太平惠民和剂局方》,是治疗湿热淋证的常用方。

病机分析:中医历来把淋证分为五类,有五淋之说。淋证共同特点是涉及湿浊下注以后水道不利,小便的病变。五淋有气淋、血淋、砂淋、膏淋、劳淋,其中气淋、血淋、砂淋、膏淋都和热邪特别是湿热下注热邪阻滞有关。阻滞气机以疼痛为特点,是气淋;血淋是由于热邪灼伤血络,造成淋证又兼有小便尿血;砂淋是有砂石;膏淋小便混浊不清,严重的有小便如膏糊,浓浊;所以湿热引起的气、血、砂、膏四类的淋证,都和湿热有关,都属于热淋范围。而劳淋往往是正气不足偏虚,不属于热淋范围,偏虚,是虚证。

八正散广泛用于热淋,是一张代表方。经过加减化裁对热淋等各类淋证,包括血淋、砂淋、膏淋都可以治疗。八正散证总的病机是湿热下注,影响到膀胱气化,所以有的又叫湿热下注膀胱。湿热壅滞在膀胱,造成膀胱气化不利,水道不利。所以它的基本表现是尿频、尿急、小便涩痛,淋沥不畅,甚至于癃闭。湿热蕴积在下焦,阻滞气机,下焦本身有分清浊的作用,比如小肠泌别清浊,清浊不分可以造成小便混浊。当然湿热阻滞下焦,下焦少腹气机被阻滞可以急满,加上小便不通、不畅,少腹可以急满。湿热,本身热邪要伤津,热证伴随一定的口燥咽干,从舌象、脉象来讲,舌苔往往黄腻,体现湿热的特点。脉滑数说明偏于实证,是湿热淋证。

治法:针对湿热淋证,首先要清热,热邪影响到水道,湿热互结,所以清热泻火,利水通淋是八正散体现的功用和治法。

方义分析:滑石、木通是君药,木通可以清热利水;滑石也是清利湿热常用药,还能滑利窍道,使水道、气机通畅。特别是对于砂淋这一类淋证更为适合。滑石、木通作为本方的君药以清热利水通淋为主。萹蓄、瞿麦、车前子作为臣药,和滑石、木通相配,本方集中了大量的清热利水药,而且从用药来看兼顾了肾和膀胱,膀胱水道被湿热阻滞,水道不通,利膀胱之湿,又能清心和小肠之热,木通、车前清利心和小肠之热,有利于泌别清浊。本方的佐药,用栀子和大黄,栀子可以清热利水,大黄可以清热通腑,也就是说这个结构,是祛除下焦湿热当中类似于茵陈蒿汤里栀子、大黄的运用,使湿热从大小便里排出。又配合前面的清热利水通淋药,使全方有较强的从下焦排出湿热的作用。本方里面甘草一般用生甘草,生甘草既能清热泻火,清热解毒,又能够保护脾胃,防止寒凉利水泻下这些药物伤脾胃。本方用灯心作为药引,也增加清热利水清心作用。这是八正散的方义分析。要注意八正散不是八味药,在八味药之外,用法里面有灯心作为药引,也是在方中运用的一味药。

辨证要点:八正散是治疗湿热淋证的一个常用方。所以它是以小便的尿频、尿急、尿痛作为它的辨证要点。尿频、尿急、尿痛又伴随有湿热的其他见症,特别在舌象、脉象方面,舌苔的黄腻,脉的滑数,结合小便尿频、尿急、尿痛是它使用的基本根据。

随证加减:如果偏重于血淋,那尿频、尿急、尿痛,尿中带血,要增加清热凉血止血药。所以常加生地、小蓟、白茅根这些凉血止血较好的药物。如果是属于石淋,细小为砂淋,大点的叫石淋,可以加金钱草、海金沙、石韦这些增加排石的力量。如果属于膏淋,清浊不分,小便混浊,可以加萆薢、菖蒲,泌别清浊,交通心肾,萆薢是治疗小便混浊之膏淋的常用药。

三　仁　汤

《温病条辨》

【组成】杏仁五钱(15g)　飞滑石六钱(18g)　白通草二钱(6g)　白蔻仁二钱(6g)　竹叶二钱(6g)　厚朴二钱(6g)　生薏苡仁六钱(18g)　半夏五钱(15g)

【用法】甘澜水八碗,煮取三碗,每服一碗,日三服。(现代用法:水煎服。)

【功用】宣畅气机,清利湿热。

【主治】湿温初起及暑温夹湿之湿重于热证。头痛恶寒,身重疼痛,肢体倦怠,面色淡黄,胸闷不饥,午后身热,苔白不渴,脉弦细而濡。

三仁汤是个名方,出自温病学派吴鞠通的《温病条辨》。《温热经纬》里曾经提到,湿热的形成有外感、内伤两类。《温热经纬》说到:"太阴内伤,湿饮停聚,客邪再至,内外相引,故病湿热。"这段话简单地讲了湿热形成的两个途径:一是太阴内伤,也就是说脾胃内伤,不能正常运化湿邪,湿饮就可以停聚,这是产生内湿的一个基础。二是由于气候因素和居住环境等因素造成外来的湿热之邪侵犯人体,客邪再至,内在湿邪和外来的湿热之邪相结合,内外相引,故病湿热。这是湿热产生的两类因素。

病机分析:湿热侵犯人体,特别是跟外湿有关,又引动内湿,内外结合,这类要区分湿热的轻重。三仁汤证,原书里提出它的主治证候有两个特点:第一个特点是湿温病初起,比如湿温初起或者暑温夹湿,暑温暑天暑热,暑天本身多雨,暑多夹湿甚至于暑必夹湿,这些都和外来的气候,跟外邪特点有关,外来之邪侵犯人体,人体的肺卫、体表首当其冲,以侵犯上焦为主,这是这个病证的第一个特点。所以有的时候三仁汤证又名上焦湿热。第二个特点是要注意三仁汤证的特点,按湿热的比例来说是湿重于热,又叫做湿重于热证。所以三仁汤证有这样两个特点。一个出现表卫症状,所以有时候称它上焦湿热。另一个是湿重于热,这是病邪侧重上的一个特点。

从临床表现来看,三仁汤证是湿遏卫阳,也就是说侵犯体表,侵犯上焦,可以有一组类似于表证的症状,头痛恶寒,身重疼痛,肢体酸痛,有表证夹湿,实际是外来伤湿的初期表现。外来湿邪侵犯到人体体表、经络、骨节,造成了湿邪郁遏体表,头痛恶寒,往往兼有头重,身体沉重,酸痛,肢体倦怠,这是因为湿邪困滞阳气,故有此表现。这组表现要和外感风寒区分。三仁汤证的第二组表现,是因湿邪侵犯人体可以阻滞气机,造成胸闷,湿邪归脾,可以影响到脾胃运化,所以产生胸闷不饥。湿热之邪,虽然湿重于热,毕竟有热,湿热交蒸在一天之中湿热比重也会变化,随着气候,随着外界环境,到午后的时候整个自然界阳热偏盛,内外影响,湿热之邪热的程度就会提高,所以午后就会发热明显。面色淡黄呢,这讲的主要是湿热当中偏重于湿重的一个特点。苔白,偏重于湿,热不重。不渴说明伤津不明显,因为毕竟偏重于阴邪为主。脉弦细而濡,濡脉主湿,湿邪阻滞气机可以出现脉弦细的特点。

从三仁汤证原书提出的主治,反映出病位偏于表,偏于湿热,湿温初起或者暑温夹湿在初期阶段,同时有一定的湿热阻滞气机的表现。对于这类证候有时要和相关一些症状相区别。首先,要与外感风寒区别。外感风寒之邪可以有恶寒发热头痛、肢体疼痛等表现。这个病邪主要是湿邪,而不是寒邪。从季节来说风寒都是冬天为多,寒冷天气为多。外伤湿邪往往是湿温初起,暑温夹湿是多湿的季节,所以发病季节不同。而这种头痛恶寒,恶寒程度不重,头痛也不像风寒那么剧烈,而兼有沉重、头胀的特点突出。同时伴有一组湿邪阻滞气机以后引起的胸闷不饥这类外湿引动内湿阻滞气机的表现。而且从发热特点来说,湿热交蒸有午后身热这个特点,再加上舌脉的表现,就能和风寒区别开来。第二,由于湿热阻滞气机,有时会出现胸闷,胃脘部严重时也可以出现胀满,要和实邪阻滞相区别。三仁汤证这个阶段胀满不会很严重,因为不是属于湿热阻滞很重或者是和有形积滞相合,不是这种阶段。第三,在区别中,还要注意和阴虚发热相区别,午后身热是由于午后整个自然界天地界阳热偏盛,所以湿热虽然是湿重于热,到午后内外相引,引起热偏高,不是属于阴虚发热。阴虚发热的往往夜间发热,而且伴随有盗汗这些阴虚的其他见症,舌脉都不符合。所以临床辨证的时候要仔细,要和外感风寒,胃肠道有实热积滞,阴虚发热相区别。

治法:三仁汤的功用,宣畅气机,清利湿热。功用反映了湿邪初起湿重于热,以阻滞气机为重要特点。三仁汤宣通三焦气机,治湿热也是要三焦分消,三焦兼顾。中医的三焦属于水道,水道气机通畅有助于津液布散,水湿排除。清利湿热是给内外之湿邪以出路。

方义分析:三仁汤,以三个"仁"为君药。杏仁可以宣降上焦的气机,气行则湿化。白蔻仁有芳香化湿特点,又能行气,能畅通中焦的气机,芳化湿邪。苡仁淡渗利水,能够渗湿,使湿浊从小便排出。所以从君药的三仁来看,比较典型地体现了治湿的三焦分消方法。

臣药滑石、通草和竹叶,三味药都有清热利水的作用。滑石清热利水力量比较强,也能滑利窍道。通草能够清热利水,也能清心,当然在这里主要是增加清热利湿作用。竹叶清心利水,引热下行。所以三药联用加上前面的苡仁,本方在临床使用当中,祛除水湿的力量很强,用药平和。

佐药半夏和厚朴,半夏、厚朴在本方中偏温。所以全方从整体上寒温的偏颇不大。半夏、厚朴加白蔻仁是偏温的,滑石、通草、竹叶是偏凉的,苡仁、杏仁基本上偏平性。所以整个方经过加减变化,灵活运用可以使得本方药性向温转化或者向凉转化。半夏可以燥湿化痰,和胃降逆,是燥湿治疗中焦湿邪常用的药物。厚朴苦温燥湿,又能行气,有助于解除湿邪阻滞气机的表现。

整个方分三组药,全方以三焦分消,宣上畅中渗下。宣上,开宣肺气;畅中,畅通中焦,白蔻仁、半夏、厚朴畅通中焦气机;渗下,苡仁、滑石、通草、竹叶都有淡渗利湿作用。所以体现了三焦分消,当然清热利湿力量较大,使湿热从小便排出。

配伍特点:宣上畅中渗下,三焦分消,这是本方配伍的一个重点,也很典型。

辨证要点:典型的三仁汤证有一定的表证。头痛,特别是头闷痛、胀痛,有一定的微微恶寒,恶寒程度不重,身体沉重、疼痛,身重疼痛,往往酸楚疼痛。午后身热,反映出湿热交结,湿重于热,午后湿邪逐渐增重,发热明显。苔白不渴,反映湿重于热,所以苔白,口渴不明显。

随证加减:如果表湿侵犯症状明显,本方里虽然杏仁有一定散邪作用,但是力量不够,加藿香、香薷一类能够散表祛湿的药物。如果表湿之邪进入半表半里造成寒热往来,可以加青蒿、草果这些治少阳又能祛湿的药物。

使用注意:在使用当中,舌苔如果转为黄腻,也就是证候转向热重于湿,不宜使用。

在这里我们还要讲一下,《温病条辨》里面谈到三仁汤,特别强调了对于湿温病,湿温初起的"三戒"。我们前面讲过湿温初起的时候,临床辨证容易和其他一些证混淆,"三戒",首先是戒汗,三仁汤证之类湿温初起不可汗,不能错误地认为是风寒证,是伤湿。如果汗之,错误地用辛温发汗,使得湿邪上蒙,反而使病情恶化。可以造成神昏耳聋,严重的甚至目瞑不欲言,都反映了湿热上蒙。其次是戒下,如果胸闷,或者有一定胀满,认为是热实互结反而用苦寒攻下的话,伤及脾胃阳气,反而造成洞泄不止。再次戒润,本方治疗午后身热,如果误解为阴虚,反而用养阴滋润的药的话,润之则锢结不解。也就是说本身湿热湿重于热,反而用甘寒养阴滋阴的药,反而使得湿热胶结不解,病情更加缠绵难愈。这是吴鞠通在《温病条辨》里提到湿温初起的"三戒",三仁汤证我们在辨证当中要仔细鉴别,不能误用这些治法。

【附方】

藿朴夏苓汤(《感证辑要》引《医原》) 藿香二钱(6g) 半夏钱半(4.5g) 赤苓三钱(9g) 杏仁三钱(9g) 生苡仁四钱(12g) 白蔻仁一钱(3g) 通草一钱(3g) 猪苓三钱(9g) 淡豆豉三钱(9g) 泽泻钱半(4.5g) 厚朴一钱(3g) 水煎服。功用:解表化湿。主治:湿温初起,身热恶寒,肢体倦怠,胸闷口腻,舌苔薄白,脉濡缓。

藿朴夏苓汤实际上是在三仁汤基础上加减而成的。杏仁、苡仁、白蔻仁这三仁,半夏、通草、厚朴这六味药仍然有,竹叶、滑石没有用,但是加了赤茯苓、猪苓、泽泻,增加了利水力量。同时有藿香表里同治,显然本方是针对表邪比较明显的。再加淡豆豉又有一定的透表作用。所以藿朴夏苓汤有解表化湿作用,且解表比较突出。湿温初起时有表证,恶寒发热表证明显,表证就表示伤湿了,肢体倦怠,胸闷口腻,舌苔薄白脉濡缓。湿温初起也就是说外来伤湿,内在有湿邪阻滞气机,突出表里同病。本方在三仁汤基础上加强解表的作用,藿朴夏苓汤在夏天暑湿季节,外感常用。

我们讲的三仁汤是按照《温病条辨》湿温病用法讲的,实际上三仁汤现在临床上很多内伤杂病经常使用。主要是因为本方药性很平和,通过三焦分消,既能够畅通气机,又能够祛除湿邪。同时半夏、厚朴还能够和中,调和中焦脾胃气机,恢复升降。本方的配伍里面比较平和,除湿力又较大。所以在临床上我们也用于多种内科杂病,这方面临床报道很多。

病案举例:我在用三仁汤治疗外感疾病伤湿的过程当中,偶然发现它对五官筋肉瞤动这类疾病有缓解作用,水湿浸渍在筋肉,引起身上肌肉跳动,或者比如眨眼睛。我记得在带研究生临床实习的时候,有一个农村的女孩子感冒了,来看病看的是感冒,当时我们年轻医生先给她检查,检查完了到我这里辨证论治,当时用的三仁汤,开了两剂药,当时针对感冒来的,所以开了两剂药。吃了以后过了两天,她母亲带她又来了,她来的目的是要查上次那个方,还想抓一付吃,她说上次的那个方药房收走了。我问她你现在怎么样?她说感冒好了,还想吃一付那个药。我说感冒好了为什么还要吃呢?她说小孩子这一两个月眼睛有点水汪汪特别爱眨眼睛,他们觉得是个坏习惯。结果吃了这个药以后感冒好了,眼睛也不眨了,经她提示,一位研究生想起上次检查的时候这孩子老是眨眼睛,眼睛眨得很厉害,现在再看果然她的眼睛不眨了。所以大家对这个现象很感兴趣,怎么吃了三仁汤感冒好了,眨眼睛也好了。所以当时开展了讨论。我认为水湿浸渍筋肉,眨眼睛也是水湿浸渍造成了这种现象,像真武汤证里张仲景讲的筋惕肉瞤,真武汤证是阳虚水湿不化,水湿浸渍在筋肉,造成肌肉跳动。筋惕肉瞤,水湿浸渍在眼部——眼皮,也可以产生眨眼睛,类似于发生筋惕肉瞤的特点。用三仁汤祛除水湿,本方利湿力量很强,而且还能够疏通三焦气机,三焦分消,宣畅三焦气机,所以同时也就治好了眨眼睛的病。后来大家在基层一带进行医疗的时候,和基层医生谈到这个问题,遇到这类病人他们试用三仁汤也有作用,所以就启发我们异病同治关键抓住病机,属于水湿为患,水湿浸渍筋肉,三仁汤有一定的作用。

　　另外对于精神病,中医往往认为与痰有关,前面曾经提到过,精神病分两大类,一大类痰迷心窍,另一大类痰火扰心,有偏寒偏热的不同。痰火扰心型,用泻火逐痰的方法属于峻治的范围。痰迷心窍,涤痰,包括涤痰汤这一类,是用比较强有力的方法涤痰开窍。但有一些精神性的疾患,症状并不是非常剧烈,病程进展比较缓慢,时轻时重、时好时坏,这种疾病和体内的痰湿较重有一定的关系。我遇到过一例病人,他是相当于中医所说的痴癫——癫证,就是对事物反应较慢,发作时精神不太清楚,他来看病的时候家里人带来坐在那里,不喊他他不坐下,坐下以后应该离开了,你不跟他讲他不会起来,所以神情比较呆滞,是三十岁左右的男性,同时有一些气虚表现,乏力纳差,精神委靡,还有一个特殊症状,他每次小便的时候觉得没有力气,要时间很长,不太通利。所以当时我根据全身辨证使用补中益气汤来调整,但是配了三仁汤。实际上既考虑了益其升举之本,又考虑了驱散水湿壅滞,因为三仁汤也比较平和,能够平和地祛除水湿。用这个方以后,服用时间较长,整体的气虚状况得到了改善,精神慢慢好转,而且小便逐渐通畅。将近半年的治疗,基本恢复正常,所以三仁汤可以用来通过渗利水湿治疗一些比较奇怪的病。

　　另外消化系统的肿瘤,要做化疗,化疗以后的反应往往集中在两个方面,一个伤气伤阴,尤其是伤阴。另一方面可以产生病理产物,因为体内正气亏虚,排除病理产物的能力降低了,可以相应产生痰湿,瘀毒痰湿这一类病理产物。放疗以后,消化系统产生气阴两伤特别是阴虚夹湿这种情况很多,我们往往配伍增液汤、生脉散这类扶正的方剂与三仁汤联合使用。有的根据不同病例,包括一些肝癌化疗以后的支持疗法,中西医结合用中医来支持,用柴芍六君配三仁汤,病情发展中有的阶段可以用生脉散、增液汤、三仁汤;肺癌病人,我们也有用百合固金汤养阴清热,合生脉散结合软坚散结的药来配合三仁汤使用。观察发现,病人可以改善由化疗所造成的一些破坏,每次化疗以后服用,能够逐渐加速他的恢复,为下一次化疗创造条件,所以三仁汤在内伤杂病当中的运用也非常广泛,是一张很好的常用方剂。

甘露消毒丹

（《医效秘传》）

　　【组成】飞滑石十五两(450g)　淡黄芩十两(300g)　绵茵陈十一两(330g)　石菖蒲六两(180g)　川贝母　木通各五两(各150g)　藿香　连翘　白蔻仁　薄荷　射干各四两(各120g)

【用法】生晒研末,每服三钱,开水调下,或神曲糊丸,如弹子大,开水化服亦可。(现代用法:散剂,每服6～9g;丸剂,每服9～12g;汤剂:水煎服,用量按原方比例酌定。)

【功用】利湿化浊,清热解毒。

【主治】湿温时疫,邪在气分,湿热并重证。发热倦怠,胸闷腹胀,肢酸咽痛,身目发黄,颐肿口渴,小便短赤,泄泻淋浊等,舌苔白或厚腻或干黄,脉濡数或滑数。

甘露消毒丹主治证候的病机是湿热,湿温时疫,邪在气分,湿热并重证,也就是湿温病当中,病邪在气分,有湿热并重的特点。本方使用面很宽。

病机分析:甘露消毒丹和三仁汤比较,从病机方面来讲,第一个大的差别是湿热并重,不像三仁汤是湿重于热。另外,甘露消毒丹主治涉及范围很宽,邪在气分。所以从教材主治里,可以看到湿热以中焦为病变中心,熏蒸上下内外。从体表来讲湿热交争,可以出现发热、肢酸、倦怠,都是湿邪阻滞裹结经络,湿邪困阻阳气造成发热、肢酸、倦怠。湿热交争,中焦为病变中心,胸闷腹胀,湿热熏蒸四旁,熏蒸肝胆也可以发生身目发黄,同时产生黄疸。甘露消毒丹证病机是湿热并重,有一组热毒上壅的表现,咽喉、两颐可以表现为肿痛,明显有口渴,这些和三仁汤证差别很大。三仁汤证虽然治疗上焦湿热,湿重于热,没有一组上部热毒症状,甘露消毒丹证有明显的上部热毒症状,同时还有湿热下注的表现,小便短赤,泄泻、淋浊这些是下部湿热。舌苔白或者厚腻,或者干黄,热的程度不同,但热象比较明显,脉濡数、滑数,都反映了湿热,是热象明显的表现,所以甘露消毒丹和三仁汤这两个方一个是属于湿重于热,一个属于湿热并重。当然也有一些参考书或者教材里把甘露消毒丹的病机写为热重于湿,也有这样的提法,但普遍的提法是湿热并重。

治法:甘露消毒丹的治法和功用,是利湿化浊和清热解毒相结合,仍然体现了一种三焦分消的方法,利湿是个治法名词,清热利湿针对了湿热下注,也就是从下焦排出湿热,化浊,芳化,芳香化湿是作用于中焦常用的祛湿方法,针对甘露消毒丹证有一种上焦热毒上壅的表现,所以治法为利湿化浊,清热解毒,体现了上中下三焦分消这种治法。

方义分析:甘露消毒丹的君臣佐使的安排一般用两种分析方法。一种分析方法按照功效结合药量这样来安排,所以滑石、茵陈、黄芩,是原方里边用量最大的三味药。根据君药往往是在常用量范围内用量较大的药这点来看,滑石、茵陈、黄芩作为君药,而本方利水力量还是比较强的,用了滑石、茵陈,后面还有木通协助起到清热利湿作用,使湿热之邪从小便排出,黄芩是针对热毒上壅的,黄芩作用于上焦,能够清热解毒又能清热燥湿,所以这三味药在全方里用量偏大,

389

作为君药上清热毒,下利湿热。臣药石菖蒲、藿香和白豆蔻,这三味药都有芳香特点,长于芳香化湿,作用于中焦。剩下的药物,都是作为佐药,其中木通是增强滑石、茵陈的清热利湿作用,连翘、射干、薄荷、贝母这四味药,共同特点是都作用于上部,都能够清热解毒散结利咽喉,配合黄芩解决上焦热毒壅滞的问题。所以全方也体现出三焦分消,这是结合用量特点安排的君臣佐使的基本结构情况。

但这种方解,历来还有一类安排方式,这个方式就比较简明扼要,是根据功效分类的。第一个部分是治上焦的。由于这张方的主治以热毒比较突出,热重于湿,所以把五味药都集中在治疗上焦热毒上,黄芩、连翘、薄荷、射干、贝母都能清热解毒,清热散结,针对上焦两颐、咽喉肿痛,针对热毒上壅的特点,所以把它作为治上焦的主药。第二个部分是治下焦的,滑石、茵陈、木通三味药都是清热利水的,清利湿热,上部清解热毒,下部清利湿热,是全方上下两方面的一个针对性的治法。第三部分是用菖蒲、藿香和白豆蔻芳香化湿,针对中焦湿邪。用三焦分消的组药分析甘露消毒丹方义,层次比较清楚。

类方比较:甘露消毒丹和三仁汤,是属于温病邪在气分的一对很有名的方剂,是临床常用方。从病机来说都属于感受湿热病邪,属于湿温病。区别是甘露消毒丹涉及的湿热熏蒸由里达外,从上到下相对范围较广,所以用药上,在上清热解毒很突出,在下清利湿热,在中焦芳化湿邪,药力是比较强的。三仁汤是属于湿重于热,不像甘露消毒丹湿热并重,湿重于热,热毒基本不明显,导致湿邪侵袭气分,以肌表上焦为主。治法是采用的宣畅气机,三焦分消的方法。所以这两者,是湿温病邪侵犯在不同阶段和性质的,湿热比重不同。这是甘露消毒丹和三仁汤的比较。

辨证要点:身热、肢酸、口渴、尿赤或者咽痛身黄,舌苔白腻或黄,这里强调的是热,热较重,是湿热并重的。而且反映出来的是湿热病邪居中央胸中四旁,以中焦为病变中心,上蒸下注,所以身热肢酸咽痛身黄等等,范围较宽。

随证加减:它的主治涉及范围较广,临床加减方面还要灵活运用。比如上部,咽喉两颐肿胀,可以增加清热解毒力量,加山豆根、板蓝根。如果发生黄疸,原方中原有茵陈,再把栀子、大黄加进去,相当于加了茵陈蒿汤,这也是一种随证常用加减方法。

使用注意:在运用本方时要注意,甘露消毒丹原方用于湿热在气分,湿热病邪如果进入营分,就会产生神志方面症状,心神病变,热入心营,就会有神昏谵语,舌不但是舌红可以发展到舌绛,到营分本方就不宜使用了,营分不但热毒重,容易化燥伤阴,不是本方所适用的。

病案举例:甘露消毒丹临床运用方面,也是一个常用方,本方由于湿热上蒸下注,可以涉及很多方面,在临床上可以用在临床各科。我们过去遇到过这样的病例,那是在 20 世纪 80 年代初,我带学生在四川宜宾实习,宜宾中医院过去的老院长非常擅长用甘露消毒丹,因为宜宾地区特别在实习的 8 月份,湿热非常重,所以甘露消毒丹用得多,同学们暑天去实习,有的同学计算他一天百分之六七十的方都是甘露消毒丹为基础,用的效果也很好,开个玩笑喊他甘消医生。但有一次他治疗颜面神经麻痹,面瘫,他用甘露消毒丹来治疗,治疗效果很好。因为大家觉得用甘露消毒丹从湿热角度来治疗的思路,和大秦艽汤、牵正散从祛风角度出发,是不同的。同学们说该总结一下,写个临床报道。当时就写了个稿子给某个杂志社。杂志社编辑回了个信,认为这个病案写得不错,但说能不能在理论上把它说明一下,就是引用一些中医理论,否则光是治疗,还要有理论依据,为什么治疗湿热的方能治疗面瘫呢? 学生就来问我,我说湿热引起面瘫或者面瘫属于湿热为主的这种病机,它的特点,《黄帝内经》里面提到"湿热不攘,大筋软短,小筋弛长,软短为拘,弛长为痿",这就涉及可以用在面瘫解释的方面。后来就以这一段经文为基础,写了理论方面的解释,于是这个文章就发表了。

这个例子说明本方在杂病方面,运用范围很广,可以用得很灵活。而且本方用于肠伤寒也很好,我们遇到过肠伤寒病人,出汗,由于湿热交争,产生的汗像油汗一样,挂在脑门上不往下掉,因为烧很高,39℃,有的时候接近 40℃,当地医生用银翘散、白虎汤这些降不下来。后来我根据汗的特点,用了甘露消毒丹,用了两剂很快烧就退下来了,汗也基本停止了。所以在临床使用甘露消毒丹,只要病机符合,异病同治这类的报道病案是很多的。

连 朴 饮
《霍乱论》

【组成】制厚朴二钱(6g)　川连姜汁炒　石菖蒲　制半夏各一钱(各 3g)　香豉炒　焦栀各三钱(各 9g)　芦根二两(60g)

【用法】水煎,温服。

【功用】清热化湿,理气和中。

【主治】湿热霍乱。上吐下泻,胸脘痞闷,心烦躁扰,小便短赤,舌苔黄腻,脉滑数等。

连朴饮是《霍乱论》的方。本方和前面我们学到的治疗湿热方不同,前面治疗湿热的方绝大多数都是清热利湿在治法中体现得非常突出,本方以清热燥湿为主。

病机分析:连朴饮主治的湿热是湿热并重,病位主要在中焦,湿热并重蕴伏在中焦引起的霍乱。中医所说的霍乱是吐泻交作,是湿热蕴伏在中焦之后引起中焦气机的升降失常。胃气不降则呕吐,脾气不升则泄泻,所以就形成了霍乱,当然湿热阻滞中焦为主,也会影响到其他方面,比如引起一定程度的下注,小便短赤,湿热之邪蕴伏在中焦,热扰心神则心烦躁扰,因为湿热并重。舌苔黄腻,脉滑数,也是湿热的表现。本方历来治疗呕吐疗效比较突出,用于泄泻往往要进行加味。

治法:从功用来看,本方清热化湿,理气和中,中也就是脾胃,特别是和胃降逆止呕吐,以清化湿热为主,包括中焦芳化苦燥,清热化湿,清热燥湿,同时结合理气。

方义分析:黄连和厚朴连用作为君药,寒温并用。黄连擅长作用于中焦,能够清热燥湿,厚朴可以苦温燥湿,也有一定的芳香化湿的作用。所以这两味联用,体现出本方是以清热燥湿、清热化湿为主的。

菖蒲和半夏作为臣药,菖蒲可以增强黄连、厚朴君药的化湿作用,增强化湿作用,半夏有燥湿作用,又能和胃降逆,既能增强厚朴燥湿作用,又能和胃降逆止呕吐。

本方的佐药分两个部分,一个部分是栀子和淡豆豉,栀子能够清热利水,有一定的利湿作用,但全方还是芳化苦燥为主的,栀子能清热利水,能增强黄连的清热作用,栀子利水针对湿热。淡豆豉能够开宣胸中气机的郁滞,湿热阻滞,比如胸烦,躁扰。栀子和淡豆豉相配,实际是《伤寒论》上的栀子豉汤,既能够清泻郁热,又能够开宣郁结,当然还能够利湿。第二个部分,用一点芦根,在这个方里,起到清热生津的作用,因为湿热之邪要伤耗津液,芦根清热生津,和胃止呕。本方是清热燥湿化湿为主的,结合了和胃降逆止呕,所以擅长用于湿热蕴伏中焦所致的胃气上逆的呕吐,当然作为湿热蕴伏中焦,气机升降失常,呕吐泄泻,原来主治霍乱,这个方出在《霍乱论》,也能够主治湿热霍乱,但临床使用往往以吐为主。

辨证要点:临床运用的时候吐泻是常用的主症,烦闷,热扰心胸。黄连可以清心,栀子豉汤可以治疗心烦懊恼。小便短赤,舌苔黄腻,脉滑数都是湿热下注,有湿热特点。

随证加减:如果泄泻突出,泄泻比较严重的话,要增加利湿作用,可以加白扁豆、苡仁补脾渗湿,白扁豆、苡仁相配,渗湿利水有助于治疗泄泻。

当归拈痛汤(拈痛汤)

(《医学启源》)

【组成】羌活半两(15g)　防风三钱(9g)　升麻一钱(3g)　葛根二钱(6g)　白术

一钱(3g)　苍术三钱(9g)　当归身三钱(9g)　人参二钱(6g)　甘草五钱(15g)　苦参酒浸　二钱(6g)　黄芩炒　一钱(3g)　知母酒洗　三钱(9g)　茵陈酒炒　五钱(15g)　猪苓三钱(9g)　泽泻三钱(9g)

【用法】上锉,如麻豆大。每服一两(30g),水二盏半,先以水拌湿,候少时,煎至一盏,去滓温服。待少时,美膳压之。(现代用法:水煎服。)

【功用】利湿清热,疏风止痛。

【主治】湿热相搏,外受风邪证。遍身肢节烦痛,或肩背沉重,或脚气肿痛,脚膝生疮,舌苔白腻微黄,脉弦数。

当归拈痛汤是临床常用方,大家自学为主,我作一些重点提示。

病机分析:当归拈痛汤治疗的湿热相对的比前面这些方特殊一点,主治证候的病机是湿热相搏,实际上就是湿热内蕴,外受风邪。这里不是风寒,是风邪。从其病理过程来看,有两种可能性,一个是本身体内有湿热内蕴,同时又感受外来风邪。湿热风邪相结合,造成风湿热合而为患,但是其中湿邪比较突出。也有一种可能是感受风湿,郁久化热,而且是湿邪比较突出,这是特点。所以不管是哪种情况都是造成了风湿热合而为患,以湿邪偏重,这是病机上一个总的特点。

本方主治分为两个主要部分,不管哪个原因,总是风湿热相合为患,风湿热邪阻滞经络,这是其证候一个重要方面,可以说是主要方面。反映风湿热邪阻滞在经络,不通则痛,出现肩背沉重,遍身肢节烦痛。这里要说明,临床经常还有些骨节不但沉重烦痛,还会肿胀,特别湿热湿重,可以有肿胀,甚至局部发热。这是风湿热邪留滞在经络的表现,是主治证候当中主要的部分,主治证候当中本方还常用于湿热下注。湿热下注引起湿热脚气,肿胀疼痛。脚气可以生疮,是湿热下注的表现。舌苔一般白腻或者微黄,脉弦数,是因为整个风湿热当中湿较重,有一定的热,但不是很重。

治法:本方功用利湿清热,祛风止痛。针对湿热,风邪夹湿热的特点,两相兼顾,表里同治。

方义分析:君药有羌活和茵陈,羌活针对风邪,茵陈针对湿热。羌活是散风祛邪,发散风邪是强有力的,同时羌活又能治骨节疼痛,治一身之伤于风湿的疼痛,祛风除湿力量很强,止痛很好,针对肢节疼痛。茵陈清热利湿,对于这种风邪兼夹湿热,特别兼有湿热下注的很合拍,这两味为君药。

猪苓、泽泻,是增强茵陈的清热利水作用,使湿热能够从小便排出,这是臣药第一组。黄芩、苦参共同特点都是苦寒,能够清热燥湿,苦参还有一定的利小便渗湿作用,而且苦参也善于治疗下部像脚气生疮这些皮肤方面的问题,这

393

是臣药第二组。防风、升麻和葛根,这三味药都有升散作用,防风常常和羌活相配,增加它的祛风渗湿止痛作用,针对外受的风邪,同时兼有湿热,是比较恰当的。升麻能够升散,有助于祛邪,本身又有清热解毒作用,和葛根相配,葛根也能解肌透邪,和升麻相配既能透邪,又使得全方和淡渗之品相结合,降中有升,不至于造成降湿太过,这是三组臣药。当然防风、葛根、升麻总的来讲是协助羌活的,猪苓、泽泻、黄芩、苦参分别从利湿燥湿方面来增强茵陈的祛除湿热的作用。

佐药也有三组,白术和苍术,苍、白术联用,除了燥湿,增加除湿力量之外,很重要是考虑健脾,也就是扶正。之所以病人表里都有湿,湿邪比较突出,往往是脾不运湿造成,同时湿重之后,哪怕是外湿也可以湿困,入里湿困脾胃,内外之湿可以互相引动,所以在这里用白术、苍术健脾燥湿,同时健脾可以治本。湿热之邪蕴伏于人体伤人正气,所以配伍人参、当归益气养血,是考虑到防止有湿热病邪伤气伤血。知母在这里既能帮助清热,同时也有滋阴作用,也要考虑湿热对阴液有一定的影响。使药是甘草,调和诸药。

全方15个药,用量比较大,照顾方面比较多,外来风邪,风湿之邪郁而化热,或者本身湿热之体,又感受风邪,可以起到表里同治,同时标本兼顾,又能祛邪又能扶正,考虑比较全面。本方在治疗肢节疼痛痹证方面开了一条独特的新路。在治疗邪郁在肢节,风湿痹证的方剂当中,有自己的特色。临床有很多人很喜欢用本方。

配伍特点:发散风湿治表和清热利湿治内相结合,体现表里同治,苦燥渗利是祛湿,和补气养血相结合,苦燥渗利在方中力量较强,同时酌以补气养血,使其标本兼顾能使得祛邪不伤正,这是配伍当中的两个很鲜明的特点。

辨证要点:以肢体沉重疼痛为辨证要点。

随证加减:如果脚膝肿甚,湿热下注,脚膝肿胀往往还有热感,局部发热,是湿热下注,要加防己、木瓜,加强利湿作用,利湿消肿。身体疼痛重的,说明风湿较重,可以加姜黄、海藤皮,蠲痹止痛,通经络,祛风湿,止痛。

二 妙 散

(《丹溪心法》)

【组成】黄柏炒 苍术米泔水浸,炒(各15g)

【用法】上二味为末,沸汤,入姜汁调服。(现代用法:为散剂,各等分,每次服3～5g,或为丸剂,亦可做汤剂,水煎服。)

【功用】清热燥湿。

【主治】湿热下注证。筋骨疼痛,或两足痿软,或足膝红肿疼痛,或湿热带下,或下部湿疮、湿疹等,小便短赤,舌苔黄腻者。

二妙散由苍术、黄柏两味药组成,是一基本的配伍组合,它针对湿热下注的证候。

病机分析:湿热下注可以导致很多方面的病变,主治里涉及一些方面:湿热痹证,由于湿热下注导致的湿热痹证都属于下部,脚、膝、踝关节红肿疼痛,筋骨疼痛,同时形成了红肿疼痛;湿热可以引起痿证,导致两脚痿软,包括有些中风后遗症的痿软也有湿热型;湿热下注在妇科可以造成湿热带下,带下黄稠、腥臭;湿热下注在皮肤科方面,也可以形成下部的湿疹、湿疮。这些病虽然说病种不同,但从病机来说,都以湿热下注为基础,所以舌苔黄腻反映了湿热的共性。

治法:二妙散针对湿热,治法上侧重在清热燥湿。前面谈到,在清热祛湿这节里边,绝大多数的方以清热利湿为主,本方和前面所讲王氏《霍乱论》中连朴饮则突出燥湿的运用,尤其二妙散是以燥湿为主的。

方义分析:黄柏清热燥湿作为君药,因为黄柏苦寒,苍术偏于辛苦温,所以以黄柏清热燥湿作为君药,苍术增强燥湿作用,同时能够健脾,湿邪产生往往和脾失健运有关,本方里药引子还用姜汁,能够使整个方清热燥湿,同时姜汁辛散,能够疏畅气机,有一定的散水作用。它这是基础方,临床当然很少就用这两味药,往往作为一个小的组合配合在其他的相应方剂之中。

辨证要点:湿热下注引起的足膝肿痛,小便短赤,舌苔黄腻,这是辨证的基本依据。

随证加减:要针对湿热下注发生的不同病种加减不同的药物。比如湿热痹证,加祛风渗湿除痹的豨莶草、木瓜、萆薢,来针对湿热痹证;湿热脚气,薏苡仁、木瓜、槟榔和这个方结合使用,针对湿热脚气;下部湿疮、湿疹可以加土茯苓、赤小豆,增加利湿解毒。

【附方】

四妙丸(《成方便读》) 黄柏 苍术 牛膝 薏苡仁各八两(各240g) 水泛为丸,每服 6～9g,温开水送下。功用:清热利湿,舒筋壮骨。主治:湿热痿证。两足麻木,痿软,肿痛。

二妙散里边加上牛膝和苡仁以后,就成了四妙丸。加药以后的变化,在利湿方面增强了,牛膝可以活血通经舒络,所以清热利湿、舒筋壮骨的力量增强。可以用来治疗湿热痿证,当然也常用以治疗两脚麻木、痿软、肿痛,由湿热下注导致的湿热痹证,二妙散变成四妙丸,适应面更广一些。

395

第三节　利水渗湿

利水渗湿就是利小便,使水湿从利小便而解,这在治湿病当中是一个很重要的方法,"治湿不利小便非其治也"。利水渗湿法适用的病证有水湿壅盛的水肿、泄泻、淋浊、癃闭等,这类病证共同特点是水湿壅盛。水湿壅滞比较重,表现为水湿壅盛,泛滥体表,产生水肿;水湿壅滞,下走肠间,形成泄泻;水湿阻滞在下焦,影响膀胱气化,导致小便淋浊;严重的可以癃闭不通,都是因水湿影响气化所造成。

配伍药物以利水渗湿药为主,考虑到水湿之所以壅滞,往往跟脾不运湿有关,所以要同时配用健脾药;而且水液的壅滞不得气化,也和阳气不足不能化气有关;而以利水为主的这种方法要考虑到不要伤阴,所以也要配温阳化气药,或者养阴药。

五 苓 散

《伤寒论》

【组成】猪苓十八铢(9g)去皮　泽泻一两六铢(15g)　白术十八铢(9g)　茯苓十八铢(9g)　桂枝半两(6g)去皮

【用法】捣为散,以白饮和服方寸匕,日三服,多饮暖水,汗出愈,如法将息。(现代用法:散剂,每服6～10g;汤剂,水煎服,多饮热水,取微汗。)

【功用】利水渗湿,温阳化气。

【主治】膀胱气化不利之蓄水症。小便不利,头痛微热,烦渴欲饮,甚则水入即吐。或脐下动悸,吐涎沫而头目眩晕;或短气而咳;或水肿、泄泻。舌苔白,脉浮或浮数。

五苓散是《伤寒论》上一张名方。五苓散主治膀胱气化不利的蓄水证,这是其主治的一个重要方面。

病机分析:《伤寒论》提到的蓄水证,是有太阳表邪未解,风寒之邪侵犯人体体表,病邪由表入里,表证没有得到彻底的解除,循经传腑,顺太阳经脉进入太阳之腑——膀胱。外邪入里过程当中,往往会有一定程度的化热,传到膀胱,膀胱是水腑,"膀胱者,州都之官,津液藏焉,气化则能出矣",贮藏津液,和外邪入里循经传腑之热相合,就成水热互结。这里的水热互结,水主要由气化不利造成,热程度不重,所以虽叫水热互结,但主要强调了气化不利。蓄水的标志是小便不利,水蓄膀胱,不得出路,往往小腹、少腹有满胀的感觉。所以五苓散证的临床表现第一个是蓄水证。由于表邪未解,入里循经传腑,如果表邪还没有解,可以头痛、发热,微微头痛、发热,可以微有表证;如果是全部入里,可以没有表证。用本方,外邪全部入里,或者表邪还在,有没有表邪都可以使用,关键在灵活运用。

五苓散证临床表现比较复杂,除了蓄水证之外,传统上本方还擅长于治疗水逆证。什么叫水逆证？水蓄在下焦膀胱,气化不利,水不能正常的布散,会造成某些地方缺乏津液濡润,产生水蓄下焦,反而上部口渴,想喝水,但是水入即吐,因为下焦本身有蓄水,小便不利,不得出路,水气上逆,造成了水入即吐。所以既有蓄水证,又有渴欲饮水、水入即吐这种水逆证。这里要说明,五苓散蓄水证,蓄水证三个字是五苓散证的一个专有名词,水逆证也是指的五苓散证渴欲饮水、水入即吐专有的。因为蓄水和蓄水证不同,蓄水可以在各种病证当中,水湿停留在某个局部都可以叫蓄水;但提到蓄水证,那必然是指的五苓散证,就像前面在理血剂,活血祛瘀证里边讲到的桃核承气汤证,叫蓄血证。蓄血证就专指桃核承气汤证,提到蓄水证,就是专指的五苓散证。提到水逆证,就是专指五苓散证里渴欲饮水、水入即吐这个证候。因为一般的水气上逆,水湿停留,比如苓桂术甘汤,停在中焦,也可以引起水气上逆。这里水是停蓄在膀胱,在下焦,造成了水气上逆,而这种水气上逆的表现,除了渴欲饮水、水入即吐之外,还可以表现为吐涎沫而头眩、短气而咳,都是水蓄下焦。水逆向上,可以引起吐涎沫,一阵阵水气上逆,头眩。水气上逆,脐下动悸。水蓄下焦,水邪泛滥,以水逆的形式出现。脐下,注意这个部位是下焦。脐下水气上逆造成悸动不止,吐涎沫而头眩也是水气上逆所造成。水气上逆,上干清阳,头眩;水气上逆咳吐涎沫。短气而咳,仍然水迫上焦,水气上逆可以短气而咳。水邪泛滥也可以造成水肿、泄泻。水邪泛于体表为水肿;水走肠间成泄泻。这都是一种水蓄下焦以后,水邪泛滥以后的各种可能性表现。

五苓散的主治看起来比较复杂,所以要把握它的病机,膀胱气化不利造成水蓄下焦是基本的病机。水蓄下焦之后,主症是小便不利。如果小便利,水邪有出路,就不会蓄于下焦,不会上逆。由于停蓄下焦,水邪上逆泛滥,就出现这么多可能性的变化,这是五苓散证的主治证候的病机分析。从这个分析来看,非常重要的是膀胱气化不利,同时有水气上逆。

治法:五苓散,体现了利水渗湿和温阳化气相结合。利水渗湿,就是水蓄下焦,水邪程度较重,所以要用较集中的利水渗湿的药物,治其标,解决当务之急;温阳化气是考虑到之所以水邪停蓄下焦,是由于小便不利,膀胱气化不利,所以实际上本方从内因来讲,体质往往还有脾失健运、阳气不足不能温化的内因。所以五苓散体现的治法,是利水渗湿和温阳化气的相结合。

方义分析:五苓散哪个药是君药呢?历来的争论、讨论很多。五苓散,有的说泽泻为君,这个说得比较多,包括《医宗金鉴》和几版教材都这样认为;也有以茯苓为君;但也有些局部地区教材以白术为君;也有说到以桂枝为君的,因为其温阳化气。在这里我们认为五苓散里边用量最大的药是泽泻,而且全方的功用突出在利水渗湿,泽泻偏寒,因为这个证候形成既有阳不化气的一面,又有水热互结的标证,所以泽泻可以作为君药,全方利水渗湿,治标为主,泽泻用量最大。用泽泻利水渗湿,排出蓄水,解决小便不利。用猪苓、茯苓二苓,来协助泽泻渗湿利水。猪苓、茯苓都有较好的渗湿利水作用,和泽泻联用,也是后世经常模仿使用的利水的一个基本结构。当然茯苓本身还有健脾作用,白术,健脾燥湿,属于治本,茯苓和白术相配,健脾祛湿,属于治本,是健脾祛湿的常用组合。白术和桂枝相配,又是温阳健脾的一种基本结构,是温阳气、化津液、健脾运、燥脾湿的基本结构。桂枝在本方里虽然是佐药,起到三个作用:一是有表邪的情况下,桂枝能够解表,本方原来是外感寒邪,由表入里,循经传腑,所以前面提到有可能表证还未解,还有表证时桂枝能够发散寒邪、能够解表;同时桂枝能够温阳化气,有助于温化水湿;第三个方面桂枝还可以平冲降逆,特别是桂枝和茯苓同用,擅长于治疗水气上逆。茯苓,下可以淡渗利水,同时擅长于平水气的上逆,桂枝也擅长于平冲,但是桂枝和茯苓相配以后,针对水气上逆这个作用就更好,这是一种常用配伍组合。五味药相配,以利水渗湿为主,兼顾了温阳化气治本,同时治疗水逆证有较好的平冲降逆作用。

五苓散是利水渗湿、温阳化气治疗水蓄下焦的一张常用方、基础方,包含了里面很多常用的配伍组合。比如泽泻、猪苓的组合;茯苓、白术的组合;桂枝、白术的组合;桂枝、茯苓的组合,后世根据张仲景用方启发以后,常用这些配伍组合。

辨证要点:辨证要点,小便不利是第一位。舌苔白,脉浮或缓,反映了苔白是证偏寒,阳气不足;脉浮可以有表证,如果脉缓呢?则反映出水不化气,阳气不足,所以有没有表证本方都能用,如果有表证,桂枝量可以增大。

随证加减:如果用于水肿,水肿又兼表证,可以和越婢汤合起来使用,越婢汤本身是用麻黄、石膏相配,治疗外邪化热引起肺气宣降失常,水道不通泛滥成风水证,配伍五苓散,是宣肺行水法和利水渗湿法相结合,宣肺行水同时还能够解表;利水渗湿,消水肿力量较大,我们经常说"肺为水之上源",通过宣肺来行水,是开源导流。而五苓散本身利水力量又较强,和越婢汤相合以后,与开源导流相结合,宣肺行水、利水渗湿力量都较强,所以治疗水肿而且兼有一定表证的,用五苓散和越婢汤相结合,效果较好。如果水肿,水湿壅盛,水邪很重,有时肿得皮肤发亮,要增加利水作用,还可以用五苓散和五皮散相结合,这一节的最后一个方五皮散,利水结合行气也有较好的效果,淡渗利水和行气相结合的方法,增加了全方的利水渗湿作用。本方也常用于泄泻,白术、茯苓常用于健脾,通过健脾祛湿来达到止泻的目的。泄泻偏热呢?因为纯用五苓散治泄泻,是通过"利小便以实大便",同时结合健脾除湿来止泻。如果泄泻偏热,五苓散里的桂枝辛温,不适合,五苓散去掉桂枝叫四苓散,还是利水健脾,利水力量保持着,加车前子、木通,增加利水力量,通过"利小便实大便",车前子、木通本身是寒性有清热作用,适合运用于泄泻又偏于热证的,这是五苓散临床运用随证加减的情况。

【附方】

胃苓汤(《世医得效方》) 五苓散 平胃散(各6~10g) 上二药合和,苏子、乌梅煎汤送下,未效,加木香、缩砂、白术、丁香煎服。功用:祛湿和胃,行气利水。主治:夏秋之间,脾胃伤冷,水谷不分,泄泻如水,以及水肿,腹胀,小便不利者。

胃苓汤是个常用方。胃苓汤组成主要是五苓散加平胃散,用少量一点苏子、乌梅,煎汤再送服这两味药。运用当中,如果治疗泄泻,主要用于暑湿泄泻,泄泻不愈,可以用木香、砂仁、白术、丁香这一类,增加化湿健脾的作用。

胃苓汤的作用主要是祛湿和胃、行气利水。主治夏秋之间,水湿较重,容易伤湿,脾胃如果受到寒湿之气,伤了脾胃,湿走肠间,水谷不分,泄泻如水,也就是水泻,泄泻水分较多,湿浊较重的,以泄泻为主,因为临床用于泄泻为主,同时也能用于水湿泛滥引起的水肿,如果水肿腹胀,一般都小便不利,水湿不得出路。而胃苓汤在临床中用于泄泻更多,水肿也可以使用,当然还可以配合水肿形成的一个根本原因加减运用。用于泄泻、水泻,这是主治当中最常用、最主要的方。因为本方功用为利水——利小便可以实大便,这也是中医对于泄泻一种治法。利水同时(五苓散里边有利水的药物),平胃散燥湿和胃,同时其中厚朴等也有行气作用。两个方结合以后,体现了祛湿和胃、行气利水相结合,既恢复脾胃的功能,又祛除水邪,达到治泄泻的目的,是个常用方。

猪 苓 汤

(《伤寒论》)

【组成】猪苓去皮 茯苓 泽泻 阿胶 滑石碎,各一两(各10g)

【用法】以水四升,先煮四味,取二升,去滓,内阿胶烊消,温服七合,日三服。(现代用法:水煎服,阿胶分二次烊化。)

【功用】利水养阴清热。

【**主治**】水热互结证。小便不利,发热,口渴欲饮,或心烦不寐,或兼有咳嗽,呕恶,下利等,舌红苔白或微黄,脉细数。又治血淋,小便涩痛,点滴难出,小腹满痛者。

猪苓汤也是《伤寒论》的方。五苓散和猪苓汤是一对,都是治疗水蓄下焦的,可以通过比较学习来掌握这两个方的运用特点。

病机分析:从主治证候的病机来看,虽是水热互结证,但仍然是水蓄下焦,比较突出的是水热互结;五苓散证病机是水蓄下焦影响膀胱气化不利,两个有区别。从猪苓汤证形成的原因来看,《伤寒论》上提到是伤寒之邪由表入里,郁而化热,传到下焦,和水相搏结,形成水热互结,但由于寒邪入里化热,热象较显著,产生热伤阴津的特点。所以猪苓汤、五苓散在病机分析上,有这样一个显著区别:外邪入里之后,猪苓汤证化热明显,造成水热互结,而且热邪还有明显的伤阴的特点;五苓散证,外邪循经传腑,影响膀胱气化,导致膀胱气化不利,而且从体质特点,这类病人本身脾胃阳气不足,水不化气,不能温阳化气,有脾失健运、阳不化气这方面虚弱的基础,这是和猪苓汤证不同的方面。

从临床表现来看,水蓄下焦,气化不利,都会有小便不利。如果小便利了,水就不会蓄于下焦。但猪苓汤证由于入里所化之热,灼伤阴津,所以有比较明显的发热,首先入里化热有发热,灼伤阴津可有口渴欲饮,有口渴,要喝水,和五苓散证不同,当然,由于小便不利,喝水也不会多,但是猪苓汤证不像五苓散证那样,渴欲饮水、水入即吐。热伤心神是指热邪不但伤阴,还扰乱心神,所以产生心烦失眠这些主症,心烦失眠,热象明显。水蓄下焦也会引起泛滥,水邪犯肺可以咳嗽;水邪犯胃,恶心呕吐,呕恶;水走肠间也能引起下利,所以也有水湿泛滥的特点。舌象、脉象,两个方也不同,猪苓汤证由于有热,外邪入里化热,明显有热,而且伤津,所以舌苔,舌质可以红,根据热的程度不同,苔可以白,或者微黄,脉来细数,细数的脉反映既有热象,又有一定的阴伤。

归纳一下,猪苓汤证的主治证候,是水热互结在下焦,有一定的阴伤,不像五苓散证是膀胱气化不利,水蓄下焦,蓄水证,有一定的阳不化气,这是明显的不同。由于热象明显,猪苓汤证才会有发热、口渴欲饮、心烦不眠这类热象的表现,这是猪苓汤证证候的病机分析。

治法:猪苓汤体现的功用,以利水为主,利水、清热、养阴。五苓散功用也是以利水为主的,但是它有温阳健脾作用,通过温阳健脾来增加水气的温阳化气;猪苓汤由于水热互结,热邪明显,同时伤阴,所以利水、清热、养阴相结合。

方义分析:猪苓汤以猪苓为君,猪苓偏寒,也有较好的利水渗湿作用。猪苓、泽泻相配是常用的一种组合,利水渗湿,利水力量较大。茯苓,在方里也是臣药,在这里也是以利水渗湿为主。前面的三味药利水渗湿,利小便为主,三味药和五苓散中是一样的。而这个方里,佐药的两味药和五苓散里边白术、桂枝不一样,用的滑石和阿胶,这还是要从病机特点来理解。由于有明显的水热互结,滑石利水清热力量较好,所以配伍滑石,全方增加了寒凉清热的力量,清解水热互结,既利水渗湿,又能清泄热邪;用阿胶是考虑到水热互结,又有一定的伤阴。所以猪苓、泽泻、茯苓三味利水渗湿药,结合了滑石的甘寒清热利水和阿胶的滋阴养血,全方体现利水、清热、养阴相结合的方法。

配伍特点:因为配伍滑石,本方利水力比五苓散强。利水多了苦其伤阴,配阿胶之后,达到利水不伤阴的作用。水热互结有热,滋阴药会不会碍湿呢?水湿重,由于滋阴药和利水药同用,滋阴又不会碍湿,这是本方的配伍特点。实际上是邪正兼顾,利水不伤阴,滋阴不碍湿。全方仍然是以利水为主,兼顾清热、养阴。

辨证要点:由于是水热互结在下焦,当然也存在气化不利的问题,所以小便不利是它的主证;同时热象很明显,热邪伤阴,所以口渴、身热、舌红脉细数,是一组佐证。

随证加减:猪苓汤有利水清热养阴作用,同时用了阿胶,又有止血作用,所以不但用于热淋,还能用于血淋。用于热淋可以增加清热利水力量,加栀子、车前子。由于血淋,要加强凉血止血,加白茅根、大小蓟。

使用注意:内热如重,汗多口渴严重的不宜使用。前人也往往强调如果热盛汗多,口渴重的话,特别汗出多,使用本方,又容易重伤起病,甚至于造成病情严重。

防己黄芪汤

(《金匮要略》)

【组成】防己一两(12g) 黄芪一两一分(15g) 甘草半两,炒(6g) 白术七钱半(9g)

【用法】上锉麻豆大,每服五钱匕(15g),生姜四片,大枣一枚,水盏半,煎八分,去滓温服,良久再服,服后如虫行皮中,以腰以下如冰,后坐被中,又以一被绕腰以下,温令微汗,瘥。(现代用法:做汤剂,加生姜、大枣,水煎服,用量按原方比例酌定。)

【功用】益气祛风,健脾利水。

【主治】表虚不固之风水或风湿证。汗出恶风,身重微肿,或肢节疼痛,小便不利,舌淡苔白,脉浮。

防己黄芪汤也是《金匮要略》的一个方。在《金匮要略》上有两篇，都用了防己黄芪汤，一篇《金匮要略·痉湿暍病脉证治》，一篇《金匮要略·水气病脉证并治》。这两篇里边，两条条文，只有一字之差，《金匮要略·痉湿暍病脉证治》里提到："风湿，脉浮身重，汗出恶风者，防己黄芪汤主之。"《金匮要略·水气病脉证并治》里提到："风水，脉浮身重，汗出恶风者，防己黄芪汤主之。"说明本方，张仲景用来治疗风水、风湿两类病证。

病机分析：这两类病证同时发生的基础，都有汗出、恶风、脉浮、身重，是表虚不固，又感受风水、风湿，所以主治证候有两个方面，一方面，正气的方面，正虚表现在表虚不固。所以有恶风、自汗，有表虚表现。作为风邪兼湿邪，风湿双郁肌表，风湿证，或者风水，风水往往指的上半身水为主的水湿泛滥、浮肿、水肿。这两种水湿本为同类。当然水湿侵袭身体沉重。如果风湿主要反映在肢节疼痛上，是我们现在所说痹证这一类，肢节疼痛。浮肿是风水表现，水肿病。从舌象、脉象来看，舌淡苔白，一般偏于虚，脉浮，有表邪的特点。

治法：对内来说，正气不足，表现在表虚不固上，症状表现为汗出恶风。作为邪来讲，有外来风邪和风湿之邪，由于体内正虚，会产生水湿的病理产物。内外合邪，以风湿的肢节疼痛和风水的浮肿反映出来。针对这种情况，治法需要邪正兼顾。所以本方的功用为益气健脾、祛风利水，当然也可以提到益气、祛风、健脾、利水。益气、健脾是扶正。由于表虚，主要是气虚，气之源头在脾。所以健脾有助于气的不断化生。祛风是散风祛表邪。利水可以除湿，也能治水肿。

方义分析：本方的君药，历来讨论很多。有的防己为君，有的黄芪为君。教材根据多数意见，一般是以防己、黄芪联合为君，这体现了邪正兼顾。防己可以祛风，又可以利水，祛风能祛风湿止痛，利水能够消水肿；黄芪作为补气药，有较强的固摄作用，特别是黄芪量大的时候，往往侧重在固摄。前面学了很多以黄芪为君药的，在方中用量比例较大的，譬如补阳还五汤或者当归补血汤，在这些方里黄芪不但有补气作用，而且有较强的固摄作用。对当归补血汤里的血虚阳浮，也可以有固摄、固表这种作用，在本方里黄芪也是用来益气固表的。它既能补气，又能固摄表虚。有点像治疗表虚自汗的玉屏风散。玉屏风散黄芪、防风、白术，这里是黄芪、防己、白术，就差一个字，可以领悟一下。两个共同特点都有表虚不固、自汗恶风。所以都有黄芪和白术联用，黄芪在这里主要是益气固表，有固摄作用。臣药是白术，白术既可以健脾燥湿，针对了风水、风湿含有的水湿为病问题。白术又能协助黄芪，补气和健胃相结合。白术还有止汗作用。白术作为臣药，和黄芪相配，也构成了治疗表虚常用的一组组合。生姜、大枣、甘草都属于佐使药，生姜、大枣这个组合，由于外有风邪，所以起到在表调和营卫，在内调和脾胃的作用。生姜还有散水湿的作用。甘草既能协助黄芪、白术补气,又能调和诸药,为佐使药。本方药味不多,但一些基本配伍组合还是比较丰富的,而且在临床上,是治疗表虚风水、风湿的常用方。

辨证要点:汗出、恶风,反映了表虚特点。从本方主治来看,一般来说,特别是风水证都会有小便不利的表现。小便不利,反映出水湿壅滞。而小便通利了,水湿就有出路了。

随证加减:本方证出现兼有喘证,风水,水湿,由于外来风邪,造成风邪侵犯体表,造成肺气不能蒸发,肺气失宣,水道不通,水湿泛滥,这样影响到肺的宣发。如果兼喘加麻黄,既能够宣肺平喘,又能够通过宣肺来畅通水道之水。如果腹痛用芍药可以缓急止痛。如果水气重,水气上逆,可以加桂枝,增加平冲降逆作用。如果风湿伴随有腰膝肿胀,加茯苓、泽泻可以利水消肿。

使用注意:本方的利水消肿力量较小,治疗风水证,一般肿势并不是很重,如果水湿壅盛,肿湿很重,本方不适宜,所以就要掌握尺度。

第四节 温化寒湿

既然说温化,就说明这种湿的产生是阳气不足为主要原因。阳虚不化,阳虚为寒,产生寒湿证候为主。所以适应病证是从寒化,阳虚不能化水,所引起的痰瘀水肿,主要用于这一类,当然这种寒湿引起的范围很广。

临床配伍,针对这种寒湿,要温化,用温阳药和利湿药相结合,这是主要的。同时配伍健脾药、补肾药以及理气药。为什么呢?湿起归脾,水湿的产生往往和脾的运化功能障碍或者减弱有关。同时,肾主水,特别是阳药化气,阳气要温化水液。肾阳是非常重要的,五脏之阳气,非此不能发,所以叫元阳。所以阳虚到一定程度,往往影响到脾肾阳虚,特别是肾阳虚。这种寒湿证候,根据阳气虚弱的程度,选用的药物,往往是温阳药结合健脾补肾。而有的时候,水湿阻滞气机严重,所以往往要结合理气药,当然总体上这类方剂多用温阳药和利湿药相配,这是主要的,这是温化寒湿药物配伍上的一些共性。

苓桂术甘汤

（《金匮要略》）

【组成】茯苓四两(12g)　桂枝去皮三两(9g)　白术二两(6g)　甘草炙,二两(6g)

【用法】上四味,以水六升,煮取三升,去滓,分温三服。（现代用法:水煎服。)

【功用】温阳化饮,健脾利湿。

【主治】中阳不足之痰饮。胸胁支满,目眩心悸,短气而咳,舌苔白滑,脉弦滑或沉紧。

苓桂术甘汤是《伤寒论》的方。主治证候是中阳不足的痰饮病。

病机分析:中阳不足,实际上是中焦虚寒的基础。阳气不足,不能温化水液,水液停留为痰饮,停留在局部。在这里痰饮是饮停中焦,病位在中焦。中阳不足,导致水湿不化,痰饮内停,水饮停蓄中焦。

从表现来看,水饮停蓄,饮邪为阴邪,停蓄阻滞气机。气机不利,饮邪随气上逆,水饮泛肺,短气、咳嗽、胸胁支满,气机阻滞,饮邪上逆,这是常见的。饮邪上逆,上干头目,上干清阳,头晕目眩,心悸,也是水饮内停,水气凌心经常出现的现象。舌苔是白滑的,苔白偏寒,白滑说明痰饮较重,脉弦滑或沉紧,也是寒饮内停,偏于阳虚有寒的脉象。从主治证候分析来看,苓桂术甘汤是针对痰饮内停中焦,中焦虚寒,阳不能化气,水湿内停。

治法:温阳健脾,利湿化饮。

方义分析:茯苓在方中用量最大,作为君药。因为水饮内停中焦,而且还突出表现在饮邪上逆。茯苓既能够渗湿利水,又能够平冲降逆。特别是茯苓擅长于治疗水饮上逆的冲逆引起的心悸头眩,所以作为君药。对茯苓的这类用法,在仲景使用的方中有规律性的反映。五苓散,也是用茯苓。所以也可以有这种平冲降逆、水气上逆,针对水气上逆的用法,在这里作为君药是全方立足于化饮,通过利水渗湿,当然茯苓还能健脾,健脾有助于化饮。

方中的桂枝擅长于温阳化气,能够温化水液,作为臣药,桂枝和茯苓同用,是一种既能温阳化气,更是平冲降逆的一种基本组合。《伤寒论》上用桂枝和茯苓相配的方不少,基本都有平冲降逆,平水气上逆的作用。桂枝的平冲和茯苓的平冲有一定区别。桂枝,往往对寒气上逆,偏寒的情况,与茯苓同用,往往治疗水气上逆。

白术为佐药,白术苦温能健脾燥湿,燥湿和茯苓的渗湿相配,有助于除湿祛饮,而且茯苓、白术都能健脾,白术、桂枝相配又是温阳健脾的一个基本的常用组合。

甘草作为使药,调和诸药,同时有补气作用。中焦阳气不足,这是虚寒的基础。内生之寒,温必兼补。所以桂枝之温和、甘草之补相结合,也是治疗内生之寒,温补结合的一种结构。所以本方虽然才四味药,但是能够温阳健脾治其本,利湿化饮治其标。

配伍特点：温而不燥，利而不峻，标本兼顾。本方很平和，偏温。桂枝、白术、甘草都偏温，但是温而不燥，也就是说比较温和。茯苓有利水作用，但利而不峻，利水力量又不会很强。而且体现了利水化饮，和温阳健脾相结合，标本兼顾。对这类慢性病，痰饮病，张仲景有段话："病痰饮者，当以温药和之。"所以这两种结构符合要求。和之，"和法"的"和"字，恢复协调平衡。用双向调节方法恢复协调平衡。所以既考虑到水饮、痰饮内停的标，又考虑到中阳不足的本，用药温而不燥，利而不峻，体现了治痰饮者当以温药和之，恢复机能的协调平衡，这是配伍特点。

类方比较：苓桂术甘汤和五苓散有很多共同的地方。从病机和用药的特点上有什么区别呢？五苓散治疗水饮，水饮停蓄在下焦，叫蓄水证。苓桂术甘汤，叫痰饮病，痰饮停蓄在中焦，所以病位上有差别。都是水饮停留，都是水饮证，这是共性。苓桂术甘汤四味药，五苓散是五味药，两个方有三味药是一样的。茯苓、白术、桂枝是一样的。在茯苓、白术、桂枝基础上，苓桂术甘汤加了甘草。五苓散有猪苓、泽泻。但主治上差别很大。病位，一个在中，一个在下。从临床表现来看，都有水气上逆。但是五苓散证有水逆证，可以饮水，水入即吐；而苓桂术甘汤证的水气上逆，主要表现为心悸、头晕目眩，不像五苓散汤证的水入即吐、脐下动悸，偶尔咳嗽，吐涎沫、头眩都可以发生。在用药上，由于苓桂术甘汤证偏于中阳不足，有中焦虚寒的基础，甘草容易使得药性缓留中焦，所以用甘草，甘草和桂枝相配，温补结合，"内生之寒，温必兼补"，是治疗虚寒常用的一种治法和配伍特点；五苓散在下焦，所以不用甘草，因为小便不利，用泽泻、猪苓，渗湿利水；苓桂术甘汤里饮停中焦，没有影响到下焦气化，没有强调小便不利，所以就不用泽泻和猪苓。所以两方比较来说，都是水饮内停，都有水气上逆。所不同者，苓桂术甘汤证是中焦虚寒的基础，寒饮内停，停在中焦；而五苓散证，外邪入里，循经传腑，导致下焦蓄水证，水蓄膀胱，影响膀胱气化，有小便不利的特点，然后才有水逆证。所以用药上，有三味共同的药，而稍作变化，就有两个差别，从病位到病机有明显差别，这是需要比较的。

辨证要点：是痰饮停于中焦，阻滞气机，胸胁支满，目眩心悸，眼睛发花，心跳，强调水饮之气上逆。舌质一般淡，苔白滑，反映了饮邪停蓄。

随证加减：如果咳嗽痰多，反映了痰饮量多，本方里加半夏、陈皮。加半夏、陈皮和本身的茯苓、甘草结合，内涵二陈汤，燥湿化痰、和胃降逆力量增强。如果心下痞满，腹中有水声，包括水响。或者肠鸣声响，可以加枳实、生姜。心下痞，用枳实可以消痞。消痞、导滞也有助于水饮下气。生姜擅长于散水，所以腹中肠鸣，仲景一般多用生姜，譬如生姜泻心汤，腹中雷鸣下利用生姜，所以也是仲景常

405

用的方法。

使用注意:在使用当中,如果水饮停蓄化热,表现出这种咳嗽,痰是黏稠的,当然就不宜使用。

真 武 汤

《伤寒论》

【组成】茯苓三两(9g)　芍药三两(9g)　白术二两(6g)　生姜切,三两(9g)　附子一枚,炮,去皮,破八片(9g)

【用法】以水八升,煮取三升,去滓,温服七合,日三服。(现代用法:水煎服。)

【功用】温阳利水。

【主治】阳虚水泛证。畏寒肢厥,小便不利,心下悸动不宁,头目眩晕,身体筋肉瞤动,站立不稳,四肢沉重疼痛,浮肿,以腰下为甚。或腹痛,泄泻;或咳喘呕逆。舌质淡胖,边有齿痕,舌苔白滑,脉沉细。

真武汤是《伤寒论》上的一个经方。而且这个方,从历史到现代都很有名。这个方和前面的青龙汤、白虎汤一样,是当时用天上的五颗星来命名的。北方就改为玄武,到清代以后因和康熙皇帝的玄烨那个玄相同,为了避讳就要叫真武。真武汤在《伤寒论》布局当中是非常重要的。真武是北方镇水之神,很多县城里城北修真武庙,就是真武大帝管水。北方气候比较寒冷,所以从真武汤这个名称来说,它是治寒的,用温热药。有镇水作用,能治水的,所以从名称可以推导它的功能。

病机分析:这个方主治阳虚水泛证。阳虚指的是脾肾阳虚,而且以肾阳虚为主。肾阳虚的表现,畏寒肢厥,也就是说畏寒怕冷,平素就比一般人怕冷,肢厥容易四肢厥逆。在临床上看这类病人很多在冬天的时候,睡觉一晚上膝盖都睡不热。脾肾阳虚,畏寒肢厥。水湿泛滥呢?阳虚水泛,水湿泛滥,它的前提是水湿内停。水湿内停表现为小便不利,膀胱气化受阳虚的影响,小便不利,合而不开。小便不利,水湿就要泛滥。所以从它的共同特点来讲,真武汤证,阳虚水泛证可以有畏寒肢厥,小便不利的特点。水湿泛滥有哪些可能性呢?真武汤在临床上运用范围是很广的,正是由于它水湿泛滥的表现可以多种多样,可以由下到上,由内到外,产生诸多水湿内停泛滥的表现。我们由上下内外水湿泛滥的一些表现看,水饮向上上干清阳,造成头部可以眩晕;水气凌心可以造成心悸,心中悸动;饮邪,寒饮之气上逆迫肺干胃,引起咳喘呕逆,饮迫肺胃了;寒饮流注肠道造成泄泻;脾肾阳虚,阴寒内停,阴寒之寒性收引凝滞,不通则痛,可以伴随有腹痛;

水湿由内向外泛滥,如果泛滥肌表可以出现水肿,水邪浸渍在筋肉,浸渍筋肉里面可以造成肌肉瞤动。《伤寒论》中说到真武汤证,身瞤动。瞤,眨眼睛,就是肌肉像眨眼睛一样,肌肉的跳动。饮邪泛滥阻滞在骨节、经络,可以造成人一时的站立不稳,或者四肢可以出现沉重疼痛,这是寒水泛滥阻滞骨节、经络所造成的。所以从主治看起来,很复杂。实际上都是寒饮内停以后泛滥到各个部位,泛滥由上到下,由里到外,可以出现各种表现。从舌脉来看,舌质淡是阳虚的表现,舌质胖是水湿壅滞,我们在诊断学上学过了,舌体的胖两种情况居多,一种情况是水湿壅滞,一种情况是血分热毒充斥。这里舌质淡、舌体胖那是水湿壅滞,水湿壅滞这种胖就显示出嫩的特点。由于舌体胖嫩,和牙齿相挤,病程较长,就产生齿印,所以舌质淡胖嫩有齿印是真武汤证水湿内停泛滥的舌象上特点。舌苔一般是白滑的,即是说水湿内停较重了。脉可以沉细,沉细是脾肾阳虚,阳气不足了。所以从这个病机分析来看,根本是脾肾阳虚,以肾阳虚为主,阳不化气,水湿内停。病证表现在阳虚水湿泛滥,影响到上下、内外,范围很宽。

治法:从病机分析看出来,脾肾阳虚是根本,水泛是标。标本兼顾,治法方面就要温阳利水。本方体现了温阳利水的功效。

方义分析:方中附子作君药,附子可以温阳。臣药白术、茯苓和生姜,白术健脾燥湿,茯苓健脾渗湿,生姜可以散水。这三味药药性都很平和,共同特点都可以解除水湿为患,针对水湿为患。而且它们作用在水湿方面来说,恰恰体现了治水三焦分消的特点。生姜擅长于温胃散水,又能和胃降逆,对呕恶这些它本身有和胃降逆作用,但在这里它可以散水,温散,作用以上焦为主。白术可以健脾燥湿,有除湿作用,作用以中焦为主。茯苓擅长于健脾渗湿利水,渗湿利水使水液从小便排出。那样对停蓄在人体之水液上中下三焦分消,实际上反映一个缓治法。因为药性平和,全方适合于较长时间服用。然后在不同的方面可以加减,增加它上中下的祛水力量。这个方里的佐药是芍药,芍药在唐代以前赤、白芍不分,现在一般用白芍。这个白芍在这里起的作用,历来在历代医家方论中讨论较多,它第一个作用就是《神农本草经》里提到芍药的利小便作用。实际上我们不能断章取义地光看利小便三个字,要看它前后的话,它说芍药能够破阴结,除血痹,利小便。除血痹带有活血的意思,利小便带有利水的意思,血和水都属于阴液的范围,从语气上,是从破阴结下面所延续下来的。所以不是说它直接利小便,是破阴结基础上利小便,应该这样理解。但是《神农本草经》这样提了以后,历版教材在谈到芍药在真武汤运用当中,都直接提到它的第一个作用就是利小便,所以我们教材还是这样写,但要正确地理解它。因为现在已很少单用芍药来利小便了。芍药在本方里第二个意义是有缓急止痛作用,可以止腹痛。前面我们谈到主治阴寒凝滞,可以见到腹痛。芍药可以缓急舒筋,对于解除肌肉瞤动也有一定作用。芍药还能够制约附子的燥热,是佐制药。我认为芍药在这里制约附子燥热这一点不容忽视,因为本方是基础方,针对的是阳虚水泛的基础病机。其病程都比较长,所以服药时间也较长,因为用了附子,如果服用时间较长,温燥就容易伤阴,而芍药属阴柔之品,既能益阴养血,又能缓和制约附子的温燥,使得这个方能够较长时间服用。这一点在我们实践当中、运用当中有这个体会。我开附子往往和芍药同用。尤其那些要服用多剂的,缓治的,一般芍药都要用到附子三分之二用量以上,附子量越大,芍药量增加也越多。所以经常我看有些老中医附子有用到一两、二两,芍药用到附子的三分之一,甚至于等量,来制约附子的温燥,有助于能较长时间服用。

辨证要点:首先是水湿内停,小便不利,肢体沉重或者浮肿,舌质淡胖,苔白脉沉,这是共性。畏寒肢厥也是一个临床辨证很重要的方面。

我们把真武汤证的基本证候组成部分分为三个部分。第一部分要确定它的疾病的性质,整体是个阳虚,往往这类阳虚的时间还较长,所以畏寒肢厥是简明扼要地把握它的阳虚的一种基本见症。第二部分是水泛证。在每个应当运用真武汤的病人身上可能侧重出现一部分,或者饮邪上干清阳;或者饮邪迫肺,饮邪犯胃,饮邪凌心;或者饮走肠间;或者饮泛体表;或者饮渍肌肉等等,这是基本的阳虚见症,加上部分的水泛见症。第三部分就是加上比较标准的舌象、脉象的佐证。佐证是一种参考校正的依据。

随证加减:水寒射肺用干姜、细辛,干姜可以增强附子的温阳作用,同时干姜能够温脾肺,细辛能够散水,既能助附子温阳,又能散水,也有助于宣肺,可以治喘咳。如果用于水湿泛滥肠道这种阳虚泄泻,可以不用芍药,加干姜,如果腹痛当然还是要用芍药了。加干姜是增强附子温阳力量,姜附同用增强温阳力量。水寒泛胃主要表现在呕逆,方中的生姜用量要增加,可以增加它的和胃降逆作用。或者可以加吴茱萸、半夏,吴茱萸本身有温胃祛寒作用,也能和胃降逆;半夏长于和胃降逆,它的燥湿也有助于针对水湿内停泛滥。这是常用的临床加减。

【附方】

附子汤(《伤寒论》) 附子二枚,炮,去皮,破八片(15g) 茯苓三两(9g) 人参二两(6g) 白术四两(12g) 芍药三两(9g) 以水八升,煮取三升,去滓,温服一升,日三服。功用:温经助阳,祛寒化湿。主治:寒湿内侵,身体骨节疼痛,恶寒肢冷,苔白滑,脉沉微。

附子汤也是张仲景的经方。附子汤也是五个药,组成实际上就是不用生姜,改为人参二两。不用生姜,它散水力量减少了,也不是作用于肺、胃。加人参体现在气虚症状比较明显,所以仲景用附子汤来温经,温经可以祛寒,同时阳气不足,助阳,温经助阳,祛寒化湿。这个方是用来治疗寒湿引起的身体骨节疼痛,本身阳气不足,寒湿痹证疼痛。它有恶寒肢冷阳虚的表现,苔白滑就是阳虚基础上有寒湿,脉沉微,正气不足,气虚证明显。主要表现为身体骨节疼痛,用这个真武汤的基础,用附子既能温阳,又能温经散寒治痹痛。加茯苓、白术和人参相配,来增强健脾益气作用,人参、附子同用温补力量更强。温阳益气相结合温补力量更强。而且人参、茯苓、白术相配,温阳健脾,茯苓、白术能够除湿,芍药仍然制约附子之燥热,还能够止痛。这个方就侧重于治疗寒湿浸渍在身体骨节经络,造成了骨节疼痛为主,兼有阳虚的恶寒肢冷,苔白滑,脉沉微。

病案举例:真武汤是个名方,它运用涉及的范围很广。我举个病案,从中大家可以体会一下这个运用。我曾经用本方来治疗过一个肥胖病,当然不是为了美容,那真是一种肥胖病。20世纪80年代,有一次我在附属医院带进修生看病的时候,来了一位病人,她是四川省宜宾市所属的一个县土产公司的女职工,身高是1.51米左右,当时年龄51岁。她的主诉主要是这四年胖得很快,从不到100斤增加到最重190斤。更重要的是她的生活已经不能自理,走路都需要人扶。这几年就只有在家休息,到处求医。她上我们附属医院二楼内科诊室来看病的时候,两个人扶着,如果一不留神坐下去了,两个人很久都扶不起来。手前臂都非常粗,诊脉诊不到。望舌,苔白腻,水滑,津液很多。畏寒,冬天怕冷。对这种肥胖病,辨证怎么辨? 就考虑水液凝聚。人体摄入的水液能够通过气化转化为正常有用的津液,如果说气化功能障碍了,它就成为病理产物,堆积在体内。所以当时跟五位进修医生商量说这个病人用真武汤,以真武汤为基础来温阳利水。她小便还能通利,量不多,因此,要配合一些比较平和的利水药,因为这个病不是短期内能够康复的,所以当时选择了三仁汤。三仁汤三焦分消,宣畅气机,利水力量也很好。三仁汤和真武汤合方,附子用量第一次用30g,后来增加到60g,芍药用到40g。真武汤和三仁汤合方以后使用,她吃一两个礼拜觉得精神不错,一周看一次,每次来都称体重,虽然一个月之内体重变化不大,但到后面就明显了。用这个方半年后,功能恢复很好,自己能比较慢的走路,早上还慢慢走去锻炼。到半年的时候,体重从190斤左右降到150斤左右。这半年并不只是降了这40斤,更重要的是功能的恢复,她自己基本能够生活自理,精神都比较好。后来她说她的孩子由于受了伤有骨折,她要回到家乡照顾她孩子,说明她自己生活完全能自理了。以后继续服药,通过通信修改方子。从追踪来看,体重在140~150斤之间,基本生活正常。后来,我们学校陈潮祖教授,写《中医方剂与治法》也收了这个病案。大家把用真武汤治疗肥胖病这个例子总结了,后来到进行学术交流的时候,有些医院的同道们还提出来用真武汤和三仁汤结合搞减肥。也有医生报道用五苓散和三仁汤这一类利水渗湿来治疗,起到减肥作用,效果也不错。但是这个病机,古人不叫肥胖病。病机怎么理解它?病机结论怎么写?我跟进修生们讨论的时候就说,胖,从它机理来讲,《黄帝内经》说到就两个方面,一个肥人多虚,一个肥人多湿。阳气不足,气虚了,一个多湿,痰湿内停,这多余的脂肪中医看它不是津液,而是个痰湿。后来我就定了病机叫阳虚水泛,脂凝液聚。阳虚水湿泛滥,脂凝,脂肪的脂,凝聚的凝,脂液凝聚了,大家说这个还像中医病机名称,后来就这样定了。这是一个灵活运用这个方的案例,希望能给大家使用这个方以启发。

实 脾 散
《重订严氏济生方》

【组成】厚朴去皮,姜制,炒　白术　木瓜去瓤　木香不见火　草果仁　大腹子　附子炮,去皮脐　白茯苓去皮　干姜炮,各一两(各30g)　甘草炙,半两(15g)

【用法】上㕮咀,每服四钱(12g),水一盏半,生姜五片,大枣一枚,煎至七分,去滓,温服,不拘时服。(现代用法:加生姜、大枣,水煎服,用量按原方比例酌减。)

【功用】温阳健脾,行气利水。

【主治】脾肾阳虚,水气内停之阴水。身半以下肿甚,手足不温,口中不渴,胸腹胀满,大便溏薄,舌苔白腻,脉沉弦而迟者。

实脾散也叫实脾饮,出于《济生方》,是个常用方,临床使用频率较高,而且在运用中,是张行之有效、疗效确凿的方。

病机分析:主治证候是脾肾阳虚,水湿内停的阴水。我们知道水肿中医辨证大体分为阴水、阳水两类,这里强调它是治疗阴水证的一个常用方。阴水证就是阳气不足的寒湿引起的。阳气不足,水不化气造成水湿内停,泛滥体表造成的水肿。从这一点来看,好像主证跟前面讲的真武汤很类似,但是它有区别。第一,实脾散的脾肾阳虚,侧重在脾,它强调脾,虽然脾肾阳虚,脾阳虚,影响到肾阳也虚,脾肾阳虚一般病程长都相互影响。但是它的主治范围有一定限定,它主要侧重脾阳虚为主的,以水肿为主,阴水。虽然说脾肾阳虚,阳不化水,水湿内停泛滥,体表水肿,如果水湿浸渍肠道也可以泄泻。但是侧重点历来是认为治疗寒湿阴水的首选方、常用方,以水肿为主。从主治证候表现来讲,阳虚失温以后手足不温,这有点类似于理中丸证,提到中焦虚寒,脾主四肢,阳气不能温养四肢,就手足不温,这个和肾阳虚以后四肢厥逆有程度的不同。所以这强调还是中焦脾胃阳气不足为主,涉及肾阳。水阻气机,水湿停滞中焦阻滞气机,胸腹胀满是这个方的一个很重要的证候特点。实脾散治疗水肿,和真武汤作为基础方治疗水肿是不同的。胸腹胀满,这是水湿内停阻滞气机。当然阳虚不化以后比如口不渴,苔白腻,脉沉弦而迟,都是一般的阳虚病的舌脉表现。通过实脾散的方义分析,我们可以看出病位:脾肾同病,以脾为主。水湿内停泛滥以水肿为主要表现。同时它的证候特点是水邪阻滞气机非常突出。胸腹胀满,是它重要的兼症。

治法:实脾散体现了温阳健脾,行气利水。温阳健脾,侧重点在脾。行气利水,利水可以消肿,行气突出了这个阴水证同时产生水邪阻滞气机这种证候特点,所以要结合行气。

方义分析:这个方是在真武汤的基础上,去掉芍药把生姜改为干姜,再加一组行气药加减而来的,附子、干姜同用,附子无姜不热,增加了附子的温阳力量,作为君药。茯苓、白术,作用都是健脾渗湿和健脾燥湿,祛除水湿。佐药木瓜,可以祛湿,舒筋活络,有利湿作用。厚朴能够增强苦温燥湿的力量。厚朴有芳香特点,芳香也有助于化湿,都作用于中焦。木香长于行气,木香和厚朴联用,针对了脘腹胀满,针对了实脾散证证候特点里面的水邪阻滞气机,脘腹胀满,所以行气除满。大腹子可以降气,除满,也有祛水作用。水邪阻滞气机腹胀腹满,大腹子常用。草果辛热可以祛寒,也能燥湿。所以全方在温阳除湿利水的基础上,行气除满比较突出。温阳健脾,行气利水是整个方的功效。用甘草、生姜、大枣作为使药兼佐药的意思。甘草和附子、干姜同用从结构上看像四逆汤,温补结合。本身有内在阳虚,有虚寒,"内生之寒,温必兼补",所以要温补结合。甘草补气,温补结合。甘草又能调和药性,而且调和缓和也适合于久服,这是使药。生姜和大枣,对内可以调和脾胃,配甘草益气,调和脾胃,那也可以看做使药兼有佐药的意义。

实脾散全方出发点在温阳健脾治本,行气利水治标,是在真武汤的基础上加减化裁的。用治疗阳虚水泛的方转过来治疗脾肾阳虚以脾为主,方中厚朴、木香、茯苓、白术、干姜都以作用于中焦为主。脾肾阳虚以温阳健脾为主,行气利水就是除湿的基础上结合行气,针对了它病机的一个特点。

配伍特点:这里提到配伍特点,实脾散里面有两条:一个是脾肾同治,以温脾阳为主;一个行气温利相结合,寓行气于温利之中,气行有助于湿化作用。

辨证要点:它的证候称之为阴水,即阳虚水不化气,水湿停留,泛滥水肿,身半以下肿甚,这是阴水的特点。阳水上半身先肿,以上半身为主;阴水以下半身为主。胸腹胀满是由于水湿阻滞气机,这是实脾散证的一个特点。舌淡苔腻,脉沉迟,也反映了水湿内停,脾肾阳气不足。

随证加减:如果出现气虚见证,气短乏力,倦怠懒言,可以加黄芪增加补气力量。小便不利,水肿程度较重,本方利水力量稍嫌不足,可以加猪苓、泽泻,这样和茯苓联用利水渗湿消肿力量更强。如果伴随有大便秘结,腑气不通,可以加牵牛子,泻下通利前后。

使用注意:水肿有阳水、阴水两大类,如果阳水实证,非本方所宜。

萆薢分清散(萆薢分清饮)

《杨氏家藏方》

【组成】益智　川萆薢　石菖蒲　乌药各等分(各9g)

【用法】上为细末,每服三钱(9g),水一盏半,入盐一捻(0.5g),同煎至七分,食前温服。(现代用法:水煎服,加入食盐少许。)

【功用】温肾利湿,分清化浊。

【主治】下焦虚寒之膏淋、白浊。小便频数,混浊不清,白如米泔,凝如膏糊,舌淡苔白,脉沉。

这个萆薢分清饮是出自《杨氏家藏方》,后面附方中也有一个萆薢分清饮,两者同名,所以我们要记得它的出处。

病机分析:主治的证候是下焦虚寒,由于肾阳虚,肾和膀胱虚寒,阳气不足,水液得不到温化,造成清浊不分。因此,萆薢分清饮主要用于肾和膀胱的阳气不足,水液得不到正常气化,清浊不分、清浊杂合而下导致膏淋、白浊,主治膏淋、白浊虚寒型。

下焦虚寒,湿浊不化,这个时候膀胱气化也会不利,开而不合,肾失封藏,就伴随有小便频数。阳虚不化,清浊不分,小便混浊,白如米泔,凝如膏糊,这是反映膏淋、白浊的主要特点。舌淡苔白,脉沉,主要反映出下焦虚寒,阳虚特点。

膏淋、白浊可以有阳虚型的,有气虚型的,实证可以有湿热型的,萆薢分清饮是治疗膏淋、白浊的,但是一定要注意这个膏淋、白浊是阳虚型的。

治法:病机体现在两个方面,一是湿浊,阳气不足以后,气化不利,水湿停滞。二是人体的正常津液成为异常病理产物,又会影响到气化,影响到分清化浊功能。所以温阳利湿和分清化浊相结合是这个方治法上的特点。

方义分析:从组成药物来看,萆薢是具有分清化浊特长的一味药,长于治疗小便混浊,白浊、膏淋,不管是湿热型的、寒湿型的,往往都是以它为主来治疗,在方中作为君药。菖蒲在这里可以化湿,芳香化湿,又可以化湿开窍,可以作用于心和小肠,既能化湿,又间接有助于泌别清浊,作为臣药。益智仁,有温肾阳的作用。同时它也能缩尿,治疗小便太多。和乌药相配,乌药有行气作用,温暖下元,有行气作用。所以这个方以泌别清浊为主,同时结合了温肾利湿,是治疗虚寒型的膏淋、白浊的基础方。

辨证要点:小便混浊而且频数,膀胱气化失常,舌淡苔白,脉沉。

随证加减:虚寒型的膏淋、白浊,下元阳气不足,产生内寒,可以伴随腹痛。如果出现腹痛加肉桂,或者茴香,可以增强温阳祛寒,达到止痛的作用。如果气虚明显,比如短气、乏力可以加黄芪、白术,黄芪可以补气,黄芪也可以升提固摄,有助于治疗小便频数,白术能够燥湿,和黄芪本身有利水作用,在补气基础上有助于祛除寒湿之邪,治疗小便混浊、频数。

使用注意:如果属于湿热白浊,往往跟湿热下注有关,湿热白浊非本方所宜。

【附方】

萆薢分清饮(《医学心悟》) 川萆薢二钱(6g) 黄柏炒褐色 石菖蒲各五分(各2g) 茯苓 白术各一钱(各3g) 莲子心七分(2g) 丹参 车前子各一钱五分(各4.5g) 水煎服。功用:清热利湿,分清化浊。主治:湿热白浊,小便混浊,尿有余沥,舌苔黄腻等。

这是程钟龄《医学心悟》中的方,是在《杨氏家藏方》治疗虚寒白浊的萆薢分清饮的基础上改变而来。在这个方里萆薢、菖蒲,原方的君臣药还在。同时用了黄柏、车前子这些清热利湿的药,清热利湿力量增强了,又结合莲心清心。茯苓、白术健脾,渗湿燥湿。所以整个方改造以后偏于凉性,长于清热利湿。同时仍然有萆薢、菖蒲,还是能泌别清浊。这样,它就长于清热利湿,结合分清化浊,用于湿热白浊,就是湿热引起下元泌别清浊功能障碍,小便混浊,尿有余沥,也就是湿热下注以后影响膀胱气化。舌苔黄腻是属于湿热的一个佐证。通过这个方的结构,和前面的《杨氏家藏方》的萆薢分清饮相比较,可以领会治疗膏淋、白浊属于虚寒型和湿热型的两种治法差别,以便临床选用。

第五节 祛风胜湿

适用的病证是风湿在表,或者风湿浸渍在骨节筋肉,总体来说风湿引起的痹证,配伍用药往往以祛风湿药为主,但是要根据疾病的新、久来采取不同配伍。祛风湿药如果用于新病,往往整个方以祛风湿药为主,有的是配一点活血药,治风先治血,血行风自灭。如果是久痹,痹证日久,往往伤耗气血,同时肝肾也不足,这个时候,要祛风湿药、补养气血的药和补益肝肾的药相结合,这是祛风胜湿这类方剂的常用配伍药物特点。

413

羌活胜湿汤

《脾胃论》

【组成】羌活　独活　各一钱(各6g)　藁本　防风　甘草炙,各五分(各3g)
蔓荆子三分(2g)　川芎二分(1.5g)

【用法】上㕮咀,都作一服,水二盏,煎至一盏,去滓,食后温服。(现代用法:做汤剂,水煎服。)

【功用】祛风胜湿止痛。

【主治】风湿在表之痹证。肩背痛不可回顾,头痛身重,或腰脊疼痛,难以转侧,苔白,脉浮。

李东垣的羌活胜湿汤,也是临床的常用方。

病机分析:主治证候首先是风湿在表的痹证,风湿在表是由外邪引起,风湿侵犯体表,太阳首当其冲,其原因或者汗出当风,或者久居湿地,跟环境、气候、人的起居有一定关系,造成了风湿侵袭肌表,客犯经络。风湿侵犯,可以有侵犯体表皮毛为主的,可以有客犯经络、经脉为主的。羌活胜湿汤强调的主治证候是侵犯肌表,表现在侵犯人体经脉、肌肉、骨节。临床表现:因为外来风湿,伤于风者上先受之,头痛、身重、腰膝疼痛、难以转侧,苔白、脉浮,这是由外邪引起的痹证。头痛、腰背疼痛都是风邪侵袭肌肉、经络、骨节所造成的,偏于上半部。因为伤于风者上先受之,新病为多。至于身体沉重是风邪夹湿的特点,苔白偏于寒证,风湿偏于寒。脉浮是反映出有表证。从这个羌活胜湿汤主治来看,外来风寒湿,风湿偏寒,风寒湿引起的头身疼痛、沉重,甚至于到腰背疼痛不能转侧,骨节经络风湿阻滞较重。

方义分析:这个方里羌活、独活并用,羌活善祛风胜湿止痛,止痛力量很好,主要入太阳经。独活入少阴经,它作用层次较深,也能够祛风湿止痛。侧重于治疗下半身,连用可以祛除一身的风寒湿邪。自从魏晋以后开始,羌活用得非常多了,羌防剂就开始占领了治疗风寒风湿半边舞台了,改变了以往只是麻桂剂的这种情况。

防风、藁本作为臣药,防风走十二经,祛风胜湿止痛很好,和羌活连用也是一个常用的配伍组合,因为它是风中之润剂,是风药,祛风胜湿止痛而不燥。藁本擅长于治巅顶头痛,也能祛风寒止痛,止痛力量较好。所以君臣四味药联用,在散风祛湿止痛上力量较好。

佐药里有两味药,川芎是治头痛的要药。川芎治头痛不仅能治疗外邪引起的头痛,也能治疗其他类型的头痛,特别包括血瘀头痛。川芎既能祛风止痛,同时也有活血止痛作用。在这个方里用它,既增加止痛作用又体现了治风先治血,血行风自灭的协同作用,能够增强全方的止痛作用,特别止头痛。蔓荆子也是常用的治头痛的药物,这是佐药。甘草能调和药性,同时,整个方羌、独活联用,与藁本、川芎同用,全方辛散温燥止痛力量较强,有甘草能够缓和全方,避免辛散太过,有使药兼佐药的含义。

从组成来看,全方祛风胜湿止痛力量相当强。我们提到九味羌活汤和羌活胜湿汤证候的比较,九味羌活汤在止痛方面力量没有这个方集中,特别是头身疼痛,本方治头痛的力量相当强,而且九味羌活汤它是外有风寒湿邪阻滞,内有蕴热,所以它还有生地、黄芩。这个方纯属辛散、温燥之品为主,所以在临床运用上要考虑到这一点。

类方比较:羌活胜湿汤和前面解表剂**九味羌活汤**很类似,理解这两个方的比较,是学习当中的一个重点。九味羌活汤是辛温解表里的一个方。它是外感风寒湿邪,内有蕴热,表里同病。所以它临床表现强调外感,强调邪犯皮毛,邪犯皮毛同时可以侵犯到肌肉、经脉、骨节,可以身体酸楚疼痛,头身酸楚疼痛,风寒夹湿。但是体表表证比较突出,表现出恶寒、发热、无汗,这组表证比较突出,因此放在解表剂羌活胜湿汤证虽然是外来的风湿,也是偏寒的,风寒湿也侵犯肌表,它突出地表现在侵犯肌肉、经脉、骨节,所以造成以头痛、身重、腰背疼痛、难以转侧这组痹证症状为主,而相对的寒热表证不一定显著。这就是从病机侧重上两个方的区别。当然全面来看,九味羌活汤还有邪热内蕴,它除了外来风寒湿邪,还有内热,有口苦、口渴这种内热表现,所以方中还配伍生地、黄芩针对内热,而羌活胜湿汤证这点是没有。这是两个方的比较。这点比较清楚了,将来临床使用的时候选用才能比较正确地对证。

辨证要点:使用基本依据是以风湿疼痛为主的,头身腰背重痛为主,苔白、脉浮,表明就由外邪引起。

随证加减:如果说外来风湿之邪阻滞在经络、骨节化热,局部化热,甚至红肿,兼有热象,那要加黄芩、黄柏、知母这类既能制约所用止痛药的温燥,又能解除郁热的药。如果湿重,要增加燥湿和辛散水气的力量,加苍术、细辛。

【附方】

蠲痹汤《杨氏家藏方》:当归去土,酒浸一宿　羌活去芦头　姜黄　黄芪蜜炙　白芍药　防风去芦头　各一两半(各45g)　甘草炙,半两(15g)　上㕮咀,每服半两(15g),水二盏,加生姜五片,同煎至一盏,去滓温服,不拘时候。功用:益气和营,祛风胜湿。主治:风寒湿邪痹阻经络营卫之证。肩项臂痛,举动艰难,手足麻木等。

蠲痹汤也是临床常用的一个方。有益气和营,祛风胜湿的功效,仍然用于风寒湿邪痹阻经络,外来风寒湿邪痹阻经络,导致肩、项、手臂疼痛,或者疼痛到活动不利,往往内在本身就有风寒湿邪阻滞,又有外邪引动,这种情况临床很多见。由于经络阻滞,气血运行不利,手足麻木,而且平常有手足麻木,也是一种气血营卫不和的表现。有气血营卫亏虚不足、不和,常容易手足麻木。一般风湿邪阻滞加重,甚至于肩项臂痛,举动艰难。和前面的羌活胜湿汤证比较,本方证有一定的正虚,正气失调,所以组成当中,也是用羌活、防风作为散风寒湿止痛,从治法上是一致的,祛风胜湿。同时在这个基础上,用当归、白芍养阴血。用黄芪益气,补益气血可以调和营卫。用姜黄来活血止痛,在这个方里可以通经活血止痛。用甘草可以调和药性。这个蠲痹汤不仅考虑到祛邪也考虑到调正,不仅考虑到风湿也考虑到风湿影响络脉、血络,经络不通,考虑比较全,是邪正兼顾的一个方。常用于痹证,风寒湿邪痹阻经络,气血营卫也不和的这类病变。

独活寄生汤

《备急千金要方》

【组成】独活三两(9g)　桑寄生　杜仲　牛膝　细辛　秦艽　茯苓　肉桂心防风　川芎　人参　甘草　当归　芍药　干地黄各二两(各6g)

【用法】上㕮咀,以水一斗,煮取三升,分三服,温身勿冷也。(现代用法:水煎服。)

【功用】祛风湿,止痹痛,益肝肾,补气血。

【主治】痹证日久,肝肾两虚,气血不足证。腰膝疼痛,肢节屈伸不利,或麻木不仁,畏寒喜温,心悸气短,舌淡苔白,脉细弱。

独活寄生汤是个重点方,出于唐代孙思邈的《备急千金要方》,也是常用于治疗痹证的。

病机分析:独活寄生汤是用于久痹的。因为久痹,风寒湿邪反复侵犯,滞留日久往往影响人体正气,造成肝肾两虚,气血不足。从临床表现来看,痹证日久,肝肾亏虚,风寒湿邪阻滞经络骨节还是存在。腰膝疼痛痿软,肢节屈伸不利或麻木不仁,这组表现既有邪实的特点,又有正虚的特点。风湿阻滞在经络、骨节,腰膝疼痛,这是邪实的一面。风湿阻滞之后,气血不通,日久影响肝肾,从肢节屈伸不利可以反映出来。古人说伸而不屈,属于骨病,屈而不伸,属于筋病。肝主筋,肾主骨,发展到肢体屈伸不利,功能障碍,这已经涉及久痹影响到肝肾。麻木不仁也是一种气血不足,从畏寒喜温可以看出肝肾不足,阳气不足不能温煦。气虚出现气短,血不养心出现心悸,舌淡苔白脉细弱,也是气血不足的一种表现。

治法:独活寄生汤证是痹证日久,造成肝肾两虚、气血不足,同时风湿仍然浸渍在经络、骨节,这是久痹之后邪实正虚的一种特点。所以治疗方面,既要祛风湿止痹痛,同时要补肝肾益气血。

方义分析:这个方用药较多,但思路还是很清楚的,它是以独活为君。独活入少阴经,属于少阴经,少阴主骨,层次较深。同样是祛风湿,它作用层次较深,而且久痹之后往往腰膝受累较突出,独活善祛下半身的风寒湿邪而止痛,所以用于久痹,它作为君药。

臣药用细辛、防风、秦艽、桂心,选药上很讲究,细辛也能入少阴经,能够祛风也能温阳气。细辛能够启发肾气,同时还能散风,作用也可以入少阴经,增加独活这方面的散风作用。防风是风中之润剂,走十二经,适用面较宽,在这里也是增强独活的祛风湿作用。秦艽可以祛风止痛。但秦艽祛风擅长于祛经络之风,而且是层次较深的祛风,也能透邪,在这个方里用来祛风透邪。用肉桂心,有温阳、活血作用,通过温阳活血,增强祛风胜湿这些药物祛风湿止痛。所以这四味药物,细辛、防风、秦艽、桂心增强了独活的祛风湿止痛力量,作为臣药。

佐药有三组,第一组,桑寄生、杜仲、牛膝,三药都有不同程度的祛风湿作用。同时又长于补肝肾,壮腰膝,对久病肝肾不足,腰膝受风湿所累,甚至于屈伸不利的功能障碍,通过补肾祛风湿,有改善作用。佐药第二组,当归、川芎、地黄、芍药,唐代都是写芍药,赤白芍不分,现在在这个方里一般用白芍,或者赤白芍连用。这四味药就是后世四物汤,是养血活血的四物汤。配在里边,可以起到两个作用,一个考虑气血不足需要养血,第二个,川芎、当归的活血作用又有助于祛风湿。治风先治血,有助于祛风湿止痛。第三组,人参、茯苓,加上当使药的甘草,实际上差一个药就是四君子汤,去了白术,用人参、茯苓、甘草,在这里我们可以看做用人参补气,茯苓健脾渗湿,甘草助人参补气,这样分析就可以了。有的人认为,这个方不用白术是因为白术偏于温燥,这个说法不客观,不可以这样提。为什么呢? 因为四君子汤是宋代的,唐代孙思邈的独活寄生汤时代还没有四君子汤,你说它去掉白术是不客观的,只是客观上这个方类似四君子汤,也就是说运用上一种所见略同吧,都用这益气健脾。用一点白术有没有坏处呢? 这个方本身来说有地黄、芍药这类的益阴养血之品,其实也不至于有那么温燥的。

配伍特点:独活寄生汤祛风湿止痹痛,是针对久痹之后导致肝肾不足、气血不足,它有一组类似于四物汤和四君子汤一大部分的补气养血这个组成,使得全方邪正兼顾,标本兼顾,补泻结合,考虑比较全面,而且适合于服用时间较久。因此这张方的配伍特点是:邪正兼顾,祛邪不伤正,扶正不恋邪。虽然用祛风湿的药祛邪,有一些温燥之品,但不伤正气,因为它有一组补气血的药,扶正药容易恋

417

邪,但是它和这些祛风湿止痛药同用,扶正不恋邪,所以照顾比较全面。

辨证要点:首先是用于久痹,痹证日久,邪实正虚,腰膝冷痛。气血不足,肢体屈伸不利,一般都有点功能障碍,肢体屈伸不利,心悸、气短、脉细弱是气血不足的表现,这是使用的基本依据。

随证加减:独活寄生汤主要用于久痹。在风湿性关节炎、类风湿关节炎这些病当中,病程日久往往会影响血分,中医理论所说的久病入络,久病入络之后,可以导致功能障碍,所以关节屈伸不利,在临床治疗当中很难恢复。但独活寄生汤由于邪正兼顾,标本兼顾,有补益肝肾、补养气血的组合,和祛风湿的组合同时使用,药性照顾比较全面,所以适合于久服,久服到一定时候,往往还可以适当改善功能,当然一般来说,像肢节屈伸不利,或功能障碍和丧失,完全性的恢复是不太容易的。我们在临床上用独活寄生汤为主,然后结合在辨证基础上加味,有一些病程很久的风湿性关节炎,特别是类风湿关节炎,本方能够改善症状、改善功能,疗效不错。

如果痹证痛得严重,加制川草乌。川草乌祛风湿力量强,祛风湿止痹痛力量较强。白花蛇也有较强的祛风湿作用,痹证疼痛剧烈说明邪实比较突出,如果说畏寒严重,寒甚伤及阳气了,加附子、干姜联用增强温阳祛寒作用。如果湿重,临床往往表现出除肢节疼痛之外,还有沉重酸楚,要去掉地黄这个滋腻之品,加防己、苡仁、苍术燥湿利湿,增加除湿的力量。如果舌象、脉象和症状反映正虚气血不足不太严重,也可以去地黄和人参避免壅滞,壅滞恋邪,要根据具体情况随证加减。

使用注意:痹证如果属于湿热实证的不宜使用。

第十六章
祛痰剂

前面所讲祛湿剂和现在所讲的祛痰剂,从祛邪角度来讲,都是治疗由水湿壅滞产生病理的产物及其病证。祛痰剂在中医学中是非常重要的,因为中医对痰这个病理产物十分重视,常有这种"怪病多痰"、"百病生于痰"的说法。所以祛痰剂这一章也有很多临床常用的名方。

祛痰剂的定义,凡以祛痰药为主组成,具有消除痰涎的作用,治疗各类痰病的方剂,统称祛痰剂。治疗痰病,或者说痰证,那痰证包括什么呢?它的范围跟我们现代医学所讲咳出来的痰不一样,中医习惯上分为有形之痰和无形之痰两类。有形之痰,就是通过肺气上逆咳嗽所排除出来的病理产物,湿聚成痰。无形之痰,从中医辨证由痰所造成的一些症状、一些反应,比如中医有瘰疬、痰核,这类也是无形之痰,不是咳出来的痰;另外有些症状,比如痰迷心窍、痰火扰心、癫证、狂证,这类也是跟痰有关,也属于痰证,应该说也是无形之痰;又比如癫痫,很多用祛风痰方法治疗;另外"无痰不作眩",痰湿困扰清阳引起眩晕,这也是痰病。所以作为痰证来讲,有有形之痰、无形之痰的区分,所以涉及范围是非常广泛的。

辨证分类方面,根据痰证的性质来分,首先痰是由湿聚成痰的,所以湿邪是形成痰证的根本,因此燥湿化痰是最基本的治法。按寒热、病因来分,因寒邪造成湿聚成痰,寒邪影响阳气不能温化湿聚成痰的,要温化寒痰;因热邪造成煎灼津液聚而成痰的,用清热化痰;如果受燥邪影响,燥邪作用于津液,可以出现咳嗽痰少、干咳无痰、咳痰起丝,甚至于痰中带血这种燥痰的特点,治法要润燥和化痰相结合;同时这种痰证引起的动风,也就涉及一些风痰,要化痰息风,化痰方法和息风方法相结合。所以根据痰证的性质,一般祛痰剂分为燥湿化痰、清热化痰、润燥化痰、温化寒痰和化痰息风五类。

祛痰剂组方用药的一些规律,是祛痰药为主,常配伍健脾祛湿药、补肾药、理气药或软坚散结药。为什么要配健脾药呢?因为湿聚生痰,痰都由湿聚而成,湿在人体由脾运化功能减弱所造成,脾不运湿,而且湿形成之后,有湿喜归脾,可以湿困脾土,如果脾胃的运化能力很强,湿邪就不会停留,所以说"脾为生痰之源",治疗痰证,经常要配伍健脾祛湿药,消除生痰之源。另外肾为水脏,肾阳蒸腾气化,帮助保持正常人体水液代谢,如果肾阳不足,水不化气,液聚成痰,也是生痰的一个重要原因,所以有些涉及肾阳不足的患者,产生痰浊、寒痰,配合补肾药。

配伍理气药,是因为痰产生的话,往往是由于气机阻滞,津液不能正常布散,湿聚成痰,痰形成之后又会阻滞气机,继发其他的症状,所以祛痰药往往要和理气药相结合,前人往往强调"治痰先治气,气行痰自消",也就是说要配伍理气药,来增强祛痰药的作用。结合软坚散结药,是因为有些痰证,痰核、瘰疬、有些包块,中医辨证跟痰有关,在化痰的同时,往往要结合软坚散结的方法提高疗效。上面提到的是祛痰剂一般组方用药的规律,当然要结合到具体的每一类祛痰方剂,还有自身的一些特点,后面再具体讨论。

第一节　燥湿化痰

燥湿化痰是治疗湿痰的,所以适用病证是湿痰证。用药是以燥湿化痰药为主,结合健脾祛湿药和理气药。

二　陈　汤

《太平惠民和剂局方》

【组成】半夏汤洗七次　橘红各五两(各15g)　白茯苓三两(9g)　甘草炙,一两半(4.5g)

【用法】上药哎咀,每服四钱(12g),用水一盏,生姜七片,乌梅一个,同煎六分,去滓,热服,不拘时候。(现代用法:加生姜7片,乌梅1个,水煎温服。)

【功用】燥湿化痰,理气和中。

【主治】湿痰证。咳嗽痰多,色白易咯,恶心呕吐,胸膈痞闷,肢体困重,或头眩心悸,舌苔白滑或腻,脉滑。

二陈汤是治疗湿痰证的主方,也是基础方,后世很多治疗痰湿的方,都是以二陈汤为基础方加减化裁而成。

病机分析:作为湿痰,是脾失健运,湿聚成痰。湿聚成痰以后,阻滞气机,痰要随气而升降,"脾为生痰之源","肺为贮痰之器",脾所生之痰影响到肺气的肃降,就会咳嗽。湿痰的特点,往往咳嗽痰多易咯,色白,一块一块的,容易吐出来,量很大,这是湿痰的特点。痰湿聚于中焦,影响胃气和降,可以恶心呕吐,湿证,恶心呕吐是常见的症状。痰很容易阻滞气机,气机不畅胸膈痞闷。痰湿困脾,脾主四肢,脾的清阳不能实四肢,由痰湿所困阻,可以导致肢体困重,可以倦怠,沉重,困重。痰是浊阴之邪,阻遏清阳,清阳不升,导致头目眩晕。痰浊内停,痰浊凌心,就会导致心悸,阵发性的心悸。舌苔一般是白滑,或者白腻,这是痰湿的常见舌象,因为痰为湿邪,往往出现滑脉。二陈汤的主治,涉及的面很广,其核心是脾失健运,湿聚成痰,"肺为贮痰之器",引起了肺气上逆、胃气上逆、胸脘气机阻滞、头目清阳不升,再加上痰气凌心,都和痰有关。

治法:湿痰证要燥湿化痰,治痰要结合治气,通过理气来和中,恢复中焦升降平衡,所以是燥湿化痰,理气和中。

方义分析:这是个基础方,要注意它很多基本的配伍组合。半夏是君药,擅长燥湿化痰,和胃降逆。臣药是陈皮。半夏、陈皮相配,是二陈汤里主体的基本结构,也是治痰常用的一个配伍组合。半夏在这里是主要的药,因为它燥湿化痰的力量很强,同时又能和胃降逆,针对了痰浊之气的上逆,针对了湿痰,是非常合适的;陈皮,在这里它能够理气化湿,因为痰是湿聚而来,理气化湿有助于消痰,理气又体现了"治痰要先治气;气顺痰自消",半夏、陈皮这个组合,也就是本方名称叫"二陈"的来由。二陈指的半夏、陈皮。中药历来强调,有些药物采集以后要放一段时间,"陈者,良"。放一段时间,保持它的质量,同时缓和它的燥烈之性,这其中包括麻黄、吴茱萸、枳壳、狼毒、半夏、陈皮这六味药都有这个特点,所以半夏、陈皮"以陈者,良",陈久的更好,当然这是在保持它药性、品质不变的前提下。两个药,是方中主体,是君药和臣药。

方中茯苓是佐药,茯苓在这里有三个作用,一个作用,茯苓可以健脾,治疗痰湿要帮助脾胃运化,健脾胃之运,有助于治疗生痰之源;第二个作用,茯苓可以渗湿,和半夏的燥湿、陈皮的化湿结合,湿去,有助于消痰;第三个作用,茯苓可以治痰气的冲逆,茯苓在前面提到的苓桂术甘汤、五苓散中,茯苓可以治疗水气的上逆,这里痰气上逆引起眩晕、心悸,茯苓可以平冲降逆,有助于降痰气之上逆。甘草是使药。甘草一方面和茯苓相配,有一定补气和健脾结合的作用,当然更主要在方中调和诸药,是使药。

本方原书以乌梅、生姜作为药引子,"乌梅一个,生姜七片"。历代有很多医家很推崇,认为用乌梅的道理:第一点,这种痰湿咳嗽,痰湿既有病理产物又有体质因素,往往咳嗽耗伤肺气,用一点乌梅可以收敛肺气,有助于止咳;第二个方面,本方半夏比较辛温燥烈,用少量乌梅,可以防止它辛温燥烈耗伤肺气,起到收敛制约作用;当然还有医家认为,要消痰,乌梅有一定酸收作用,可以聚痰,在全方以燥湿化痰为主基础上,稍用一点乌梅收敛,聚痰有助于涌痰,也就有助于消痰。这是乌梅作为药引子,作为佐使药的意义。生姜在这里有两个意义:一个意义,生姜本身可以温胃散水,有助于燥湿、有助于祛除痰湿;第二个意义,生姜和半夏相配,有相须和相制的作用,半夏、生姜相配就是张仲景的小半夏汤,那就是说,它能够通过散水有助于祛痰燥湿,同时它和胃降逆,有助于半夏的降痰气之上逆,所以它在这里,也有协同意义。当然后世也有一些方书,特别近代的方书都不写乌梅、生姜了,二陈汤就写半夏、陈皮、茯苓、甘草四味药组成,这也是一类看法。当然严格讲,乌梅、生姜放在其中,还是很有道理的。

配伍特点:体现了两个特点:一个是治痰和治气相结合,体现在半夏、陈皮相配,治痰和治气相结合,体现了祛痰药和理气药相结合,这是治疗痰证的一些通则;第二个考虑到祛痰和健脾相结合,针对"脾为生痰之源",标本兼顾,配伍上有这两个特点。

辨证要点:由痰引起咳嗽、呕吐恶心,而且湿痰特点是痰多色白易咯,色白往往成块,很容易咳出来,舌苔白腻,脉滑。这是临床使用二陈汤治疗湿痰证的使用基本依据。

随证加减:这是一个基础方,通过加减变化可以治疗各类痰证。比如湿痰,痰湿较重,可以加苍术、厚朴,增加健脾燥湿作用,厚朴既能燥湿又能化湿。如果是热痰,可以加胆南星、瓜蒌,加了胆南星、瓜蒌,全方就偏凉了,擅长于清化热痰。如果属于寒痰,阳气不足,不能温化,寒痰的加干姜、细辛,干姜可以温化,加了干姜以后,实际上含有甘草干姜汤,可以温脾肺,可以增加对痰湿的温化;细辛有助阳作用,助温通,又能够散水,这是对于寒痰的加减。如果是风痰,风痰的特点,往往咳痰起泡泡,或者伴随有动风特点,加天麻、僵蚕,天麻平肝息风,僵蚕擅长于祛风痰,配在本方里,还可以用于治疗风痰比如癫痫这类;如果是食痰,就是说,兼有饮食停滞,得不到正常运化,"水反为湿,谷反为滞",饮食转化成痰湿,这是食痰,要增加消食导滞的作用,用莱菔子、麦芽这些消食药、消导药,和二陈汤合用,在祛痰基础上,加强消食。郁痰是气机郁滞,津液不能正常布散生痰,往往伴随有郁证,郁结而不得发越,气机有郁滞,可以用香附疏肝行气,青皮也是很好的行气疏肝药物,郁金可以行气活血,也是解郁良药,所以对郁痰可以加上这些行气解郁之品。对于痰核、瘰疬,可以加一些咸而软坚的海藻、昆布、牡蛎,都有软坚散结作用,可增强消除痰核作用,当然还是一种缓消。

从以上加减看,似乎各类痰都可以使用二陈汤,但是我们还是强调它是治疗湿痰的基础方,最正确的是用于湿痰。有的说二陈汤可以用于各类痰证,但其实有些痰证并不适宜,比如燥痰,燥痰要润燥化痰,二陈汤还是偏于温燥,所以这要相对地用。因为湿痰是很多痰产生的一个根源,湿聚成痰,湿聚过程当中,原是由热或者由寒造成,我们分别针对热痰、寒痰加味;如果伴随有食滞,伴随有风邪,动风,要结合相应的加减,随证配伍,当然也不等于说,二陈汤可以治一切痰证。

使用注意:二陈汤性燥,辛温燥烈,虽然不是很峻猛,但偏于辛温,偏燥,湿痰非常适合,燥痰慎用,或者最好不用。痰中带血,津伤消渴,血虚、阴虚、阴伤、阴血损伤这一类不宜使用。

【附方】

1. 导痰汤（《传信适用方》引皇甫坦方）　半夏四两,汤洗七次(120g)　天南星一两,细切,姜汁浸(30g)　枳实去瓤,一两(30g)　橘红一两(30g)　赤茯苓一两(30g)　上为粗末。每服三大钱(9g),水二盏,生姜十片,煎至一盏,去滓,食后温服(现代用法:加生姜4片,水煎服,用量按原方比例酌减)。功用:燥湿祛痰,行气开郁。主治:痰厥证。头目眩晕,或痰饮壅盛,胸膈痞塞,胁肋胀满,头痛呕逆,喘急痰嗽,涕唾稠黏,舌苔厚腻,脉滑。

导痰汤是二陈汤去掉甘草,不用乌梅,加了南星、枳实组成。功用还是燥湿化痰。天南星有祛风痰作用,祛痰力强,枳实可以降气导滞,增加了行气开郁作用,治疗痰厥证。临床表现有头目眩晕,或者痰饮壅盛,痰饮之气上逆,量很大,痰饮壅盛胸膈痞塞,胁肋胀痛、头痛呕逆,喘急痰嗽、涕唾黏稠、舌苔厚腻、脉滑。这类症状出现的原因,第一个,湿痰较重,痰涎壅盛,量多,阻滞气机严重,而且痰气上逆,引起头目眩晕;引起头部气血逆乱,头痛呕逆;胁胀胀痛,特别喘急痰嗽,都是痰气上逆所造成。所以严重的痰厥,还可以痰气上逆猝然昏倒。本方燥湿祛痰力量强,行气开郁,还有降气作用。所以导痰汤是治疗痰厥的眩晕、头痛,痰饮壅盛的胸膈痞塞、胁肋胀痛、喘急这类证的一张常用方。这个方为什么把甘草去掉呢? 因为痰涎壅盛,燥痰量多,用甘草容易"甘者,令人中满",所以在这个地方,就不用甘草。

2. 涤痰汤（《奇效良方》）　南星姜制　半夏汤洗七次,各二钱半(各7.5g)　枳实麸炒,二钱(6g)　茯苓去皮,二钱(6g)　橘红一钱半(4.5g)　石菖蒲　人参各一钱(各3g)　竹茹七分(2g)　甘草半钱(1.5g)　上作一服。水二盅,生姜五片,煎至一盅,食后服(现代用法:加生姜3片,水煎服)。功用:涤痰开窍。主治:中风痰迷心窍证。舌强不能言,喉中痰鸣,辘辘有声,舌苔白腻,脉沉滑或沉缓。

涤痰汤从组成来看,导痰汤里边用的枳实、南星还是有,二陈汤的半夏、橘红、茯苓、甘草也有,而且还加了人参、菖蒲、竹茹,乌梅没有用,生姜还是用了。本方里加了菖蒲,本身有开窍作用,芳香可以开窍,竹茹能够化痰,增加化痰的力量,加上南星的燥湿化痰力量强,枳实有导滞、消痞、降气这个作用,结合人参补气补虚,本方擅长于涤痰开窍,主治中风痰迷心窍证。中风,痰可以阻滞经络,阻滞舌体,造成舌强不能言,喉中痰鸣,辘辘有声,痰量多,中风痰迷心窍证,侧重于风痰。所以南星和半夏相配可以祛风燥湿化痰。竹茹可以清化热痰。本方里又有枳实来降气,导滞降气,人参、菖蒲配合,益气开窍,所以本方以涤痰开窍为主,治疗中风痰迷心窍证,也是传统的名方。

423

温 胆 汤

《三因极一病证方论》

【组成】 半夏汤洗七次　竹茹　枳实麸炒,去瓤,各二两(各60g)　陈皮三两(90g)　甘草一两,炙(30g)　茯苓一两半(45g)

【用法】 上锉为散。每服四大钱(12g),水一盏半,加生姜五片,大枣一枚,煎七分,去滓,食前服。(现代用法:加生姜5片,大枣1枚,水煎服,用量按原方比例酌减。)

【功用】 理气化痰,和胃利胆。

【主治】 胆郁痰扰证。胆怯易惊,头眩心悸,心烦不眠,夜多异梦。或呕恶呃逆,眩晕,癫痫,苔白腻,脉弦滑。

温胆汤是常用方,它是在二陈汤基础上发展来的,但是我们不能完全说,温胆汤利用了二陈汤发展而来,不能简单这样看待。因为教材温胆汤出处写的是《三因极一病证方论》,但《三因极一病证方论》的温胆汤是根据唐代《千金方》的温胆汤转化过来的。

从整个温胆汤组成来看,是由二陈汤加枳实、竹茹以后,偏一点凉,但凉性也不是很重,是偏一点凉。那它怎么叫温胆呢? 而有的解释"温",认为"温"是和胆,"温是和也",是和的意思,是协调平衡的意思。讲"和法"时曾经提到过,"和"这个字在古代是协调平衡的意思,是一个哲学名词。"温",作为温,一年四季寒热温凉,认为温是作为人们生活最好、最理想的温度,这种状况,不等于寒热温凉找一个中介点,一点温度没有,不是这样,而温是最适合的词,是最平衡协调理想的状况,张仲景说,"病痰饮者,当以温药和之","温药和之","温,和",这里的温有调和的意思。那本方调和什么呢? 通过祛痰,调和胆胃。

病机分析: 从病机来说,主治证候是胆郁痰扰证。这里说由情志不遂引起胆气郁滞,有一定的精神因素,气机郁滞,气郁就生痰,痰阻滞中焦,胆胃不和,就有胆胃之气上逆,胆胃这两者在这个证候形成当中往往是相互影响的,"胆者,中正之官,决断出焉",和情志有一定关系。情志影响肝气不舒,胆气也可以郁滞,胆郁以后气机不畅,气滞生痰。气郁生痰,痰湿阻滞,胃气可以不和,所以临床有胆为邪扰,痰浊上逆,胆胃不和的表现。胆怯易惊,往往心中容易惊恐,容易惊醒,加上胆郁之后气郁生痰,痰气郁滞化热,痰热扰乱心神,心烦不眠。所以本方经常用来治痰热型失眠。"脾为生痰之源",作用于胃来讲,痰气上逆头眩心悸,呕恶,呃逆,都是胃气上逆。由痰热类型引起的癫痫,也可以用本方清化痰热来治疗,所以主治当中看起来涉及比较复杂,有情志方面的胆怯易惊、心烦不眠,由痰气上逆引起的头眩心悸,呕恶,呃逆,以及癫痫这一类。从舌象、脉象来看,舌苔白腻,脉弦滑,苔白腻是说明痰量较多;脉弦滑,既有痰湿的问题,痰湿为患,又有肝胆气机郁滞。所以温胆汤证,不一定是以咳痰为主治证候,但痰是它的致病之因,是一种胆郁痰扰,胆气上逆,胆胃不和的证候。证候集中反映在以无形之痰为患为主。在概述里曾经讨论了痰有有形之痰和无形之痰两大类。有形之痰,往往是随着肺气上逆咳嗽,咳出的排泄物为主;我们这里所提到的胆郁痰扰引起胆怯易惊,心烦不眠,以及呕恶呃逆、头眩心悸、癫痫这些都属于以无形之痰为主的范围。温胆汤在临床用得比较广泛,对于痰热引起有形之痰也有作用,但临床上更多是应用于无形之痰。

治法:从病因来讲,根本的还是痰,所以要理气化痰。由于痰郁造成了这种胆胃不和,要清胆、利胆、和胃。

方义分析:君药是半夏和竹茹。半夏,燥湿化痰力量较强,但是辛温的,和竹茹同用,竹茹偏寒凉,可以清热化痰。同时它有利胆作用,又有和胃作用,对于胆胃不和,偏于痰热的比较适宜。这两者联用,加了枳实,就偏凉。臣药是陈皮和枳实,陈皮理气化湿,和半夏相配体现了治痰先治气,气行痰自消的原理,是治痰的一个常用的配伍组合。枳实可行气、降气,可以导滞,也有清热作用,和竹茹相配,对于全方清化痰热、消痞、导滞有协助作用。

佐药分为两组。茯苓在这里一是健脾治疗生痰之源,二是能够渗湿,能助半夏燥湿增加化痰力量。此外茯苓还擅长于平冲逆气,降水气之上逆。刚才证候分析我们分析到,本证涉及痰气凌心,痰气上逆、凌心,上干清阳、头晕目眩、心悸,茯苓能够平冲降逆,和竹茹、枳实配合,有助于降痰气,它能治疗很多精神系统的疾病,也是依据这个机理。生姜、大枣在这里主要调和脾胃,生姜配合半夏,两者相须,有助于和胃降逆,有助于化痰,又能够相制,消除半夏的毒性。大枣能够补脾,和甘草联用,主要补脾胃,考虑脾为生痰之源,而且防止温燥之品伤中焦。甘草,又可以作为使药调和药性。

整个方体现了理气化痰,和胃利胆,过去很多教材上也提到了理气化痰、清胆和胃。如果要使这个方凉性突出,治疗痰热,用它清化痰热为主,那就增大竹茹、枳实用量。这是灵活应用的范畴了。

辨证要点:应用这个方的基本依据,心烦不眠,是精神方面疾患的一个代表。痰热扰心,造成心烦不眠;痰热随着痰气上逆,造成眩晕、心悸、呕吐、恶心;痰气上逆,胃气不和,苔白腻,是反映痰湿较重;脉弦滑,反映既有胆胃不和又有痰浊内壅。

随证加减:如果说热邪显著,特别心热较重,心烦严重,加黄连,这个名称就

425

叫黄连温胆汤。同时也可以加栀子、豆豉,有助于清热宣发,减除胸中的烦热;如果属于痰热扰心,失眠,可以加安神药,如远志、琥珀粉。如果有惊悸,温胆汤在临床治疗阵发性心悸,是用得很多的,可以加珍珠母、龙骨、牡蛎镇惊安神;如果呕吐呃逆,就是胃气上逆比较突出,可以加苏叶、枇杷叶、旋覆花。大剂量苏叶偏解表发散,中等剂量往往侧重在理气,小剂量的可以减郁。用苏叶中等剂量,或者苏梗,主要可以理气,有和胃作用。枇杷叶是个降气的药,能够降肺气,也有和胃作用。旋覆花,擅长于降胃气之上逆,遇到痰浊停滞,引起痰气上逆,造成胃气不和、呕吐、呃逆,可以进行这样的加味。如果眩晕比较突出,痰浊上犯引动风邪,这也是内风的一类,加天麻,可以平肝息风,钩藤也是一个息风的要药。如果痰浊上逆,引起动风,可以两药结合,减除这个风痰问题。癫痫、抽搐一般认为和风痰有关,可以加擅长于清热化痰、祛风痰的胆星、钩藤、全蝎,全蝎还能有比较强的镇惊作用。

病案举例:温胆汤治疗各种各样的怪病报道非常多,充分体现了这个方治疗无形之痰的特点,而且体现了怪病多痰。我们现在说的淋巴结核、皮下脂肪瘤等在中医里都归于痰核、瘰疬这类范围,都和痰有关,不是咳出来的痰,而是证候反映出来的无形之痰。八十年代我遇到一个年轻人,他背部长了大的、小的有五个皮下脂肪瘤。因为他父亲是外科主任,他父亲说皮下脂肪瘤不要紧,做个手术就可以了,就做手术把最大的一个皮下脂肪瘤摘除了。摘除之后,三个月左右,背部又长出大大小小很多个。他经人介绍找我来看,我数了数,大大小小 20 多个,没有他做手术摘除的那个大,但是还在长。他不敢再做手术了,经过手术一刺激以后,原来五个大小,后来变 20 多个。我就用温胆汤加减,使用的根据是,这个小伙子身体壮,还有点胖,苔腻,微微有点黄,脉弦数有力,所以判断他痰郁,但是偏热。所以在温胆汤里还加以黄连,而且加软坚散结的夏枯草、海藻、昆布等配合使用。通过治疗大致前后一年,除了一个最大的,消到摸着感觉到有一点痕迹,其他的都消没了。因为有做手术和吃中药的对比,他开始对中医很感兴趣,后来他去考中医的函授大学,现在自己当中医了。

这个病例,反映温胆汤可以治疗痰核、瘰疬,关键是服用时间长一些,要配软坚散结的药。这个方很擅长于治疗失眠。我们说失眠证,总体是心神不安,心神不安应该说有虚实两大类,一类是心血不足,心阴不足,心神得不到涵养,那就心神不安,水火不能即济,就要用滋阴、养血、安神的方法。用天王补心丹、酸枣仁汤这一类。还有一类失眠是心火偏亢。因情志郁结化火,引起心火偏亢,然后导致心神不安,阳热偏亢。用朱砂安神丸一类清心安神为主的方法。但是其实还有一类,心是君主之官。清宁之地,对外虚宁万应,最怕秽浊。在开窍剂中,我曾经讲到过,安宫牛黄丸、止血丹、至宝丹凉开三宝里边,开窍、醒神,醒神力量最强的是至宝丹,因为它的豁痰开窍力量最大,清热解毒力量不如安宫牛黄丸,息风镇惊不如紫雪丹,但是它开窍力量强,所以有些乙脑、流脑,涉及湿浊、痰浊,蒙蔽清窍,造成昏迷程度深的小孩用至宝丹这类的效果比较好。这个道理也是这样。如果痰热蒙蔽、扰乱心神,同样也可以造成心神不安。这类心神不安很顽固,症状很剧烈,往往是顽固失眠,温胆汤证主治证候当中很突出,有失眠,这个失眠的原因既不同于阴虚、血虚的类型的失眠,也不同于情志不遂,化火扰乱心神的失眠,而是兼夹痰浊、痰火扰心,或者痰热扰乱心神。所以它要安神和清化痰热相结合。

这个方治疗失眠的报道很多,关键是掌握这类失眠的特点才能正确使用这个方。有一次说我们教研室年纪比较大的老师带领年轻教师一起看病,有一位成都钢管厂的女工,她有剧烈的失眠连续三个月,一了解病情,她这个失眠不是一般的,别人睡不着觉,最多在床上反复颠倒,或者难以入睡或者早醒。她这个失眠,烦躁非常突出,而且经常晚上爬起来,在房里走来走去,走来走去到筋疲力尽,到早上了,她很累,倒下去,能迷迷糊糊睡一下。因此发病以后逐渐加重,有两三个月已经不能上班了,到处求医,吃镇静剂,逐渐量加大,能够控制一下,以后又发生,要加量。她当时也有吃补心安神丸,有很多中药的成药,但效果都不好。我们判断她这个实际上是一种痰热,痰火扰心,继续发展就可以成狂证。所以采取黄连温胆汤为主,结合用镇潜安神的药物,用珍珠母、龙骨、牡蛎。因为她舌苔黄腻,白天也心悸,所以还要增加清化痰热力量,譬如竹沥水、天竺黄,都适当地加进去。经过治疗,病情逐渐缓减,这个病人最后能够上班,但是经常要吃一点安定片。

这类病人要根治我个人体会非常难。我们过去还治了许多精神系统方面的疾病,根治都很难,特别是长时间吃过镇静剂的,想要摆脱镇静剂很难,只能减量,减到一定程度就不错了。因为中西医在治疗精神症状方面不同,中医是涤痰、开窍这种方法。现代医学是镇静,正好两种作用方向相反。大剂量镇静剂用下去,看起来她不闹了,是正常了,但痰还是浮在里面,一旦遇到诱发因素,情志刺激,或者劳倦等等,痰随气升,又可以暴发出来。中医强调治本,要祛痰,这是不同的。

这个方,我也用来治疗过狂证、狂躁型精神疾病。当时那病人用西医治疗,用安定片一类的镇静剂一次最多到17片,一般人根本受不了,这个病人人高马大的,是个公安人员。但是一烦躁起来,发狂起来,到最后打人。我用黄连温胆汤和大柴胡汤相配,因为他伴随有腑实,经常大便秘结。黄连温胆汤和大柴胡汤

427

结合,能给痰热出路,使痰热从肠道排出。效果也很好,后来能够一次降到 9 片,能维持正常生活。上面举了一些治疗无形之痰的例子,以便于同学们理解无形之痰的一些特点。

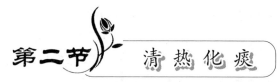

第二节 清热化痰

清热化痰治疗痰热证,这里所说的痰热证,主要还是指有形之痰。组方用药的一般规律是清化热痰药加理气药,治痰先治气,是基本的结构。

清气化痰丸
《医方考》

【组成】陈皮去白 杏仁去皮尖 枳实麸炒 黄芩酒炒 瓜蒌仁去油 茯苓各一两(各30g) 胆南星 制半夏各一两半(各45g)

【用法】姜汁为丸。每服6g,温开水送下。(现代用法:以上八味,除瓜蒌仁霜外,其余黄芩等七味粉碎成细粉,与瓜蒌仁霜混匀,过筛。另取生姜100g,捣碎加水适量,压榨取汁,与上述粉末泛丸,干燥,即得。每服6~9g,1日2次;小儿酌减。亦可做汤剂,加生姜水煎服,用量按原方比例酌减。)

【功用】清热化痰,理气止咳。

【主治】痰热咳嗽。咳嗽气喘,咯痰黄稠,胸膈痞闷,甚则气急呕恶,烦躁不宁,舌质红,苔黄腻,脉滑数。

清气化痰丸是治疗痰热咳嗽的常用方。

病机分析:主证是痰热咳嗽,表现是咳嗽热痰,咳出来的是热痰。痰热怎么造成呢? 有两种可能,一种本身自己有湿痰郁而化热;另一种,本身外邪入里化热,然后热邪煎灼津液为痰。不管哪类原因,总之归宿到痰热的形成。热痰在肺,引起肺失宣降就要咳嗽了。痰热壅肺之后,肺失宣降,咳嗽气喘。那痰热特点就是咳痰黄稠。典型的痰热,应该说咳痰黄稠量还是比较多的,主要体现在黄稠特点上,只要有痰,痰就阻滞气机,可以胸口满闷,这是前面讲到二陈汤,包括温胆汤共同的痰热阻滞气机,这是它们的一个特点。痰湿阻滞,造成肺胃之气上逆,气急严重的可以喘、呕吐恶心,这也是痰证常见的。痰热要扰乱心神,程度较轻,体现出一种烦躁,心神不安,烦躁不宁。舌象、脉象:舌质红,苔黄腻,脉滑数是典型的痰热证表现。通过清气化痰丸的证候分析,我们可以看到痰的瘀滞部位主要是在肺,造成肺湿侵蚀,连带引起胃气不和。因为有热象,所以邪热、痰热扰心,但主要证候在肺,是咳喘。

治法:治疗宜清热化痰,理气止咳。

方义分析:这张方仍然是在二陈汤的基础上加减化裁而来,用胆南星和瓜蒌仁联用当君药。胆南星苦寒,化痰力量较强,瓜蒌仁既能够清化热痰,也有宽胸、除满作用。两药联合治疗痰热咳痰黄稠,针对性很强。

臣药黄芩、半夏。黄芩擅长于清肺热、清上焦之热,能增强胆南星、瓜蒌仁的清痰热作用。半夏是臣药,增加化痰力量。半夏是温性的,整个方剂是属于凉性的,大队的凉性药当中,配伍一定的温性药,起到去性取用的作用,留下了半夏突出的化痰力量,抑制了它辛温燥烈之性。这是配伍当中扬长避短的一个方法。

佐药有三味药,杏仁味苦性平,寒痰、热痰,各类痰它都可以使用,有化痰作用,长于降气止咳。陈皮能够理气、化湿,有助于化痰。枳实可以降气导滞,枳实和陈皮结合,能增强理气作用。姜汁散水,有助于消痰,还能防止胃气上逆,因为这个痰湿重,痰热可以引起呕恶,姜汁有和胃作用。

清气化痰丸实际上是在二陈汤基础上,去掉甘草,再加上清化热痰的一组药构成。为什么去甘草呢?要注意这个方里的痰,是痰热,咳痰黄稠,量比较多,所以要去掉甘草,前面讲到二陈汤的时候,二陈汤后面的第一个附方——导痰汤,也是去甘草再加味。所以痰湿较重,阻滞在肺胃的,甘草可以不用。

配伍特点:化痰和理气清热并用。或者说化痰理气清热并进。化痰为主,治痰要治气,而且针对热痰要清热,所以它是化痰理气清热结合的。

辨证要点:咳痰黄稠,胸膈痞闷,舌红苔黄腻,脉滑数。咳痰黄稠是热痰的基本表现,胸膈痞闷反映了痰热阻滞气机,阻滞气机,所以才要加陈皮、枳实这些行气药。舌红苔黄腻,都是痰热的征象。

随证加减:痰多气急,加鱼腥草、桑白皮。鱼腥草既能清热解毒,又有一定排脓作用。桑白皮降气,清肺热,增强降气平喘,排痰清热的作用。热灼津液,痰稠较黏难咯,半夏辛温性燥,所以减半夏用量,加青黛、蛤粉。青黛增强清热作用,蛤粉既能化痰,还能软坚散结。胃气上逆突出,恶心呕吐明显,加竹茹清化痰热和胃,加强和胃的力量。痰热扰心,烦躁不眠,去黄芩,加黄连、山栀增加清心力量,栀子还能清热利水,使热邪从小便排出。此外,还可以加一些安神药如琥珀粉、远志等。

小 陷 胸 汤

《伤寒论》

【组成】 黄连一两(6g)　半夏半升,洗(12g)　瓜蒌实大者一枚(20g)

【用法】上三味，以水六升，先煮瓜蒌，取三升，去滓，内诸药，煮取二升，去滓，分温三服。（现代用法：先煮瓜蒌，后纳他药，水煎温服。）

【功用】清热化痰，宽胸散结。

【主治】痰热互结证。胸脘痞闷，按之则痛，或心胸闷痛，或咳痰黄稠，舌红苔黄腻，脉滑数。

病机分析：痰热互结之小结胸病。结胸病，病位在胸，结胸，大结胸是水热互结，小结胸病是痰热互结。痰热互结的表现：痰热在肺，引起肺失宣降，咳痰黄稠，反映出痰热特点。痰热阻滞胸中气机，胸脘痞闷，按之则痛，或者心胸闷痛，这是小陷胸汤的使用当中，很重要的一个特点。也就是所谓小结胸，痰热互结在胸脘，轻则痞闷，重则心胸可以闷痛，痞闷按之则痛，里面按之则痛，有实邪。实邪是什么呢？是痰热互结心胸，心胸当然包括肺。对这类证候，小陷胸汤是个小的基础方，也是清化痰热的一种基本结构。这种结构往往可以配在其他复方当中。

治法：清热化痰，宽胸散结。因为痰热引起胸痛，胸部闷痛。或者痞闷，按之则痛，按之则痛，说明痰热是个实邪。再结合它的咳痰黄稠，舌苔黄腻，脉弦滑数，就可以判断出来是痰热。

方义分析：瓜蒌为君，有两个作用：一是清热化痰，针对痰热这个是常用的；二是宽胸，瓜蒌有宽胸散结作用。对于痰热互结胸中，导致胸中痞闷，按之则痛，或者闷痛，它通过散结化痰，可以解除痰热互结。黄连可以清热，增加瓜蒌的清热作用，半夏辛温化痰，可以增强瓜蒌的化痰作用。同时半夏是辛温的，辛可以开，可以散，黄连是苦寒的，苦可以降，半夏、黄连相配，是张仲景常用的辛开苦降配伍结构。前面学的半夏泻心汤中，黄芩、黄连、半夏、干姜相配，我们归纳过配伍特点，它们有辛开苦降的特点。这里通过黄连、半夏相配伍，辛开苦降，可以解除痰热互结，畅通气机。再加瓜蒌的宽胸，清热化痰，解除痰热互结胸中。这三个药是一个小的组合。

配伍特点：辛开苦降，润燥相得。这方中，半夏燥湿化痰，是温燥的。瓜蒌清化痰热，宽胸行气，有一定润燥作用。所以润、燥相互影响，相互制约，半夏帮助瓜蒌化痰，瓜蒌又可制约半夏、黄连不至于过分温燥。这个小方是清热化痰，开结消痞的常用组合。我们临床上经常把它作为一个药组，用在一些复方中。

辨证要点：胸脘痞闷，按之则痛，舌红苔黄腻，脉滑数。这是痰热证的基本表现。

随证加减：小陷胸汤中有半夏、黄连辛开苦降，能恢复气机升降，但行气力量稍嫌不足，它毕竟只是个基础方。心胸闷痛，平常按之则痛，加枳实降气，开结消痞,消除痰热互结胸中的力量更强。痰热互结胸脘,造成气机升降失常,如果痛明显,加柴胡、桔梗,增加宽胸、开胸、行气作用。这里边,柴胡、枳壳可以一升一降,桔梗、枳壳也能一升一降。那都是畅通气机的组合,对解除胸脘的痰热互结形成气机不通,不通则痛,效果更好。郁金有活血行气解郁的特点,在这里除了畅通气机外,郁金、赤芍还可以活血。气血兼顾,增加止痛作用。咳痰黄稠,难以咳出,减少半夏的用量,加清化痰热药,如胆南星、杏仁、贝母,既能清化痰热,又能降气止咳。

第三节 润燥化痰

燥痰,既涉及化痰,又涉及润燥。这一方面典型的方较少。我们教材以贝母瓜蒌散为代表。

贝母瓜蒌散
(《医学心悟》)

【组成】贝母一钱五分(4.5g)　瓜蒌一钱(3g)　花粉　茯苓　橘红　桔梗各八分(各2.5g)

【用法】水煎服。

【功用】润肺清热,理气化痰。

【主治】燥痰咳嗽。咳嗽呛急,咯痰不爽,涩而难出,咽喉干燥哽痛,苔白而干。

贝母瓜蒌散是治疗燥痰证的常用方。

病机分析:这里所说的燥,主要指的是外邪,气候燥热,燥热之邪伤及肺中津液,煎灼肺中津液为痰,造成了燥痰。有痰阻滞在肺,引起肺气上逆就要咳嗽,但是燥痰的特点是咳痰不爽,艰涩、难以咳出,而且伴随有咽喉干燥,甚至咽喉哽痛。舌苔白而干,说明燥象十分严重。伴随症状也可以有口干,燥热影响还可以导致大便秘结,小便短少。

治法:这种燥热,偏于热,要润肺清热,理气化痰。既要化痰,更要润肺清热,再结合理气。所以治法宜润肺清热,理气化痰。

方义分析:贝母润肺化痰,瓜蒌清热化痰,宽胸散结,又能润肺,两者同用为君,两者联合,有化痰和润肺双重作用。臣药中,天花粉润燥,橘红理气化痰,茯苓渗湿利水,有助于化痰。佐药桔梗宣肺止咳化痰。全方润肺清热,理气化痰。

431

考虑到痰热为患,同时燥伤津液,痰阻气机,配伍规律为化痰药加润燥药,再加宣肺利气之品以止咳。这个方在组成、配伍上很精当。

辨证要点:咳嗽呛急,咯痰难出,咽喉干燥,苔白而干。要注意的是,燥痰的特点为咳痰不爽,艰涩、难以咳出。

随证加减:如果兼有外感风邪,咽痒而咳,伴见微恶风者,加桑叶、杏仁、蝉蜕、牛蒡子等以宣肺散邪;燥热较甚,咽喉干涩哽痛明显者,可加麦冬、玄参、生石膏等以清燥润肺;声音嘶哑,痰中带血者,可以去掉辛温的橘红,加南沙参、阿胶、白及等以养阴清肺、化痰止血。

类方比较:下面我们简要谈谈**贝母瓜蒌散**和治外燥证的**桑杏汤、清燥救肺汤**在运用上的区别。贝母瓜蒌散是治疗燥痰的方,侧重于治疗燥邪煎灼津液形成燥痰,继而引起肺气不宣的咳嗽,它是以燥痰咳嗽为主证的。桑杏汤证治疗初秋季节的温燥,温燥外邪灼表,侵及肺胃,造成肺气不宣、咳嗽,所以桑杏汤证的主证侧重于表证,侧重在外邪灼表。清燥救肺汤也是治疗外感温燥的常用方,证候特点是卫气同病,燥邪侵犯到卫分,紧接着到气分,所以发热较高,同时有气阴两伤,因此清燥救肺汤既要清宣燥热,又要益气养阴,这是和贝母瓜蒌散不同的地方。这三个方在运用当中虽然都和燥有关,也都用了润燥的药,但是重点有所不同。

另外一点,贝母瓜蒌散治燥痰,燥伤阴津,这和单纯的治阴虚的方有什么区别呢?治疗阴虚的方比如说麦门冬汤、百合固金汤这类治疗阴虚又涉及肺气上逆的咳嗽。表面看起来有类似的地方,差别不是很大,但贝母瓜蒌散主证以外来燥气灼津的燥痰咳嗽为主。而百合固金汤和麦门冬汤是阴血阴液不足,所以治疗是滋阴为主。在临床表现上,是虚热证,有阴虚发热证,而且舌脉表现舌红少苔、脉细数,这些就足以和贝母瓜蒌散证明显区分了。

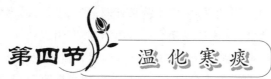

第四节 温化寒痰

适用的病证是寒痰冷饮这一类。主要讨论的是由于寒性收引凝滞,寒邪导致津液凝聚不布,造成寒痰。所以用药的特点:针对寒痰要温肺化痰为主,同时辅助以温阳药。为什么呢?寒邪伤人阳气,或者阳虚之人对水液温化力量不足,水不化气。所以我们在用温肺化痰药的同时,往往配伍温阳药。还要配伍止咳平喘药。因为作为寒痰内停,往往肺为贮痰之器,可以引起肺气失降,用止咳平喘药是针对主要的症状。适当配伍收敛药是因为寒痰内停往往是一种慢性病反复发作,那久咳之后肺气容易耗伤,适当配伍收敛肺气的药,可以防止肺气过分耗散。配消食化积药是由于饮食停滞,可以转化为痰湿,阳气不足的病人,脾阳不足对运化乏力,消食方面往往力不足,所以配伍消食化积药避免饮食不消,水泛为湿,谷泛为滞。

苓甘五味姜辛汤

(《金匮要略》)

【组成】茯苓四两(12g)　甘草三两(9g)　干姜三两(9g)　细辛三两(5g)　五味子半升(5g)

【用法】上五味,以水八升,煮取三升,去滓,温服半升,日三服。(现代用法:水煎温服。)

【功用】温肺化饮。

【主治】寒饮咳嗽。咳痰量多,清稀色白,或喜唾涎沫,胸满不舒,舌苔白滑,脉弦滑。

温肺化痰的方剂实际上我们已经学了很多,前面我们学到小青龙汤、参苏饮、苏子降气汤的时候都谈到过它们都有治疗寒痰寒饮的有关结构。苓甘五味姜辛汤和前面的小青龙汤都是张仲景的经方,用药上有很多类似的地方。

病机分析:主治证候来说,很简单,就是寒饮咳嗽,它实际上是治疗寒饮咳嗽的一张基础方,反映了温化寒饮的一种基本结构。寒饮是怎么造成的呢? 首先是阳气不足,这里主要指的脾阳不足。脾阳不足,寒从中生,就是内生之寒,我们称之为虚寒。虚寒形成之后不能温化水液,聚湿成痰。临床表现出来喜吐涎沫,苔白滑,脉弦滑,这都是寒饮的一种表现。寒饮犯肺,造成肺失宣降,气机宣降失常,肺气上逆,就要咳嗽。这种咳嗽的特点是痰多清稀色白,这是寒痰的特点。我们前面在概述里曾经强调过五类痰的临床表现是各自不同的。湿痰是量多成块,一咳就一大口,容易咳出来,那是湿痰特点。热痰特点,咳痰黄稠。燥痰特点,痰少而黏,干咳,甚至于痰中带血,这是咳伤血络了。寒痰,就是痰是白色,清稀、量多,咳嗽痰多清稀色白,这是寒痰寒饮的一些共同特点。寒饮阻滞在肺,影响胸中气机导致胸闷不舒。苓甘五味姜辛汤证,表现胸闷不舒,咳嗽痰多清稀,舌苔白滑,脉弦滑。同学们看看是不是有点眼熟,跟前面有一个方很类似,解表剂里讲到外寒内饮的小青龙汤。小青龙汤证治外来风寒束表,内有寒饮内停,治寒饮部分基本上就是苓甘五味姜辛汤证。与小青龙汤证不同在哪里呢? 小青龙汤外有风寒,而且全方出发点是外感风寒表实证作为主证。所以君药也是以麻桂联用。苓甘五味姜辛汤证没有表证。小青龙汤证这类病人,身体的基础就有

433

寒饮内停的宿病,是寒饮体质。外寒与内饮之间的关系是,外寒可以引动内饮,内饮可以招致外寒。一般天气变化了,有内饮的人比别人容易感冒,内饮招致外寒,同样感冒病人有内饮的症状发生剧烈。表里同病,外寒可以引动内饮。小青龙汤证的特点是在苓甘五味姜辛汤证的基础上感受了外感风寒的表实证。这是两个方在证候方面的关系。有些人讲苓甘五味姜辛汤是用于小青龙汤证表证控制以后的稳定期。像慢性支气管炎,没有感冒,咳嗽平稳,平时有咳嗽,有痰,但是一般不会作喘。但感冒以后咳喘并痰量多,胸闷胀满,症状剧烈,内外相引,并且可以变动不居。苓甘五味姜辛汤证的主治证候、病机、临床表现要和小青龙汤证的寒饮内停联系起来学习。

通过上面的分析,苓甘五味姜辛汤证的主治主要是寒饮内停,寒饮引起的咳嗽。这里我们要强调,寒饮可以引起咳嗽,可以引起喘。作为苓甘五味姜辛汤证,强调的就是咳嗽。前面跟寒饮有关的比如苏子降气汤,有咳嗽痰多清稀,胸膈满闷。但是苏子降气汤表现出来的咳喘,咳喘同时还有呼多吸少,有肾亏,所以它要用肉桂来温肾纳气。而苓甘五味姜辛汤证以咳嗽为主,所涉及的虚损脏腑是脾,脾阳不足,寒从中生造成中焦虚寒。寒性收引凝滞,不能温化,才湿聚成痰成饮,它没有涉及肾。

治法:治疗方面要采取温化为主的方法。本方功用是温肺化饮。

方义分析:本方反映了治疗寒饮的一种配伍基本结构、基本技巧。本方考虑到寒饮内停,用干姜温化寒饮,既能温脾又能温肺,作为君药。细辛下可以启发肾气,上有宣发肺气作用,可以散水气。它的温散有助于增强干姜温化寒饮散水的辛散作用。茯苓是健脾渗湿的,脾为生痰之源,在干姜温化基础上加茯苓健脾体现了治本。五味子是个佐药,它主要收敛肺气,考虑到这个方里干姜、细辛都偏于温散,肺气正常的是宣降适度,在正常的生理状况下,肺脏的气机运动形势,肺气宣要宣而有度,降要降而有至。避免干姜、细辛这类辛散药物散失太过,耗伤肺气。再加上这类病人是慢性病,寒饮内停不是一两天形成的,往往病程较久,长久咳嗽,肺气也能耗伤,所以用五味子收敛。治肺,你看仲景小青龙汤发散的时候,麻黄、桂枝联用,他还是要用芍药,要考虑发散不能太过,非常照顾肺脏的生理功能。肺脏生理功能靠宣降,宣发就相当于那个气球,正常的可以吹得很大,收得很小,这两者是相互制约的,所以不能无限制只是辛散。我们学习中医藏象学说的时候,说肺主宣发、肃降,不能把这两者孤立起来看待。宣降相因,宣降相制,相互影响。像这类方的用药里就体现了这个方面,体现了宣肺的同时要敛肺。这是五味子在配伍上的特殊意义。甘草作为使药是考虑到虚寒证候内生之寒,脾阳不足,中焦虚寒。内生之寒在治疗的时候用温化的,温必兼补,用干姜和甘草相配,就是张仲景的《金匮要略》的甘草干姜汤。这两个相配体现了温补结合。甘草在这里有补中的作用,补脾胃之气和干姜相配温补结合。甘草还能调和药性,缓和药性使全方缓慢持久发挥作用。

本方反映了很多配伍基本结构,比如干姜、茯苓相配有助于温化,后世也常用这种结构。而干姜、甘草相配,本身就是甘草干姜汤,是治疗脾肺虚寒,脾肺阳气不足的一个小的基础方。反映出温补结合。细辛、五味子相配一散一敛,不但张仲景使用这种结构,后世医家的方里这种配伍方法运用也很多。这都是从中要体会的一些基本配伍技巧。

配伍特点:温散并行,温化和散水饮是结合的;开合相济,开合相济就是说既散又敛,散符合肺脏宣发的特点,敛使得宣而有度,不至于发散太过;脾肺同治,标本兼顾,是指的这个方既针对了中焦虚寒,脾为生痰之源,又针对肺的咳嗽痰多清稀这种脾肺同治;标本兼顾,既有温补的力量,又有化痰作用,是种双向调节。这是一个配伍特点。温散并行,开合相济,脾肺同治,标本兼顾。

类方比较:至于**苓甘五味姜辛汤**和**小青龙汤**的比较,一个是小青龙汤兼外感风寒表实证,第二小青龙汤证临床表现由于外邪引动内饮,水饮泛滥的饮动不居的可能性大得多。小青龙汤证反映出来的饮动不居,水饮在外邪引动下不但作咳可以作喘。苓甘五味姜辛汤以咳嗽为主,这两者是不同的。我们在临床上一般用小青龙汤解表化饮,基本控制咳喘,表证解除了,平时治疗当中,在这种咳喘发作,或者发作期控制了的稳定期一般是用苓甘五味姜辛汤为主,再结合一些健脾益气的方来调理,两者的关系是这样的。对于寒饮咳喘,平时调理非常重要。不能咳喘控制了,治疗就停止了,实际上更重要的是在稳定期要侧重治本,根据病人体质的特点,用苓甘五味姜辛汤和四君子汤之类或者异功散或者香砂六君子汤,甚至于参苓白术散这些结合起来,作为寒饮咳喘在稳定期的治疗。

辨证要点:以咳嗽为主,痰的特点是痰多清稀色白,舌苔白滑,脉象弦滑。弦滑是反映痰饮的量大。

随证加减:针对侧重不同的情况可以加味。比如咳嗽痰多清稀,胸膈满闷,同时引起胃气上逆、想呕吐,可以加半夏。为什么呢?因为脾为生痰之源,肺为贮痰之器,肺中痰多,肺胃气机是同向的,气机都是以和降下行为顺,相互影响。手太阴肺经是出于肺,环循胃口下络大肠,直接通于胃,所以肺气上逆往往引动胃气上逆。大家日常生活当中也有这样的经验了。比如老年性慢性支气管炎患者,冬天发作咳喘的时候肺气上逆,但咳喘到最后总是以干呕几声而告终,即是肺气上逆引起胃气上逆。反过来胃气上逆也可以引起肺气上逆,比如呕吐的患者,呕吐停止了,气喘还在进行,还要过一段才平息,就是胃气上逆引起肺气上

435

逆。肺胃都是和降下行为顺,逆则俱逆,相互影响。所以说痰多引起呕吐,恶心呕吐同时出现加半夏。苓甘五味姜辛汤是治咳嗽为主的,咳嗽严重引起气喘,那就要增加降气的力量,在方里加杏仁,杏仁可以降肺气。也可以加苏子,加苏子降气,作用更好了。厚朴可以宽胸,因为痰多咳喘厉害,胸膈满闷就较重。这类病人的基础是一种脾胃阳虚,阳虚不化,脾虚之人由于运化乏力往往可以饮食减少。饮食减少继而出现一组脾虚的气虚见症,就是我们讲到的前面四君子汤证的这一类表现。出现这种情况加人参、白术、陈皮,实际上就套了个五味异功散在里面,加味可以灵活。

使用注意:本方偏于温燥,在使用当中要注意它是治疗寒饮咳嗽的,所以阴虚咳嗽或者肺燥,或者引起肺络损伤出血,就不能使用了。

三子养亲汤
(《皆效方》,录自《杂病广要》)

【组成】紫苏子(9g) 白芥子(9g) 莱菔子(9g)(原书未著剂量)

【用法】上药各洗净,微炒,击碎。看何证多,则以所主者为君,余次之。每剂不过三钱(9g),用生绢小袋盛之,煮作汤饮,代茶水啜用,不宜煎熬太过。(现代用法:三药微炒,捣碎,布包微煮,频服。)

【功用】温肺化痰,降气消食。

【主治】痰壅气逆食滞证。咳嗽喘逆,痰多胸痞,食少难消,舌苔白腻,脉滑。

三子养亲汤是常用的小基础方,经过加减化裁用起来可以很灵活,效果不错,也很有名。

病机分析:三子养亲汤顾名思义用三个"子":苏子、莱菔子、白芥子。它的主治简单地说就是老人中虚,中虚指的脾胃虚。咳喘、食少、痰多,三个药对应临床三个症。多数见于老年人,所以叫三子养亲。从病机来讲,是寒痰阻滞气机导致肺气上逆咳喘,所以咳喘、痰多。痰多的原因是脾虚造成,脾虚运化乏力,当然运化水谷也就没有力量,饮食同时可以减少,大家一看就是说这个方消食的、降气的、化痰的看来都有,怎么没有补脾的药呢?这个方的主治证候是用于老人中虚咳喘食少痰多,这是治标的,咳喘发作的时候使用,所以本着急则治标的思想设立的这张小方子,不是治本的方。

方义分析:这个方三个药分别降气、化痰、消食。用苏子擅长于降气平喘,治疗咳喘,苏子也能温化寒痰。白芥子性温,能温化寒痰,化痰力较强。莱菔子消导、消食,对于咳喘痰多饮食难消非常适合。这是它组成的基本结构。

三子养亲汤三味药毕竟是以消为主的,没有多少补的力量。而这个证候,是以脾虚不运为基础的,是咳喘痰多饮食难消,以治标为主的。临床上是用于疾病发作期,也就是说它是急则治标的方。一旦咳喘痰多饮食难消有所控制,等到症状缓解,就要标本兼顾,特别要用益气健脾药。

有的同学可能要问,三子养亲汤降气、平喘,用苏子降气、平喘力量很好,治喘咳。为什么不放在理气剂里面的降气一节呢? 由于三子养亲汤主治的咳喘主要是痰多造成,而这三味药虽然治疗有侧重,实际上是三味药都有化痰作用。苏子也能够化痰,白芥子我们刚才讲了化痰力量是比较强的,莱菔子消食也有化痰作用。三药同用,祛痰力量较强,所以把这个方放在祛痰剂。

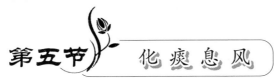

第五节 化痰息风

化痰息风用于内风夹痰证。因为这是个内风,《黄帝内经》上讲,"诸风掉眩,皆属于肝",风气通于肝,所以把内风都归到肝风的范围。所以在组方用药方面,用平肝息风药为主,再和化痰药相结合。由于痰的形成跟脾失健运有关,所以要健脾祛湿,杜绝生痰之源。这是化痰息风用药的基本结构。

半夏白术天麻汤

（《医学心悟》）

【组成】半夏一钱五分(4.5g) 天麻 茯苓 橘红各一钱(各3g) 白术三钱(9g) 甘草五分(1.5g)

【用法】生姜一片,大枣二枚,水煎服。(现代用法:加生姜1片,大枣2枚,水煎服。)

【功用】化痰息风,健脾祛湿。

【主治】风痰上扰证。眩晕,头痛,胸膈痞闷,恶心呕吐,舌苔白腻,脉弦滑。

半夏白术天麻汤是重点方。这个方是《医学心悟》上的,主治证候是风痰上扰证。

病机分析:从风痰上扰证形成的机理来看,有两个方面的原因,一个是本身脾湿生痰,有痰湿的体质,这类的体质因素,根据《黄帝内经》上讲的,"肥人多痰,肥人气虚",脾虚不能运化水湿,所以生痰。第二个原因是肝风内动,这个肝风内动的形成,从本质上讲是痰气上逆,痰气上逆引动肝风,所以我们叫它肝风夹痰,实际上以痰为主,是由痰气上逆引动的。痰气上逆,上扰清窍,造成眩晕,眩是眼睛看东西发黑,晕是天旋地转。现在我们说耳源性眩晕,像美尼尔综合征(梅尼埃病)这类神经性眩晕,这类其中不少就属于风痰上扰,当然这类病也要辨证,证型可以有多种,但风痰上扰证在其中占有不可忽视的比例。除了眩晕还可以头痛,这种痰湿上逆,上干清阳,头部气血逆乱可以导致头痛。这类眩晕头痛,往往是阵发性的,一发作非常剧烈,眼睛发黑,天旋地转,站立不稳。平静下来,状若常人,就是什么感觉都没有,这和气血不足的眩晕,或者气虚的头痛在临床上不难区别,它带有一种阵发性,突然发作,平息以后状若常人这种特点。那作为兼证来讲,既然脾虚生湿,有痰,痰最容易阻滞气机,造成胸膈痞闷。引起中焦气机升降失常可以恶心呕吐。从舌象、脉象这个佐证来看,舌苔白腻反映出是有痰湿,脉弦滑,弦反映出有一定的肝风特点,滑主痰。

治法:从主治证候分析来看,这个风痰上扰证的核心问题是痰气上逆,所以我们化痰和治风要相结合。这个方是化痰息风、健脾祛湿,其中化痰息风是治标,健脾祛湿是治本。

方义分析:从方的组成来看,以半夏、天麻作为君药,半夏擅长于燥湿化痰,和胃降逆,燥湿化痰治疗痰湿是治本的,本身这个肝风夹痰,我前面讲了是痰气上逆引动的肝风,所以要解决痰的问题。天麻擅长于平息肝风,《本草纲目》讲到天麻是治眩晕的要药,是治肝风的神药。当然现在有些把天麻说得太神了,天麻是没有补性的。它从现代医学的角度来讲有降血压作用,这实际上就是中医讲的针对肝阳上亢、肝阳化风风阳上扰,有平肝息风的作用。半夏、天麻两药联用,体现一个治痰一个治风,针对了这种风痰上扰,起到化痰息风作用。

臣药是白术和茯苓,白术用来健脾燥湿,茯苓健脾渗湿,白术和茯苓就构成了健脾除湿的基本配伍结构,所以这两味药是从张仲景时代以后这一千八百年人们经常用来健脾除湿的基本结构,体现了治病求本。佐药是橘红,有理气化湿作用,有助于化痰,而橘红、半夏相配呢,实际上是治痰先治气,气顺痰自消。甘草作为使药,一方面能够补脾胃之气,一方面能够调和全方,调和药性作为使药。

整个方从组成上来看,是在二陈汤这个基础方基础上加天麻、白术构成的,半夏、茯苓、橘红、甘草,这就是二陈汤,加了天麻、白术以后,就构成了半夏白术天麻汤,从治疗湿痰的基础方转化成治疗风痰引起的眩晕、头痛的常用方。

配伍特点:特点是风痰并治,标本兼顾。风痰并治体现在半夏、天麻并用,用半夏以及二陈汤来化痰,用天麻来息风,体现了风痰并治。它既有解除风痰的天麻和半夏,又有茯苓、白术健脾祛湿治疗生痰之源,所以叫标本兼顾,既祛邪又扶正。全方以化痰息风的治标为主,也就是风痰引起眩晕、头痛,发作期当时使用的,健脾祛湿之本是作为辅助的,不是主要的。

辨证要点:要点首选眩晕、头痛,特别是用于眩晕,风痰引起眩晕,这张方是首选方,也是个名方,舌苔白腻、脉弦滑这是佐证,这反映它属于痰湿,痰较重。

随证加减：眩晕比较重的,这个方力量唯恐不足,可以加僵蚕、胆南星,大家知道僵蚕擅长于治风痰,胆星是清热化痰的,眩晕重,痰郁而化热,那可以加胆南星,在祛痰力量方面来说,治风痰胆南星比较强,所以加进去可以增强祛风痰力量;如果头痛比较突出,这个方治头痛的力量应该讲不如治眩晕,治头痛力量不足一点,要增加治头痛的效果比较好的药,比如蔓荆子很擅长于治头痛,白蒺藜能祛风止痛;如果反复发作病程久了,中医有个理论叫久病入络,风痰上逆,上扰清空,影响头部经络,进而导致瘀血产生,加川芎更好,川芎是治头痛之要药,能够活血行气止痛;呕吐如果严重,我们要降气和胃,加代赭石、旋覆花,这一点可以参考我们前面讲理气剂的旋覆代赭汤配伍代赭石、旋覆花的道理,总的用来降胃气之上逆;这个病平时可以表现气虚,主要是脾胃气虚,比如面色㿠白,或者面色萎黄,四肢无力,发语声低,脉来虚软,这些都是脾胃气虚的表现,加党参、黄芪,增加补气补脾的作用;如果痰湿偏重,也就是说痰量较多,平时可以有咳痰,胸闷比较严重,从脉来讲往往偏滑,苔白滑、水滑,属于痰湿重,要增加祛湿力量,用泽泻利水渗湿,桂枝有助于温阳化气,而且作为痰气上逆,桂枝可以平冲降逆,这都是临床常用的加减方法。

使用注意：半夏白术天麻汤主要用于眩晕头痛,当然眩晕头痛有很多类型,比如说内伤杂病引起的眩晕头痛,在前面治风剂里平息内风这一节我们所讲的镇肝熄风汤,肝肾阴虚,肝阳上亢,或者天麻钩藤饮也是阴虚阳亢,肝阳化风这一类病机的不能使用这个方,因为这个方里边化痰用的半夏这类比较辛燥,辛温燥烈,可以加重阴伤,加重阴伤以后阴亢更加突出,本来人家中风可能有中风先兆的,用了以后反而中风发作了,加重病情,所以同样内伤杂病的眩晕,辨证要准确。至于气血不足所致的眩晕,那必然要有一组气血不足的临床表现,比如气虚眩晕往往劳累以后发生或者早上发生,它发生比较缓慢,不是突然发生,这种眩晕休息一下容易缓解。那血虚引起的眩晕,一般舌质淡,脉细,很容易和这类证候相区分,在临床上这些类型眩晕是不能用这个方的。

439

第十七章
消　食　剂

　　我们知道中药学上有一类药叫消食药,山楂、神曲、麦芽、谷芽、莱菔子这些都是消导饮食积滞的,凡以消食药为主组成具有消食健脾或化积导滞作用治疗食积停滞的方剂称为消食剂,从这个定义来看,消食剂就是直接消导饮食,饮食是靠脾胃运化,胃主受纳,脾主运化来使它转化为水谷津液,如果说脾虚不运了,运化乏力,那容易造成饮食积滞,所以消食药往往结合健脾相结合;化滞是指饮食积滞形成之后,饮食不能转化为水谷精微,水反为湿,谷反为滞,反而转化为病理产物,转化为积滞,就要结合化积导滞,既消食又排除这些积滞,所以消食剂不仅仅消还有导,治疗食积停滞是它总的一个目的。

　　食积停滞有不同形式阶段,所以在治法方面不同,有几种类型,这些统称消食剂,过去教材叫消导剂,就是说不只有饮食积滞,也涉及气血痰湿水饮各类,我们前面讲总论的时候讲了消法,消法是消食导滞还有消坚散结,治疗气血痰湿水虫所形成的有形积滞,它是渐消缓散的一类治法,那由于我们前面提到过这个教材将近半本书都是属于消法范围,理气、理血、祛湿、祛痰、驱虫,那都是涉及消法,所以消食剂仅仅是停留在饮食积滞为主,所以消饮食积滞叫消食剂。作为消食剂,针对饮食积滞的两类情况,可以分为以消为主还是以补为主两大类,前面我们讲了饮食积滞,和饮食不节当然也有关,也和脾虚不运有关。特别是在新病的时候,由于暴饮暴食,饮食不节,造成饮食积滞,这类食积内停治法上要以消为主;以脾虚不运为主,脾虚不运可以由体虚其他疾病造成,或者反复饮食积滞伤及脾的运化功能,由脾运化功能不足为主,它不能正常运化,因此吃东西不能很好地消化,造成饮食积滞,脾虚引起的食积,消补兼施,以补为主,这样就构成了消食剂的两节。

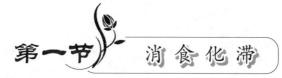

第一节　消食化滞

　　适应病证是食积内停证,要说明食积内停是以实证为主,也就是说往往多用于暴饮暴食,一时性的,或者一下不慎吃得多了,总之脾虚不明显,所以消食化滞是用于食积内停证,配伍用药的特点以山楂、神曲、麦芽、莱菔子这一类消食药为主。考虑到饮食积滞以后会阻滞气机,阻滞中焦脾胃的气机,甚至于导致升降失常,所以配理气药。另一方面饮食积滞以后不能正常地转化为水谷精微,不能转化为营养物质,水反为湿,谷反为滞,所以要配伍一些化湿的药物消除痰湿的病理产物,否则往往会产生痰湿。另外饮食积滞可以郁而发热,郁积在内可以不同程度地化热,所以要配一点清热化痰药,这是消食化滞常用到的一些配伍结构。

保 和 丸
《丹溪心法》

【组成】山楂六两(180g)　神曲二两(60g)　半夏　茯苓各三两(各90g)　陈皮　连翘　莱菔子各一两(各30g)

【用法】上为末,炊饼为丸,如梧桐子大,每服七、八十丸(9g),食远白汤下。(现代用法:共为末,水泛为丸,每服6～9g,温开水送下。亦可水煎服,用量按原方比例酌减。)

【功用】消食和胃。

【主治】食滞胃脘证。脘腹痞满胀痛,嗳腐吞酸,恶食呕逆,或大便泄泻,舌苔厚腻,脉滑。

保和丸是个重点方,也是以消食,以消为主的一张代表性方剂。

病机分析:从主治证候来讲,是食滞胃脘证。食滞胃脘往往是因为暴饮暴食,饮食不节,一顿吃多了,阻滞在胃脘,不能正常的腐熟运化。湿滞不化呢,可以恶食,伤食,不想吃东西,阻滞胃脘,嗳腐吞酸,就是打嗝,冒酸,冒出一些腐败的气息。由于饮食停滞在脾胃,导致脾胃气机升降失常,可以导致呕吐、泄泻,伤食以后引起呕吐、泄泻是临床常见的,当然饮食阻滞在中焦气机,运行受阻,脘腹痞满胀痛也是常见的,所以这组升降失常引起的呕吐、泄泻,腹痛满胀痛,是由食滞造成的结果。舌苔厚腻,反映了饮食停滞,脾胃不能很好运化产生的病理产物如痰湿这类,脉滑是有实邪,这实邪就是饮食积滞。

治法:这个方功用消食和胃,消食和胃这个治法反映了两个含义,一个是消导饮食的积滞;第二个是恢复胃气正常的和降,恢复脾胃功能。

方义分析:君药是山楂、神曲、莱菔子这三味药,以消为主,消食化滞,这三个药在消导药中还有一定的分工合作,山楂擅长于消肉积,除此之外,生山楂还有活血作用,在这里主要用于消肉积,较强的消食作用。大家可能在生活中都有这样的经验,煮肉的时候,牛肉煮不烂,加点山楂进去就很容易煮烂了,它的消肉积作用很强,说到这里我们还是要强调山楂既是个水果也是个药,饮食不宜偏嗜,你说山楂吃得太多了,你的胃也是肉,它消肉积啊,所以偏食太多也会伤脾胃的,在这里利用它针对食积用它消肉积;神曲擅长于消酒食陈腐之积;莱菔子擅长于消面食,谷面之积。三个药联合起来作为君药可以消一切饮食积滞,不管吃什么东西包括酒食这类都可以消,消导力量较强。后面三味药,半夏、陈皮、茯苓,这三味药大家一看很面熟,就是祛痰剂的二陈汤去掉了甘草,为什么去掉呢? 甘者本身可以令人中满,现在饮食积滞在中焦,当然不适合用甘草,那用半夏、陈皮、茯苓作为二陈汤基本架构,燥湿化痰,和胃降逆,燥湿化痰有助于针对饮食停滞转化的痰湿,它可以消除病理产物,和胃降逆和消食药同用,既能消除饮食积滞,又能恢复胃的和降作用,解决呕吐,嗳腐吞酸,使胃的和降正常,脾的升清也容易恢复。佐药是连翘,连翘在这里能够清热散结。消食剂的配伍基本结构我们前面讲到过,要配伍理气的化湿的清热的,清热是考虑什么? 饮食积滞要化热,在这里可以消除由于饮食积滞所化之热,所以全方七个药,体现了消食为主,通过祛痰湿和胃降逆,祛除病理产物,恢复脾胃功能,再结合清热散结,考虑饮食积滞要化热。

辨证要点:一般来说有伤食的历史,饮食不节,暴饮暴食,引起了脘腹胀痛,嗳腐厌食,舌苔厚腻,脉滑,主要是饮食积滞阻滞引起了气机升降失常。

随证加减:如果食积较重,光是这三味消食药不足了,加枳实、槟榔,枳实可以消食导滞,槟榔可以降气,也能导滞,枳实、槟榔加起来以后,这个方的消积力量增强;如果苔黄、脉数,说明化热严重,这种情况临床较多见,饮食积滞化热以后,转化为食积化热或者湿热比较多,主要表现舌苔黄或者腻,脉弦数或者滑数,可以加黄芩、黄连,增加清热力量;如果大便秘结,饮食积滞阻滞肠道,伴随便秘也是常见的,加大黄,大黄可以畅通腑气,泻下积滞,增加消导力量;如果病人经常有这种饮食积滞,稍有不甚就积滞,表现有脾虚,可以加白术来帮助健脾燥湿。

使用注意:这个方毕竟是个祛邪的方,攻伐之剂,也就是说它用于暴饮暴食一般用于新病为主,什么时候饮食不慎,饮食不节,吃多了,饮食停滞才服用,所以它不宜久服,久服会克伐脾胃之气。

枳实导滞丸
《内外伤辨惑论》

【组成】大黄一两(30g)　枳实麸炒　神曲炒,各五钱(各15g)　茯苓去皮　黄连拣净　黄芩去腐　白术各三钱(各9g)　泽泻二钱(6g)

【用法】上为细末,汤浸蒸饼为丸,如梧桐子大,每服五十至七十丸,温开水送下,食远,量虚实加减服之。(现代用法:共为细末,水泛小丸,每服 6～9g,温开水送下,每日 2 次。)

各　论

【功用】消导化积,清热利湿。

【主治】湿热食积证。脘腹胀痛,下痢泄泻,或大便秘结,小便短赤,舌苔黄腻,脉沉有力。

枳实导滞丸是李东垣的《内外伤辨惑论》上的方,它的主治证候是湿热食积证。

病机分析:这里所谓湿热食积证,实际上是食积进一步发展,形成湿热,所以饮食积滞是它的原因,积滞的性质有湿热性质,往往是食积反复发作造成,或者这次食积形成以后,过了一两天,它转化为湿热,因食积转化形成,所以性质上它不是纯食积而是湿热实积,称它为湿热食积证。湿热食积内阻肠胃以后,当然和保和丸证一样,要阻滞气机,脘腹胀满疼痛;那湿热阻滞呢,饮食积滞是由胃肠传导的,所以饮食蕴化为湿热,湿热和饮食积滞在肠道的话有两种倾向,一种可能湿热阻滞胃肠,引起大便秘结,腑气不通,还有一种是湿热在肠道向下,湿热积滞下注,造成湿热的泄泻或者湿热的痢疾,泄泻往往表现为肛门灼热,泻而不爽,痢疾表现为腹痛,里急后重,便脓血,湿热痢疾,舌苔黄腻,脉沉有力,说明湿热是主要性质。饮食积滞夹有湿热,这和保和丸不同,保和丸往往是新病,枳实导滞丸强调食积性质是湿热,湿热积滞阻滞肠道可以产生脘腹疼痛或者大便秘结,或者泄泻痢疾。

治法:和保和丸不同,本方证是湿热和食积结合,所以它用清热利湿的方法和消导化积的方法相结合起来。

方义分析:这个方里用大黄、枳实联用作君药,大黄泻下通腑,枳实消食导滞,使得肠道的湿热积滞能够排出。臣药第一组,黄芩、黄连针对湿热积滞,清热燥湿。黄芩、黄连又是治疗湿热痢疾常用的药。臣药第二组,茯苓、泽泻利水渗湿效果较好,和清热药联用,体现了燥湿利湿相结合。这个方消除饮食积滞导致的肠道湿热病理产物力量较强,君药大黄、枳实,泻下通腑,行气导滞相结合,臣药清利肠道湿热的力量也是比较强的,白术在这个方里能够健脾,起到一定的扶正作用,因为饮食积滞会伤脾,所以在这里作为佐药。神曲,用来作赋形剂,可以起到增加消食的作用。这方里的大黄、黄连、黄芩,都是芍药汤里治疗湿热痢疾常用的,用于湿热痢疾。大黄、枳实有通因通用的特点,用于大便秘结。当然大黄可以通腑气,虽然大便秘结和湿热痢疾看起来不一样,但异病同治都可以用这个方。

辨证要点:饮食积滞引起脘腹胀满,这是共性的。以出现大便失常为主要使用依据,大便失常或者大便秘结,或者湿热痢疾。苔黄腻,脉沉有力,反映了湿热食积,这是以实证为主。

随证加减: 大黄的用量,可以适当把握。气滞较重,腹胀满较重,里急后重,加木香、槟榔。

使用注意: 如果泄泻没有明显积滞,不能使用,这个方泻下积滞的力量还是比较强,孕妇也不能使用。

第二节　健脾消食

适用范围的病证是脾胃虚弱食积内停证,配方常常是以消食药结合益气健脾药联用。脾胃虚弱又伴有饮食积滞,是以脾胃虚弱为重点的,这类病人在临床上往往是脾虚食滞相互影响,饮食积滞伤脾,脾虚更容易饮食积滞,而是以脾虚为主,所以这类方应该是消补兼施,以补为主,这是健脾消食剂的特点。

健 脾 丸

(《证治准绳》)

【组成】白术炒,二两半(75g)　木香另研　黄连酒炒　甘草各七钱半(各22g) 白茯苓去皮,二两(60g)　人参一两五钱(45g)　神曲炒　陈皮　砂仁　麦芽炒取面 山楂取肉　山药　肉豆蔻面裹煨热,纸包槌去油,各一两(各30g)

【用法】上为细末,蒸饼为丸,如绿豆大,每服五十丸,空心服,一日二次,陈米汤下。(现代用法:共为细末,糊丸或水泛小丸,每服6～9g,温开水送下,每日2次。)

【功用】健脾和胃,消食止泻。

【主治】脾虚食积证。食少难消,脘腹痞闷,大便溏薄,倦怠乏力,苔腻微黄,脉虚弱。

健脾丸是重点方,也是临床常用方。

病机分析: 主治证候是脾虚食积证,从正气来讲,有脾虚的基础,食积是这种邪实的表现,这两者的一个比例上,是以脾虚为主,食积为次。这类病人往往是由于长期的,或者慢性病,或者反复饮食积滞,伤损脾胃之气,而造成了脾虚。脾虚以后,运化能力更差了,更容易食积,这类病人往往跟正常人比较,他稍微多吃一口,饮食就停滞了,并不见得吃很多。脾虚食积证的证候表现,我们把它分为两个部分。脾虚实际上就是一组相当于四子君汤证的脾胃气虚证,用倦怠乏力、大便溏薄、脉虚弱作为代表。面色萎白、面色萎黄,发语声低,四肢乏力这种状况,应该说平素就存在,一旦有饮食不慎,就产生食积的表现。所以食积表现,食少难消,这类病人本身食物就吃得较少,食少,稍微多一点就难于消化,饮食就积滞,积滞造成阻滞气机,脘腹痞闷;饮食积滞之后,就会郁而化热,苔腻是食积的表现,微黄是饮食化热的象征。

治法:这个证候脾虚为主,所以在治法方面是消补兼施,补重于消,所以健脾是主要的,消食是次要的。

方义分析:方义可以按照复方的角度来分析。第一组药,人参、白术、茯苓和后面的甘草,就是个完整的四君子汤,一个健脾益气,治疗脾虚的基础方。加上山药,山药也是个补脾的药,上可以润肺,中可以补脾,下可以固肾。在这里山药和四君子汤联用,增加了补脾益气的作用,可以看做君药。第二组药,山楂、神曲加麦芽,三味都是消导药,作为臣药,是消导饮食积滞,是针对食积的,可以看做臣药。君药、臣药相结合,就体现出这个方剂以补为主,以消为辅。佐药第一组,木香、砂仁、陈皮,是理气为主,兼有化湿作用。是考虑到饮食积滞可以转化为痰湿,而且饮食积滞会阻滞气机;也考虑到脾虚失运之后水湿不化,水湿不化也会阻滞气机,所以才用木香、砂仁、陈皮。第一个能够行气,解决由于脾虚食积造成的气机阻滞;第二个,砂仁、陈皮最擅长于化湿,能够消除由于饮食积滞,或者脾虚导滞的水湿产生;同时这三味药,陈皮、砂仁还有和胃作用,针对饮食积滞以后,升降失常,发生嗳腐、呕吐这些表现。佐药第二组,肉豆蔻。肉豆蔻它能够温补脾肾、涩肠止泻。针对了健脾丸主治当中脾虚饮食停滞引起升降失常,往往侧重在脾虚泄泻,脾虚食滞导致泄泻,在补脾消食基础上,又加行气和胃,再加肉豆蔻它侧重在于止泻,所以这个方长于治疗脾虚饮食积滞的泄泻。佐药第三组,黄连。考虑食滞容易化热,用黄连能够清饮食积滞所化的热。甘草和四君子汤联用,在四君子汤里边,它能增加补脾胃作用,同时它能调和药性,调和诸药,佐药兼使药。

配伍特点:健脾丸的结构是健脾消食,可以和胃,可以止泻。以健脾为主,以消食为辅,这是它特点。所以它的配伍特点是消补兼施,补重于消;全方补而不滞,消不伤正。为什么呢? 以补为主,但是又有化湿行气药,能补而不滞;虽然消食,与补脾药相结合使用,消不伤正。

辨证要点:饮食积滞引起脘腹痞闷,脾虚加食积,食少难消,大便溏薄。这个方在临床使用时候,脾虚伤食的泄泻用得较多,苔腻微黄,是反映出食积引起的化热和生湿,脉虚弱,是体现脾虚是基础,这是运用这个方的基本依据。

随证加减:如果水湿较重,苔腻,甚至于水滑,加车前子、泽泻,增加利水渗湿作用;如果说偏重于寒证,阳气不足,那要去黄连之苦寒,加干姜的辛热,增加温中焦阳气作用,形成干姜、人参同用,又相当于结合理中丸的意义了。

445

第十八章
驱虫剂

凡是以安蛔、驱虫药物为主组成,用于治疗人体消化道寄生虫病的方剂,统称驱虫剂。这里要说明,驱虫剂驱虫有两类形式:一类直接驱虫、杀虫;一类是安蛔,安蛔就是蛔虫在扰动的时候,往往不宜直接杀灭,避免杀虫药刺激蛔虫,蛔虫钻孔反窜,所以先安蛔,后驱虫,这是个原则。

用药方面,驱虫剂都用驱虫药,因为虫证有偏寒、偏热的不同,所以结合温里药、清热药。同时虫证往往伴随食积,也要结合消导。虫证伤耗人体正气,要配合补益药。这是组方的一些基本的特点。

乌 梅 丸
(《伤寒论》)

【组成】乌梅三百枚(480g)　细辛六两(180g)　干姜十两(300g)　黄连十六两(480g)　当归四两(120g)　附子六两,炮去皮(180g)　蜀椒四两,出汗(120g)　桂枝六两,去皮(180g)　人参六两(180g)　黄柏六两(180g)

【用法】上十味,异捣筛,合治之。以苦酒渍乌梅一宿,去核,蒸之五斗米下,饭熟,捣成泥,和药令相得,内臼中,与蜜杵二千下,丸如梧桐子大,每服十丸,食前以饮送下,日三服,稍加至二十丸。禁生冷、滑物、臭食等。(现代用法:乌梅用50%醋浸一宿,去核捣烂,和入余药捣匀,烘干或晒干,研末,加蜜制丸,每服9g,日服2～3次,空腹温开水送下。亦可做汤剂,水煎服,用量按原方比例酌减。)

【功用】温脏安蛔。

【主治】脏寒蛔厥证。脘腹阵痛,烦闷呕吐,时发时止,得食则吐,甚则吐蛔,手足厥冷。或久泻久痢。

乌梅丸是《伤寒论》的方,它治疗脏寒蛔厥证。不但安蛔常用,内伤杂病也常用。

病机分析:脏寒,这个脏指什么?蛔虫寄生在消化道,在这里的脏主要是肠,脏寒,实际上是肠寒,下焦肠道虚寒;蛔厥,蛔虫上逆,称为蛔厥。肠道虚寒,蛔虫上逆、上扰。蛔虫有个特点,它是喜温恶寒的,遇到肠道虚寒,蛔虫不适合这种生存环境,就有上扰,加上它有钻孔特点,它向上可以窜入胃中,甚至胆道,扰乱气机,可以造成烦闷,可以导致脘腹阵痛。蛔虫上扰,扰乱胃腑气机,产生胃气上逆呕吐。蛔虫上扰时候呕吐产生,蛔虫安定时呕吐就停止,故呕吐时发时止。得食则吐,是指饮食的时候,蛔闻到食物气体它要上逆,就产生了胃气上逆呕吐,甚至于吐出蛔虫来。手足厥冷主要指的人体阳气不足,阳虚不能温养四肢,再加上有蛔厥证,气机逆乱,清阳不布,也可以导致手足厥冷,这是蛔厥证的临床表现。

治法:蛔虫上扰是引起这些相应症状的根本原因,蛔虫上扰的原因又和肠道虚寒有关。因此在治疗当中,我们既要安蛔,又要温脏。这类蛔虫证往往反复发作,病程较久,会消耗人体的正气,因此除了阳气不足之外,往往还有气虚、血虚、气血不足的表现。所以针对这种病机,温脏安蛔,还要补益气血。全方以安蛔为主,因为蛔虫上扰,引起的症状这是主要的,而且这类证候,如果不加控制,蛔虫钻孔会造成胆道蛔虫等,症状都比较剧烈。

方义分析:柯韵伯讲了一段话,认为蛔虫的生理上有这个特点,"(蛔虫)得酸则静,得苦则降,得辛则伏"。遇到酸味,它会安静下来,不再躁扰;遇到苦味,它会下降回到肠中,"得辛则伏",实际上带有一定杀虫的意义。根据蛔虫的这个特性,安蛔宜采取苦味、酸味、辛味相结合。

"蛔虫得酸则静",君药乌梅,味酸,能够安蛔,是个主药,作为君药。现在实验也证实了,比较正常健康的蛔虫,把它放在生理溶液当中,它很活跃,但把它放在一定浓度的乌梅液当中,它很快就静止下来了,而且过几小时它可以飘起来,看起来像没有多少生机一样。

蜀椒和细辛作为臣药,蜀椒、细辛都是辛温的,这种辛辣之品,它有驱蛔杀蛔的作用,体现了蛔虫"得辛则伏"。黄连、黄柏是苦寒的,蛔虫"得苦则降",使蛔虫由上逆回归肠道。前三组药构成了安蛔的基本结构,其理论依据就是"蛔虫得酸则静,得苦则降,得辛则伏"。后面的附子、桂枝、干姜,这一组药主要是温脏祛寒,考虑到肠道虚寒,人体阳气不足,因此蛔虫不安居肠中上逆,温脏有助于安蛔,同时能纠正人体的阳虚。人参、当归在这个方里是考虑虫证长久易消耗人体气血,会有气血不足,益气养血则扶正。所以整个方看起来,标本兼顾,既顾蛔虫要安蛔,又考虑到人体的阳气和气血,考虑是比较全面的。

配伍特点:第一是安蛔,根据"蛔虫得酸则静,得苦则降,得辛则伏"这个特点,所以用酸味的乌梅,辛味的蜀椒、细辛,和苦味的黄连、黄柏结合,酸苦辛并进,全方是以安蛔为主。第二,寒热并用,邪正兼顾,寒热并用体现在用黄连、黄柏,又用姜桂附、蜀椒、细辛,有苦寒药物的制约,姜桂附不会温燥太过,有姜桂附,黄连、黄柏也不会苦寒太过而伤中。邪正兼顾的另一层含义是,除安蛔外,全

447

方还有补益阳气、补益气血之义,比较全面。

辨证要点:蛔虫腹痛,腹痛时作、烦闷呕吐,常自吐蛔,这都是蛔虫上扰造成的。手足厥冷指蛔厥证可致手足逆冷,加上人体的阳气不足,也可以手足逆冷。

随证加减:这个方主要是安蛔,杀虫的力量比较弱。现代实验证明,乌梅的溶液里边放了蛔虫,它可以飘起来不动,很安静,但是放 24 小时以后,不要以为它已经死了,这时把蛔虫夹出来放到生理溶液里,要不了一两个小时,它又活跃起来,这说明它杀虫力量弱。临床可以增加一些杀虫药,像使君子、苦楝根皮、榧子、槟榔这一类,可以增加这个方的杀虫力量。当然如果蛔厥腹痛剧烈的时候,不宜杀虫,要在腹痛、呕吐、吐蛔这些缓解以后,再增加杀虫力量。如果说由于蛔虫上逆,扰乱气机,热象明显,去掉附子、干姜,减少它的温燥。如果阳气不足,内寒较重,减少黄连、黄柏用量。如果口苦,心下疼热比较重,口苦反映有热,心下疼热,是蛔虫上扰,气机逆乱,气郁化热,要增加黄连量以清热,增加乌梅量以安蛔,还可加芍药缓急止痛。如果气血不足不明显,脉不是很虚弱,人参、当归可以不用。蛔虫上扰,胃气上逆呕吐也常见,如呕吐突出,加吴茱萸、半夏。蛔虫阻滞肠道,大便不通,可以加大黄、槟榔,畅通腑气。这是临床常用的加减方法。

乌梅丸为什么可以用于久泻久痢?

治疗脏寒蛔厥的方,怎么能够用于治疗久泻久痢? 实际上历代的医籍当中,用乌梅丸治疗久泻久痢是非常多的。现在卫生条件好,人们生活水平提高了,乌梅丸用于治疗脏寒蛔厥这方面少一些,用于久泻久痢,久治不愈的泄泻、痢疾反而比较多。过去我的老师彭履祥教授治疗久泻久痢,经常开乌梅丸,效果很好。这是什么原因呢? 乌梅丸治疗脏寒蛔厥的机理是什么? 我们就要先分析久泻久痢有什么特点,然后看这个方组成有什么特点。

久泻和久痢,泄泻、痢疾到最后,不管开始时病因是寒湿、湿热,最终都会归结成为虚寒,最终都为虚寒泄泻、虚寒痢疾。实际上这个方以治疗虚寒泄泻、虚寒痢疾为主。这时证候应该说有四大特点:第一,久泻久痢造成肠滑失禁。第二,久泻久痢,胃肠道会有积滞。湿热痢疾、泄泻这些,脾胃功能受伤以后都会有积滞,所以不管是残余的湿热积滞,或者饮食积滞,总归有一些积滞。第三,这些积滞可以化热。第四,长期泄泻、痢疾气血耗损,阳气不足,气血不足,有阳虚、气血虚弱,正虚的一面。总结说来,久泄久痢会有肠滑失禁,积滞郁而化热,可以有气血不足,阳气不足这些基本表现。这个方里很巧,乌梅酸收,有一定涩肠止泻作用,针对了久泻久痢的肠滑失禁。针对积滞化热,黄连、黄柏为"治痢之最",是治疗泄泻、痢疾的常用药,对于积滞化热,比较恰当。这个方里又有姜桂附,用来温补阳气,和补益药相配,温补阳气,考虑到久泻久痢归于虚寒这个特点。最后这个方里人参、当归益气养血,又能考虑久泻久痢之后气血的亏虚。所以乌梅丸虽然是治疗脏寒蛔厥的方,异病同治,还可以用于久泻久痢。这类慢性病,乌梅丸做成丸剂,久服能收到其他的方不容易收到的效果。

附: 方剂索引

451

附：方剂索引

57检